重症血液净化护理

主　编　张春梅　闵小彦
副主编　骆晓琳　孙　超　史铁英
编　委　（按姓氏汉语拼音排序）
蔡薇薇（温州医科大学附属第二医院）
陈王峰（温州医科大学附属第二医院）
盖美华（浙江省人民医院）
高　金（浙江大学附属第二医院余杭分院）
龚裕强（温州医科大学附属第二医院）
谷　禾（温州医科大学附属第二医院）
黄建芬（温州医科大学附属第二医院）
李之诉（温州医科大学附属第二医院）
林晓敏（温州医科大学附属第二医院）
林浙兵（温州医科大学附属第二医院）
骆晓琳（浙江省医学学术交流管理中心）
闵小彦（温州医科大学附属第二医院）
蒲微燕（杭州市红十字会医院）
史铁英（大连医科大学附属第一院）
孙　超（北京医院）
孙来芳（温州医科大学附属第二医院
汤鲁明（温州医科大学附属第二医院）
王密芳（温州医科大学附属第二医院）
温伟伟（温州医科大学附属第一医院）
吴碎秋（温州医科大学附属第二医院）
姚惠萍（浙江省人民医院）
叶白如（温州医科大学附属第二医院）
张春梅（温州医科大学附属第二医院）
张培英（浙江大学附属邵逸夫医院）

科学出版社
北　京

内 容 简 介

血液净化技术近年来在急危重症患者的救治中发挥了重要作用，血液净化护理也成了重症医学科护士必须掌握的一门核心护理技术。本书从理论出发，结合临床护理实践，全面介绍了重症血液净化护理。全书分为三篇，共22章内容，详细阐述了重症血液净化基本理论、基本护理、血液净化操作技术与实践、护理管理、护理科研、人才建设等多个方面，尤其在文末增加了疑难解惑内容，对临床护理常见的一些问题进行解答，内容系统、详细，以理论联系实际，基础结合临床，深入浅出地介绍急危重症患者血液净化治疗过程中各种护理问题。

本书内容翔实，贴近临床，实用性强，适合ICU及相关科室重症血液净化护理人员学习，可供作工作参考和培训使用。

图书在版编目（CIP）数据

重症血液净化护理 / 张春梅，闵小彦主编. — 北京：科学出版社，2020.12

ISBN 978-7-03-066916-2

Ⅰ. ①重… Ⅱ. ①张… ②闵… Ⅲ. ①险症-血液透析-护理 Ⅳ. ①R473.6

中国版本图书馆CIP数据核字（2020）第224135号

责任编辑：胡治国 / 责任校对：郭瑞芝
责任印制：李 彤 / 封面设计：陈 敬

科学出版社 出版
北京东黄城根北街16号
邮政编码：100717
http://www.sciencep.com
北京中科印刷有限公司 印刷
科学出版社发行 各地新华书店经销
*
2020年12月第 一 版 开本：787×1092 1/16
2022年11月第三次印刷 印张：16 3/4
字数：490 000

定价：98.00元

（如有印装质量问题，我社负责调换）

前　言

近年来，血液净化在急危重症患者的抢救中得到越来越广泛的应用。重症血液净化护理与传统的血液净化有着明显的区别，它与危重症监测护理技术有机结合，更关注患者的血流动力学，强调血液净化过程中的血液成分及内环境改变，及其对患者的影响，强调抢救治疗的精准性、可控性。重症血液净化护理技术已成为重症医学科护士必须掌握的临床护理技术之一。

重症血液净化护理不仅是一项单纯的护理技术，其已逐渐发展成为重症护理的一个亚专科，在基础护理理论、临床护理应用、治疗实施细则、护理管理、护理科研等多个方面逐渐呈现了鲜明的专科特点，重症监护室的专科护士与时俱进，将重症血液净化理论应用到实践，再在实践中发展重症血液净化理论，取得了可喜的成绩。纵观文献，重症血液净化护理虽然得到一定程度的发展，但缺乏一个全面、系统的阐述。

本书立足于重症护理，对重症血液净化的相关理论、护理技术、护理管理及临床常见的护理问题进行系统阐述，既聚焦相关护理理论解析，又紧扣临床护理实践，深入浅出，通俗易懂，使得临床护士知其然，并知其所以然，具有很强的可读性，是重症医学、急诊医学等临床科室护理人员学习重症血液净化护理知识与技术的重要参考书。

衷心感谢参与本书编写及在编写过程中给予宝贵建议和无私帮助的各位专家和同道；衷心感谢在本书编写、统稿、校稿过程中给予全力支持的科学出版社的编辑团队；衷心感谢温州医科大学及温州医科大学附属第二医院相关领导在本书编写过程中给予的关心和帮助。由于重症血液净化护理发展日新月异，虽经反复评阅校正，书中仍难免存在一些疏漏与不足，敬请各位同行专家和广大读者批评指正。

张春梅

2020年05月

目　　录

第一篇　重症血液净化护理理论

第一章　重症血液净化与护理发展概论

重症医学（critical care medicine，CCM）是根据疾病或创伤的病理生理学特点进行分析诊疗，给予患者受损的脏器功能延续性支持，为专科治疗争取时间，同时针对病因进行治疗，最终控制原发疾病的学科。作为重要的肾替代技术，血液净化技术也在重症医学领域得到开拓性应用，并通过多年临床实践与理论发展，逐渐进展为重症血液净化（critical care blood purification，CCBP）。CCBP 的出现，也给急危重症护理学带来了新的发展方向和空间，并延伸出重症血液净化护理这一概念，护理同仁在重症血液净化监护、护理操作规范、人员培训、医院感染控制、护理管理等多个方面进行了深入而广泛的研究。在这一章，我们将对重症血液净化与护理发展概况等做一简单概论。

第一节　重症血液净化发展概论

重症血液净化技术关键作用之一是肾脏功能支持，掌握肾脏的解剖和基本生理功能，是重症医学的医护人员诊治肾脏相关疾病并进行重症血液净化治疗的基础。肾脏主要生理功能（图 1-1-1）包括：排泄代谢废物和外源性化学物质；调节水电解质平衡；调节体液渗透压；调节动脉压；调节酸碱平衡；调节激素的分泌、代谢和排泄及糖原异生。正确评价与评估肾脏功能，尤其是正确评价与评估肾小球滤过率，对急性肾脏损伤的诊断、严重程度分级及判断其是否需要血液净化治疗具有极其重要的临床意义。

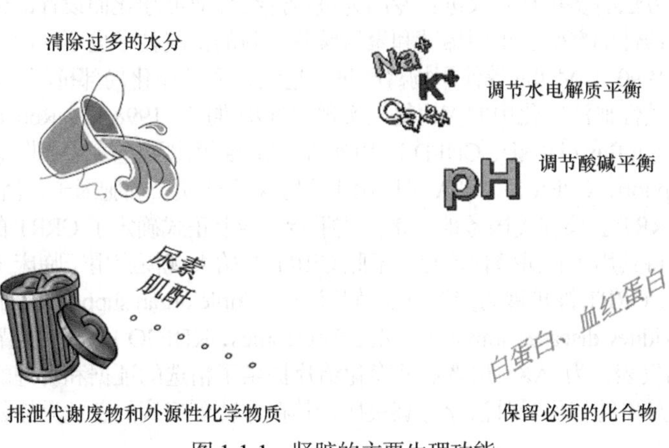

图 1-1-1　肾脏的主要生理功能

经过多年的技术发展，目前重症血液净化不仅能对肾脏功能提供支持，还对其他脏器功能起着重要的支持治疗作用，血液净化还包括呼吸支持、循环支持、营养支持及内环境支持等多个方面，是抢救重症患者必不可少的治疗手段。重症血液净化正在逐渐由“器官替代”转变为“器官支持”，更加关注内环境及其调控技术，有其自身的特点和作用方式。重症血液净化应重症医学发展而生，重症血液净化的发展又给了重症医学新的理念和发展空间。

一、重症血液净化的发展历史

重症血液净化发展基本是伴随重症医学及血液净化技术的发展而前进的。血液透析技术是最早的血液净化技术，其历史已有一个多世纪。1854 年，苏格兰化学家 Thomas Graham 第一次提出晶体物质可以通过半透膜弥散，开创了渗透学说，被称为现代透析之父。Thomas 于 1861 年提出透析（dialysis）的概念，当时他用羊皮纸作为半透膜。1912 年，John Abel 等进行了首次动物血液透析实验，并在 1913 年研发制造出首个人工透析器，以兔为实验体进行了首次活体血液透析，这标志着血液透析技术的诞生。1924 年德国的 Georg Haas 第一个将透析技术用于人类。1938 年 Thalhimer 用赛璐玢纸膜作为透析膜进行了人工肾试验。1943 年荷兰的 Willem Johan Kolff 设计出转鼓式人工肾，首次成功将透析应用于肾衰竭患者的抢救治疗，被誉为人工肾的先驱。1945 年，人工透析器在重症急性肾衰竭患者中应用获得首例成功。1960 年，由于血液透析难以被重症监护病房（intensive care unit，ICU）患者耐受，有学者首次提出了连续性血液净化治疗（continuous blood purification treat，CBPT）的理论设想，但可惜缺乏技术上的支持，并没有对此开展实质性研究。1977 年，Kramer 首次提出了动静脉血液滤过技术设想，并在急性肾衰竭患者身上应用了连续性动脉-静脉血液滤过（continuous arterio-venous hemofiltration，CAVH），此技术很快在世界范围内得到推广。CAVH 的临床应用，标志着连续性肾脏替代治疗（continuous renal replacement therapy，CRRT）的正式诞生。1979 年，连续性静脉-静脉血液滤过（continuous veno-venous hemofiltration，CVVH）开始被应用于心脏术后的重症急性肾衰竭患者。1982 年，美国各医院重症医学科获准常规开展 CAVH，这标志着血液净化技术成为重症医学领域常规治疗手段。1984 年，连续性动脉-静脉血液透析（continuous arterio-venous hemodialysis，CAVHD）开始应用于临床，目的是提高小分子物质的清除率。1985 年，Wendon 等提出了高容量血液滤过（high volume hemofiltration，HVHF），该技术一度在脓毒症等感染性疾病治疗中受到热捧。1986 年，意大利 Claudio Ronco 教授将弥散和对流两个概念相结合，设计出连续性动脉-静脉血液透析滤过（continuous arterio-venous hemodiafiltration，CAVHDF）技术，并将其成功用于多器官功能障碍综合征（multiple organ dysfunction syndrome，MODS）患者。为了解决动脉通路并发症多的问题，科研工作者开始探索其他动力驱动技术，1987 年连续性静脉-静脉血液透析（continuous veno-venous hemodialysis，CVVHD）问世，其以静脉泵为驱动，单泵装置能提供驱动力，避免发生动脉通路并发症。20 世纪 80 年代末期重症血液净化设备与方法有多项技术改进：专门为进行连续性血液净化而设计的床旁机器、经颈静脉使用双腔导管、高通透性的聚砜、聚丙烯腈和聚酰胺膜。新的抗凝技术也不断出现，甚至可应用于有出血高危风险患者。1990 年 Metha 等使用枸橼酸进行连续性血液净化局部抗凝，并获得成功。自此，枸橼酸抗凝技术在连续性血液净化中的应用得以实现并逐步推广。1998 年，Ronco 提出了连续性高通量透析（continuous high flux dialysis，CHFD）。1998 年，Tetta 提出了连续性血浆滤过吸附（continuous plasma filtration adsorption，CPFA），CPFA 可以用于清除炎症介质、细胞因子、活化补体和内毒素等。1995 年，首届国际 CRRT 会议在美国圣地亚哥正式举行，会上正式确定了 CRRT 的定义及范围，并向各国临床工作者推荐将其用于肾脏替代治疗，至此 CRRT 开始大规模应用于临床工作。2004 年，第九届国际 CRRT 会议上，CRRT 被扩展为多器官支持疗法（multiple organ support treatment，MOST）。2013 年肾脏病预后组织（kidney disease：improving global outcomes，KDIGO）关于急性肾损伤（acute kidney injury，AKI）指南的发表，为 AKI 患者血液净化治疗提供了精选的证据和合理的推荐意见。此后，CRRT 技术已经不再是单纯替代肾脏治疗肾脏疾病，其在非肾脏疾病的急危重症领域也有了突飞猛进的发展。

近年来，伴随重症医学的发展，及危重症领域各类血液净化技术层出不穷，CCBP 成了急重症医学领域中一个重要的治疗手段。目前 ICU 中的血液净化设备不仅能进行多种模式的治疗，还能对置换液与滤出液容量、跨膜压、滤器前压、滤器后压、气泡和漏血等方面进行精准监测与报警，以适应重症患者滴定式治疗的需要。通过几十年的发展，CCBP 从无到有，CCBP 设备从简单到精密，治疗理念从肾脏替代治疗到肾脏支持治疗再到如今的多器官支持治疗，治疗模式的选择和治疗效果的评估从经验医学到循证医学，变化可谓日新月异。经过国内外学者的不断探索，CCBP 已被广泛应用于 AKI、急性呼吸窘迫综合征（acute respiratory distress syndrome，ARDS）、心力衰竭、肝衰竭、水电解质紊乱、各类药物或毒物中毒、重症胰腺炎、脓毒血症、MODS 等疾病，并逐步体现出了其治疗优势，但是，随着我们治疗目标和治疗效果评价标准不断提高，在这个领域仍有许多尚需通过不断研究和实践去解决的问题，也对血液净化设备和器材不断提出更高的要求。

二、重症血液净化发展现状

（一）适应证范围更大

目前，CCBP 并不仅局限于急性肾衰竭的治疗，也应用于 MODS、重症胰腺炎、脓毒血症、肝衰竭、中毒、自身免疫病等疾病的治疗。此外 CCBP 除了可替代脏器功能外还可以对患者器官功能起到支持和保护作用。例如，通过调整容量平衡，清除多余的水分，减轻组织水肿，稳定血流动力学，可改善脑、肾等器官的血流灌注，降低心脏前负荷及后负荷，减少肺水肿的发生，缩短机械通气时间。CCBP 还能够调控机体全身炎症反应，避免炎症因子“瀑布式”释放，改善患者预后。

（二）血管通路选择更加优化

良好的血管通路是顺利进行重症血液净化治疗的基础。对于导管的直径选择，应根据患者基本情况及穿刺部位而定，以能够提供充分血流量，减少血流不充分及再循环为准则。目前，《KDIGO 指南》多建议理想的导管直径为穿刺血管直径的 1/3。导管置管部位常见选择为颈内静脉、锁骨下静脉及股静脉。但《KDIGO 指南》不建议将锁骨下静脉作为 CCBP 置管首选部位。就导管相关感染问题而言，股静脉和颈内静脉通路均可作为 ICU 中 CCBP 的选择。既往研究显示，股静脉置管比右颈内静脉有更多的功能不良发生率及血液再循环率，但近年来的研究却有不同的结果，认为两者并不具有明显差异。现有指南建议导管置管部位首选右颈内静脉，其他依次为股静脉、左颈内静脉及右锁骨下静脉。然而，由于每个患者的基本情况不同，选择置管部位时除依照上述基本原则外，应视具体情况而定。另外，在操作时利用床旁超声引导穿刺置管有助于减少导管相关并发症的发生。

（三）血液净化滤器有更多选择

生物相容性是血液净化中滤器选择的一个关键指标。膜的生物不相容可引发由补体介导的透析膜反应，临床上可出现低血压、血管扩张、白细胞减少、缺氧、发热等症状。膜的通透性为血液净化中滤器选择的另一个关键指标。通透性可分为低通透性和高通透性，后者具有较大孔径，能够清除较大溶质。膜的生物相容性和通透性是否影响血液净化的临床应用效果是多数临床研究的观察重点。现有的滤器产品各异，且各具特点，对于某种滤器的推荐尚无大型临床随机对照研究证据。临床应用时，须考虑滤器的特点及相关副作用，谨慎选择。

（四）置换液配方更加符合生理要求

常规的血液净化置换液包括醋酸盐缓冲液、乳酸盐缓冲液、碳酸氢盐缓冲液及枸橼酸盐缓冲液等。既往研究显示，醋酸盐缓冲液与重症患者血流动力学不稳定及体重下降相关，目前已较少使用。发展初期，血液净化多选用乳酸盐作为缓冲液，但由于乳酸是一种较强的阴离子，当转化不足时，尤其是在体外循环管路存在碳酸氢盐缺失时，会加重酸中毒，导致细胞氧化还原能力及酸化水平降低，从而加重细胞分解代谢异常及细胞功能损害，此外，医源性乳酸水平增高可导致临床误判。在乳酸清除功能受损的肝衰竭和内源性乳酸增加的循环休克患者中，使用乳酸盐作为缓冲液的风险高。考虑到上述因素，近年来乳酸盐使用越来越少。肾脏病预后组织指南推荐，对于 AKI 患者首选碳酸氢盐缓冲液，尤其是对 AKI 伴休克、肝衰竭或乳酸酸中毒的患者。体外应用局部枸橼酸抗凝治疗有其独特的优势，其在临床上的应用已逐渐普遍化。

（五）抗凝药物更加多样化

1. 普通肝素　对于无出血倾向的患者而言，普通肝素仍是目前血液净化治疗中最常用的抗凝剂。普通肝素抗凝的优点是临床应用历史久、半衰期短、易于监测，过量应用可用鱼精蛋白予以拮抗处理。临床常用全血部分凝血活酶时间、活化凝血时间和试管法凝血时间进行监测抗凝效果，简单方便，普通肝素抗凝的缺点在于出血发生率较高，药代动力学为时间及剂量依赖性，个体差异较大，且可通过直接活化或免疫介导引起血小板减少，而且普通肝素能与内皮抗凝血酶结合，抑制机体的抗炎作用，影响局部前列环素的形成，进而影响到微循环。因此，对革兰氏阴性菌感染的脓毒症患者使用普通肝素可能是有害的，应慎重考虑。

2. 低分子肝素 具有较强的抗血栓作用，而抗凝作用较弱，具有出血危险性小、生物利用度高及使用方便等优点。目前，临床上常用的低分子肝素包括达替肝素、依诺肝素和那屈肝素等，它们在分子大小、半衰期和生物活性方面均有较大差别。因此，在行重症血液净化的过程中，需要根据不同的药物种类给予最合适的治疗剂量。

3. 无肝素 对于活动性出血、重度血小板减少及因其他因素无法应用肝素的患者而言，无肝素抗凝法治疗是一种相对较安全的方法。

4. 枸橼酸钠 在引出体外的血液中混入枸橼酸钠，枸橼酸钠可与血浆中的 Ca^{2+}结合，使血浆中 Ca^{2+}浓度降低，阻止凝血酶原转换成凝血酶，从而发挥抗凝活性。当血液流回到体内之前补充 Ca^{2+}，使血浆中 Ca^{2+}浓度恢复，重新发挥抗凝作用，以达到不影响体内抗凝的目的。枸橼酸根进入体内后，主要是在肝脏被代谢为碳酸氢根而无其他残留，其生物相容性较好。临床随机对照试验结果表明，局部枸橼酸在 CCBP 抗凝的有效性和安全性优于普通肝素，能够延长滤器使用寿命，提高治疗效果。

此外，目前还有水蛭素、前列腺素、甲磺酸莫司他、阿加曲班等多种抗凝药物正在研究中，但目前均未被广泛应用于临床，也缺乏大规模随机对照试验（randomized control trial，RCT）研究证明效果。

（六）治疗模式更加满足治疗需求

为了满足治疗需求，医务工作者不断改进或探索治疗方法，新的治疗模式层出不穷，并在临床获得成功应用，但仍需要大规模、多中心临床验证。

1. 间歇性肾替代治疗（intermittent renal replacement therapy，IRRT） 对治疗设备要求低，具有相当大的治疗灵活性和可操作性，可根据需要移动患者、安排各种特殊检查等，治疗费用低。对于治疗横纹肌溶解综合征、肿瘤溶解综合征等引起的严重高钾血症具有一定的优势。目前，尚无足够循证医学证据提示 IRRT 和 CRRT 哪种治疗模式更好。

2. CPFA 是指血浆滤器连续分离血浆，然后滤过的血浆进入包裹活性炭或树脂的吸附装置，通过分子吸附、对流和弥散相组合的方式，清除中大分子炎症介质，净化后的血浆再经静脉通路返回体内。与 CRRT 比较，在 CRRT 基础上杂合 CPFA 可使患者的平均动脉压上升，去甲肾上腺素用量下降，研究进一步发现，CPFA 能调节免疫功能，与单纯 CRRT 比较，CPFA 有利于改善重症感染患者的血流动力学，既能维持水电解质和酸碱平衡，又能清除各种炎症介质。

3. 内毒素吸附 内毒素被认为在革兰氏阴性菌毒素及脓毒性休克发病机制中有着重要作用，使用固定有多黏菌素 B 的吸附柱进行 CCBP 被认为能够降低患者炎症反应水平、降低炎症因子血液浓度。一种新的复合膜是对 AN69 膜进行表面修饰，通过在 AN69 膜表面固定阳离子，从而达到对阴性电性的内毒素吸附的目的。

4. 高截留滤过 高截留滤过的分子截留点可达 60 000～100 000 道尔顿，体内和体外研究证实，其清除能力超过其他血液净化方式，有助于改善免疫细胞功能，提高脓毒症动物模型的生存率。

5. 肾小管辅助装置（renal tubule assist device，RAD） 随着细胞治疗和组织工程学的兴起，人们设想用特定的细胞和生物合成膜，运用组织工程技术构建一个既具有肾小球滤过功能又有肾小管重吸收功能的装置，即生物人工肾（bioartificial kidney，BAK）。BAK 可被植入到患者体内，成为全能肾脏供体器官，完成肾脏的全部功能替代，目前，RAD 装置已被开始试用于临床，研究虽不成熟，但已有初步构想，未来具有较大发展空间。

6. 穿戴人工肾（wearable artificial kidney，WAK） 指一种便于携带的人工肾辅助设备，其大小与形态使得设备重量轻，可佩戴或附在患者身上而不影响正常生活，并能够达到血液透析以改善肾功能的目的。WAK 可以模拟正常肾脏 24 小时工作的生理状态，不影响患者日常生活，又不过度增加医疗费用，近年来，得益于微型工艺技术的发展，如微流体技术、纳米技术在人工智能领域的应用可能会使透析进入新时代。基于过去的研究和今天的技术，WAK 取得了一定的发展。一些人工肾应用体外血液净化的方法，另外一部分人工肾应用腹膜透析的方法，使得患者在试验中可以在走路移动的同时接受治疗。

（七）治疗停止时机更加谨慎

对于 CCBP 的停机时机尚缺乏足够的研究。CCBP 停止时机须谨慎决定，过早停机常导致治疗不充分，易导致不良预后的结局，但过度的 CCBP 治疗不仅增加医疗费用，还将增加出血、感染等并发症的发生风险，延长住院时间。《KDIGO 指南》中指出，医生对 AKI 患者 CCBP 的停机时机缺乏关注，其对停机时机的界定也非常模糊。目前，临床上主要根据患者尿量、血肌酐水平、尿肌酐清除率及体内稳态平衡做出综合判断。患者尿量本身并不总是与肾脏清除溶质的能力呈正相关，如非少尿型 AKI，其尿量受补液及利尿剂使用的影响并不能完全反映肾功能。根据目前国内外共识意见，尿量大于 400ml/d 仍是一个合理的界定值，具有 78%特异性。就肌酐而言，由于在 CCBP 治疗过程中会被清除，故将其直接用于评价肾功能恢复情况亦有待考证。在 Atn 研究中，CCBP 中尿量超过 30ml/h 或肌酐下降，可用于评估肌酐清除率（采用收集 6 小时尿量），当肌酐清除率超过 20ml/min 时，应停止肾脏支持；当肌酐清除率为 12～20ml/min 时，应综合各项因素进行临床判断，做出是否停机的决定，该停机方案为目前用于评估何时结束 CCBP 的最准确方法。近期研究建议把 AKI 生物标志物水平作为停机时机的判断标准之一。AKI 的生物标志物包括血液及尿液中的中性粒细胞明胶酶相关脂质运载蛋白（neutrophil gelatinase associated lipocalin，NGAL）、半胱氨酸蛋白酶抑制剂 C（cystatin C，Cys C）及尿液中的肾损伤分子-1（kidney injury molecule-1，KIM-1）、白介素-18（inter leukin-18，IL-18）等，其相对分子质量较大，不易在 CCBP 中被清除，可较为准确地反映接受 CCBP 治疗的 AKI 患者的肾功能水平。基于 NGAL 及半胱氨酸蛋白酶抑制剂 C 的上述特性，可将其作为今后 CCBP 停机的预测指标。根据尿量或肌酐清除率联合生物标志物对 CCBP 停机做出判断应具有更高的准确性，这在今后的研究中值得期待。

三、重症医学与重症血液净化技术的相互影响

重症血液净化将血液净化技术与重症医学的救治理论和监测技术有机地结合起来，表现出与传统血液净化不同的特点。第一，重症血液净化的适应证不仅是 AKI，还包括需清除毒物或炎症介质的多种重症疾病，如重症胰腺炎、脓毒血症、MODS、ARDS、中毒、肝衰竭等；第二，CRRT 是重症血液净化的基本技术，重症血液净化包含更多的内容，除了 CRRT 之外，还包括血液灌流、血浆吸附、免疫吸附、血浆置换、双重血浆置换等多种技术；第三，重症血液净化离不开重症医学指导下的个体化血液净化方案。

（一）重症医学理念推动重症血液净化发展

1. 从肾脏替代到肾脏支持　随着重症医学发展，重症疾病病理生理学研究不断深入，脏器替代理念逐渐被脏器支持理念取代，这一理念的改变，也影响了重症血液净化治疗时机的选择。重症医学的医务工作者也在临床工作中发现对于 AKI 患者，早期干预有利于对器官残余功能的保护，有利于改善患者预后，血液净化治疗时机亦由原来尿毒症期改变为对 AKI 的早期干预，血液净化目的也由原来的肾脏替代变为肾脏支持。很多研究证实，AKI 患者早期进行肾脏替代治疗可提高生存率和肾脏恢复率。但是对于 AKI 患者时机选择并不能仅依靠肌酐水平和尿量进行判断，对于重症患者，还应考虑到是否有足够的营养支持、液体负荷、免疫稳态、分解代谢等多个情况，因此，重症 AKI 患者的肾脏支持时机应根据患者危重程度、尿量、液体负荷和是否并发非肾脏器官衰竭的情况，及上述病情的发展趋势来决定。总之，重症医学理念发展改善了 AKI 患者预后和生存质量，也改变了重症血液净化治疗适应证和开始时机，也让重症血液净化治疗由肾脏替代治疗变为肾脏支持治疗。

2. 促进了重症血液净化在非肾脏领域的应用　既往的血液净化治疗，不论是血液透析还是血液滤过，其主要目的都是清除过多的水电解质，维持内环境平衡。血液净化治疗被引入重症医学并发展为重症血液净化后，重症血液净化已被扩展应用于 ARDS、MODS、脓毒症、重症胰腺炎、中毒、肝衰竭等非肾脏疾病。随着应用范围不断扩大，大量相关研究也不断证实了重症血液净化在这些非肾脏疾病治疗中的有效性与可行性，也推动了大量新的血液净化技术产生。此外，重症医学的基础研究发展也推动了重症血液净化的理论发展。重症医学不断地推动血液净化理论基础的发展，则会让我们更好

地理解这项技术，合时合适地使用这项技术，与时俱进地发展这项技术。

3. 改变重症血液净化的容量管理策略 液体治疗作为休克治疗的重要措施之一，为了扩容的充分性和及时性，达到有效组织灌注，常会过度补液，在进行血液净化治疗时会设置少脱水甚至不脱水，造成容量过负荷，加重心脏负担。近年来越来越多的研究也证实长时间液体正平衡与病死率成正相关，无益于改善患者预后。液体治疗理念同时在改变着血液净化过程中容量管理的策略，既要避免休克复苏初期血液净化过度脱水导致组织灌注不足，也要避免为过度补液或脱水不足造的容量过负荷，还要避免应激期后脱水过慢而导致循环血量过多，延迟肾脏等器官功能的恢复。

4. 推动血液净化设备的发展 重症血液净化在重症医学发展推动下不断前进，从单一的肾脏替代发展到如今多个领域的广泛应用。重症血液净化发展的同时也对血液净化设备提出了更高的要求，需要血液净化设备从精密性、多功能性、操控便捷性等多个方面不断满足临床需求。1977 年 CAVH 被应用于临床，由于技术简单，不需要特殊专业人员，这种方式很快在 ICU 广泛应用。但 CAVH 清除能力有限，且动脉通路的并发症多，于是静脉泵驱动技术出现了，单泵装置能提供驱动力，避免动脉通路并发症。但是，对单泵装置的出入量难以准确控制，缺乏监测与报警，对于血流动力学不稳定的重症患者无法提供有效监测。就这样，临床的需求不断促进了血液净化设备的更新换代。经过几十年的发展，血液净化设备从以动静脉压力差作为驱动力，发展为单一血泵、辅助体外循环模式，再到如今的血泵、置换泵、透析泵、超滤泵等多种泵整合一体及可以直接床边服务的血液净化设备。目前的血液净化设备不仅能进行多种模式的治疗，还在置换液与滤出液容量、跨膜压、滤器前后压力、血液气泡、漏血等多个监测与报警方面有着精准的判断和监测能力。为了提高操控便捷性、减轻工作压力，部分公司在管路上也做了不少改进，如将滤器与管道集成做成套装，以适应 ICU 中对管路安装与预充时间上的要求。此外，还有改进静脉壶结构以减少凝血，研制孔径不同、吸附能力不同、抗凝能力强的膜等。随着现代科技的发展，未来用于重症患者的血液净化设备必将向智能化、小型化和多器官支持能力的方向发展。相信重症医学理论的发展和治疗上的需求会促进更多更好的血液净化设备出现。

（二）重症血液净化促进重症医学进步

1. 重症血液净化治疗改善危重患者预后 重症血液净化治疗是通过清除毒素、免疫致病物质及多余的水分和电解质等，重建和维持重症患者的内环境稳态，维持脏器功能来达到改善患者预后的目的。首先，重症血液净化治疗有利于容量管理。重症患者基本失去了对容量的主动调控能力，同时容量耐受区间也明显变窄。进行重症患者液体管理时如果容量不足会导致低灌注，加重肾脏损伤。而容量过负荷会引起组织水肿，阻碍氧和代谢产物的弥散，妨碍毛细血管和淋巴的回流，干扰细胞的相互作用，从而可能引起器官功能障碍。因此，在重症患者容量管理方面，我们需要精密计算液体的出入量，以避免容量不足或容量过负荷的发生。重症血液净化可以通过三级液体管理实现精密的液体管理，实现重症患者每小时的液体出入量平衡管理目标，防止容量过负荷或不足的发生，从而改善预后。其次，重症血液净化治疗有利于维持重症患者的内环境稳态。重症患者常伴随内环境紊乱，各种代谢产物堆积或清除无效，导致如电解质紊乱、酸碱紊乱、代谢产物堆积、致病性抗体或免疫复合物产生增加等。目前重症血液净化治疗已经设计开发出多种不同血液净化技术，针对不同的致病因素，采用恰当的重症血液净化技术可以有效清除致病性溶质，从而重建并有效维持内环境稳态，改善重症患者的临床症状及预后。最后，重症血液净化治疗有利于维持脏器功能。重症患者所患疾病常会累及多个脏器或器官，最终导致 MODS。重症血液净化技术可作为 MODS 治疗的有力手段。MODS 患者存在多个脏器功能障碍，而重症血液净化治疗能够对部分脏器功能进行替代或支持，如将 CRRT 应用于 AKI 患者、血浆置换联合连续性血液净化应用于高脂血症胰腺炎患者等，使器官功能得到充分的恢复时间，有利于患者脏器功能救治。重症血液净化治疗使重症患者重建和维持内环境稳态，从而防止损伤加重或促进机体的细胞、组织和器官功能恢复，改善重症患者的预后。重症血液净化技术已经成为继机械通气、营养及循环支持技术之后，又一个能够改善急危重症患者预后的有力治疗手段。

2. 重症血液净化拓展了重症医学研究领域 重症医学作为一个年轻学科，最初研究的内容主要是循环和呼吸，在治疗上主要通过使用呼吸机治疗呼吸衰竭患者和对休克患者进行循环支持治疗。随着重症医学的不断发展成熟，治疗手段越来越多样化，重症医学研究领域和内容不断细化。重症医学目前除了重症呼吸和重症循环，还出现了重症超声、重症肾脏、重症神经、重症感染、重症营养、重症护理等多个亚专科。重症血液净化是近年来重症医学的一个新的分支，它脱胎于重症肾脏的肾脏支持技术，在重症肾脏出现之前，ICU 收治的急性肾衰竭患者主要送到肾内科行血液透析治疗，或由肾内科的医护人员到床旁辅助行血液滤过或透析治疗。这种血液滤过或透析治疗，仅被视为一种肾内科技术应用延伸至 ICU，同时 ICU 医务人员对时机、方式和剂量不能准确把握，肾内科的医生、护士也不熟悉 ICU 急危重患者的病理生理特点，临床做法差别很大，质量更是无法把控。随着重症医学的进步，更多的血液净化治疗开始由 ICU 医护人员主导进行。作为一门新兴的科学，重症血液净化本身也在不断发展，其研究内容也将不断深入和丰富。经过多年发展，重症血液净化已经不局限于肾脏替代治疗，在 ARDS、MODS、脓毒症、重症胰腺炎、中毒、肝衰竭等多个非肾脏疾病领域也有着广泛应用。重症血液净化的出现，在很大程度上进一步丰富了重症医学的研究内容。但是，目前这些领域的血液净化治疗尚不透彻，临床上对这些患者的血液净化治疗国内并没有统一标准和规范，适应证与时机选择也没有相应的指南或专家共识，国内各地做法差异很大，这都不利于护理工作开展和患者预后。因此，重症血液净化还需要与其他重症亚专科进行深度合作，积极开展相关研究，促进这些领域血液净化治疗的标准化和规范化，制订出相应指南或共识来指导临床。还需要不断深入重症血液净化领域的研究，血液净化治疗才能更加适应各个疾病领域应用需求，也势必会促进重症医学整体的发展与进步。

（龚裕强　孙来芳）

第二节　重症血液净化护理发展概论

重症护理是一门年轻的学科，中国的重症护理起步更晚，但中国的重症护理在几十年间经历了一个快速发展的历程，它紧随重症医学的发展步伐而日新月异。重症护理亚专科的出现，如呼吸治疗、重症营养、重症康复等，更是重症护理发展史上浓墨重彩的一笔，尤其是重症血液净化护理作为重症护理一个全新亚专科确立，是重症护理发展史上极具有里程碑意义的事件。

一、重症血液净化护理特点

三分治疗，七分护理，护理工作是完成重症血液净化治疗的关键环节。重症血液净化护理作为重症护理的重要组成部分，逐步成长为重症护理的一个护理亚专科。重症血液净化护理是在传统的肾脏替代技术基础上发展起来的，根据疾病的病因和治疗目的不同选择不同的装置和设备，使用不同的治疗模式，然后再进行血液净化，将血液引出体外，将净化的血液回输给患者。因此，重症血液净化不同于传统的肾脏替代技术，其护理难度更高，操作更复杂，监测范围更广。

重症血液净化护理是一门专科护理技术，其主要内容包括：①对肾脏疾病患者进行健康教育、患者自我护理培训等；②对非肾性疾病患者提供健康教育、预防指导等；③在重症血液净化治疗过程为患者提供连续性的医疗护理服务，及早发现并处理血液净化过程中出现的异常，监测患者的治疗效果；④重视和关注重症患者、家属的社会心理生活，给予患者、家属必要的心理援助和帮助；⑤规范重症血液净化护理技术操作，规范重症血液净化护理管理，提升护士的业务水平和职业道德，减少并发症，提高重症患者血液净化的治疗安全，提高患者生存率和生命质量；⑥严格执行院内感染控制条例，做好重症血液净化院内感染控制防范；⑦做好重症血液净化持续质量改进，提高患者及家属满意度；⑧持续提高护理质量，推动重症血液净化护理学科发展。

重症血液净化护理的特点如下：

（一）涉及多学科护理范畴

伴随血液净化技术和现代医疗的发展，血液净化治疗已广泛应用于多种疾病，重症血液净化护理也涉及多学科内容，需要更广泛的护理学科合作。一些高风险的手术，如肝脏移植、肾脏移植、重度颅脑损伤手术等，部分患者出现术后急性肾衰竭、感染等问题，需要采取重症血液净化治疗，此时重症血液净化护理涉及外科围手术期护理；对于ICU常见的水电解质紊乱、严重休克创伤急救治疗、药物或毒物中毒、急性肾损伤、心力衰竭等疾病，重症血液净化护理则涉及内科急救与护理；对一些疑难、交叉领域病种进行血液净化时则需要进行护理多学科讨论、会诊、合作。此外，重症血液净化护理还涉及心理护理、营养护理、健康教育、康复护理、护理伦理、循证护理、人文科学、药物应用和管理等。另外，重症血液净化护理还与技术设备管理密切相关，与抗凝管理紧密相关，与传染病的防范和控制相关。因此，重症血液净化护理首先需要ICU血液净化护士与其他专科护士密切合作，开展交叉领域的护理合作、护理技能培训等。其次在临床需要进行多学科的培训学习，只有掌握了更深更多的知识技能，才能更好地服务于患者。最后，要给从事重症血液净化护理人员搭建相适应的发展平台，促进学科发展，ICU血液净化护士必须要经过系统、专业、规范的培训和考核，并取得相应的学术机构或行政部门颁发的准入证或上岗证。

（二）护理队伍专业化

重症血液净化护理不同于其他护理亚专科，其专业化程度高，独立性强，血液净化技术的不断发展、跨学科应用，对护理人员专业知识、技术水平和能力都提出了新的要求。发展和培养血液净化护士、加强护理专业队伍建设，是提高重症血液净化护理水平、促进护理专业发展的必然趋势。随着重症血液净化技术在ICU得到广泛应用，造就和培养了一大批血液净化护理专业技术人才，其中以ICU专科护士及ICU血液净化护士最为突出。ICU专科护士及ICU血液净化护士在应用血液净化救治重症患者过程中，全程参与重症患者血液净化治疗的护理，在保证患者生命安全及体外循环的持续有效运转中起到了重要作用。在重症医学科，血液净化专科护士与ICU专科护士协作，在规范血液净化护理操作、拓展护理范畴、减少并发症、提高治疗安全等多个方面起到了积极作用。

（三）依赖专业设备，技能水平要求高

在过去的几十年，重症血液净化技术获得飞跃发展，血液净化设备也经历前所未有的变革。为了满足治疗需求，血液净化设备由原来心脏作为驱动泵、动静脉压力差作为动力，发展到如今多泵一体、治疗模式多样、监测精密、高度自动化，并逐渐向人工智能化发展，部分公司在管路上也做了不少改进，如做成套装，以适应ICU中对管路安装与预充时间上的要求。目前市面上血液净化设备生产厂家众多，各个机型的适应范围与操作流程均有所不同，为了适应患者治疗需求，各医疗单位ICU会采购多种型号不同的血液净化设备。因此，ICU血液净化护士首要职责是必须熟练规范操作各种血液净化设备、了解各种设备的优缺点及适用范围，对设备的准确操作、安全维护、压力监测精密度和消毒等必须熟练掌握并能安全应用。ICU血液净化护士还需要对设备故障具备一定的处理能力，特别是在运行过程中出现的故障能够有效应对，采用适当有效的处理措施保证患者的治疗安全。另外，ICU血液净化护士还需要具备良好的专科技术和业务素质。血液净化治疗前，护士能够熟练完成对患者评估、血液净化血管通路检查、设备调试、滤器预充及自检，及时发现问题并处理。血液净化治疗过程中，对于重症患者病情、血液净化治疗模式、血液净化过程中意外报警、并发症等情况，ICU护士能够维持患者病情稳定，完成血液净化治疗目标，准确判断并处理各种报警或故障，对各种并发症准确评估、早期发现、早期干预，同时做好抗凝及液体管理，保障血液净化治疗持续有效运行。血液净化治疗结束后能够完成下机回血操作，完成血液净化血管通路封管，将废弃物按照规范处置，做好血液净化设备保养维护工作。

二、重症血液净化护理团队发展

随着重症医学和血液净化技术深入发展，一个独立的重症血液净化队伍正在不断扩大成长。目前，尚缺乏专门统计ICU中血液净化队伍数量与结构组成的文献，国内也缺乏ICU中血液净化从业人数的统计数据，在Uchino的一项研究数据显示在亚洲、澳大利亚和欧洲一般都是由ICU医生对重症患者进行连续血液净化治疗。在中国一般由ICU医护人员独立进行重症血液净化治疗，即在ICU医护人员内部组建血液净化小组，全面负责ICU患者血液净化治疗与护理，由ICU医生决定血液净化治疗方式、

设备参数设置，由护理人员完成上下机、治疗过程中的监测与护理。在中国的重症医学科，重症血液净化被纳入重症患者的日常管理之中，并与其他治疗环环相扣，紧密衔接，使血液净化得以更顺利地进行，这种操作模式意味着我国拥有一个数量相当庞大而且独立的重症医学血液净化队伍。

随着专业技术的发展，重症血液净化技术在 ICU 得到广泛应用，涌现了一大批血液净化护理专业技术人才，这批人才的出现促使重症血液净化护理向着更深层次、专业化方向发展。近年来专科护士（clinical nurse specialist，CNS）成为护理队伍培养的新方式，尤其是 ICU 专科护士及 ICU 血液净化护士的培养给重症血液净化护理发展予以了极大的助推力。专科护士的发展也给重症血液净化护理队伍发展提供了一个重要契机和发展平台。这些高素质的护理人才在重症血液净化治疗、护理、医疗保健及护理科研等方面发挥着非常重要的作用。

重症血液净化技术的专业性、特殊性、复杂性决定了 ICU 血液净化护士培养难度大、时间长。目前认为培养一名合格的 ICU 血液净化护士需要 6 个月以上时间，并且还需要有 3～5 年的 ICU 临床工作经验。专科护士最早出现在美国，1900 年美国首次提出了专科护理的概念。1980 年，美国护理协会将专科护士定义为：在护理专业的某一特殊领域内，通过学习和实践达到硕士或博士水平，具有较高水平的专门护理知识和技能，具有丰富临床经验的临床注册护士，是该领域的专家。中国 ICU 专科护士及 ICU 血液净化护士培训起步较晚，但经过十几年发展，已经培养出一批在临床实践、护理教育、护理研究和护理质量控制有较高水平的护理人才。

ICU 专科护士及 ICU 血液净化护士的出现，对重症血液净化护理发展有着关键性作用。重症医学科作为现代化医院中收治急危重症尤其是多脏器衰竭患者的特殊科室，重症血液净化治疗是重要的救治手段，血液净化过程中病情变化大，患者病情提高了血液净化治疗难度，其护理工作量及风险远高于普通患者，要达到最大限度地提高患者的生存质量和抢救成功率、最大限度地减低医疗风险，保证患者医疗护理安全，ICU 医务人员任重而道远。ICU 专科护士具有敏锐的护理观察力、扎实的专业理论知识和熟练的监护急救技术有助于血液净化过程中的病情监测与预警，ICU 血液净化护士能够维持血流动力学稳定、解决复杂的血液净化报警，两者互相协作有助于提高危重患者的护理质量，推动重症血液净化护理的学科发展。

三、重症血液净化护理学科发展

重症血液净化护理亚专科的出现，给重症医学发展带来了全新的面貌，不仅丰富了重症护理的学科内容，也给重症护理各个亚专科赋予了更多新鲜的内容，成为联结重症护理各个亚专科的一条重要纽带。

（一）重症血液净化护理学科建立

从学科建设角度来看，重症护理的学科发展经历了三个阶段。第一个阶段是初始阶段，即重症医学成立之初的阶段。这个阶段，重症护理学科尚处于起步状态，其并没有完整清晰的学科概念与发展方向，是一个不成熟的整体，依靠于重症医学，由于缺少分工和学科细化，缺乏各类监测设备、危重症护理的培训，对于危重症患者只能从事最基础的护理工作，整体质量有待提高。第二个阶段为护理亚专科分化阶段，随着重症医学学科的发展壮大和临床护理需求的增加，逐渐出现了各个护理亚专科，如呼吸治疗师、重症营养、重症静疗、重症造口伤口、重症康复等护理团队，这些护理亚专科的出现和发展成熟，提高了临床护理工作质量，也促使重症护理从一般的护理学科护理脱离出来，烙上了鲜明的学科特点，向着专业化、深层次发展，也为重症医学发展添砖加瓦。但随着重症护理各个亚专科的发展壮大，不同护理亚专科的关联也越来越少，并逐渐呈现出独立趋势，如重症静脉治疗小组与其他科室的护理同仁组建经外周静脉置入的中心静脉导管（peripherally inserted central verous catheter，PICC）团队、造口伤口护理小组开设伤口护理门诊、呼吸治疗团队独立成立呼吸治疗科等，重症护理大家庭的整体感和归属感变差。第三个阶段为重新整体化阶段，重症护理亚专科不断发展壮大，产生了一系列专业化、无法解决的新问题，这时各个亚专科更需要有一些横向的纽带，将各个成员联结在一起；伴随重症医学发展，不断有新的治疗手段、治疗理念诞生（如重症血液净化治疗），这些新的理念、治疗手段促使各个重症护理亚专科重新聚合，进行合作。重症血液净化护理的出现，不仅是重症护理发展过程中一个新的分支，它更是重症护理发展过程中的一个转折点，促使着重症护理向着第三阶段发展。重症血液净化护理与多个重症护理亚专科密切联系，其血流动力学监测与治疗贯穿于所有亚专科，危重症患者血液净化过程中的营养代谢支持、压力性损伤预防、脏器功能康复、导管维护等多个方面也需要其他重症护理亚专科进行合作，成为增强各重症护理亚专科相互联系的有力纽带，将重症护理的各亚专科通过血液净化重新联结起来重新成为一个团队，为重症护理从亚专科分化重新走向整体化做出了贡献，使重症护理的整体感和归属感更强。而且，重症血液净化护理的进一步发展，还将促使重症护理与其他学科护理联结，使重症护理的整体护理质量不断提高、学科影响力不断增强。

（二）重症血液净化护理多学科合作

重症患者病情复杂，其护理可能涉及多个学科护理，常需要ICU护士、医生及其他相关科室护士的共同努力才能完成救治。可以说，重症护理是一个多学科合作的平台。然而，在这个合作过程中，ICU护士该如何与其他专科医生、护士进行合作，则是一个全新的命题，不同国家、不同地区，甚至不同医院的做法都不尽相同。从形式上来说，目前我国主要有ICU护士主导的护理模式和多学科合作的开放式护理模式，其中多学科合作的开放式护理模式最为常见。多学科合作的开放式护理模式在对待重症患者的具体护理问题上，由于学科专业理论和看待问题的角度不同，不同学科的护理人员给出的护理方案不尽相同，甚至可能存在矛盾。由于ICU护士不可能对所有专科护理的知识和技能都能掌握和及时更新，而其他学科护士目前的护理培训都是按专业而非按多学科进行培养的，对重症医学的理论和技术也不熟悉。因此如何有效地进行多学科合作成为重症护理不能回避的一个重要问题。在这一方面，重症血液净化护理为护理多学科合作树立了范例，我们以AKI进行举例说明。

AKI是ICU主要收治疾病之一，有些患者在入住ICU后也会出现急性肾衰竭。在重症医学发展的早期，这些AKI患者进行血液净化治疗主要由肾内科护士完成，ICU护士协助其作用。但这些AKI患者的血液净化治疗方案与之前肾内科护士所熟悉的AKI治疗方案不完全相同，ICU的AKI患者常伴随多脏器功能障碍，由多种危险因素诱发，病死率很高，在血液净化治疗过程中常伴随各种意外，血流动力学更不稳定，意外报警更多，并且其报警的处理难度更大，需要更高水平、更全方位的治疗监测及报警处理能力。此外，这些AKI患者的血液净化治疗，存在很多当时的ICU护士和肾内科护士都无法回答的新问题，如进行ICU患者进行血液净化时容量如何管理，导致ICU护士和肾内科护士经常存在不一致的看法，导致临床治疗、观察等存在较大差异，无法为患者提供确切有效的护理方案，导致重症AKI患者的护理质量难以保证，此外，不同护理单元各自为政的管理格局、缺乏主管团队及责任心的缺失使这一问题更加复杂化，为了解决这一问题，ICU护理团队与肾内科护理团队合作对相关的临床人员进行重症肾脏血液净化的标准化培训，培养出独具特色的血液净化护理团队，使得AKI患者的血液净化护理日趋规范化。在此基础上，ICU护理同仁将血液净化护理进一步发展成为重症血液净化护理。重症血液净化护理的确立和发展，是重症护理和其他护理学科共同努力的结果，是重症护理和其他护理学科密切合作的典范。

重症血液净化护理为重症护理其他亚专科的多学科合作树立了良好的榜样，提供了很好的借鉴。重症护理亚专科的进一步发展需要首先在学术层面与相关学科医疗及护理团队进行密切合作，组建相应的学术平台，引导交叉领域内的护理研究及护理培训，并以此制订规范、共识或指南，并组织培训；其次在临床应用护理方面，需要由进行过该亚专科培训学习的医护人员从事相应的临床工作，培养专业人才，如遇疑难病例，应由相关学科专家多学科会诊作为保证。最后还需要有良好的技术设备支持和该亚专科人员收入的保障。

四、总　结

综上所述，重症血液净化护理不仅是重症护理的一个简单的分支，更是重症护理的一个重要连接点。重症血液净化护理内容广泛，涉及重症医学的各个亚专科，并作为一条纽带将它们横向联结起来，增强了重症护理学科内部的逻辑性和条理性。重症血液净化护理的建立，有助于重塑重症护理的内部学科结构，促进重症护理从混沌到有序、从模糊到精准、从独立到合作的整体质量的提高。

随着重症血液净化技术的不断提高和设备的不断改进，重症血液净化护理内容不断深化与完善，必将改善更多重症疾病患者的预后，促进更多重症患者康复。重症血液净化护理作为重症护理的一个重要亚专科，一方面不仅促进了重症护理研究内容的延展，而且有助于重塑重症护理的内部学科结构，促进了重症护理各个亚专科回归整体，又促进了重症医学整体质量的提高，另一方面也为重症医学其他亚专科的发展与合作提供了很好的范例和借鉴。

（张春梅　闵小彦）

第二章 重症血液净化技术概论

重症血液净化治疗来源于传统的肾脏替代治疗，其在发展过程中不断吸收重症医学救治理念，发展出多种重症血液净化技术，逐渐成长为重症医学的重要治疗技术手段。重症血液净化护理也从无到有，从有到专，在其不断发展壮大过程中，成为重症护理主要组成部分。在这一章里，我们首先对重症血液净化技术基本原理进行阐述，然后对重症血液净化技术的分类与临床运用进行重点介绍，最后对重症血液净化技术的未来及集成技术进行相关介绍。

第一节 重症血液净化技术基本原理

在进行重症血液净化治疗时，护理人员常困惑于各种不同模式的区别，不了解各种模式监测及护理要点。因此，护理人员必须明确进行血液净化的目的，掌握各种重症血液净化技术的基本原理，才可能对患者血液净化治疗进行更好监测及护理。目前重症血液净化清除溶质及水分的原理主要包括四种：弥散、对流、吸附及分离等。治疗模式不同，溶质清除的机制也不同，血液透析以弥散清除为主，血液滤过以对流及部分吸附清除为主，血液灌流则以吸附清除为主，血浆置换则以分离清除为主。也需根据溶质分子大小选择不同的清除方式，小分子物质弥散清除效果好，中大分子物质则以对流及吸附清除效果好，因此，必须了解各种治疗模式对物质的清除原理，才能了解影响物质清除率的因素，并根据不同的临床需要选择恰当的治疗模式，确定治疗剂量。

一、血液净化溶质清除原理

（一）弥散

1. 基本概念 弥散是溶质通过半透膜转移到膜的另一侧的一种方式，即溶质从浓度高一侧向浓度低的一侧运动，其主要驱动力是半透膜两侧的浓度差。在一定的分布空间内，半透膜两侧的物质有达到相同浓度的趋势。只要溶质在溶剂中的浓度不均衡分布，存在浓度梯度，溶质分子与溶剂分子就会相互运动，就会使溶质分子在溶剂中的分布趋于均匀，这种分子运动产生的物质迁移现象称为弥散。分子的这种运动是无序的，但最终结果是从高浓度侧向低浓度侧转运。根据膜平衡原理，当患者血液流经透析器时，通过半透膜与透析液相接触，半透膜两侧的分子做跨膜移动，从而使血液中的代谢产物，如尿素、肌酐等物质通过半透膜弥散到透析液中，而透析液中的物质，如碳酸氢根或醋酸盐也可以弥散到血液中，从而达到清除体内有害溶质，补充体内所需物质的目的。血液净化治疗中溶质根据半透膜两侧浓度梯度差由高浓度向低浓度移动扩散的过程就是弥散的过程（图 2-1-1）。这种方式的清除率与分子大小、膜孔通透性及半透膜两侧物质浓度差有关。弥散对清除相对分子质量＜5000 道尔顿的溶质效果最好，对血液中的小分子溶质如尿素氮（blood urea nitrogen，BUN）、血清肌酐（serum creatinine，sCr）及尿酸（uric acid，UA）等的清除效果好，而对大分子溶质（如蛋白质）的清除效果差。这主要是因为小分子溶质在血液中浓度较高，因此膜内外浓度差大，且小分子溶质更易于扩散；半透析膜对小分子溶质阻力很小，而对大分子溶质阻力则较大，因此大分子溶质在这种浓度梯度差作用下，不能很好地通过半透膜而被清除。

溶质的弥散遵循 Fick 第一定律，弥散速度与半透膜弥散面积及溶质的浓度梯度成正相关。弥散遵循溶质在一定距离（dx）的流动（J）：

$$J=D\times A\times (\mathrm{d}c/\mathrm{d}x) \tag{2-1}$$

公式中，dc 为距离的浓度差；A 为扩散发生的面积；D 为在一定的温度下溶质在溶液中的扩散系数。

Fick 第一定律指的是在一种理想的状态下（所有离子都是自由的）溶质在溶液中的流动情况。但是，由于透析液和血液不是理想的溶液，溶质扩散要受一定因素的影响：溶质的大小和变化、溶质以复合形式存在、蛋白的浓度、半透膜的理化特性、跨半透膜的温度梯度及透析液和血液的流动特点等。

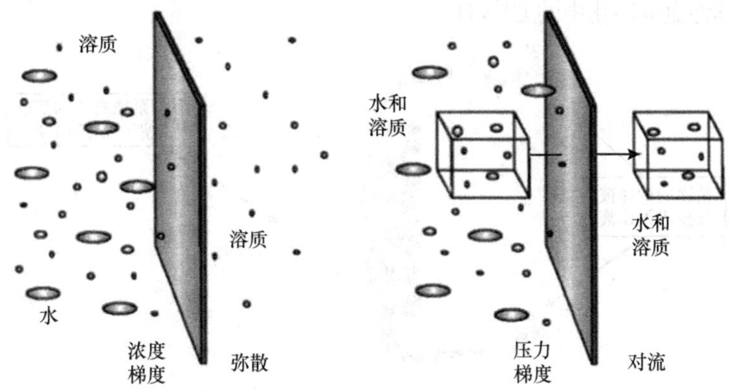

图 2-1-1　弥散与对流

在重症血液净化中，即使以弥散为主的 CVVHD 模式，透析液流量一般也较小，一般在 20～30ml/min，而血流量可以达到 150～200ml/min。在这种情况下，透析液与血液的小分子溶质浓度几乎可达到完全平衡，弥散清除率与透析液流量呈线性关系。当透析液流量再增加时，溶质在透析液与血液不能达到完全平衡，透析清除率可因透析液流量增加而增加，但是，现有的重症血液净化滤器常无法耐受过大的透析液流速，透析液流速一般限制在 100ml/min 以下。

2. 影响因素

（1）溶质的浓度梯度：溶质的弥散是其通过不停地撞击半透膜从而通过膜孔实现的。溶质的弥散速度取决于溶质与半透膜壁的碰撞频率，膜两侧浓度梯度差越大碰撞频率就越高，弥散的速度就越快。因此治疗中血液需与透析液流向相反，以保持最高的浓度差，发挥最大的弥散效能。

（2）溶质的分子量：溶质运动速度与其分子量和体积呈负相关。溶质的分子量越大，其与半透膜壁的碰撞频率越低、弥散速率越低。溶质体积越大，甚至超过半透膜孔径，半透膜会部分或完全阻挡溶质的通过。因此，血液透析常用于小分子溶质清除。

（3）半透膜面积及膜阻力：半透膜表面积越大其弥散能力越高。同时半透膜阻力也影响弥散速率。膜的阻力包括膜本身的阻力与膜两侧液体滞留层所造成的阻力。膜本身的阻力由半透膜的面积、厚度、结构、孔径的大小及其所带的电荷等决定。受亲水性与疏水性影响，半透膜会将蛋白质等物质吸附于膜上，影响中、大分子溶质的弥散。

（4）其他因素：透析液温度、血液与透析液温度均可影响弥散速度。此外，溶质分子本身所带电荷也会影响弥散清除速度。

对于上述理论，护理人员可以这样简化总结以便于记忆：

（1）透析过程中的溶质阻力主要在血液一侧。因此，增加血液流动速率，改进血液侧流动状态，有助于降低血液侧的溶质传导阻力，即可以在不改变透析器的情况下，提高透析效率，缩短透析时间。高通量透析器，由于其血流速率高，则更利于缩短透析时间，从而达到治疗的目的与效果。

（2）血液中溶质的浓度与透析液中溶质的浓度相差越大，即浓度梯度越大，则越有利于提高透析效率，缩短透析时间。

（3）半透膜面积影响透析效率，相同条件下膜面积越大则透析效率高，透析时间可以缩短。

（二）对流

1. 基本概念　对流是溶质通过半透膜的另一种方式。经过半透膜的液体从压力高的一侧向压力低的一侧移动，液体中的溶质也跟随通过，这种溶质运动的方式称为对流，也可以称为滤过。对流动力来自半透膜膜两侧的压力差，即跨膜压，不受溶质浓度差的影响。跨膜压是滤器半透膜血液侧静水压与透析液/超滤液侧静水压和血液胶体渗透压的差值。对流模仿人体肾小球滤过原理，以跨膜压为驱动力，使液体从压力高的一侧通过半透膜向压力低的一侧移动，溶质随之被带出（图 2-1-1、

图 2-1-2）。液体以对流的方式通过半透膜被称为超滤（ultrafiltration）。利用对流原理的重症血液净化技术主要有连续性血液净化中的 CVVH。

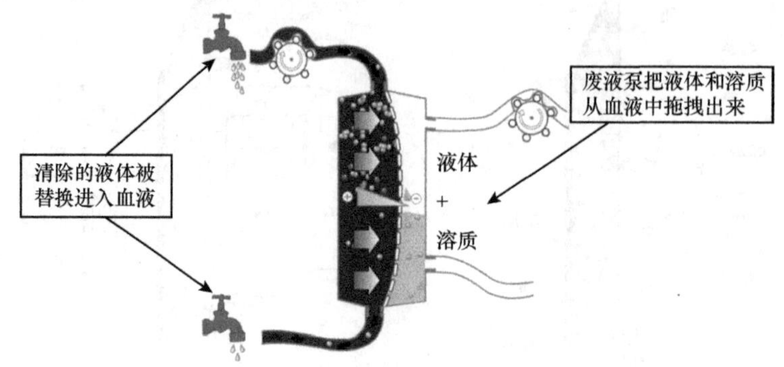

图 2-1-2　对流工作原理

2. 影响因素

（1）溶质的分子量：与弥散相比，对流能够带走中分子溶质，但大分子溶质尤其是直径大于半透膜孔的分子则无法通过半透膜。对于小分子物质而言，对流与弥散清除能力实际上是相当的。但临床上间歇血液透析透析液速率远超血液滤过置换液速率，容易产生弥散较对流清除小分子溶质能力强的错觉。

（2）跨膜压：跨膜压（transmembrane pressure，TMP）由静水压和渗透压形成。静水压是滤器内血液侧与滤器外液体的静水压差。渗透压取决于血液侧血浆胶体渗透压和大量代谢产物形成的晶体渗透压形成的负压与滤出液侧晶体形成的正压之和。由于静水压一般明显高于渗透压，因此 TMP 主要取决于静水压。TMP 是对流的主要动力。目前，临床所用的滤器装置能承受的 TMP 一般为 400～600mmHg。必须强调的是，血液净化设备测得的 TMP 是一个平均值，并不反映滤器局部真实的压力。半透膜两侧的静水压决定超滤的速度，半透膜对水的通透性大小取决于半透膜的孔径和厚度，常用超滤系数来表示。半透膜超滤系数（membrane ultrafiltration coefficient，K_{UF}）反映了每单位压力和面积的滤器半透膜对水的通透性，可表达如下

$$K_{UF}=(Q_{UF}/TMP)\times(1/A) \tag{2-2}$$

公式中，Q_{UF} 为超滤率；TMP 为跨膜压；A 为半透膜表面积。

滤器超滤系数（filter ultrafiltration coefficient，DK_{UF}）定义为 K_{UF} 与 A 的乘积，反映滤器半透膜对水的通透性，即 1mmHg 的 TMP 下每小时通过半透膜超滤的液体量（ml）。

$$DK_{UF}=K_{UF}\times A \tag{2-3}$$

根据 K_{UF} 一般将滤器半透膜分为低通量半透膜[$K_{UF}<10ml/(h\cdot mmHg\cdot m^2)$]、中通量半透膜[$K_{UF}$ 为 $10\sim25ml/(h\cdot mmHg\cdot m^2)$]和高通量半透膜[$K_{UF}>25ml/(h\cdot mmHg\cdot m^2)$]，如果要达到同样的 Q_{UF}，使用低通量半透膜滤器时需要设置较高的 TMP。一般情况下，TMP 与 Q_{UF} 成正比，TMP 越高，Q_{UF} 越大。当 Q_{UF} 很大时，流经滤器的血液会显著浓缩，导致血浆中的大分子物质在半透膜的血浆侧附着形成阻力层，影响半透膜的通透性，降低 K_{UF}。

（3）其他因素：半透膜的厚度、表面积、化学特性、生产工艺及半透膜表面电荷等均可影响对流效果。血液成分、血浆蛋白浓度、红细胞比容及溶液黏滞度也均影响对流效率。另外，温度与对流效率也成正相关关系。

在重症血液净化治疗中，很少使用单纯的弥散或对流清除模式，多是两者结合。两者的结合并不等于两者的简单叠加，弥散与对流的相互作用比较复杂，超滤后血流量的下降可导致弥散清除率下降。同样，溶质浓度下降可导致对流清除率下降。因此，总的清除率小于对流及弥散清除率之和。

对于上述理论，为了便于护理人员记忆，我们简化总结以下一些要点：

（1）血液滤过溶质清除速率与半透膜两侧的压力差呈正相关。

（2）血液滤器性能是影响血液滤过溶质清除速率的关键，包括以下参数：面积、孔径、孔隙率、孔结构、截留最大分子量、半透膜表面荷电性等。面积大，溶质清除速率大；相同面积下孔径大、孔隙率高，溶质清除速率也会加大。

（3）除了半透膜结构影响对流效率外，血液的血细胞比容、血脂的含量均对它也有一定的影响。同时随着血液中液体的滤除，血液浓缩，血浆蛋白浓度升高，胶体渗透压也随之上升，这也会导致对流传质速率的下降。

（4）不同的补液方式对对流传质速率也有影响，前稀释方式的对流传质速率明显地高于后稀释方式，但由于溶质浓度低，小分子物质总清除率仍低于后稀释方式。此外，前稀释方式的膜极化现象也较轻。

（5）血液滤过中的溶质对流传质是溶质随着水的滤过而同时进行，膜两侧溶质的浓度基本相等，因此它对小分子物质的传质相对血液透析而言速率较低，而对中分子物质的传质速率相对较高。

（6）血液滤过过程一般极少有弥散传质现象发生。而血液透过过程中除了有弥散传质外也有对流传质的发生。

（三）吸附

1. 基本概念　使用特定的吸附材料，利用溶质的电荷、亲水性、疏水性等物理特性，使吸附材料膜表面的基团选择性吸附某些蛋白质、药物、毒物，这个过程被称为吸附（图 2-1-3）。吸附是溶质清除的第三种方式。溶质可以通过正负电荷的相互作用或范德瓦耳斯力同半透膜发生吸附作用。但吸附只对某些特定溶质起作用，与溶质浓度关系不大，而与溶质和半透膜的化学亲和力及半透膜的吸附面积有关。吸附清除的溶质大小取决于吸附材料表面孔径的大小，直径大于孔径的溶质则无法进入吸附材料。低通量纤维素膜表面有丰富的羟基团，亲水性好而蛋白吸附性差：对纤维素进行修饰后，膜的疏水性适度增加，吸附能力也相应增加。大多数合成材料由高度疏水性物质（聚碳、聚酰胺）组成，吸附蛋白的能力增强。吸附过程主要在膜的小孔中进行。合成膜吸附能力强，特别是对带电荷的多肽、毒素、细胞因子的吸附能力强。当吸附作用达到饱和状态后，溶质的清除效率也会随之下降，吸附作用达饱和状态的时间可能与溶质的特性和滤膜表面积有关。吸附只是对溶质的清除，血浆量和血液量都没有变化，不需要补充置换液，也不需要使用透析液。利用吸附原理的重症血液净化技术主要有血液灌流、免疫吸附等。

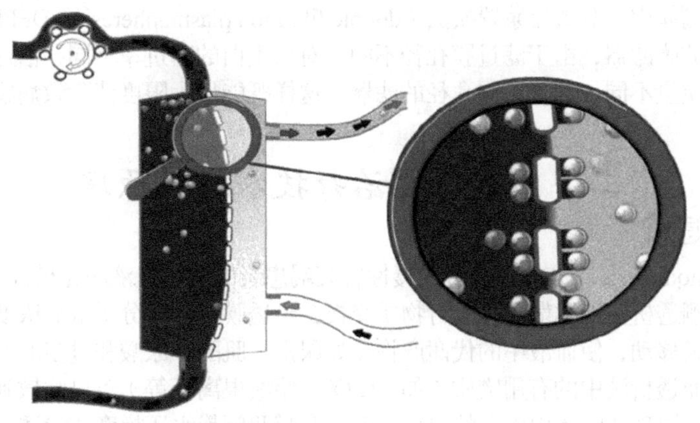

图 2-1-3　吸附原理图

2. 影响因素

（1）吸附材料：不同的吸附材料孔径分布、生物相容性均不同。孔径的不同影响不同的溶质被吸附，活性炭及树脂材料是目前临床最常见的吸附材料。活性炭孔径较小，分布不均匀，主要吸附小分子溶质。采用树脂材料可以人工制成各种不同孔径大小的吸附膜，而且孔径分布均匀，可以用来吸附各种不同要求的溶质。同时树脂材料的生物相容性也优于活性炭。

（2）膜面积及孔径数量：吸附只对某些溶质起作用，与溶质浓度关系不大，膜吸附面积及膜与溶质亲和力成正相关。

（3）饱和度：无论哪种吸附，吸附器对溶质的吸附均具有饱和性，一旦吸附器饱和，就不可能再进行吸附，需要进行更换。

对于护理人员只需要了解以上内容即可，但是，应当知晓以下几个关键点：

（1）要根据清除吸附溶质的化学结构与生物特性来选择合适的吸附剂。例如，对水溶性溶质宜选用活性炭类吸附剂，对脂溶性溶质宜选用树脂类吸附剂，大分子类的溶质宜选用亲和型吸附剂。

（2）要根据清除吸附溶质的分子大小来选择吸附剂适宜的孔径、孔径分布、孔隙率及比表面。并非对所有溶质的吸附都强调高比表面。吸附较大相对分子质量的吸附剂并不要强调过高的比表面，因为比表面太大的吸附剂孔径小，反倒不易吸附分子质量较大的溶质，因此首先要强调适宜的孔径及其分布。

（3）凡是固定了生物活性物质，依靠生物亲和力进行吸附血液中溶质的吸附剂，要注意它的生物活性物质的洗脱和自动脱落问题，因为它们脱落进入人体后，不少物质会造成生物学危害，应引起我们的重视。

（4）吸附剂的微粒脱落问题也要引起我们广泛的重视，因为这些脱落的微粒会带来一系列生物学危害。对吸附剂要采用微囊技术，对其表面进行微囊化，以防止吸附剂微粒脱落并提高吸附剂的生物相容性。

（四）分离

分离即将患者血液引出体外，分离清除如血浆、血浆成分、胆红素等，从而达到清除患者体内各种代谢毒素或致病因子的目的。利用分离原理的重症血液净化技术主要有血浆置换等。血浆置换不仅可以清除中、小分子的代谢毒素，还可以清除蛋白质、免疫复合物等大分子物质，同时可补充体内所缺乏的白蛋白、凝血因子等必需物质，较好地替代了肝脏的某些功能。

常用的血浆分离技术可分为离心式血浆分离和膜式血浆分离。其中膜式血浆分离又分为一级膜血浆分离和双重滤过血浆置换。临床已经较少使用离心式血浆分离，这一节我们只介绍膜式血浆分离。

膜式血浆分离是目前血浆置换常采用的方法，常用由生物相容性好、性质稳定的高分子聚合物制成的空心纤维分离器。经过滤器，血液中的血浆包括蛋白质和水分通过微孔被分离出来，血液中细胞成分则被截留并回输体内。双重血浆置换法（double filtration plasmapheresis，DFPP）是在体外循环中设置两个不同孔径的膜滤器，由于滤过膜孔径不同，对白蛋白的阻过率不同，治疗时应根据需清除的致病物质相对分子质量不同，选择不同孔径的滤器，这样既能最大限度清除致病物质，又能尽量减少白蛋白的损失。

二、血液净化治疗技术工作原理

（一）血液透析

血液透析（hemodialysis，HD）是急性、慢性肾衰竭患者的常用血液净化模式。HD将体内的血液通过半透膜与膜外侧透析液以弥散原理进行物质交换，半透膜两侧的分子依靠浓度梯度从高浓度一侧向低浓度一侧做跨膜移动，使血液中的代谢产物（如尿素、肌酐、尿酸和过多的电解质）通过半透膜弥散到透析液中，而透析液中的有用物质（如 HCO_3^-、醋酸根离子等）也可弥散到血液中。透析时主要通过对流（超滤）原理清除体内多余的水分，液体在膜两侧静水压梯度或渗透压梯度作用下通过半透膜从血液侧向透析液侧移动。因此，HD 能够替代部分肾脏功能，达到清除体内代谢废物，维持水电解质和酸碱平衡的目的。间歇性血液透析（intermittent hemodialysis，IHD）是常用肾脏替代治疗模式，一般每周行 IHD 2～3 次，每次 3～4 小时。为了在短时间内达到清除小分子溶质（尿素氮、肌酐等）和调节水电解质和酸碱平衡的目的，HD 需要设置较高的血流率（200～300ml/min）和透析液流率（200～500ml/min），通常需要在 3～4 小时内超滤 3～4L 的水，易导致血流动力学波动，难以在危重患者中进行广泛使用。

（二）血液滤过

血液滤过（hemofiltration，HF）指通过泵或患者自身血压，驱动血液流经体外循环管路和滤器，产生跨膜压力，水从压力高的一侧向压力低的一侧做跨膜移动，溶质随水分子被带出。HF 模拟了肾小球的滤过功能，通过对流原理清除水和溶质，但没有肾小管的重吸收和排泌功能，因此需要在滤器前或滤器后补充置换液，以替代肾小管的重吸收功能，维持水电解质和酸碱平衡。

HF 对中、小分子溶质的清除率差异不大，对中、大分子溶质的清除效果优于 HD，而 HD 的溶质清除率和分子量大小成反比。各种溶质分子量大小可参考表 2-1-1。由于常规 HF 的超滤率比常规 HD 的透析液流率低，因此，HD 清除小分子溶质的能力强于 HF。当 HF 设置的 Q_{UF} 与 HD 设置的透析液流率相同时，两者对小分子溶质的清除能力基本一致。

在进行 CVVH 时选择前稀释方式（在滤器前补充置换液）可以避免血液浓缩，降低滤过分数。但由于前稀释作用，进入滤器的血液溶质浓度会降低，超滤液中的溶质浓度也相应降低，当使用同样流率的置换液进行前稀释时，溶质清除效率低于后稀释方式（在滤器后补充置换液）。当选择前稀释方式、血流率保持不变的情况下，增加置换液流率，溶质清除率会适当增加，但也会达到平台期。因此，需要根据患者病情选择前、后稀释方式（表 2-1-2），然后再设置稀释比例和置换液流率，调控与 CVVH 相关的液体出入量，清除体内过多的水分，同时维持血流动力学处于稳定。

表 2-1-1 常见物质分子量大小

分子名称	分子质量	分子质量分类
纤维蛋白原	341000	大分子
白蛋白	55000-60000	
凝血酶原	6800	
β_2-微球蛋白	11800	
胰岛素	5200	
维生素 B_{12}	1355	中分子
白蛋白/去铁敏复合物	700	
菊粉	180	
尿酸	168	
肌酐	113	小分子
磷酸	80	
尿素	60	
钾	35	
磷	31	
钠	23	

表 2-1-2 置换液前稀释与后稀释方式的优缺点

	前稀释方式	后稀释方式
优点	增加了对红细胞尿素的清除	溶质清除率更高
	滤器寿命增加	
缺点	清除率下降	滤器寿命减少

（三）血液灌流

血液灌流（hemoperfusion，HP）是将患者的血液经过灌流器，通过吸附的方法来清除人体内源性和外源性的毒性物质，达到净化血液的一种治疗方法。

目前常用灌流器按吸附材料分为：活性炭和树脂（合成高分子材料）。以活性炭为吸附剂的灌流器，其特点是吸附速度快、吸附容量高、吸附选择性低，但活性炭与血液接触会引起血液有形成分的破坏，同时炭的微颗粒脱落有引起微血管栓塞的危险。随着科学技术的进步，活性炭灌流器得以改良，用半透膜材料将活性炭进行包裹，防止炭微颗粒脱落。以树脂为吸附剂的灌流器，对有机物具有较大的吸附能力，选择性高，性能稳定，目前临床应用较广，已应用于多学科和多种疾病的治疗，具有特异性及先进性。

HP 在临床上被广泛应用于药物或毒物中毒、尿毒症、肝性脑病等的治疗。

（四）腹膜透析

腹膜透析是利用人体自身的腹膜作为透析膜，将血液中的溶质如肌酐、尿素氮、电解质和水清除至腹腔并排出体外的过程。腹膜是具有透析功能的生物半透膜，具有良好的渗透和扩散功能，还具有吸收和分泌功能。腹膜透析过程中溶质主要通过弥散进行跨膜运动。将透析液灌入腹膜腔后，血浆中浓度高于腹膜透析液的小分子溶质（尿素氮、肌酐等）通过弥散进入腹膜透析液内，腹膜透析液中浓度较高的物质（如碳酸氢根等）则通过弥散进入血浆和组织液内。若腹膜透析液的渗透压高于血浆，则血浆中过多的水分便渗透至透析液内。

腹膜透析通过向腹膜腔内反复灌入和放出腹膜透析液，使潴留在体内的代谢产物和多余水分得到清除，从而调节水电解质和酸碱平衡。腹膜透析对大分子溶质的清除效果比 HD 好。腹膜透析受以下因素影响：溶质浓度梯度、溶质分子量、透析液剂量、透析液保留时间和腹膜效能。

腹膜透析于 1923 年由 Ganter 首先应用于临床。由于其技术简单，易于操作，对患者血流动力学要求和影响小，无须建立动静脉通路和全身抗凝治疗，相对而言创伤较小且较为安全。

腹膜透析在终末期肾病的治疗中占有重要地位，适用于急性和慢性肾衰竭、心功能不全等疾病的患者。腹膜透析对尿素氮和肌酐的清除率较低，治疗过程中氨基酸等营养素丢失过多，易于引起负氮平衡和并发腹腔感染，因此，腹膜透析的使用具有一定的局限性。近年来，自动化腹膜透析和新型腹膜透析液的出现，使腹膜透析技术日趋成熟。双袋透析连接装置的引入，大幅度降低了腹膜透析继发感染的发生率。合理应用腹膜透析技术，可使尿毒症患者可以获得充分透析，生活质量得以显著提高。

综上所述，重症血液净化方式涉及多种原理。血液净化方式与原理有不同的对点关系。例如，连续性血液净化的不同模式所利用的主要原理并不相同。掌握溶质与水分清除的基本原理是正确选择血液净化方式的前提和护理保证，只有掌握了这些内容才可能在血液净化治疗过程中有的放矢，进行针对性监测及护理。

（孙来芳　林浙兵）

第二节　重症血液净化技术的分类

重症血液净化是生命器官支持的重要治疗技术，它不仅能为肾脏功能提供支持，而且对其他脏器功能的支持治疗亦起着重要的作用。重症血液净化技术种类繁多，目前可通过治疗时间、血液净化原理及治疗目的进行分类。

一、按治疗时间分类

（一）连续性血液净化技术

连续性血液净化（continuous blood purification，CBP）技术是各种连续、缓慢清除机体过多水分和溶质，对脏器功能起支持作用的血液净化技术的总称。一般认为单次治疗时间在 24 小时以上或持续维持治疗的血液净化方法都可以称作 CBP，目前临床 CBP 多指 CRRT。CRRT 是目前重症医学治疗急性肾损伤、多脏器功能障碍等疾病的主要方法，也是 CBP 最基础最基本的治疗方法。CRRT 主要利用弥散和（或）对流的原理，将患者蓄积的毒素排出体外，并维持水电解质及酸碱平衡，以达到替代受损肾脏功能的效果，是重症血液净化的基础技术。CRRT 具有血流动力学稳定、对内环境影响小、操作简单等优点，持续性血液净化清除、器官功能支持是其核心理念。由于其连续性的特点，体内溶质及溶液的清除可以在治疗时间内缓慢、可控、精准地进行，因此特别适合于在危重患者中进行应用。1983 年首次将 CRRT 运用于 ICU，该技术不断深入发展，目前应用范围更是超出了肾脏替代的领域，扩展到各种临床上常见危重患者的救治。CRRT 技术的问世，为危重患者治疗探索了一条新的途径，从而改善了危重患者的预后，也提高了肾功能恢复率及患者生存率。

（二）间歇性血液净化技术

间歇性血液净化技术一般一次治疗只需几个小时即可完成，一天可治疗 1～2 次。治疗时间短，目前最常见的如血液吸附每次治疗只需要 2～3 小时，血浆置换每次需要 2 小时左右，间歇血液透析每次需要 3～4 小时。IRRT、延长间歇性肾替代治疗（prolonged intermittent renal replacement therapy，PIRRT）是目前最具有代表性的间歇性血液净化技术，IRRT 对治疗设备要求低，治疗费用低，具有相当大的治疗灵活性和可操作性，在清除小分子水溶性溶质方面较 CRRT 速度更快，治疗时间为 3～5 小时。此外，在 IRRT 治疗间期，还可根据需要移动患者、安排各种特殊检查等。但是 IRRT 存在对中、大分子溶质清除效率低，血流动力学不稳定的重症患者不耐受等缺点。PIRRT 是介于 CRRT 与 IRRT 的肾脏替代治疗方式。PIRRT 最常用的方式是缓慢持续低效透析（sustained low-effciency dialysis，SLED）。SLED 使用 HD 机器开展治疗，同时采用类似 CRRT 的低超滤率（＜350ml/h）、低血流量（150～200ml/min）和低透析液流量（100～300ml/min）方案进行缓慢地溶质和液体清除，治疗时间维持在 6～12 小时，介于 IRRT 和 CTRT。与 HD 相比，SLED 治疗使用相同的机器进行了更长时间的低血流量和透析液流量的治疗，因此对血流动力学的影响较小；与 CRRT 比较，PIRRT 的疗程较短，具有非连续性，且不需要使用价格昂贵的专门机器，节省了大量人力和物力。目前，PIRRT 已经被应用于重症医学领域，并且治疗效果越来越受到 ICU 医生的信任，其治疗时间短，减轻了 ICU 护士的工作量，同样受到 ICU 护士的欢迎，具有良好的发展前景，但其在重症医学治疗中的价值仍需要进一步探索和验证。

二、按血液净化原理分类

（一）HD 技术

HD 是一种溶质通过半透膜与另一种溶质进行交换的过程。所谓半透膜是一张布满许多小孔的薄膜，因膜的孔隙大小被控制在一定范围内，使得膜两侧溶液中的水分子和小分子的溶质可通过膜孔进行交换，但大分子溶质则不能通过。根据 Gibbs-Donnan 膜平衡原理，半透膜两侧液体各自所含溶质浓度的梯度差及其他溶质所形成的不同渗透浓度可使溶质从浓度高的一侧通过半透膜向浓度低的一侧移动，而水分侧向浓度高的一侧渗透，最终达到动态平衡。HD 技术通过弥散原理依靠血液净化装置膜两侧浓度差，使溶质从高浓度侧向低浓度侧移动，其通过率取决于不同血液净化装置膜截留分子量大小，主要清除小分子溶质。当血液被引入透析器时，如尿素、肌酐、小分子物质、电解质可通过半透膜弥散到透析液中，而透析液的碳酸氢根、葡萄糖、电解质等机体所需物质被补充到血液中，从而达到清除体内代谢废物，纠正水电解质紊乱和酸碱失衡的目的。

目前重症医学开展的 HD 技术主要有 CBP 技术中的 CVVHD、IHD、人工肝技术中的白蛋白透析等。

（二）HF 技术

HF 技术通过对流原理依靠血液净化装置膜两侧压力差，使溶质从高压力侧向低压力侧移动，其通过率取决于不同血液净化装置膜分子孔径大小，主要清除中分子溶质。HF 其工作原理是模拟肾小球的滤过和肾小管的重吸收作用，通过对流方式清除各类溶质，因此它较 HD 更接近人体的生理过程。在进行 HF 时，血浆、水和溶质的转运与人体肾小球滤过相似，当血液被引入滤器循环时，在滤器膜内形成正压，而膜外又被施加一定的负压，由此形成了 TMP，使水分依赖 TMP 而被超滤。当水通过膜大量移动时，会拖曳水中的溶质同时移动，这种伴有水流动的溶质转运（溶质性拖曳现象）称为对流，凡小于滤过器膜截留分子量（通常为 40 000～60 000 道尔顿）的溶质均可随水分的超滤以对流的方式被清除，HF 同时模拟肾小管的重吸收过程将新鲜的含正常电解质成分和浓度的置换液输入体内，以纠正患者水电解质、酸碱失衡。

目前重症医学开展的HF技术主要有CBP技术中的CVVH和缓慢连续超滤等。

（三）血液吸附技术

血液吸附技术就是通过吸附原理依靠血液净化装置膜吸附能力，将某些特定溶质吸附到滤器吸附载体上。吸附清除的溶质大小取决于吸附材料表面孔径的大小，直径大于孔径的溶质则无法进入吸附材料。吸附只是对溶质的清除，血浆量和血液量都没有变化，不需要补充置换液，也不需要使用透析液等。

目前重症医学开展的血液吸附技术主要有HP、血浆吸附、免疫吸附等。

（四）血浆分离技术

血浆分离技术是通过血浆分离器将血浆从血液中分离出来的技术。将患者血液引出体外，分离清除如血浆、血浆成分、胆红素等，从而达到清除患者体内各种代谢毒素或致病因子的目的。

目前重症医学开展的血浆分离技术主要有血浆置换、DFPP、成分血浆分离吸附等。

（五）集成血液净化技术

集成血液净化技术是指将多种血液净化技术整合一起，同时进行，达到多种治疗效果的目的。血液净化集成技术是在单一血液净化技术的基础上，将不同原理或方式的技术整合在一起的复合血液净化技术。

目前重症医学开展的多种联合技术主要有CBP技术中的CVVHDF、CPFA、体外膜氧合联合CRRT等。

三、按治疗目的分类

（一）肾脏替代血液净化技术

肾脏替代血液净化技术是肾衰竭的最重要治疗手段，也是目前最广泛使用的血液净化技术，也是最常用到的重症血液净化技术。最早人们采用HD技术或腹膜透析技术来治疗急性肾衰竭。之后CBP技术开始在重症医学领域出现并得到不断完善，逐渐成为治疗重症急性肾损伤的主要治疗方式。而HD技术和腹膜透析技术逐渐转变为治疗慢性尿毒症的肾脏替代治疗方式。目前AKI的重症治疗理念已经从肾脏替代转变为肾脏支持，并从单一的肾脏替代转变为对全身的器官支持，重症肾损伤的血液净化治疗方式、时机等方面也都有别于传统的肾脏替代技术。CBP技术与HD技术相比，在血流动力学及渗透压改变方面有明显的优势，因此更加适合血流动力学不稳定的重症肾损伤患者。

（二）人工肝技术

肝衰竭使用血液净化治疗除了要清除小分子代谢产物外，还需要清除与蛋白质结合的毒素及代谢产物，这与肾脏替代的血液净化技术清除的溶质不完全相同。机体发生肝衰竭时除了有小分子的代谢产物蓄积外，还会有较多与蛋白质结合的毒素和代谢产物蓄积。人工肝血液净化技术，除了有能去除小分子毒素的HD或HF技术特点，还具有能去除与蛋白质结合的毒素的血液净化技术能力，如血浆置换、血浆吸附技术、白蛋白透析技术等。目前我国人工肝技术主要采取血浆置换、胆红素吸附等血液净化技术。

（三）药物或毒物清除血液净化技术

毒物或药物中毒是重症医学科常见收治疾病。除了催吐、洗胃、导泻、利尿等常规治疗外，重症血液净化在药物或毒物中毒的救治中起关键作用。血液吸附、HD及CBP技术是毒物或药物中毒救治常用的血液净化技术。HD技术或CBP技术主要用于与蛋白质结合率较低的水溶性毒物或药物中毒的治疗，而HP技术可用于与蛋白结合率高或脂溶性药物或毒物中毒的治疗。此外，血浆置换、血浆吸附或血浆透析滤过等技术也可用于与蛋白质结合率高或脂溶性药物或毒物中毒的治疗。

（四）降低血脂相关血液净化技术

高脂血症是胰腺炎发作的重要诱因，高脂血症胰腺炎的首要治疗目标是降低血液中三酰甘油的浓度，但是药物通常不能快速降低血脂水平，对于高脂血症重症胰腺炎通过血液净化技术降低血脂是目前常用的治疗手段。三酰甘油在体内以低密度脂蛋白、乳糜微粒等形式分布，分子质量大小不等，从几十道尔顿到上百万道尔顿都有，绝大多数血液净化技术都不能有效清除血脂。临床上可以通过血浆置换或 DFPP 等血液净化治疗方式达到较快降低血脂的目的。

（五）感染相关血液净化技术

脓毒血症可引起炎症因子瀑布式释放，通过高容量 HF 等血液净化技术清除炎症因子，可以降低对细胞和器官的功能损害。但目前多个研究结果显示高容量 HF 并不能提高脓毒血症患者预后，其治疗有效性仍需要进一步验证，原因可能在于高容量 HF 引起抗生素、营养素、维生素和微量元素等的过度消耗；单纯对流模式清除细胞因子的能力有限。目前人们研究的热点转向以吸附为主或 CBP 联合血液吸附的血液净化方式，在膜上添加吸附材料，如在纤维膜上固定多黏菌素 B 以达到吸附内毒素、减低炎症反应、改善氧合状态的目的，但目前还需要大样本的临床研究其证实其治疗效果。

（六）免疫吸附血液净化技术

一些免疫性疾病如重症肌无力、吉兰-巴雷综合征等的发病与抗体或免疫复合物相关，药物治疗无效时可以考虑通过免疫吸附、血浆置换等血液净化技术清除抗体或免疫复合物。由于抗体或免疫复合物的分子量一般较大，HD 技术和 CBP 技术无法将其清除，常需要采用免疫吸附、DFPP 或单重血浆置换技术来进行治疗。

重症血液净化经过几十年的发展，已经成为技术种类众多、涉及全身所有器官功能的学科，临床医务工作者需要深刻认识到不同血液净化技术的定义、原理及适用范围，临床上根据患者病情及自身条件，选择并制订最佳的个体化血液净化治疗方案。

（龚裕强　孙来芳）

第三节　重症血液净化技术临床应用

重症血液净化技术正在成为医院救治重症患者必不可少的手段，本节将介绍 ICU 常见重症血液净化技术的临床应用，包括适应证、禁忌证、并发症等。

一、血液透析（HD）

HD 作为常规的肾脏替代治疗方法，是慢性肾衰竭的主要治疗手段之一。相比于其他血液净化技术而言，其在非肾性疾病领域有着广泛的应用，根据透析膜的超滤系数可分为低通量 HD 和高通量 HD。

（一）适应证

1. 慢性肾衰竭　对慢性肾衰竭进行 HD 的目的是维持内环境稳定、保持脏器功能正常运行或为肾移植术争取时间。目前学术界主张早期进行 HD，HD 指征如下：

（1）内生肌酐清除率＜10ml/min。

（2）血尿素氮＞28.6mmol/L 或血肌酐＞707.2μmol/L。

（3）血尿酸增高伴有痛风者。

（4）慢性充血性心力衰竭、肾性高血压或尿毒症性心包炎，采用一般治疗无效者。

（5）严重的电解质紊乱或代谢性酸中毒，如 K^+≥6.5mmol/L。

（6）严重的水钠潴留。

（7）出现尿毒症神经症状，如性格改变、恶心呕吐等。

2. AKI　AKI 是一组由各种原因所致的肾脏结构和功能在短时间内发生改变的临床综合征，表现为肾小球滤过率突然或持续性下降，尿素和其他代谢产物在血液中蓄积而出现的一系列临床综合征，是目前重症患者常见并发症。AKI 不同于慢性肾脏疾病患者，肾衰竭是急性发生的，多继发于其他疾病，常表现出严重的内环境紊乱。AKI 患者可进展为慢性肾病（chronic kidney disease，CKD）、终末期肾病（end stage renal disease，ESRD），最终导致多器官功能衰竭。对于 AKI 患者，适时开展 HD 可以避免患者容量过负荷、体内毒素堆积和高血钾对脏器功能的影响，减少对肾功能的持续损伤，降低CKD的发生风险。20世纪80年代早期，在HD的基础上衍生出了CRRT，并在全世界范围内得到迅速推广和应用。起初学者们认为CRRT将会取代HD，尤其适用于AKI患者。但是，随后的多项RCT研究和荟萃分析结果显示：HD和CRRT在住院患者病死率、ICU患者死亡率、肾功能恢复程度等多个方面并未存在显著差异。于是，2012版《KDIGO指南》提出HD和CRRT均适用于AKI的治疗。HD指征如下：

（1）血尿素氮每天升高10.7mmol/L以上。

（2）无尿或少尿48h以上，伴有高血压、水中毒、肺水肿、脑水肿等之一。

（3）血尿素氮≥35.7mmol/L。

（4）血肌酐≥884 mmol/L。

（5）血钾≥6.5mmol/L。

（6）血浆HCO_3^-<15mmol/L，CO_2结合力<13.4mmol/L。

（7）有明显水肿、恶心、呕吐、嗜睡、躁动、意识障碍。

（8）有输血或其他原因所致溶血，游离血红蛋白>12.4mmol/L。

3. 急性药物或毒物中毒 药物或毒物能够通过透析膜而被析出，对剂量小且与机体结合速度缓慢的药物或毒物的中毒可进行HD，即对分子量小、蛋白质结合率低、表观分布容积低的水溶性毒素，如巴比妥类、甲丙氨酯、甲喹酮 、水合氯醛、乙醇、甲醇、阿司匹林、非那西丁、对乙酰氨基酚、奎宁、环磷酰胺、异烟肼、氟化物等中毒均可采取血液治疗。HD应争取在中毒后12小时内尽早进行，出现以下情况应紧急进行HD：

（1）经常规处理后，病情仍持续恶化，出现如昏迷、呼吸暂停、低血压等。

（2）已知进入体内毒物或经检测得知药物浓度达到致死剂量。

（3）因药物或毒物损害导致脏器功能减退。

4. 其他疾病 肝性脑病、肝肾综合征、肝硬化顽固腹水；严重的充血性心力衰竭，急性左心力衰竭；严重高热、低体温；一般治疗难以纠正的严重水电解质及酸碱平衡紊乱。

（二）禁忌证

无绝对禁忌证，下列情况并非HD禁忌证：

（1）呼吸暂停。

（2）难治性低血压。

（3）昏迷。

（4）肺部感染。

（5）原有肝、肾、肺疾病或糖尿病。

但在下述情况下可加重病情而危及生命：

（1）休克或低血压。

（2）有严重出血倾向。

（3）重度贫血（血红蛋白<60g/L）。

（4）心功能不全或严重心律失常不能耐受体外循环。

（5）恶性肿瘤晚期。

（6）脑血管意外。

（7）未控制的严重糖尿病。

（8）精神异常、不能合作者。

（三）常见并发症

（1）血液净化血管通路易发生穿刺处出血、血肿、疼痛、血管栓塞、远端肢体缺血、动脉瘤或损伤神经等。

（2）失衡综合征，严重时可有意识障碍、癫痫样发作、昏迷，甚至死亡。

（3）低血压，可诱发心律失常、心绞痛等。

（4）低氧血症。

（5）心血管系统不稳定者，可加重心律失常、心脏压塞和颅内出血。

（6）体外循环管路、膜器凝血、溶血或空气栓塞等。

（7）全身肝素化后出血倾向加重、失血。

（8）首次使用综合征。

二、血液滤过（HF）

HF 是通过模仿肾单位的滤过重吸收原理设计的血液净化技术，将患者的血液引入到与肾小球滤过膜面积相当、具有良好的通透性的半透膜滤器中，当血液通过滤器时，血浆内多余水分依赖 TMP 被超滤（类似肾小球滤过），同时拖拽溶质移动，以达到清除血液中多余水分和溶质的目的。

HF 与 HD 区别在于：HD 依赖半透膜两侧的溶质浓度差所产生的弥散作用进行溶质清除，其清除效能很差。HF 模仿正常肾小球清除溶质原理，以对流的方式滤过血液中的水分和溶质，其清除率与分子量大小无关，与 TMP 有关。经过多年的临床实践证实，HF 在清除中分子物质、治疗期间不良反应和循环稳定性等多个方面优于 HD。

（一）适应证

基本上与 HD 相同，适用于急、慢性肾衰竭及肾外疾病导致的内环境紊乱患者。

1. 高血容量性心力衰竭　HF 能迅速清除过多水分，减轻了心脏前负荷。血容量减少引起外周血管阻力升高，心排血量下降，减轻了心脏负荷。清除大量水分后，血浆蛋白质浓度相对升高，有利于周围组织水分进入血管内，从而减轻水肿。

2. 顽固性高血压　顽固性高血压是 HD 的常见并发症。血压下降原因除有效清除过量水、钠外，可能还有其他因素。有人曾反复测定血浆和滤液中血管紧张素Ⅰ，发现两者的浓度相近，表明 HF 能清除血浆中的某些血管加压物质。进行 HF 时，心血管系统及细胞外液容量均比较稳定，明显减少了对肾素-血管紧张素系统的刺激。

3. 急性肾衰竭　持续或间歇的 HF 是治疗急性肾衰竭的有效措施。HF 对心血管功能不稳定、多脏器功能衰竭、病情危重的老年患者有独特的优点。

4. 肝性脑病　HF 对肝性脑病有一定治疗效果，但远不如血浆置换。

（二）禁忌证

HF 无绝对禁忌证。

（三）并发症

除可能发生与 HD 相同的并发症如出血、血肿、疼痛、血管栓塞、远端肢体缺血、失衡综合征、低血压、膜器凝血、溶血或空气栓塞等外，还可能发生技术相关并发症及置换液污染导致的严重并发症。

1. 技术相关并发症　主要包括营养物质丢失过多、置换液配方不当、容量负荷计算失误等。置换液配方不当可引起电解质紊乱，容量负荷计算失误常导致治疗目标难以达成、患者血流动力学不稳等问题。

2. 置换液污染　包括配置时污染和更换时污染两种可能性。由于置换液使用量大，液体污染可能性大，置换液污染可能导致败血症、溶血、感染性休克等。

3. 低血压和严重水、钠潴留　接受 HF 治疗的患者，其心血管稳定性明显优于接受 HD，但仍有发生低血压和严重水、钠潴留的风险。

4. 尿毒症心包炎　HF 患者尿毒症心包炎发病原因未明，但其心包炎治疗时间较 HD 短，可能是 HF 主要清除中分子毒性物质引起的。

三、连续血液净化（CBP）

CBP 是指所有连续、缓慢清除水分和溶质的血液净化治疗方式。近年来该项技术发展迅猛，临床应用范围日趋广泛，从单纯的肾脏替代扩展到全身器官支持，已经成为重症医学的标志性技术之一。其中 CVVH 是其主要方法之一，其主要优点是：操作简单、易于掌握，对一些心血管功能不稳定、低血压的患者尤其适用。

（一）适应证

分为肾脏疾病适应证和非肾脏疾病适应证两类。

1. 肾脏疾病适应证 急、慢性肾衰竭伴 MODS 患者血流动力学不稳定，机体处于高分解代谢和容量过负荷状态。用 CBP 治疗此类疾病有许多独特的优势，不仅可以平稳地清除体内多余的水分和代谢产物，有效控制高分解代谢，维持水电解质和酸碱平衡，改善氮质血症，同时对血流动力学影响小，能够有效改善心血管稳定性，维持脑灌注。

2. 非肾脏疾病适应证

（1）全身性炎症反应综合征。

（2）急性失代偿性心力衰竭。

（3）急性呼吸窘迫综合征。

（4）重症胰腺炎。

（5）挤压综合征。

（6）横纹肌溶解。

（7）肝衰竭、肝性脑病、肝移植术后。

（8）肺水肿、脑水肿、特重型颅脑外伤术后。

（9）水电解质紊乱。

（10）药物或毒物中毒。

（11）乳酸酸中毒。

（12）心肺体外循环。

（二）禁忌证

CBP 无绝对禁忌证。

（三）并发症

（1）血管通路不畅。

（2）出血、血肿、动脉瘤及假性动脉瘤。

（3）体外循环凝血。

（4）血液净化通路导管血栓。

（5）液体、电解质平衡障碍。

（6）低血压。

（7）导管相关性感染。

（8）生物相容性和过敏反应。

（9）营养物质流失。

（10）低体温。

（11）药物清除相关并发症。

四、血液灌流（HP）

HP 是将患者血液引入装有固态吸附剂的灌流器中，清除某些外源性或内源性毒素、药物及代谢废物等有害物质，并将净化的血液输回到体内的一种治疗方法。目前主要用于抢救药物过量及毒物中毒患者。

常用的吸附剂有活性炭、树脂、高分子的过渡金属络合物及特异性吸附剂等。活性炭、树脂主要用于药物、毒物的吸附，特异性吸附剂如多黏菌素B对内毒素有很强的吸附力，可用于治疗脓毒症。吸附剂的吸附能力取决于材料性质、膜自身表面积及孔径大小。

（一）适应证

1. 急性药物或毒物中毒　对药物或毒物中毒患者经洗胃、输液、利尿和使用拮抗药等措施治疗无效时，可以通过HP来清除血液中的药物。

（1）血浆药物浓度已达到致死剂量。

（2）毒物大部分吸收入血，用洗胃、输液、利尿等方法难以奏效，没有特效性解毒药物。

（3）出现低血压、低体温、心力衰竭、呼吸衰竭时需要紧急行HP。

（4）伴有严重肝肾受损者。

（5）对于部分药物或毒物，HP效果良好，是治疗首选。例如，对巴比妥类、镇静催眠药、抗精神失常药、解热镇痛药、洋地黄类、生物毒素、杀虫剂等中毒，HP效果良好。

2. 肝性脑病与黄疸型肝炎　HP可以清除血液中的氨、假性神经递质、芳香族氨基酸等导致肝性脑病的毒素，并调节支链氨基酸与芳香族氨基酸的比例，提高脑脊液中cAMP浓度，因而可用于治疗肝性脑病。

3. 脓毒症　一般认为细菌源性产物和宿主产生的炎症介质是导致脓毒症的关键物质。目前研究认为采用多黏菌素B吸附剂能显著清除血浆中的内毒素，改善血流动力学，有效减慢多器官功能障碍的发展，多个临床研究显示，全身炎症反应综合征或已经发展为脓毒症伴多器官衰竭的患者经多黏菌素B吸附柱HP治疗后，不仅体温下降，循环与呼吸状态明显好转，存活率也得到提高。

（二）禁忌证

HP无绝对禁忌证。

（三）并发症

（1）过敏。

（2）活性炭微粒脱落。

（3）血小板、白细胞减少。

（4）血压下降。

（5）凝血因子丢失。

五、治疗性血浆置换

治疗性血浆置换（therapeutic plasma exchange，TPE），是指将患者的血浆和血细胞通过离心的方式分离出来，弃掉含有致病物质的血浆，同时补充同等置换量的置换液，或将分离出来的血浆再通过二级滤器或吸附器除去血浆中有害物质，以达到治疗疾病的目的。

（一）适应证

美国血浆置换学会的血浆置换指南适应证内容，做出以下推荐（表2-3-1）。

表2-3-1　2016美国血浆置换学会血浆置换指南适应证推荐等级分类

推荐等级	适用疾病
首选治疗方案或一线辅助治疗方案	急性炎症性脱髓鞘性多发性神经病（初始治疗）
	慢性炎症性脱髓鞘性多发性神经病
	病变蛋白脱髓鞘性神经病/慢性获得性脱髓鞘性多发性神经病
	急性肝衰竭
	年龄相关性黄斑变性（干性）
	ANCA相关性急进性肾小球肾炎（依赖透析时）

续表

推荐等级	适用疾病
	抗肾小球基膜病（Goodpasture 综合征）（依赖透析时）
	家族性高胆固醇血症（纯合子）
	局灶节段性肾小球硬化（移植后复发）
	单克隆丙球蛋白病导致的高黏滞血症（有症状）
	肝移植（脱敏治疗）
	重症肌无力（中重度，胸腺瘤切除术前）
	N-甲基-*D*-天门冬氨酸受体抗体脑炎
	ABO 血型相符的肾移植（存在抗体介导的排斥反应：脱敏治疗）
	ABO 血型不合的肾移植（脱敏治疗）
	补体介导的血栓性微血管病
	药物相关性血栓性微血管病（噻氯匹定）
	血栓性血小板减少性紫癜
	暴发性 Wilson 病
作为普通辅助治疗手段	急性播散性脑脊髓炎（发生激素抵抗时）
	淀粉样变性
	ANCA 相关性急进性肾小球肾炎（存在弥漫性肺泡出血时）
	心脏移植（脱敏治疗）
	灾难性抗磷脂综合征
	冷球蛋白血症（重度，有症状）
	特发性扩张型心肌病
	家族性高胆固醇血症（杂合子）
	桥本脑病、类固醇反应性脑病、自身免疫性甲状腺炎
	造血干细胞移植（ABO 血型不合）
	炎症性肠病（溃疡性结肠炎）
	肌无力综合征
	高脂蛋白血症
	多发性硬化（存在急性中枢神经系统炎性脱髓鞘时）
	骨髓瘤管型肾病
	视神经脊髓炎性疾病（急性）
	蛇咬伤
	毒蕈中毒
	小儿链球菌感染相关自身免疫性神经精神障碍
	西德纳姆舞蹈症
	植烷酸贮积病（遗传性共济失调性神经病）
	ABO 血型不合的肾移植（存在抗体介导的排斥反应时）
	系统性红斑狼疮（重度）
	血管炎（乙型肝炎病毒相关）
	电压门控钾通道抗体
可能有效，传统治疗无效时可以试用	急性炎症性脱鞘性多发性神经病（应用丙种球蛋白后）
	ANCA 相关性急进性肾小球肾炎（不需透析）
	抗肾小球基膜病（Goodpasture 综合征）（不需透析）
	再生障碍性贫血、纯红细胞再生障碍性贫血
	特应性（神经）皮炎（特应性湿疹：顽固性）
	自身免疫性溶血性贫血

续表

推荐等级	适用疾病
	慢性局灶性脑炎（拉斯姆森脑炎）
	慢性复杂的局部疼痛综合征
	冷凝集素病
	烧伤休克复苏
	心源性新生儿红斑
	局灶节段性肾小球硬化（激素治疗无效时）
	HELLP 综合征（产后）
	造血干细胞移植（人白细胞抗原脱敏）
	噬血细胞综合征；巨噬细胞活化综合征
	过敏性紫癜（出现新月体肾炎、严重的肾外疾病）
	肝素诱导的血小板减少和血栓形成
	高三酰甘油血症胰腺炎
	顽固免疫性血小板减少症
	IgA 肾病（新月体型；慢性渐进性）
	炎症性肠病（克罗恩病）
	肝移植（活体移植 ABO 不相容脱敏）
	肺移植（脱敏）
	多发性硬化（慢性渐进性）
	肾源性系统性纤维化
	视神经脊髓炎（维持治疗）
	药物中毒
	副肿瘤综合征
	严重的外周血管疾病
	输血后紫癜
	肝源性瘙痒（其他治疗效果不佳的）
	脓毒血症源性多器官功能衰竭
	突发感音神经性聋
	凝血介导的血栓性微血管病
	补体介导的血栓性微血管病（补体因子基因突变）
	药物相关性血栓性微血管病（氯吡格雷；钙依赖磷酸酶抑制剂）
	造血干细胞移植相关的血栓性微血管病
	志贺毒素介导的血栓微血管病（伴严重神经系统症状）
	甲亢危象
	难治性中毒性表皮坏死溶解症
	Behcet 综合征
血浆置换效果不佳，但其他治疗均无效，可谨慎试用	皮肌炎 / 多发性肌炎
	HELLP 综合征（产前）
	银屑病
	系统性红斑狼疮（较严重）
	药物相关性血栓性微血管病（吉西他滨；奎宁）
	志贺毒素介导的血栓性微血管病（神经系统症状不严重）

注：ANCA. 抗中性粒细胞胞质抗体

（二）禁忌证

血浆置换治疗无绝对禁忌证，但有相对禁忌证，主要包括：

1. 对血浆、人血白蛋白、肝素等有严重过敏史。

2. 药物难以纠正的全身循环衰竭。

3. 非稳定期的心肌梗死、脑梗死。

4. 存在精神障碍而不能很好配合治疗者。

（三）并发症

1. 低钙血症 新鲜血浆中含有枸橼酸盐，大量输注可引起中毒造成低钙血症。常见症状为口周和四肢感觉异常、恶心、呕吐等，重者可能增加心律失常发生的风险。

2. 凝血功能异常 一过性血小板、纤维蛋白原减少，凝血酶、凝血酶原时间延长，大多数 4 小时后恢复正常。如果反复多次用人血白蛋白作为置换液，引起的凝血功能异常常需要 24～48 小时才能恢复正常。

3. 过敏反应 因新鲜血浆中含有各种异体蛋白质而引起过敏反应，严重时可出现喉头水肿、过敏性休克。在治疗前可给予少量激素及抗组胺药。

4. 低血压 由于置换血浆量与置换液量不相匹配，血容量减少而引起低血压。若使用浓度低于 4%的人血白蛋白作为置换液会引起胶体渗透压降低导致低血压。

5. 低钾血症 人血白蛋白几乎不含钾离子，置换血浆速度较快时，可使血清钾快速下降。应配置含钾离子 4mmol/L 的人血白蛋白置换液，以防止低钾血症的发生。

6. 感染 主要为血源性感染，包括两个方面，一方面是应用人血白蛋白置换液，引起免疫球蛋白减少而发生感染，另一方面是应用新鲜血浆作为置换液而导致病毒感染，前者可给予免疫球蛋白治疗。

六、免 疫 吸 附

免疫吸附（immuno adsorption，IA）指联结抗原（或抗体）基质从溶液中吸附并去除同种对应抗体（或抗原）的方法。

适应证

1. 肾（或其他器官）移植

（1）移植前：对高敏免疫状态的患者，应用 IA 迅速清除抗人白细胞抗原抗体，降低群体反应性抗体，使交叉配型转阴，可减轻急性排异反应，提高移植肾存活率。

（2）移植后：当移植物功能恶化，活体组织检查发现急性血管型排异，可用 IA 联合抗排异药物强化治疗，使排异反应逆转。如果肾衰竭的原发病是自身免疫病，IA 可防止原发病的复发。

2. 肾疾病

（1）新月体性肾炎，如肺出血-肾炎综合征、韦格纳肉芽肿、抗中性粒细胞胞质抗体相关性小血管炎性肾损害、狼疮性肾炎、结节性多动脉炎等，通过 IA 清除自身抗体（抗肾小球基膜抗体、抗核抗体等）及免疫复合物，使临床症状、肾功能和组织学症状均有改善。

（2）特发性肾病综合征：吸附血浆中的蛋白尿因子，可降低蛋白尿水平，对移植后复发肾病综合征的患者有效。

（3）癌症并发溶血性尿毒症综合征。

3. 血液病

（1）血友病：通过清除抗凝血因子Ⅷ或Ⅸ的抑制物（抗体），可以控制急性出血或用于手术前准备。

（2）免疫性血小板减少性紫癜。

（3）免疫性溶血性贫血：清除抗红细胞抗体。

（4）伴有白细胞抗体的白细胞减少症。

（5）伴有免疫复合物的过敏性紫癜。

（6）Rh 血型不合。

4. 神经系统

（1）重症肌无力。

（2）吉兰-巴雷综合征。

5. 免疫系统疾病　系统性红斑狼疮、类风湿关节炎、皮肌炎、结节性多动脉炎等。

6. 内分泌、代谢性疾病　耐胰岛素性糖尿病：吸附患者体内抗胰岛素抗体，从而达到提高胰岛素治疗效果，控制血糖的目的。

常用吸附剂类型及适应证见表2-3-2。

表2-3-2　常用吸附剂类型及适应证

吸附剂类型	适应证
活性炭、树脂	药物或毒物中毒、脓毒症等
粒细胞吸附	类风湿关节炎等
细胞因子吸附	严重感染、感染性休克
内毒素吸附	严重感染
中分子尿毒症毒素吸附	尿毒症
低密度脂蛋白吸附	高脂血症
胆红素吸附	高胆红素血症
色氨酸吸附	重症肌无力等
ABO血型抗原吸附	血型不配合的器官移植
乙酰胆碱受体吸附	重症肌无力
DNA吸附	系统性红斑狼疮
A蛋白吸附、多克隆抗人IgG抗体吸附	免疫性肾病
	血液病如先天性血友病A、B等
	神经系统疾病如重症肌无力、吉兰-巴雷综合征等
	系统性疾病如红斑狼疮、类风湿关节炎、皮肌炎、多发性硬化等
	肾移植

（孙来芳　汤鲁明）

第四节　集成血液净化技术

临床实际工作中发现，单一的血液净化技术有时并不能满足治疗需求。由于重症患者疾病复杂，病因多样，为了达到治疗效果，在救治过程中可能需要用到多种不同的血液净化技术。我们将这种把两种或多种基本血液净化技术进行并联或串联，甚至整合成一种的血液净化技术，称为集成血液净化技术。集成血液净化技术比基本血液净化技术具有对溶质清除能力更强、选择性更多、治疗效果更好、副作用更少等优点。

一、集成血液净化技术常见组合方式

集成血液净化技术是在血液滤过、血液透析、血液吸附、血浆置换等单一技术的基础上，将不同原理或方式的技术整合在一起的复合血液净化技术。临床常见的重症集成血液净化技术包括CVVHDF、HP+CBP、PA+CBP、DFPP、血浆透析滤过（plasmadiafiltration，PDF）、胆红素分离吸附、成分血浆分离吸附技术等，可用于急性肾衰竭、各类中毒、肝衰竭、高脂血症胰腺炎等重症患者。

目前临床上集成血液净化技术组合方式主要有以下两种。

1. 将两种或两种以上不同血液净化技术通过串联或并联的方式进行组合，这种集成模式组合灵活，在不需要某种治疗技术时移除方便，缺点是可能会需要多台血液净化设备，存在连接复杂、操作烦琐、费用高昂等不足。例如将血液灌流技术+血液滤过技术进行串联治疗中毒患者、将血浆分离技术+吸附技术进行并联治疗高胆红素血症等。

2. 将不同的血液净化原理融合成一体，这种集成模式只需要一台血液净化设备，连接内容简单或一体化成型、操作简单，缺点是不同的血液净化技术无法分离，治疗模式固定。例如，CRRT 治疗中的 CVVHDF 是将血液透析与血液滤过两种原理融合在一起、PDF 是血浆分离技术与透析技术的融合等。

二、集成血液净化技术的常见应用

（一）CVVHDF

CVVHDF 是将 CVVH 和 CVVHD 两种基本血液净化技术有机结合在一起形成的一种集成血液净化技术。CVVHDF 同时利用血液透析的弥散和血液滤过的对流原理来清除溶质，通过透析加滤过的结合，可以弥补 CVVH 氮质产物清除不足的缺点，提高中、小分子物质清除率，同时其透析和滤过的比例还可以根据治疗需要随时调整，进一步体现了集成血液净化技术的优越性。清除小分子溶质时三种模式效率接近，清除中分子溶质时三者效率由大到小排序为 CVVH＞CVVHDF＞CVVHD。在滤器寿命方面，由于血液滤过比血液透析容易产生较高的 TMP，CVVHDF 和 CVVHD 模式下的滤器寿命一般长于 CVVH 模式。由于 CVVHDF 兼顾了 CVVH 清除中分子效率高和 CVVHD 滤器寿命长的优点，并且其透析和滤过的比例可以根据治疗需要随时调整，在临床上得到广泛应用，可以作为 CBP 治疗的首选模式。

（二）PDF

PDF 是由透析技术和血浆成分分离技术有机结合而成的一种集成血液净化技术，主要应用于肝衰竭患者机体。患肝衰竭时除了有小分子的代谢产物蓄积外，还会有较多与蛋白质结合的毒素和代谢产物蓄积，单一的血液净化技术根本无法达到治疗目的。1990 年日本两位学者将血浆置换与连续性血液透析滤过进行串联用于重症肝炎的患者，但是该方法需要两台设备，回路连接复杂，操作烦琐复杂。2002 年日本另一个学者对该技术进行了简化并将其命名为 PDF，作为肝脏替代治疗的新方法，该方法只需要一台设备和一个特殊滤器即可完成操作。在这种血液净化方式中，血浆成分分离技术用来清除与白蛋白结合的溶质，透析技术用来清除小分子溶质和保持水平衡。由于 PDF 滤器孔径较大，在治疗过程中会有血浆丢失，所以需要补充血浆或白蛋白作为置换液。因此，PDF 可以在清除各种代谢产物的同时补充血浆改善凝血功能，是目前比较好的人工肝技术。

（三）胆红素吸附

胆红素吸附是一种血浆吸附技术，它由血浆分离和胆红素特异性吸附组合而成。胆红素特异性吸附是通过专门的胆红素吸附器实现的，其主要吸附原理为静电结合。胆红素吸附器中的吸附材料是一种阴离子交换树脂，树脂上的氨基带有正电荷，能够相对特异地吸附含有羧基负电荷的胆红素和胆汁酸。血浆置换、白蛋白透析/置换、分子吸附再循环系统、成分血浆分离吸附、PDF 等技术均可以清除胆红素，但胆红素特异性吸附是目前清除胆红素能力最强的血液净化技术。行一次胆红素特异性吸附治疗可以使血中的胆红素水平降低 30%左右。但吸附材料也会吸附凝血因子与白蛋白，可引起凝血酶原时间延长和白蛋白水平下降，因此不适用于伴有凝血功能障碍的患者。

（四）HP+CBP

HP 是中毒患者救治的基本血液净化技术，但是如果患者的服毒量较大而且毒物毒性很强时应考虑采用一些集成血液净化技术，以保证在单位时间内同步清除更多的毒素。严重中毒集成血液净化技术主要有：HP+CBP、PA+CBP、PDF 等。

HP+CBP 是目前中毒诊治最常用的集成血液净化技术，是由血液灌注和 CBP 两种血液净化技术串联而成的。血液灌注可以通过吸附机制清除溶质，CBP 可以通过血液滤过/血液透析清除溶质，从而在单位时间内清除更多的毒素。血液灌注通过体外循环，将血液引入装有固态吸附剂的容器中，以吸附作用清除毒物。吸附剂包括活性炭、中性大孔树脂和离子交换树脂。树脂灌流器对蛋白结合分子和脂溶性分子的清除效果较好。活性炭吸附常不可逆，而树脂吸附是可逆的。研究证实，对于脂溶性中毒，HP 清除效果要明显优于血液透析。目前临床上也证实，反复、长时间的血液也有临床效果。在脂溶性毒物中毒患者抢救过程中，毒物的清除只是治疗的一部分，在患者出现因中毒引起的脏器功能损伤时，联合 CBP 可以达到清除炎症介质、稳定内环境、改善血流动力学、改善肝肾功能等诸多方面的作用。血液灌流吸附器会有饱和的时间，HP+CBP 通过串联集成，治疗过程中可以根据病情需要更换血液灌流器。

（五）CPFA

CPFA 是将血浆吸附和 CBP 两种血液净化方法串联一起，利用吸附和透析/滤过机制清除毒素的集成血液净化技术，是一种连续性的且联合应用血浆吸附与血液滤过的技术。最早被应用于脓毒症、脓毒性休克的治疗，目前主要被用于治疗高胆红素血症、肝性脑病及中毒。CPFA 是先将全血通过血浆分离器分离出血浆，然后将分离出来的血浆通过血浆吸附器进行净化，最后将净化后的血浆与血细胞混合后，将其流入血液滤器进行血液滤过，然后回输至体内。

CPFA 既可以通过血浆分离和血浆吸附清除胆红素、内毒素和炎症介质，又可以通过血液滤过清除过多的液体和中、小分子毒素。它保留了传统连续性血液净化技术的诸多优点，并能通过吸附技术有效清除中、大分子炎症介质和内毒素，尤其对炎性反应的始动因子、肿瘤坏死因子和内毒素的清除率更高。CPFA 不需要输入外源性血浆或白蛋白，避免了输入血液制品后可能出现的副作用。CPFA 改善血流动力学的作用明显优于 CVVHDF，而且能更好地恢复免疫细胞的动态平衡。CPFA 主要应用于脓毒症和 MODS 的治疗，不常用于治疗肝衰竭，主要原因是 CPFA 不能解决肝衰竭患者凝血功能障碍的问题。与 HP+CBP 相比，CPFA 清除毒物效率高，可以减少血小板的激活和消耗。但 HP+CBP 只需要在管路中加一个吸附柱，而 CPFA 需要两台血液净化设备串联来做，操作复杂，同时治疗费用昂贵。相比之下，HP+CBP 比 CPFA 操作简单，适合在第一时间对中毒患者进行施救。

（六）DFPP

DFPP 由两种类似的基本血液净化技术集成：血浆分离技术和血浆成分分离技术，它是将两种技术叠加在一起而形成的一种集成血液净化技术。首先将血液引出体外后采用普通血浆分离器（一级膜）将血浆与血细胞进行分离；然后采用血浆成分分离器（二级膜）将血浆中的大分子蛋白质与小分子蛋白质进行二次分离；最后将分离出的含致病抗体或免疫复合物的大分子血浆弃掉，而将含白蛋白等小分子的血浆蛋白回收到血液中，治疗过程中只需补充少量血浆或白蛋白作为置换液。DFPP 可及时、快速地减少或清除血循环中的致病因子，如自身循环抗体和免疫复合物等，可补充如凝血因子、白蛋白和电解质等，降低血浆中炎症介质的浓度，去除影响细胞免疫功能的细胞因子，改善细胞免疫功能，促进 T 细胞亚群恢复至正常比例。

与单重血浆置换相比，DFPP 虽然操作相对复杂，但所需的外源血浆量明显减少，很大程度上减少了血源性感染性疾病的传播，并节省了大量的血制品资源。

三、集成血液净化技术的优势与不足

（一）优势

1. 具有更好的溶质清除能力 集成血液净化技术由多种技术集合而成，吸纳了多种技术的优点，可弥补单一技术的缺点，其在单位时间内的溶质清除能力一般强于组成它的任何一个基本技术，所清除溶质的分子量范围也比组成它的基本技术要广。例如，CVVHDF 与 CVVH 及 CVVHD 相比，单位时间内会能够清除更多的溶质，同时利用血液透析的弥散和血液滤过的对流原理来清除溶质，弥补氮质产物清除不足的缺点，提高中、小分子物质清除率，兼顾了 CVVH 清除中分子效率高和 CVVHD 滤器寿命长的优点，同时其透析和滤过的比例还可以根据治疗需要随时调整，进一步体现了集成血液净化技术的优越性。

2. 治疗效果更明确 集成血液净化技术通过基本技术的组合，可以实现对致病性溶质选择性清除。例如，血浆置换在清除致病大分子的同时，也清除了目标溶质之外的大、中、小分子，选择性差。将血浆分离技术与血浆成分分离技术叠加在一起形成 DFPP，则可以只清除血浆中的大分子致病蛋白，而保留白蛋白等小分子蛋白，针对性强，治疗效果更明确。胆红素特异性吸附是通过专门的胆红素吸附器实现的，其主要吸附原理为静电结合。胆红素吸附器中的吸附材料是一种阴离子交换树脂，树脂上的氨基带有正电荷，能够相对特异地吸附含有羧基负电荷的胆红素和胆汁酸，行一次胆红素吸附治疗可以使血中的胆红素水平降低30%左右。

3. 减少治疗不良反应 集成血液净化技术通过优势互补，可以提高血液净化技术的安全性，减少血液净化技术的不良反应。例如，血液灌流最主要的不良反应是血小板下降，主要原因是血液经过吸附剂时，血小板直接接触吸附剂，造成血小板凝集在吸附剂上，激活了凝血反应和炎症反应，从而消耗大量血小板，引起血小板计数下降。而CPFA先将全血通过血浆分离器分离出血浆，然后将分离出来的血浆通过吸附器进行吸附净化，避免了血小板和吸附剂的直接接触，可以减少血小板的激活和消耗，另外还不需要输入外源性血浆或白蛋白，避免了输入血液制品后可能出现的副作用，从而提高了吸附治疗的安全性。

（二）集成血液净化技术的缺点

1. 集成血液净化管道连接方式复杂 集成血液净化技术相对于基本血液净化技术管道连接更加多样，各种设备的管道连接需要考虑因素很多，如有些设备管道不能匹配连接，需要中介管道。集成血液净化技术操作烦琐，意外报警多，使用到的血液净化设备多，治疗费用高于基本血液净化技术。

2. 集成血液净化技术工作原理复杂 集成血液净化技术集成方式灵活多变，可将多种血液净化技术工作原理进行集成应用，这给护理人员培训带来更大难度，培训要求也更高。此外，集成血液技术要求使用者有扎实的血液净化基本功，以便能根据患者的病情个体化地选用最佳的血液净化集成方式。

3. 血流动力学管理难度大 集成血液净化技术繁多的管道意味着更多的体外循环血量，对危重症患者来说保持其血流动力学稳定更是一个巨大的考验，也是对护理人员监测能力的极大挑战。

但是，集成血液净化技术显然是应重症患者病情复杂、治疗需求而生的。从基本血液净化技术到集成血液净化技术，是重症血液净化技术由起步走向成熟、由单一向多元化发展的重要标志，也是区别于普通血液净化技术的重要特征。ICU医护人员应在熟练掌握基本血液净化技术的基础上逐步了解和掌握这些集成血液净化技术，进一步提高自身的血液净化技术操作、监测、护理能力，减少并发症发生，以使更多的重症患者从治疗中获得益处。

（林浙兵　李之诉）

第五节　重症血液净化技术展望

重症血液净化治疗是目前ICU救治危重症患者继机械通气、肠内营养、循环支持之后的又一核心利器。重症血液净化的发展，是医务工作者对血液净化技术不断拓展的结果，是人们对MODS、ARDS、AKI、肝衰竭、重症胰腺炎等重症疾病认识不断深入的见证，也是现代医学与现代科技合作、改进、进步的见证。重症血液净化技术随着重症医学理念变化而不断发展，也促进了重症血液净化技术的不断更新。

一、重症血液净化治疗发展

（一）重症血液净化治疗理念发展

1. 提高生存质量 重症血液净化实施的前提应是对患者预后能够产生积极有益的作用，而不是为了延长存活时间。目前，许多重症患者接受重症血液净化治疗的目的只是为了延长存活时间，其预后及生存质量并不受重症血液净化治疗影响，目前多项研究结果显示，国内接受重症血液净化治疗的患者与非重症血液净化治疗的患者比较，存活时间有差异，但病死率并无明显差异，接受重症血液净化治疗的患者生存质量令人担忧。此外，重症血液净化技术及治疗模式选择上也应慎重考虑，减少不必要的医疗资源浪费，避免加重患者经济负担。在未来，医疗人员在临床上应该更加严格把握各种重症血液净化技术的适应证及禁忌证，充分考虑治疗的利弊，减少不必要的重症血液净化治疗。在制订治疗策略时综合考虑患者疾病病理生理特点、血流动力学等多个方面，恰当选择治疗时机、治疗模式、抗凝方式等，优化医护团队，加强医院感染控制，减少相关并发症发生，将血液净化的有益作用最大化、伤害最小化。

2. 体现精准医疗　现代医学与现代科技不断结合，使得越来越多的重症血液净化技术问世并被投入临床应用，其适用范围也不断扩大化。重症血液净化治疗虽然在ICU已广泛被采用，但患者的病死率依然很高，机械通气时间和ICU停留时间并没有明显缩短，这提示在血液净化时机、模式、剂量等各方面医务工作者仍需要医务工作者更深入地研究。ICU患者病情复杂，变化迅速，不同类型的疾病及不同的临床状况可能对血液净化治疗的要求不同，所需要的血液净化技术种类、治疗时机、剂量及模式也不尽相同，因此重症血液净化治疗方案应体现个体差异，有针对性，体现精准医学要求。例如，脓毒血症患者进行血液净化治疗已经有相当多的文献证明增加剂量并不能有效清除炎症介质、提高生存率，从清除炎症介质这个角度来看血液净化方案的改进不应该再只是不断增加血液净化治疗剂量，而是应在滤器材料、血液净化模式上寻找更有效的方案。在临床上，针对重症患者的血液净化方案应该采取目标导向的个体化血液净化理念，综合考虑患者现存疾病、并发症和其他临床表现，明确患者的治疗需求，确定具体的血液净化治疗目标，然后根据治疗目标确定血液净化治疗的时机、剂量及模式，并在治疗期间依据疗效进行动态调整，实行早期目标导向的个体化治疗。对于已行血液净化治疗的患者，应及时评价其治疗后的具体效果，根据治疗效果及时调整治疗方案，包括治疗模式、剂量、抗凝方案等，监测其动态变化，以寻求最适合每个个体的真正意义上的精准方案。因此，在疗效相当的情况下，医学工作者需要更慎重考虑血液净化治疗的时机、方案，而不是一味追求血液净化新技术，既可节省治疗费用，又能节省人力资源，这也是如今重症血液净化理论与观念的重要转变。

3. 提高治疗规范性　重症医学由于疾病本身的特殊性、复杂性，涉及多学科域、多种干预手段，其治疗过程受多种因素影响，因此需要建立规范化流程，约束各种操作行为，以提高医疗资源的利用率，降低医疗成本，使更多患者受益。其规范性内容主要包括治疗理念、诊疗流程、技术操作、医院感染防控、应急预案、报警处理及团队培养。

（二）重症血液净化技术理念发展

1. 从单一肾脏替代到全身脏器支持　重症血液净化技术虽然源于肾内科的肾代替治疗，但经过几十年发展，已经有别于传统的肾代替治疗，具有自己的理念与特征，主要特征表现为：单一脏器到全身脏器，脏器替代到脏器支持，单一技术到集成技术。重症血液净化广泛应用于ICU各种危重症疾病治疗，其适应证范围不断扩大，在完成肾脏替代的同时也满足了其他治疗要求，肾脏与非肾脏适应证的区别不断被弱化。

2. 从单一血液净化技术到集成血液净化技术　由于重症疾病的复杂性和多因性，单纯使用一种血液净化技术有时难以达到治疗效果。随着血液净化技术的不断发展，出现了将两种或两种以上不同原理、不同方式的血液净化技术通过并联或串联方式连接后用于患者身上的治疗方法，即集成血液净化技术。从广义上讲，集成血液净化技术包括所有原理、不同方式的血液净化技术组合。集成血液净化技术有的是厂家集成管道或医护人员将不同设备的管道通过中介管道连接后同步进行，有的则是按照先后顺序连续进行。集成血液净化技术相对复杂，要求医护人员有扎实的理论与操作血液净化基本功，且能根据患者的病情选用最佳的血液净化方式。从单一的血液净化到集成血液净化，是重症血液净化由起步到成熟、由单一向多元化发展的一个重要转变，这就更加需要重症医学科的医护人员掌握血液净化基本理论与操作，并在此基础上进一步提高自身的血液净化技术能力，以使更多的重症患者受益。

二、重症血液净化膜与设备发展

（一）重症血液净化膜的发展

长期以来，血液净化膜的研究一直是现代医学技术工程的研究热点。膜材料的研发也越来越适应生物生理需求，生物相容性与治疗效果不断提高，生产厂家通过开发新的膜体系和对现有膜体系进行改性，力求接近或达到生物膜的性能。目前，已研究和开发的用于制备血液净化用高分子膜的材质多达十几种，如聚丙烯、聚碳酸、聚砜、聚烯烃、聚乙烯醇、聚苯乙烯等。随着膜材料的发展和医学的日益进步，血液净化膜材料越来越能够应对各种血液净化技术的要求。

（二）重症血液净化设备的发展

重症患者病情复杂，易进展成为多器官功能衰竭，需要多器官功能支持，由于不同的脏器衰竭临床所采用的救治手段不同，目前临床上一个多脏器衰竭的患者常同时使用多种抢救设备，如呼吸机、血液净化设备、主动脉内球囊反搏、体外膜氧合等，这些设备均需要受过严格训练的医护人员来进行操作，且各设备的协调需要人工进行。如此多的复杂抢救设备同时使用，增加了护理工作量的同时也使得护理不良事件频发，如果协调不好，甚至可能加重患者器官功能损害，从而影响 MODS 患者的抢救成功率。新的体外治疗平台正在向满足多个脏器功能支持的治疗要求方向发展，包括集合多个治疗设备，同时满足心、肝、肺和肾等的功能支持，提供多个器官的替代治疗或支持治疗，进而推进多器官支持治疗技术的革新。Ronco 设想在血液净化的基础上打造一个多功能的平台，设有可选择的模块，根据患者衰竭器官的不同灵活选择不同的治疗模块，模块自动反馈调整，操作简单，这类理想化设备应可以自动探测出重症患者血液中尿素氮、肌酐、细胞因子、电解质等的水平变化，从而自动或半自动修正治疗方案，定制更为完善的血液净化系统的治疗目标，在技术平台发展的同时也进一步提高重症血液净化治疗的安全性和有效性。随着计算机技术、人工智能技术、生物传感技术及纳米技术等的不断发展，这类平台是有可能最终实现的。

三、重症血液净化技术的争议

重症血液净化领域仍然存在诸多争议。我们仍然需要去思考和探索：血液净化治疗的适应证；血液净化治疗的开始时机、治疗剂量、治疗模式、抗凝方式的选择；新模式、新抗凝方式；血管通路导管相关性感染防控；血液净化治疗期间的液体管理、营养管理及血流动力学监测；血液净化护理操作与监测流程；血液净化人才培养与团队培训；血液净化滤过膜对药物浓度的影响和剂量调整等。随着临床研究的深入，曾经被公认的有益的血液净化治疗手段不断被边缘化，曾经被证明无效的研究又重新回到公众视野，由于临床试验研究的种种缺陷及不可预测性，许多临床问题在循证医学层面尚无定论，许多有争议的问题仍需要大量的大规模、多中心、前瞻性、对照的试验去验证。

（一）重症血液净化开始与停止的时机

人们对重症血液净化开始与停止的时机至今仍没有取得一个相对统一共识。很多探讨血液净化开始时机的研究只是比较了“早期 CRRT 治疗”和“晚期 CRRT 治疗”对 AKI 患者预后的影响，但是在不同研究中“早”和“晚”的标准却并不一致，尿量、肌酐、AKI 分期、入 ICU 时间、生物标志物等都曾被选用，但又都不够理想。究竟应该在什么时机及采用何种方式停止 CBPT 治疗也是相当重要的问题，但目前为止并没有出现有信服力的研究报告。

（二）重症血液净化技术的选择

临床中，血液净化治疗方式选择是临床医生首先需要考虑的。例如，治疗 AKI 是采用间歇性血液透析还是 CRRT？有机磷、精神类药物等药物或毒物中毒的血液净化方式是选择 CBP、吸附技术还是吸附联合 CBP 的集成血液净化技术？不同治疗方式各有所长、各有所短，重症患者的血液净化治疗方式该如何选择，目前也没有统一标准，需要临床医生在实践中根据患者的情况和自身经验综合选择。

四、重症血液净化的未来方向

精准医疗是基于基因差异、环境和生活方式的创新方法。精准医疗通过分析患者基因信息达到血液净化治疗模式选择和处方的个体化。目前针对群体的临床对照研究与精准医疗理念尚存在很大的距离。大数据不同于大样本，所获的信息将更加丰富。大数据的研究方法对今后的精准医疗将会提供一定帮助。

今后的研究方向可能还包括：血液净化设备小型化、生物人工设备、新型吸附技术、纳米技术和改进及推广可穿戴/可移动设备等。未来将要求能在一台界面简洁、操作方便、参数和处方可调的设备上实现多个器官功能的支持，从而通过使用不同的一次性套装耗材实现不同的治疗需求。新一代的血液净化设备应该能满足不同的医院和条件中的不同操作者的使用。

经历半个多世纪发展，重症血液净化从无到有，血液净化设备从简单到精密，治疗理念从肾脏替代到多脏器支持，治疗技术从单一到集成，治疗模式选择和治疗效果的评估从经验医学到循证医学，可谓发展迅速。但是，随着我们治疗目标和治疗效果评价标准的不断提高，这个领域仍有许多尚需通过不断研究和实践去解决的问题，也不断地对血液净化设备和器材提出更高的要求。

（孙来芳　汤鲁明）

第三章　重症血液净化滤器与设备概论

进行血液净化时如何选择合适的模式、透析器/滤器对于治疗非常重要。血液净化设备根据不同的设计原理可以演变出多种治疗模式与治疗功能，不同的血液净化设备根据要求可以独立或协作完成从基础的连续血液净化治疗到复杂的集成血液净化治疗等多种治疗模式，满足临床治疗需求。血液净化滤器则通过不同的材质及结构设计，可分别或同时完成血液成分滤过、透析、成分分离、非特异及特异性吸附、清除水分等。护理人员在临床实践中应熟知各种血液净化机/滤器的特性和膜材料的特点，合理选择，针对性监测，从而达到治疗效果。

第一节　血液净化滤器

血液净化滤器在不同的血液净化方式中有不同的称呼，如碳透析器、滤器、血浆分离器、血浆成分分离器、免疫吸附柱、胆红素吸附柱等，是血液净化治疗的核心部分，通过不同的材质及结构设计，可对血液成分进行滤过、透析、成分分离、非特异及特异性吸附等处理，实现清除水分或致病性溶质的治疗目的。

滤器主要由支撑结构和膜组成。血滤器是在透析器基础上发展而来的。根据支撑结构、膜的形状及相互配置关系，目前临床上使用的基本是中空纤维型滤器。滤过膜是用高分子聚合材料制成的非对称膜，即由微孔基础结构所支持的超薄膜，膜上各孔径大小和长度相等。

一、血液净化滤器要求

血液净化滤器所采用的医用高分子材料，作为一种人工制备的膜，它的表面不同于人体血管内皮细胞，且与血液直接接触，进行血液净化时不可避免地会发生如血小板、白细胞、补体的激活，细胞因子的释放等不良反应。因此，理想的滤器应具有以下几个特点。

1. 生物相容性良好，血液相容性良好。

2. 对人体无害，无致畸、致癌、致突变作用，过敏反应可能性低。

3. 具有良好的通透性、吸附性、机械强度。

4. 溶质清除率高，具有合适的水分滤过率及孔径，需要清除的溶质分子容易透过透析膜。

5. 灭菌后，膜性能不变。

6. 不允许相对分子量较大的物质通过。

选择血液净化滤器通常需要考虑以下性能参数。

1. 清除率　是评价滤器性能的关键指标。常用小分子物质（相对分子质量＜300）、尿素和肌酐、中分子物质（相对分子质量为 300～5000）、小分子蛋白质[相对分子质量为（8～25）×10^3]作为评价滤器清除率的指标。

2. 超滤率　通常这样定义：高流量滤器超滤率为 25～55ml/（mmHg・h），低流量滤器超滤率为 4.2～10.0ml/（mmHg・h）。

3. 生物相容性　膜作为直接与血液接触的医用材料，其生物相容性的重要性不言而喻。生物相容性泛指血液与生物膜接触后的一切不良反应，主要是对补体系统和白细胞的活化作用，包括血栓形成、毒性、过敏或炎症反应、血细胞破坏作用、激活补体、对血小板和内皮细胞功能的影响。血液通过滤器时与膜进行大面积的接触，进一步激活血小板、补体和凝血系统，活化白细胞，引起炎症反应。补体激活产生的 C3a 片段、C5a 片段可使患者产生过敏反应，临床上表现为平滑肌收缩、胸痛、呼吸急促，又称首次使用综合征。膜生物不相容对患者的危害很严重，因此增加血／膜生物相容性是改善血液净化质量、减少血液净化治疗并发症的重要措施。在膜的生物相容性方面，合成膜优于纤维素膜。

4. 破膜率 目前大部分临床应用的膜可耐受的压力为 66.5kPa（500mmHg），受到血液净化机运行过程中的压力监测安全保护指令限制，治疗过程中压力一般不可能超过这个压力。临床发生的破膜主要是由操作不当导致压力控制不当造成的。

5. 抗凝性 膜会激活血液中的凝血系统，使膜凝血的机会增加，这时需要通过使用肝素或其他抗凝血药物维持滤器的通畅。另外对于有的膜可适当减少肝素的用量或不用肝素，如聚乙基乙烯基甲醇膜。

6. 防污染 理想的膜不仅要对需要清除的溶质有良好的清除率，还必须有较低的对透析液中污染物的通透性。细菌的炎性产物部分可穿越透析膜进入血液，导致白细胞活化。发生破膜时，出现炎症反应的概率更高。细菌产物更易穿透小孔径的纤维素膜，大孔径的合成膜具有吸附作用，细菌产物反而不易穿透。使用超纯透析液可以避免透析液污染，聚砜膜和聚胺膜等合成膜还可被制成滤菌器，滤除透析液中诱导细胞因子产生的物质。虽然使用超纯透析液可以避免透析液污染，但使用合成膜透析器能提供进一步保护，合成膜可以吸附大分子物质如白蛋白、免疫球蛋白、C3a、白细胞介素 1、白细胞介素 6 及肿瘤坏死因子等。

二、血液净化滤器分类

为达到理想治疗效果，数十年来血液净化滤器的材料几经变革。随着科学技术的进步，血液净化材料也逐渐由非选择性向部分选择性或高选择性转化，且功能不断增加。根据物理形态和清除溶质原理的不同，目前可将血液净化滤器分为膜式血液净化器和吸附器两大类。

（一）膜式血液净化器

膜式血液净化器是指主要利用对流或弥散原理对溶质进行清除的血液净化器。最早的膜为平板膜，现在已经改变为中空纤维膜，膜材料是影响重症血液净化治疗效果的关键因素之一。自从 1942 年 Has 首次将一种火棉胶制成的管状透析器用于人体后，经过几十年的发展更新，膜材料的技术安全性和有效性都有了极大提高，最早用于血液净化的膜材料是纤维素膜，是一种经过再生、未经改良的纤维素制成的膜，但经过临床观察，再生纤维素膜有很大的缺点：①对中分子量的溶质透过性差；②生物相容性差。因此生产厂家开始对纤维素膜进行改良或直接人工合成。经过 70 年的研究发展，血液净化膜材料已经有了很大的改进，膜种类极其繁多。此外，根据分离的溶质颗粒直径，还要求膜上有相适应的、孔径均匀的微孔。常用的膜制备材料有铜氨法再生纤维素、聚丙烯腈、聚甲基丙烯酸甲酯、聚砜及聚丙烯酰胺等。

膜材料的理化特性影响透析/滤过的效果。膜形态类似海绵状，其横断面结构主要包含分隔层和支撑层。依据分隔层与支撑层比例，膜形态分为对称型和非对称型，也可以是不规则形。目前临床应用的合成膜多为非对称型合成膜。膜的物理特性、生物相容性均与自身的微结构和宏观结构相关。膜式血液净化器根据其清除中、大分子的能力不同，分为低通量膜、中通量膜及高通量膜。一般认为膜超滤系数 $K_{UF}>25ml/(h \cdot mmHg \cdot m^2)$ 的膜为高通量膜；$K_{UF}<10ml/(h \cdot mmHg \cdot m^2)$ 的膜为低通量膜；K_{UF} 为 $10\sim25ml/(h \cdot mmHg \cdot m^2)$ 的膜为中通量膜。如根据膜孔径大小判定，高通量膜平均孔径为 2.9nm，最大直径为 3.5nm；低通量膜平均孔径为 1.3nm，最大直径为 2.5nm。

目前膜式血液净化器的膜根据不同的生产原料可分为两类，即纤维素膜和合成膜。纤维素膜又分为未修饰的纤维素膜和改良纤维素膜。它们在生物相容性、水与溶质通透性、溶质清除方面均有较大区别，其主要特性见表 3-1-1。

表 3-1-1 膜式血液净化器常用的膜材料及主要特性

分类	膜材料	主要特性
未修饰纤维素膜	铜仿膜	低/高通量，亲水性高，小分子溶质清除能力强，但生物相容性差，中分子溶质清除能力低
	双乙酸纤维素膜	低通量，膜面光滑，耐高温消毒

续表

分类	膜材料	主要特性
改良纤维素膜	血仿膜	低通量，与铜仿膜相比，生物相容性提高，小分子溶质清除能力高
	三乙酸纤维素膜	高通量，超滤率高，可清除中、小分子溶质，生物相容性较好
合成膜	聚碳酸酯膜	低通量，对尿素、维生素 B_2 和水的透过率均高于再生纤维素膜，机械强度高
	聚砜膜	低/高通量，机械性能优良，膜薄，生物相容性好，溶质透过性高，中分子溶质清除率高，残血量少
	聚酰胺膜	高通量，生物相容性高，中分子溶质的清除率高
	聚甲基丙烯酸甲酯膜	高吸附功能，生物相容性高，但对中分子溶质的清除能力不足
	聚丙烯腈膜	高通量，超滤率高，可清除中、小分子溶质和 β_2 球蛋白，可吸附毒素，缺点为膜脆，机械强度差，不耐高温消毒
	聚醚砜膜	高通量，与聚砜膜相比，更具亲水性和更耐热、耐腐蚀性，与强氧化剂接触时，不产生甲基自由基

1. 纤维素膜 纤维素膜又分为未修饰的纤维素膜和改良纤维素膜。未修饰的纤维素膜包括铜仿膜、双乙酸纤维素膜。由于纤维素膜性能良好，原料来源丰富、价格低廉，在血液净化用膜的发展史上一度占据着主导地位，但这类膜主要缺点可概括为生物相容性差，无吸附作用，对中分子物质的清除能力差，长期应用易产生并发症，未经修饰的第一代产品已经逐渐被淘汰。目前临床上使用的多为表面处理后的铜仿膜，以改善生物相容性及减少补体激活。

2. 合成膜 是近年来出现的，包括聚丙烯腈膜、聚酰胺膜、聚甲基丙烯酸甲酯膜、聚碳酸酯薄膜、聚砜膜等，具体类型见表 3-1-2。合成膜也是目前临床应用最广泛的血液净化膜。

表 3-1-2 常见合成膜种类

种类	血液净化器型号
聚丙烯腈膜	AN69
	PAN-DX
	SPAN
聚砜膜	SPES
	F6/F60
	SP-K
	Polyphen
	Biosulfane
聚酰胺膜	Polyflux
	FH88
聚甲基丙烯酸甲酯膜	BK
	B_1
	B_2
聚乙基乙烯基甲醇膜	Eval C
	Eval D
聚碳酸酯薄膜	Gambrane

与纤维素膜相比，合成膜对中等分子质量物质的去除能力强，生物相容性好，同时有优良的耐菌、耐有机溶剂等特性。由于它具有超滤性能好、生物相容性好和具有特定的吸附能力等优点，目前在临床上的应用越来越广泛，常见合成膜特点如下。

（1）聚丙烯腈膜：①膜的内表面非常薄而致密，从内向外呈大的斜坡形多孔结构，致密层非常薄；②孔径为450nm，对从小分子蛋白质到低分子量蛋白质的物质有广泛的溶质去除能力；③由于膜带有很强的阴电荷，对服用血管紧张素转化酶抑制剂（ACEI）类药物的患者具有高度的促凝血活性，由于缓激肽的蓄积，有导致低血压休克的危险。

（2）聚砜膜：①膜表面有致密层，在其外层有多孔的海绵状非对称微结构；②膜孔径为 300～500nm，开孔率容易调整，具有对 β_2-MG 及化学介质等分子量物质的清除能力；③本身的疏水性材料与亲水性材料配合，具有良好的生物相容性；④改变膜的孔径、开孔率、膜厚度，及与亲水性材料的配合比，可以改变膜的性能，使其适用于制备多种透析、滤器的材料。

（3）聚酰胺膜：①膜内表面有致密层，在其外层有海绵状支持层，再外层有指状物构造层，是非对称性的3层结构；②膜孔径为500～550nm，可用于清除低分子量蛋白质；③外层由于其亲水性，膜孔不容易被蛋白质堵塞，其性能随时间劣化的倾向小，可持续长时间使用；④中空纤维内容易形成血栓，对抗凝血药需要量较大。

（4）聚甲基丙烯酸甲酯膜：①根据混合制备条件要求的不同，可制造成性能广泛、孔径规格不同的产品；②膜孔径为600nm，由于对 β_2-MG 和细胞因子有吸附作用，而不能使其滤过或透析，故可用于吸附清除这类物质；③对补体的活化作用轻微，具有较高的生物相容性。

（5）聚乙基乙烯基甲醇膜：①该膜是疏水性乙烯与亲水性乙烯醇的聚合体；②膜孔径为250nm，与再生纤维素膜等相比，有较大的超滤率；③由疏水基与亲水基随机配合的微结构，对血小板、凝血系统活化作用轻微，可用于治疗有出血合并症的患者，减少抗凝血药的使用。

（6）聚丙烯酸酯聚醚砜膜：①该膜由聚丙烯酸酯和聚醚砜聚合而制成；②膜孔径为300～550nm，具有良好的低分子量蛋白质清除性能；③用亲水性材料进行亲水性处理，残血量可以得到改善；④对内毒素有较强的吸附性。未经亲水性处理的聚丙烯酸酯聚醚砜膜，用于制造内毒素过滤器以去除滤液中的内毒素。

目前，重症血液净化治疗中普遍采取的滤器均属于高通量血液滤器（表 3-1-3），截留分子质量一般在 30 000 道尔顿，并不能清除分子量较大的蛋白质物质，这时需要血浆分离器。血浆分离器的膜（一级膜）允许血浆滤过，并阻挡所有血液内的有形细胞成分。与普通滤器相比，血浆分离器的膜具有更大的孔径，普通的血浆分离膜的平均孔径为0.2～0.6μm，是高通量膜孔径的数百倍。血浆成分分离器的膜（二级膜）可将血浆中分子量相对较小的白蛋白滤过回收，而将血浆中分子量较大的致病蛋白，如免疫球蛋白、免疫复合物或脂蛋白阻挡在膜内丢弃。通过利用不同孔径的血浆成分分离器可以清除不同大小的蛋白质。

表 3-1-3 重症血液净化主流高通量血液净化滤器特点

公司产品	膜材料	膜面积（m^2）	体外循环血量（ml）	最大截留分子质量（道尔顿）
PSHF400	聚砜	0.3	28	55 000
PSHF700	聚砜	0.7	53	55 000
PSHF1200	聚砜	1.25	83	55 000
M60 / ST60set	聚丙烯腈	0.6	93	30 000
M100 / ST100set	聚丙烯腈	0.9	152	30 000
M150 / ST150set	聚丙烯腈	1.25	189	30 000
AV400S	聚砜	0.7	52	30 000
AV600S	聚砜	1.4	100	30 000
AV1000S	聚砜	1.8	130	30 000

另外，近几年具有吸附功能的血液净化膜在脓毒血症患者连续性血液净化治疗中的应用成为新研究热点。血液净化器厂家研发出具有不同吸附功能的滤器膜，以达到吸附炎症介质及内毒素的目的。目前多数是通过利用膜与不同极性或电荷离子的相互的作用，可使一些分子（如介质、细胞因子、抗

生素和蛋白质等）被吸附在膜上。膜的材质及结构不同，吸附的功能及可吸附的物质相应不同，目前常见的血液净化膜及其特点见表 3-1-4。

表 3-1-4 常见的具有吸附功能的血液净化膜及其特点

血液净化吸附膜	特点
AN69 ST	高吸附膜，可吸附 HMGB-1，但不能吸附脂多糖
PMMA	高吸附膜，可吸附 HMGB-1 和脂多糖
AN69 Oxiris	高吸附膜，可吸附多种炎症介质，同时可吸附脂多糖

（二）吸附器

吸附器或吸附柱是指主要通过吸附原理进行溶质清除的血液净化器，常见的吸附器根据其制造材料及功能分为以下几类：①离子交换树脂；②活性炭吸附剂；③吸附树脂；④免疫吸附剂；⑤脓毒症相关的吸附材料。吸附器弥补了膜式血液净化器对大分子溶质、脂溶性强或与蛋白质结合的药物、毒物透析和滤过清除率低等缺陷，通过吸附作用将血液或血浆中的药物、毒素吸附到膜表面，提高血液净化过程中毒物的清除率。临床常见的吸附器见表 3-1-5。

表 3-1-5 常用吸附器类型及特点

吸附器类型	适应证	清除的致病因子
活性炭、树脂	药物或毒物中毒，脓毒症等	非选择性清除内、外源性毒物
粒细胞吸附	类风湿关节炎等	抑制过度活化白细胞
细胞因子吸附	严重感染、感染性休克	细胞因子
内毒素吸附	严重感染	内毒素
中分子尿毒症毒素吸附	尿毒症	β_2-MG
低密度脂蛋白吸附	高脂血症	低密度脂蛋白、胆固醇、三酰甘油等
胆红素吸附	高胆红素血症	胆红素
色氨酸吸附	重症肌无力等	抗乙酰胆碱受体抗体
ABO 血型抗原吸附	血型不配合的器官移植	抗 A 抗体和（或）抗 B 抗体
乙酰胆碱受体吸附	重症肌无力	抗乙酰胆碱受体抗体
DNA 吸附	系统性红斑狼疮	抗 DNA 抗体
A 蛋白吸附、多克隆抗人 IgG 抗体吸附	免疫性肾病 血液病如先天性血友病 A、B 等 神经系统疾病如重症肌无力、吉兰-巴雷综合征等 系统性疾病如红斑狼疮、类风湿关节炎、皮肌炎、多发性硬化等 肾移植	免疫球蛋白，主要是 IgG

1. 离子交换树脂吸附器 离子交换树脂中的阴离子交换树脂对未结合胆红素及巴比妥类药物有良好的清除效果，目前离子交换树脂吸附器在临床上主要用于高胆红素血症的吸附治疗。早期离子交换树脂主要用于吸附去除血液中的游离电解质，如钙离子。此后其他研究者对尿毒症、急性肝衰竭患者进行了离子交换树脂血液吸附治疗，发现离子交换树脂除了对尿素氮、血氨有明显的清除效果外，其中的阴离子交换树脂对未结合胆红素及巴比妥类药物也有良好的清除效果，于是离子交换树脂吸附器进入人工肝应用领域。但是在随后的治疗应用过程中发现，离子交换树脂会导致血液中的电解质平衡失调，同时伴有严重低血小板等并发症，生物相容性差，离子交换树脂在血液吸附应用中的安全性受到了质疑，在临床实际中的应用也大为减少。

目前主要通过使用高分子材料包裹离子交换树脂，提高生物相容性，降低并发症，使离子交换树脂能够继续被应用于临床工作。

2. 活性炭吸附器　活性炭吸附剂目前被广泛应用于各种药物或毒物中毒如镇静安眠类药物中毒、有机磷中毒等的治疗。早期活性炭主要应用于治疗尿毒症患者，但是同离子交换树脂一样，活性炭吸附剂同样存在血液相容性差的问题，同时还存在治疗过程中微细炭粒脱落的问题，无法在临床应用。20 世纪 80 年代炭化树脂即人工合成的活性炭被成功研发，炭化树脂具有良好的机械强度克服了既往活性炭的微粒脱落、血液相容性差需要包埋或包膜的缺点，而且孔径大小、分布均可进行人工控制，成为具有选择性吸附能力的吸附材料，吸附性能也大大提高，是目前临床主流选择并被广泛使用的活性炭吸附剂材料。

3. 吸附树脂　临床及实验数据均发现并证实吸附树脂对巴比妥类、甲苯喹唑、格鲁米特、茶碱、地高辛、对硫磷和对氧磷等药物的吸附清除效果优于活性炭吸附剂。

4. 免疫吸附器　免疫吸附治疗是血液净化疗法的重要组成部分，主要通过免疫吸附柱的特异性吸附作用清除患者血液中的致病因子，达到治疗疾病的目的。1979 年 Terman 等首次用免疫吸附技术治疗重症系统性红斑狼疮，目前其已广泛用于多种免疫性疾病的治疗。免疫吸附治疗的关键部分是免疫吸附剂。将具有免疫吸附活性的物质固定在高分子化合物上制成免疫吸附剂，通过其与吸附对象（致病物质）的选择性或特异性亲和力，即分子间相互作用，包括生物学亲和力（如抗原-抗体反应）和物理化学亲和力（如疏水交互作用）进行吸附。人们随着生物学、生物医学工程学的迅速发展，对疾病发病机制的深入认识、对致病因子的不断发现及研究，更多、更具高度选择性的吸附剂有望被探寻或研制出来。

5. 针对脓毒症的特殊吸附材料　脓毒症是 ICU 内的常见病，患者死亡率高，通过血液净化方式尤其是利用血液吸附方式降低内毒素及细胞因子浓度，避免炎症因子风暴，辅助脓毒症治疗，是近年来研究的热门话题。目前已有许多针对脓毒症吸附材料的研究，但治疗效果均未获得一致认可。

（1）多黏菌素 B 吸附器：多黏菌素 B 属多肽类抗生素，可以与内毒素的脂质 A 结合，破坏细菌细胞壁，对铜绿假单胞菌、大肠杆菌、克雷伯氏杆菌及嗜血杆菌等多种革兰氏阴性菌有抑制作用，但由于其具有严重的肾毒性及神经阻滞作用，限制了其静脉注射应用。多黏菌素 B 吸附器通过吸附内毒素可以阻断脓毒症患者的炎症级联反应。近来研究发现多黏菌素 B 吸附器还可以有效吸附细胞因子，但由于多黏菌素 B 价格高昂，且具有肾毒性、神经毒性，治疗效果也未取得一致认可，目前仍难以在临床推广应用。

（2）固定化人血白蛋白：通过固定的人血白蛋白直接进行血液吸附，能够有效地清除血清内毒素。纯化的人血白蛋白含有较多的阴离子基团，将其共价交联在大孔聚甲基丙烯酸酯微球上，与脂多糖、类脂质 A、细胞因子有较高的亲和力，可直接吸附内毒素和炎症因子。临床实验显示治疗过程安全且耐受性良好，未发现与吸附器有关的副作用，治疗前后患者的血清内毒素水平降低明显，具有较好的应用前景，但是目前仍缺乏大规模临床应用研究报告。

（3）阳离子基团修饰吸附剂：使用聚乙烯亚胺、二乙烯二胺等阳离子基团修饰纤维素微球作为吸附剂对内毒素也有良好的吸附作用，对血液蛋白质成分无明显吸附，成本低，效果优于活性炭、吸附树脂，有学者认为用带氨基的氨化聚球形吸附剂，吸附率更高，1ml 湿吸附剂可吸附 4.5mg 的内毒素。但是目前仍局限于实验研究，缺乏大规模多中心的 RCT 研究。

（4）固定化小分子：近年来一些小分子被用来作为内毒素吸附用配基，如氨基酸、胺类等，但是同样局限于实验研究，缺乏大规模多中心的 RCT 研究。

（5）细胞因子吸附器：是一种选择性吸附器，能通过疏水相互作用、静电吸引力、氢键和范德瓦耳斯力吸附各种细胞因子和炎症介质。细胞因子吸附器的柱状结构变化很大，对炎症细胞因子具有良好的吸附作用。Cytosorb TM 是目前被研究最多的炎症因子特异性吸附器，是一种新型的合成血液吸收柱，它在 2011 年获得了欧盟 CE 的批准，是目前唯一获批准用于清除炎症介质的体外血液净化设备，由聚苯乙烯-二乙烯多聚体构成的微颗粒组成。然而，目前尚无大样本多中心的 RCT 研究显示其能有效改善脓毒症患者的预后。

（林浙兵　李之诉）

第二节　血液净化设备

血液净化设备即血液净化机，是一个较为复杂的机-电一体化设备。不同的设计原理，决定了可选择的血液净化治疗模式。目前临床上既可以看到结构简单、治疗模式单一的血液净化设备，如血液灌流机、血液透析机；也可以看到结构复杂、集合多种治疗模式的复合型血液净化设备，如 Prismaflex 血液净化机。血液净化机主要功能是保障患者在血液净化治疗过程中血液的体外循环与治疗安全；连续供给透析液、置换液，监测并保障置换液和透析液流量稳定；精确控制患者的脱水量及抗凝剂走速；准确监测各个压力节点并及时反馈。随着技术进步，血液净化机逐步向智能化发展，可依据治疗需要对治疗参数进行程序化控制，并可根据监测的治疗数据反馈调整治疗参数，其安全性、可靠性、可操作性等有了显著提高。

基本上血液净化机由动力系统、基于微电脑技术的控制监测系统及显示操作装置三部分组成。在血液净化治疗过程中，血液净化设备将患者血液引出体外，经体外循环管路返回患者体内（图 3-2-1），操作人员负责设置各种参数，血液净化机接受指令，完成控制和监测各种参数并即时在显示装置呈现，保证整个治疗可以持续、安全进行。

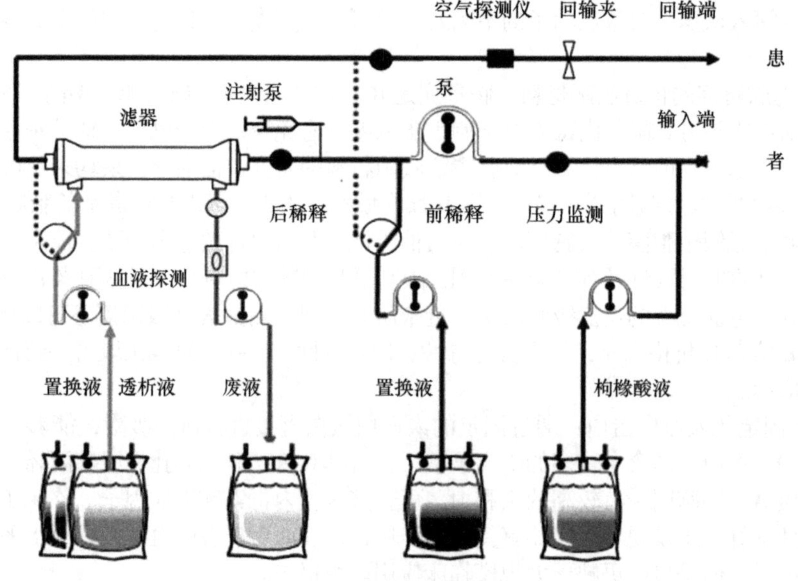

图 3-2-1　血液净化管路循环示意图

一、动力设备

血液净化设备动力系统主要由各种泵组成，是为完成各种治疗参数提供动力的装置。每台血液净化机至少包含一个驱动血液流动的血泵，然后根据设计原理及其需要实现的不同治疗目的，相应增加如透析液泵、置换液泵、废液泵、血浆泵、血液前泵等，结构越复杂、治疗模式越多的机型泵的数量越多。其中血泵一般采用蠕动泵（滚压泵）设计，在电机带动下通过挤压管路以驱动管路内部血液流动，是保证血液净化治疗血管通路血流速度稳定的重要装置。目前，血液净化机上实际上还没有速度测量装置，其流速显示实际上是由泵转速换算而来的，单位是 ml/min 或 ml/h。为实现治疗抗凝的需求，部分多功能机型还配备有如肝素泵、枸橼酸-钙泵等，多采用微量注射泵形式，注入部位一般在血泵前后的血液管路，使体外循环管路的血液不发生凝固。

泵的设置是为实现血液净化不同治疗模式所需的必要条件，实际工作应根据治疗模式选择的不同，参照设备的软件设计，监测各种泵的运行情况，及时发现异常并处理。

二、控制监测系统

控制监测系统是血液净化机的核心部分，是保证治疗安全、持续进行的关键。其主要由压力监测系统、液体平衡控制系统、患者安全系统三个部分组成。治疗过程中，系统根据出厂设定定时进行各监测点工作情况、性能、安全性的自检，确保治疗的安全性。

血液在循环管路中流动会产生一定的压力。压力监测系统主要负责监测并呈现重症血液净化治疗过程中需要监测的各部位的压力变化，通过直接监测压力数值或计算后数值，了解血液净化管路各段及滤器的工作状态。压力相对恒定表示血流稳定。根据不同的设计原理与结构会有不同的监测项目，常见的压力监测包括血液输出压力监测、回输压力监测、过滤器压力监测、废液压力监测、跨膜压力监测等，各压力监测点正常值范围见图 3-2-2。血流压力主要监测静脉压、动脉压（血泵前、血泵后）。动脉压、静脉压监测采用压力传感器监测，监测血液体外循环管路各点的压力是否处于正常状态，主要观察压力值的相对变化。血液管路内的压力值取决于血液流速和血液通路各处的阻力，压力传感器指示精度±10mmHg，设定的相对报警范围、一般在血流压力中点值±50mmHg。部分品牌血液净化机有血泵前动脉压（血泵前血液管路内压力）、血泵后动脉压（血泵后血液管路内压力）、静脉压（血液管路静脉壶内压力）三个压力监测点，提高了血液体外循环的安全性。血液净化设备具有压力报警设置，当体外血液循环管路中血流的阻力出现变化，如血流不通畅、透析器凝血、血路管路弯折、通路中接口脱落等引起血液管路压力变化时，当监测值超过或低于其预设范围时会发出报警声的同时指示灯闪烁，提示操作人员及时查看并采取措施排除异常，保证治疗安全。

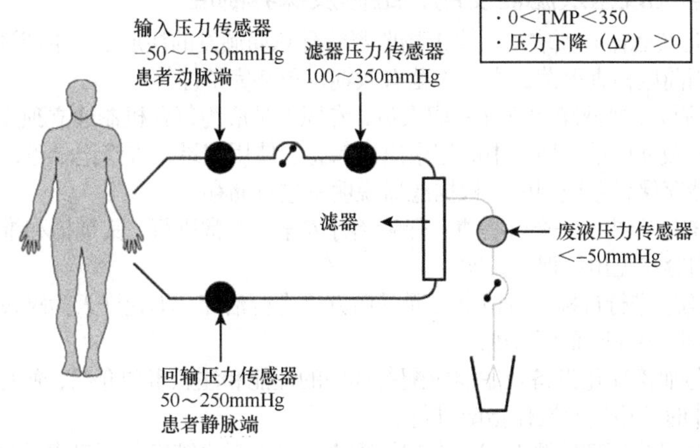

图 3-2-2　各压力监测点正常值范围

液体平衡控制系统负责监测治疗过程中透析液、置换液及滤出液的平衡状态，通过衡量液体重量变化趋势来保证患者安全。其控制系统主要以秤或天平的形式出现，通过称量各液体重量变化，计算液体平衡，因此秤或天平的稳定性与准确性对液体平衡控制系统有着至关重要的作用，每次上机前操作人员应通过系统确认秤或天平计量标准是否在正常范围，如异常应根据系统提示进行调秤。在一些新的机型中，出现了电子计量平衡监测装置，因此不再需要上机前确认是否需要调秤。运行过程中当液体平衡控制系统发现平衡数值出现异常时，设备会及时报警，提示查找原因。

患者安全系统主要包括空气探测、漏血监测、加热装置等装置。空气探测装置由气泡监测器及回输静脉夹组成，是防止气体顺静脉回血通路进入患者体内的装置。气泡监测器多采用超声波探测原理，传感器由超声波发射器及接收器组成。超声波发射器和接收器分别安置在静脉壶或血液管路两侧，工作时，超声波发射器发射的超声波通过血液传递给血路管对侧的接收器。超声波在液体中传播的衰减少，当有空气进入血液时，接收器接收到的超声波强度降低，输出电信号发生变化，并为血液净化机内置电脑测知。监测电路发出警示，电脑将驱动回输静脉夹夹住静脉管路，并暂停治疗，阻止气泡进入患者体内，并发出报警等待操作人员处理。目前，气泡监测器在血液流速为 200ml/min，气泡大于等于 0.05ml 时，发出报警，有效地提高了安全性。漏血监测采用光波探测原理，识别是血液还是置换液，监测血液滤器是否发生了破膜，探测如透析液、废液端等是否有血液存在，当出现破膜时报警等并停止治疗，防止血液破坏及丢失，防止透析液进入体内等。这些安全装置可防止出现空气栓塞、失血、血栓等严重并发症。加热装置是为了防止血液净化治疗中人体过多的热量丢失出现低体温等并发症，此外加热装置还可为重症患者的体温调控提供条件。这些装置可有效提高血液净化设备的安全性和自动化水平。

三、显示操作装置

显示操作装置是医务人员与血液净化机互动的窗口。显示操作装置可显示血液净化设备运行时各泵、压力监测及平面监测指标，提示各种报警信息及处理建议；可以接受操作人员通过操作按钮发出的各类参数的更改、报警处理等。随着微电子技术的迅猛发展，现代血液净化机均采用计算机技术，数字电路技术及数据总线结构，可储存大量数据及信息，执行多种控制程序，添加附加功能方便。显示操作装置界面接受操作人员通过操作按键输入的指令，执行软件控制程序，控制执行机构如电磁阀、电机、加热器的动作，或根据接收的来自循环管路上各传感器的信号调整执行机构的动作，同时显示运行数据。为确保治疗的安全，现代多采用两套或以上计算机系统分别负责控制功能与监测功能并在治疗过程中不断复核两套系统所测得的运行参数，如果都正确无误，系统才正常，否则发出报警。

四、血液净化设备及滤器的管理

（一）血液净化设备及滤器使用、维修及保养制度

1. 血液净化设备及滤器必须取得国家市场监督管理总局颁发的注册证、生产许可证等。滤器必须达到灭菌水平，使用前应检查灭菌标志、灭菌有效期、包装完整性等。

2. 重症医学科应设立血液净化管理专职人员，专职人员应为每台机器建立独立的运行档案，及时完成日常维护操作并做好记录。档案中应记录出厂信息、使用记录、维修记录等，以便查询管理。建立滤器管理档案和储存保管登记制度，根据滤器说明书进行储存。

3. 每年应对机器进行技术安全性检查，保障治疗安全、正常进行，其维护和维修须由厂家专业工程师来完成，维护内容参见出厂保养说明。

4. 每次使用前均应进行自检，自检全部通过后方可进行治疗，不允许人为跳过自检程序。一旦自检失败，应及时查找原因或联系厂家处理。

5. 科室各类型号血液净化设备及滤器应配备详细的性能和注意事项介绍，血液净化设备附带操作指南，护理人员操作时严格按照操作指南进行。

6. 有使用安全与风险管理监测登记，专职管理人员负责对血液净化不良事件进行监测登记报告，并对相关事件进行案例分析，建立持续质量改进措施。

7. 每年对护理人员进行科室血液净化设备及滤器基本知识和操作技术培训，并有考核及培训记录。

（二）血液净化设备的清洁、消毒

1. 操作人员应在每次治疗完成后，拆除所有的管路系统，仔细检查设备外部表面、每个压力传感器是否干净，确认无任何异物附在表面。

2. 设备表面可以用湿的、干净的软布进行清洁。表面的消毒，可以使用低浓度的、专用于医疗设备消毒的消毒剂，具体应参照厂家说明书进行。显示屏可用软布浸清水后进行清洁，不得使用任何清洁剂或消毒剂来清洁显示屏！

3. 空气监测器用棉签取少量清水擦拭，并用干棉签或纱布条擦干。

4. 机器内部无须消毒，内部元件如接触到患者血液应联系厂家进行处理。滤器及管路为一次性用物，无须清洁及消毒，每次治疗结束后按照医疗废弃物标准进行处置。

（林浙兵　李之祈）

第四章　重症血液净化血流动力学护理

大多数致病因素都能引起血压、血容量和心输出量等全身血流动力学参数的变化。重症血液净化治疗进一步影响了患者血流动力学，尤其是改变肾脏血流动力学。重症血液净化患者的预后与血流动力学的维护有着密切的关系，因此，血流动力学护理管理对重症血液净化患者至关重要。护理人员是患者血流动力学的直接监测者，本章将以血流动力学为核心，阐述重症血液净化容量护理管理和低血压护理评估与处理。

第一节　重症血液净化容量护理管理

重症患者病情危重，除严重的原发疾病外，还常伴随内环境紊乱。内环境紊乱则会进一步加剧器官功能损害。血液净化治疗不仅可以纠正患者内环境紊乱、清除代谢产物，还可以清除体内多余水分。血液净化治疗的总清除水分目标、每小时清除水分目标，是治疗方案中关键的问题。重症患者对内环境的代偿能力常很差，容量耐受度低，治疗过程中极易发生容量不足或容量过负荷，需要重症医生及护理人员精心监测与护理。重症患者的血液净化治疗方案既要清除多余水分，又要保证患者不出现体液失衡，操作人员不仅需要熟练的技术和丰富临床经验，更需要对患者整体容量情况的了解和综合评估，及对体液相关因素、相关知识和血液净化设备性能有更多的了解，对患者进行多方面管理。

一、重症血液净化对体液的影响

水是机体最多、最重要的组成部分。人的体液丢失量超过体重的15%，可引起死亡。细胞内液占体重的35%～40%，细胞外液占体重的20%（组织间液占15%，血浆占5%）。细胞内液是维持组织细胞进行新陈代谢的必要环境和媒介，而组织间液和血浆最重要的职能是维持有效的细胞内外物质交换。

（一）重症血液净化对细胞外液的影响

在细胞外液当中，血浆与组织间液间有一层毛细血管壁相隔，除蛋白质以外的物质都可以自由通过。以白蛋白为代表的血浆蛋白维持血浆胶体渗透压，吸引水分留在血管中，使血容量与组织间液容量能够保持相对稳定。血液净化治疗时利用动力泵产生的负压将血液中的部分水分吸引出半透膜，从而达到清除水分的目的。在此过程中，血容量的降低会引起组织间液对血液的补充及细胞内液水分的移动。血浆蛋白低下的患者，则难以引起足够的组织间液移动至血管内，造成血压下降，对脱水的耐受性降低。

（二）重症血液净化对细胞内液的影响

组织间液与细胞内液有细胞膜相隔，细胞膜上的钠泵通过耗能和主动转运将细胞外的钾泵入细胞内，同时将细胞内的钠泵出细胞外，引起水分的移动。细胞内外水分平衡是维持细胞正常形态与功能的保证。在血液净化治疗中，透析/置换液中钠浓度利用弥散/对流作用影响患者血钠浓度，引起患者细胞渗透压的改变和血细胞形态的改变，血钠浓度过高或过低会使红细胞膨胀或皱缩，严重时会影响红细胞功能。

（三）重症血液净化对血浆渗透压的影响

血浆渗透压是血浆中溶质颗粒对水吸收力的总和，正常为280～310 mosm/L。分为胶体渗透压和晶体渗透压，在保持血液容量和细胞形态中起重要作用。胶体渗透压是维持血容量的重要因素，起着调节血管内外水分平衡，维持着血容量相对恒定的作用。晶体渗透压的作用是维持细胞正常形态。在血液净化治疗中血浆渗透压随体液量的减少和透析/置换液钠浓度的改变而发生变化，过高或过低均会使血液理化性质发生改变。血浆渗透压的变化与脱水量的多少呈正相关，血液净化治疗中大量脱水，脱水速度超过了细胞间液向血管内补充体液的速度，血容量不足，单位容积血液相对浓缩，血浆渗透压就会增高，滤器易凝血。因此，血液净化过程中应当掌握对患者脱水速度及脱水总量的控制。

二、体液变化对血流动力学的影响

（一）体液过剩

重症患者大多存在不同程度的水钠潴留。由于机体失代偿，大量水分被滞留在组织间隙和血管内，血容量增加，心血管负担加重，患者出现血压增高、心率加快等。当血容量的增加超过心脏代偿能力时，患者会出现呼吸困难、端坐呼吸，最终导致肺水肿、急性左心力衰竭竭等并发症。血液净化治疗通过清除多余的水分维持机体内环境稳定，保护心血管功能正常的运行。

（二）体液不足

重症患者容量改变的耐受度常很低，血液净化治疗过程中体液在短时间内清除过多同样会影响心血管系统、改变内环境稳定导致患者病情变化。因此，护理人员应当对脱水有明确的认识。人体水分丢失分为高渗性脱水、低渗性脱水和等渗性脱水三种类型，本节重点介绍前两种。

1. 高渗性脱水 患者血钠浓度＞150mmol/L 或渗透压＞300mosm/L 的脱水称为高渗性脱水，是细胞外液渗透压升高引起细胞内水分外移而产生的细胞脱水。人的体液丢失量超过体重的 15%可引起死亡。血液净化治疗中患者因短时间大量脱水（脱水速度＞500ml/h），或使用高钠置换液/透析液，易导致高渗性脱水，使患者血浆渗透压增高，血容量降低，细胞外液渗透压升高，增加了细胞脱水及心肌梗死、脑梗死发生的危险性。

2. 低渗性脱水 患者血钠浓度＜130mmol/L 或渗透压＜280mosm/L 的脱水称为低渗性脱水，是细胞外液渗透压降低引起细胞外水分向细胞内转移，致使细胞内液增多形成细胞肿胀，而细胞外液量降低甚至引起外周循环衰竭。如果血液净化治疗中置换液/透析液钠离子浓度比血清钠离子浓度低，易引起水向细胞内移行，细胞内液增多，导致细胞肿胀。

细胞外液容量受超滤量影响，血液净化治疗中血浆变量与细胞外液的变化是平行的。同等条件在置换液/透析液钠浓度低的情况下，细胞外液与血浆量变量多少与血压呈负相关（图 4-1-1）。

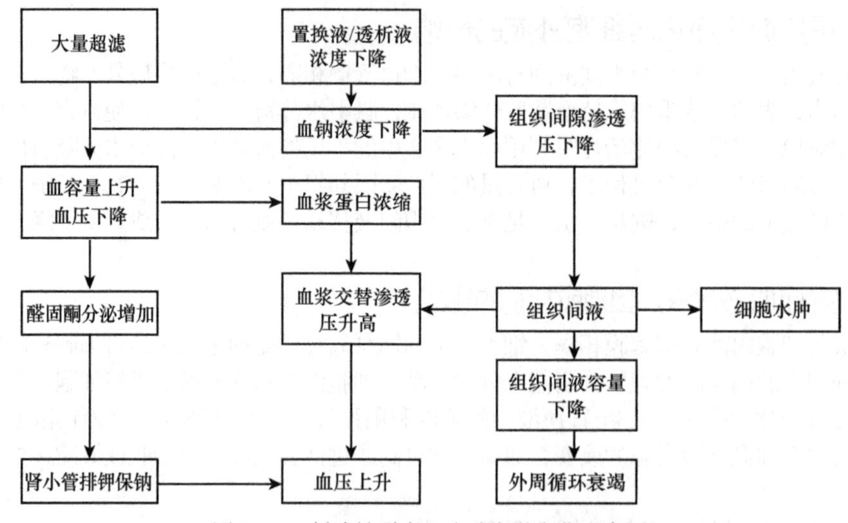

图 4-1-1 低渗性脱水血流动力学变化示意图

三、重症患者的容量护理管理目标

重症患者在丢失了对容量的主动调控能力的同时，对容量改变的耐受性也变得很差，例如，循环不稳定时少量的液体丢失可能加剧休克的程度，心功能不全时少量的液体增加则可能诱发心力衰竭。对于重症患者，少量的液体变化都可能导致容量不足或容量过负荷，无论容量不足还是容量过多都会加重器官功能损害，影响患者预后。因此，容量护理管理十分重要。容量平衡分为液体正平衡和液体负平衡两种。

1. 液体正平衡 是指 24 小时各种液体的总入量略大于各种途径排出的液体量总和。液体正平衡可以有效改善组织灌流、纠正休克，但长时间的液体正平衡易产生容量过负荷，诱发心力衰竭、肺水肿、脑水肿等。

2. 液体负平衡 是指 24 小时各种液体的总入量略小于各种途径排出的液体量总和。液体负平衡可以减少容量负荷，改善心力衰竭、肺水肿、脑水肿等患者临床症状，但长时间的液体负平衡易产生有效容量不足、低组织灌注及水电解质紊乱等。

重症血液净化能够清除多余的水分，减轻脏器功能负担，但是积极的脱水也可能造成容量不足。因此，护理人员液体管理应分阶段进行：第一阶段，在患者治疗早期，维持生命体征是第一目标。此时常需要大量补液、使用血管活性药物，重症血液净化的脱水目标应该设置为维持液体正平衡，护理人员在开始血液净化治疗时引血慢、脱水慢甚至不脱水。第二阶段，患者容量已经基本补足，生命体征基本稳定，此时重症血液净化治疗的脱水目标应是维持容量平衡状态，根据患者每小时出入量积极调整脱水量，避免机体容量过于正平衡或维持负平衡。第三阶段，此时患者脏器功能已经基本恢复，如血管活性药物等已停用或小剂量维持，此时，大量组织内的液体回到血管内，机体容量易出现过负荷，此时重症血液净化治疗目标应是维持液体负平衡，积极脱水，减轻容量负荷，但护理人员还是应关注生命体征及出入量变化，注意脱水速度，避免脱水过度造成机体低容量，导致产生新的脏器灌注不足。

四、重症血液净化容量护理管理策略

重症患者血液净化容量管理是护理工作的难点。脱水量是实施血液净化治疗的最常用设置参数，也是最容易出现偏差的参数。一方面，重症患者特别是合并急性肾损伤的患者基本已经丢失了对容量的主动调控能力，患者容量管理需要血液净化治疗来辅助，甚至起到主导作用。若脱水量设置不合理或没有及时调整，护理人员也未能及时发现，极易出现容量管理失衡，导致液体过负荷或不足。另一方面，重症患者血流动力学不稳定，血液净化治疗可以通过调控容量、清除炎症因子等来稳定患者血流动力学，但也会改变患者血流动力学，是导致血压等波动的常见原因，特别是在调控失控导致的血流动力学恶化时。

目前，重症血液净化治疗通常采用容量目标指导的护理策略来实现精密的液体控制。主要包括以下几个内容。

（一）设定液体平衡目标及血流动力学监测范围

医生建立有效的血流动力学监测设施，评估患者血流动力学情况，给出液体平衡目标及范围，并给出血流动力学监测范围。液体平衡目标是指设定 24 小时或单位时间内患者所有出入量需要正平衡多少毫升或负平衡多少毫升或零平衡。在进行血液净化治疗时，24 小时或单位时间液体总平衡量的计算方式为：

患者总入量–血液净化总脱水量–患者其他出量=液体总平衡量

目前，血流动力学监测手段很多，如肺动脉导管、中心静脉压（central venous pressure，CVP）、重症超声等，其中 CVP、每小时尿量是临床最常用的容量评估监测指标，也是目前护理人员最能够快速掌握并常规应用的指标。进行血液净化治疗时通常医生会规定一个 CVP、血压、心率的上下限作为液体平衡的安全范围，但在过程中护理人员在监测 CVP、血压、心率变化时，不能只看绝对值，更应该注重其动态变化，以及与其他指标如尿量等的联动，监测其趋势变化，以尽早发现问题，避免液体平衡失控。

（二）设定容量管理级别及脱水速率

CBP 需要使用大量置换液和透析液，如果液体管理不严格，容量平衡失控，可导致严重的不良反应，因此液体的管理及监测显得十分重要。

CBP 治疗中液体管理主要靠 CBP 机器来完成。护理人员根据病情设定容量管理级别，根据医生设定的液体平衡目标及患者出入量情况，估算血液净化治疗脱水速率。CBP 液体管理水平根据管理频度及强度可分为三级。目前临床护理多采用这种三级容量管理模式。

1. 一级容量管理 一级水平是最基本的液体管理水平，适用于病情好转、血流动力学稳定的重症患者。一般以 24 小时或每个护理班次为时间单位，估算单位时间内患者总入量、总出量，然后设置平衡目标，如 24 小时负平衡 1000ml，再根据患者液体入量计算脱水速率。具体方法：以 24 小时为一个时间单元，根据患者的病情及容量状态估计 24 小时内应清除的液体量，并设定机器脱水速率。以无抗凝 CVVH 为例进行说明：

废液速率=超滤速率=脱水速率+置换液速率

然而在实际操作过程中，还要考虑与 CBP 相关的其他液体入量，CBP 机器以外进入患者体内的入量或机器系统未计算的入量，如抗凝剂的使用量、抗凝拮抗剂的使用量。因此：

超滤速率=脱水速率+置换液速率+抗凝药物速率+抗凝拮抗剂速率

这里值得注意的是，某些机器显示的置换液速率实际上只是置换液中 A 液的输注速率，并不含 B 液（5%碳酸氢钠）、抗凝剂的输注速率，这些都是与血液净化相关的液体入量。此时：

设定机器脱水速率=实际脱水速率+B 液输注速率+抗凝剂速率

例如，某患者接受连续血液净化治疗，模式为 CVVH，采用枸橼酸盐局部抗凝，置换液流速为 2000ml/h，4%枸橼酸钠输注速率为 180ml/h，10%葡萄糖酸钙的输注速率为 20ml/h，B 液（5%碳酸氢钠）输注速率为 50ml/h，预计 24 小时内 CRRT 需清除的液体量为 2400ml，那么机器脱水量应设置为多少？

不考虑下机时间，实际脱水速率为 100ml/h，在设置机器净超滤率时，遵从如下计算公式：

设定机器脱水速率=实际脱水速率+B 液输注速率+抗凝剂输注速率+钙剂输注速率

即：设定机器脱水速率=100+50+180+20=350（ml/h）。这才是机器设置的脱水速率。

一级容量管理水平从整个时间单元看，可以达到预定容量控制目标，完成治疗计划，但实际工作中在每个时间点容量状态都是存在明显波动的。具体到每一个时间点，则可能存在净超滤量过多或过少的现象，从而使患者的容量状态存在一定的波动。

2. 二级容量管理 适用于病情相对好转的重症患者。二级容量管理计算和监测每小时平衡，如每小时负平衡 50ml。主要操作方法是将总体容量控制目标均分到每一时间段（如每小时），以此确定超滤率，再根据即时的液体输入量来调整脱水速率，以保证每小时患者都达到液体平衡，这种容量管理有利于血流动力学稳定，避免患者在某一时间点出现明显容量变化而造成液体调控失衡，进而造成血流动力学恶化。

例如，某患者接受连续性血液净化治疗，模式为 CVVH，采用枸橼酸盐局部抗凝，置换液流速为 2000ml/h，4%枸橼酸钠输注速率为 180ml/h，10%葡萄糖酸钙的输注速率为 20ml/h，B 液（5%碳酸氢钠）输注速率为 50ml/h，目前静脉输液速度为 100ml/h，要求每小时零平衡。那么机器脱水量应设置为多少？

在设置机器净超滤率时，遵从如下计算公式：

每小时脱水速率=设定机器脱水速率–B 液输注速率–抗凝剂输注速率–钙剂输注速率–静脉输液速率

那么，不考虑中断时间，为达到每小时零平衡：

0=设定机器脱水速率–50ml/h–180ml/h–20ml/h–100ml/h，即机器脱水速率=350ml/h，这才是机器设置的脱水速率。

如果患者在下一个小时输液速度下降为 50ml/h，此时机器设置的脱水速率同样要下降 50ml/h，即为 300ml/h。

3. 三级容量管理 适用于血流动力学不稳定的重症患者。在二级容量管理的基础上增加血流动力学指标如 CVP、平均动脉压为指导，根据指标变化来随时调节每小时液体平衡。例如，CVP 控制在 6～10cmH_2O，每小时液体负平衡 0～30ml。此级管理能够更好维持患者的最佳容量状态，维持血流动力学稳定。与二级容量管理相比，三级容量管理更安全，但由于需要有创血流动力学监测支持，因此临床并不常规开展。重症血液净化三种容量管理方法难度比较见表 4-1-1。

表 4-1-1　重症血液净化三种容量管理方法难度比较

	一级容量管理	二级容量管理	三级容量管理
容量目标	+	++	+++
执行难度	+	++	+++
血流动力学	+	++	+++
液体调整	+	++	+++
护理工作量	+	++	+++
容量失衡可能性	+++	++	+

注：+：容易；++：一般；+++：难

为重症患者行血液净化治疗时，为了更好地维持血流动力学稳定和保护脏器功能，根据患者循环状态、容量耐受程度及其他要求等，目前临床多采用二级或三级的容量管理方法。

目前，国内血液净化容量管理并没有统一准则，机器每小时脱水速率由谁来设置每个医疗单位都不尽相同，甚至同一单位不同科室都存在较大差异。医生调节脱水速率缺点在于不能根据由护士输液速率调节造成的每小时入量变化及时调整脱水速率，易产生单位时间容量状态明显波动，这对患者血流动力学是不利的，因此脱水速率由护士来设置能够尽量保证容量状态的持续恒定。

在如何设置脱水速率保证实现液体平衡目标上护士需要根据量入为出的原则。首先需先评估下一小时患者的液体总入量，包括治疗液体静脉输入量（含血制品）、肠内营养输注量、其他液体（如鼻饲药、作为 B 液单独输注的碳酸氢钠、无抗凝血液净化治疗每小时冲洗盐水）等入量，然后预估下一个小时的出量（如尿量、引流量等），最后根据预估的出入量差值再加上液体平衡目标来设置血液净化治疗脱水速率。由于是估算的计算量，所以实际液体平衡一般会在液体平衡目标附近波动，在下一个小时护士重新设置脱水速率时，还应考虑前一个小时的实际液体平衡。例如，如果医生设定的液体平衡目标为 0ml/h，第一个小时的实际液体平衡为负 50ml，则第二个小时的脱水量应该再减少 50ml，以实现前两个小时的液体平衡目标达到 0ml/h。

（三）液体平衡目标的调整

护士在血液净化治疗过程中，发现患者血压或脉氧饱和度出现恶化、CVP 超出安全值范围、患者的容量平衡指标触及医生设定的安全值上下限等情况时，应及时通知医生，决定是否调整液体平衡目标及容量安全值，这一策略有助于避免容量不足或容量过多等情况的发生，从而保证血液净化治疗的顺利进行。

如果临床上经常出现以下情况，通常需要对血液净化治疗的液体平衡目标进行及时调整。

1. 在治疗实施过程中，如果 CVP 超过规定的安全值上限，应提高液体负平衡目标，加速脱水；如果 CVP 低于规定的安全值下限，应降低负平衡目标，停止液体负平衡，临时改为液体零平衡或液体正平衡。

2. 在脱水过程中，如果出现循环不稳定加重，应及时降低脱水速率，重新设定较小脱水目标。

3. 在脱水过程中，如果脉氧饱和度下降，伴有 CVP 升高，说明组织间液返浆较快，可以提高脱水目标，提高脱水速率。

4. 在病程的不同阶段，根据主要矛盾对液体平衡目标进行调整。例如，感染性休克伴 ARDS 患者，循环和呼吸同为主要矛盾，初始的液体平衡目标一般是将容量调至合适水平后，维持液体零平衡；如果几天后血压好转，停用升压药物，但因为肺水肿呼吸机还撤不掉，此时呼吸成为主要矛盾，应将液体平衡目标调整为液体负平衡，以减轻肺水肿，达到尽早脱机的目的。

综上可见，重症血液净化容量的护理管理策略是一个目标导向、持续监测和不断滴定调节的过程，在制订平衡目标时，需要全面评估患者病情及血流动力学，并做到持续调整，这一策略的实施将有助于实现血液净化的精准容量管理，从而提高重症血液净化治疗质量和改善患者预后。但需要注意的是，即使制订了缜密的脱水计划，突如其来的故障停机、报警处理、重复上下机等常会打乱既定计划，导致容量平衡失控。因此护理人员还应监测血液净化仪器设备上的各种压力数值，如滤器压力、TMP 等，注意滤器凝血情况，尽量减少意外报警、重复上下机等事件，在制订脱水计划时将突发事件可能性考虑进去。

（高　金　张培英）

第二节　重症血液净化低血压护理评估与处理

虽然血液净化治疗方式不断改进、血液净化设备精确性不断提升，重症患者血液净化治疗安全保障得到不断提高，但重症血液净化治疗本身导致的血流动力学改变仍然会对肾脏等器官的灌注产生影响。重症血液净化治疗过程中的血流动力学监测是护理重要工作。在这一节我们将讨论重症血液净化对血流动力学的影响及重症血液净化低血压的护理评估与处理。

一、重症血液净化对血压的影响

对于重症患者，血液净化治疗模式常选择 CBP。CBP 相对于 IHD，因其持续性超滤，对水和溶质的清除速度慢，对血容量影响小，而且滤器的生物相容性好，血流速度相对慢，更适用于血流动力学不稳定的重症患者的治疗。但进行 CBP 时仍难免出现血压下降甚至导致肾功能进一步恶化，低血压仍是较为常见的并发症。季大玺等对 1692 例采取 CBP 辅助治疗的危重病症患者进行回顾性分析发现有 43%的重症患者在 CBP 初始治疗的 1 小时内发生低血压。血压下降的原因主要是滤器生物相容性与脱水目标设置不合理。

脱水量设置不合理是造成 CBP 过程中低血压的主要原因，虽然 CBP 比 IHD 脱水速度要慢很多，但如果 CBP 脱水速度大于血管从组织间液回水速度或血管内血容量耗竭，也会产生低血压。在血液净化过程中，如何对容量进行管理，脱水量和脱水速度都是值得探讨的问题。首先，应掌握血液净化平衡量的计算，对于重症患者需要掌握每小时液体平衡变化，每小时液体平衡量=同期入量–同期出量。然而单纯把握每小时液体平衡量并不能保证循环稳定，因为重症病患者的循环容量是随时变化的。如果感染加重，血管内容量的水分会分布到第三间隙中，如果保持每小时出入量不变，循环血容量越来越少，会引起血容量不足。而当病情在恢复期时，第三间隙中的水分会回到血管内，造成血管内容量增多，这时如果仍保持每小时出入量不变，体内会出现容量过负荷的状态。研究证明，容量过负荷状态或容量不足对于患者预后和器官功能都有不良影响。因此，在 CBP 过程中进行容量管理必须有明确代表体内血容量状态的目标。

目前最常用的代表容量负荷状态的指标是 CVP。在保证组织灌注的情况下，CVP 越低，越有利于全身的静脉回流，从而改善器官灌注。脱水寻找最低 CVP 时应该掌握几个临床指标的变化：脱水过程中心率、平均动脉压（mean arterial pressure，MAP）不会有较大变化，乳酸含量＜2.0mmol/L 或持续呈下降趋势，如果都满足，可基本认为脱水对循环未造成影响，可继续脱水，直到不能满足上述其中一项指标，此时的 CVP 可认为是目标 CVP。确定好 CVP 后，在血液净化过程中可持续监测 CVP 变化，随时调整每小时的入量和出量。需要每小时调整脱水率来维持 CVP，从而能够更精确和更有效地管理液体平衡，维持循环稳定，保证血液净化治疗顺利进行。此外，血液净化结束要进行回血，这时 200～300ml 血液会被回输到体内，这时对于心功能不全的患者尤其需要关注血流动力学变化。

那么，护士在结束 CBP 时应该如何维持患者循环稳定?

首先，进行严密地血流动力学监测。在行 CBP 时一些患者的血流动力学变化无法预测，故建议进行密切的血流动力学监测，尽最大可能减少血流动力学波动。其次，进行 CBP 相关的平衡监测。行 CBP 时需对脱水速度进行定期重新评估，通过监测心排血量和反映容积的指标，及时发现有效循环血量减少的迹象，并根据相应的临床变化及时调整。再次，采取有效的预防措施。CBP 期间出现血流动力学不稳定与血液流量、循环血容量变化等密不可分。通过调节 CBP 初始血流速度和初始血泵速度调节方法，或许可以避免循环波动。Glenn M Eastwood 等比较了两种 CBP 初始血泵速度的调节方法（3～10 分钟增加血泵速度 20～50ml/min、1～4 分钟增加血泵速度 50ml/min）对于循环的影响，结果发现 CBP 初始给予慢泵速调节比常规泵速调节方法更有利于维持循环的稳定，减少低血压的发生，避免肾脏功能的再损伤。

二、重症血液净化低血压的评估与处理

低血压是行重症血液净化时经常发生的不良反应，季大玺、杨荣利、刘大为等学者的多个文献报道慢性肾衰竭长期进行透析的患者，透析过程中低血压发生率为 5%～30%，重症患者进行连续肾替代治疗时低血压发生率达 10%～50%。血液净化相关低血压目前没有明确临界值和持续时间定义，通常将血液净化开始后直至治疗结束后短时间内，出现收缩压＜90mmHg，或收缩压较平时下降＞20mmHg，并伴有临床症状，认为是血液净化相关低血压。欧洲最佳操作指南（European Best Practice Guidelines，EBPG）对血液透析低血压（intradialytic hypotension，IDH）的定义与此相似：透析时出现血压下降和临床症状。血压下降值：收缩压下降至少 20mmHg，或平均动脉压下降至少 10mmHg。尽管各标准不一致，与常用休克诊断标准略有不同，但是都强调了必须存在低血压的临床表现，其目的是不以某个数值为阈值而以临床表现为导向，有利于早发现早干预。血液净化过程中低血压的本质就是休克的发生发展过程，引起组织灌注不足的严重程度和持续时间不同，对患者造成的损害程度也不同。临床表现是全身器官低灌注的代偿期与失代偿期的各种症状表现，典型临床表现为皮肤苍白、湿冷、花斑，心率上升或严重心动过缓，呼吸急促，神志改变等。程度较轻时出现心悸、头晕、视物模糊、面色苍白、呕吐、出汗、打呵欠、嗜睡等症状；严重时可以出现呼吸困难、心绞痛发作、意识丧失，甚至发生严重心律失常，可以导致死亡。

（一）重症血液净化低血压的类型

低血压发生最为常见的时间是初始运转血液净化设备的数分钟内，和血液净化治疗接近预设目标之前。护理上可以将低血压的类型可分为低血容量所致低血压和与低血容量无关的低血压两类。

1. 低血容量所致低血压 低血容量是最为多见的重症血液净化低血压原因，可出现在血液净化治疗过程中的任何一个时间段，与多种原因相关。

（1）血液净化初始低血压：在患者管路与血液净化设备连接，血泵开始运转的数分钟内，即可发生低血压，特别是正在使用血管收缩药物的休克患者和体重较轻的成人或儿童较易发生，称为血液净化初始低血压。通常认为这种血液净化开始后迅速发生的低血压与两个因素有关：一是血液被快速引流至体外，使有效循环血容量突然降低，机体不能迅速代偿；二是血液与管路和滤器接触，因生物相容性不良导致机体释放缓激肽等扩血管物质。血液净化管路能够容纳 150～200ml 血液，血泵转速通常需要达到 150～250ml/min，因此可以造成 1 分钟内失血将近 200ml 的效果，这对于容量状态不佳和严重依赖血管活性药物的患者是一个新的打击。一部分患者可以通过代偿反应逐渐恢复，另一些则需迅速调整设备、有效循环血容量和血管收缩药物剂量。临床操作者常采用的解决办法是初始血泵从低转速开始，逐步上调至目标转速，如从 50～80ml/min 起步，每 5 分钟上调 20～50ml/min，直至达到 150～250ml/min。Kim 等采用这种缓慢开始的上机方式，对 52 例应用去甲肾上腺素的休克患者进行了 205 次 CRRT 上机，上机前后的 MAP 和去甲肾上腺素剂量波动较小，16 次上机出现 MAP 下降超过 20mmHg，23 次上机需要增加的去甲肾上腺素的剂量大于 50μg/min，没有心搏骤停、心律失常和被迫停机等事件发生。另外也较常采用动静脉端同时连接患者的等容量上机方式，而不是按照一些设备操作说明建议的先连接动脉端，开动血泵后管路内预充液体废弃，直至血流到达静脉端再连接患者。

（2）超滤相关性低血压：血液净化治疗过程中的低血容量导致的低血压，多数与短时间内大量超滤导致液体负平衡，使有效循环血容量急剧减少、心排血量降低有关，特别是在血液净化进行了较长时间，脱水量已经接近治疗目标时，连续性血液净化治疗中的低血容量所致低血压发生常较为缓慢，程度较缓和，细致观测重症患者血流动力学监护参数多能及时发现，易于纠正。然而，有些患者本身处于高度依赖血管活性药物或心脏功能极差的休克状态，循环稳定性很弱，即使轻微液体平衡的波动，

也可以导致循环崩溃且难以重建。

（3）失血性休克：在血液净化期间和治疗结束后一段时间内，因抗凝并发症导致严重的出血，可以引起失血性休克。临床也可见到在股静脉穿刺部位形成巨大血肿，血液丢失在肌间隙甚至后腹膜间隙，导致失血性休克。

2. 与低血容量无关的低血压 主要为四类：抗凝相关低血压、导管相关低血压、血液净化器相关低血压、治疗相关低血压。

（1）抗凝相关的低血压：抗凝过度可能会引起机体组织出血，最严重的是脑出血引起的低血压。有报道称重症血液净化抗凝导致的脑出血发生率为0.1%～18%，但是尚无确切资料证明无抗凝、局部抗凝或采用低剂量普通肝素或低分子肝素抗凝能降低脑出血风险，临床目前也无预测血液净化过程中脑出血的技术手段，只能靠护理人员严密监测患者意识、瞳孔、黏膜及凝血指标，及时发现出血征兆。

（2）导管相关低血压：发生的主要原因有两个：感染与血栓。血液净化中心静脉导管（包括其他中心静脉导管）相关性血流感染并不少见，表现为血压下降、寒战、高热等，但是发热常被血液净化治疗掩盖，不易被发现。此外，进行血液净化时可以在导管静脉端形成腔内血栓，使静脉端回流阻力增大，存在栓子脱落入血，发生肺栓塞的风险。肺栓塞表现为患者血氧饱和度突然下降、血压迅速降低，可以迅速导致死亡。在血液净化治疗过程中护理人员需要监测回输端及导管静脉端，发现回输压力大幅度上升时，应及时排查是否有血栓形成。

（3）血液净化器相关低血压：发生的原因有很多，滚动泵流量误差、体外血液热平衡、滤器生物相容性不良等都可导致低血压，其中滤器生物相容性不良低血压最为多见。血液净化器生物相容性不良导致机体释放缓激肽等扩血管物质，使血管阻力下降，血流重新分布，可以引起低血压。生物相容性问题不易确定，只能依靠技术进步解决，护理人员唯一可做的只有严密监测、及时发现、及时报告、对症处理。

（4）治疗相关低血压：重症患者与慢性肾衰竭长期规律行透析患者不同，常处于呼吸、循环不稳定状态，及严重感染、营养不良和多器官功能不全等疾病状态，血液净化治疗本身会对上述状态产生干扰，同时原发疾病自身也仍然存在和会恶化进展。例如，对急性呼吸窘迫综合征患者需要不断调整机械通气参数，需要设置较高的呼气末正压通气值，高呼气末正压通气值会对胸腔内压、心脏功能、静脉回流量等产生显著影响，造成低血压。其他疾病因素如张力性气胸、气道梗阻、大片肺不张等都可能造成血压骤降。与血液净化无关的其他部位的感染，如腹腔内感染、胆道系统感染、颅内感染等，也都可能在血液净化过程中引发低血压。但是上述这些与血液净化操作并不直接相关，需要医护人员细致分析和综合考虑。

（二）重症血液净化低血压护理评估

鉴于危重症患者进行血液净化时常已经存在休克、心血管功能障碍和神经体液调节机制受损等因素，同时患者原本存在的意识障碍导致低血压代偿期表现不易被发现，及低血压低灌注对已有功能障碍器官的再次严重打击，医护人员需要更加重视对重症患者低血压的预防、监测和评估，监测的密集度要更高，获取信息要更加充分。

当一个处于血液净化治疗中的患者突然出现血压下降和一系列临床症状时，护理人员评估的内容并非仅限于组织低灌注的严重程度，更重要的是评估致命程度和导致低血压发生的原因，特别是寻找除了血容量不足以外的其他可以引起血压骤降的原因并予以紧急处置。护理人员通常按照三步法完成评估：

第一步：心搏骤停评估，对于突然丧失意识的患者判定是否需要立即进行心肺复苏。

第二步：排除心搏骤停后应进行临床状况检查，按照如下顺序进行初步快速评估。

1. 输液管路连接完整性评估 对使用血管活性药物的患者应首先检查输液管路，是否出现脱落、夹闭、折叠、输液速度改变等情况，对高度依赖血管活性药物的患者应使用单独输液管路输注血管活性药物，避免其他液体输注速度改变引起的短时间内的血液波动。

2. 呼吸状况评估 行血液净化时突发严重并发症，低血压可能只是表现之一，呼吸的异常如呼吸停止、张口呼吸、叹气样呼吸、喘息等呼吸困难表现常提示情况严重且更加迅速致死。发生极度低血压、脑血管意外、急性冠状动脉综合征等的情况下，可以出现舌后坠、呕吐误吸、气道痉挛等问题，使气道不通畅，严重时可能引起窒息迅速导致死亡。此时，护理人员应立即开放气道，建立有效的呼吸通道。

3. 循环状况评估 严重心律失常、急性冠状动脉综合征事件均可以导致低血压。给予持续的心电监护是必需的。ICU 护理人员需要有一定的心电图分析基础，及时发现异常心律，汇报医生及时处理。

4. 失能情况评估 意识丧失、言语能力丧失、肢体运动能力丧失，属于严重但不立即致死的状况，是寻找是否为神经系统突发疾病导致低血压的重要线索。

5. 全面体格检查与设备检查 最后对患者再次进行全面检查，如导管穿刺处是否有血肿、皮肤黏膜有无出血点、胃液或大便颜色、引流管引流量等，以便发现可疑线索。如为血液净化器生物相容性不良造成的低血压，除对症处理外还可考虑更换其他型号血液净化器。血液净化管路凝血可能会造成栓子脱落，可以在进行检查评估患者状况之后，再检查和评估滤器凝血可能导致的患者损害。

第三步：在确保前两步检查完毕且患者获得了稳定可靠的气道与通气能力后，应及时获取实验室检查、影像学检查信息以协助诊断。例如，血气分析、出凝血、电解质、血红蛋白、肺部平片、心电图和床旁超声等，以获取更多信息评估患者安全与分析原因。

（三）重症血液净化低血压处理

低血压是重症血液净化治疗过程中最常见的不良事件之一，不仅是威胁患者生命与健康安全的严重不良事件，也是中断血液净化治疗的主要原因之一，不仅使血液净化的治疗目标不能实现，而且使价格昂贵的血液净化管路、滤器、置换液废弃，增加患者医疗费用，增加医疗意外风险，有研究证实低血压也是血液净化管路如中心静脉管路血栓形成的原因之一。重症患者在血液净化治疗过程中发生的低血压因为镇静、机械通气、昏迷等原因，除了利用监护仪监测到血压、心率出现异常外，患者常没有主诉和其他显著临床表现。护理上的观察极为重要，患者在血容量降低之初，护理人员能够尽早发现，及时处理，提高循环血容量，对防止病情恶化极为重要。

患者出现低血压的一般处置是将患者中凹卧位，同时降低血泵流速并调低超滤量，暂时给予液体零平衡，然后在数分钟内对低血压应按照致命程度进行分析与紧急处置。对严重低血压可以立即使用升压药物维持基础灌注压力，然后积极寻找病因线索，以便采取相应的抢救措施。

处理措施：

（1）严密观察血压变化，每 15～20 分钟测量血压或建立有创动脉血压监测，发现异常及时通知医生。

（2）发现低血压后立即停止脱水，必要时降低血泵速度。

（3）患者体位修改为休克体位。

（4）补充血容量。

（5）提高血浆胶体渗透压。

（6）使用升压药物。

（7）症状缓解后根据医嘱重新设定脱水量、减慢血泵速度。

（8）安慰患者，待病情好转后针对患者进行健康教育，积极采取预防措施。

（9）上机时，对引血前、后发生的低血压，应降低引血速度；下机时，增加回血速度；或使用等容量上、下机方式。

预防措施：

（1）改变上、下机方式：如上机时，降低引血上升速度，从 50～80ml/min 起步，每 5 分钟上调 20～50ml/min，直至达到设定值。使用等容量上、下机方式。

（2）合理设置患者脱水量，不要过度脱水。注意每小时出入量平衡、心率、MAP 等的变化。

（3）合理使用血管活性药物，注意液体输注速度，避免大范围波动。

（4）纠正贫血，纠正低蛋白血症，加强饮食指导，增加蛋白质摄入量。

（5）做好血容量监测。

（6）做好消毒隔离，注意无菌操作，避免导管相关性感染。

尽管设备、模式、技术人员熟练度不断进步，但是血液净化过程中低血压的发生率仍然较高。同时重症患者本身存在的基础疾病和感染、机械通气等并发状况，使得多因素混杂，精准的原因分析并不容易。再者，一些常用的组织灌注与代谢监测指标，如碱剩余、乳酸等也受到血液净化治疗的明显影响，敏感性下降。因此，护理人员唯有通过密集监测、不断修正液体平衡目标、调整抗凝指标，来预防低血压发生。发生低血压后进行准确严重程度评估、快速紧急处置和条理清晰的病因分层分析，以期对症治疗和对因治疗精准有效。

（张培英　高　金）

第五章　重症血液净化患者营养支持

重症血液净化患者通常因炎症反应等伴有氧化应激反应增强，常表现为胰岛素抵抗、高分解高代谢、能量代谢和尿素产生增加、蛋白质合成能力降低，最终导致机体肌无力和免疫功能下降。重症疾病导致患者对液体和电解质的耐受能力下降及影响血液净化的治疗，体内营养素的代谢、吸收、储存发生改变，在实施营养支持的过程中，需要对重症患者进行密切监测，以便实施个体化营养支持治疗。本章将从营养评定、支持目标与途径等方面对重症血液净化患者营养支持进行叙述。

第一节　重症血液净化患者营养评定及监控

在重症医学科，危重症患者的营养评定一直是一项困难的任务，传统的营养评定方法对危重症患者有较大的局限。到目前为止，仍未找到简单但能准确评定 ICU 患者营养状况的方法。对于接受重症血液净化治疗的 ICU 患者，无论使用何种营养评定方法，都可能将其判定为营养不良或处于营养风险中。通常，这些患者都会表现出营养素摄入减少、能量及各种营养素的需求增加及利用各种营养素的能力发生改变，或几种情况并存。许多刺激因素可激发代谢改变如动静脉压力和血流量、渗透压、PH、动脉血氧含量、疼痛、焦虑及由感染和组织损伤所产生的毒性介质等。因此，在实施营养支持的过程中，需要对患者进行密切监测，以便实施个体化营养支持治疗。

一、营养风险评定

在 ICU，营养支持的首要目标就是最大限度地改善患者的代谢情况。当诊断患者是否处于营养不良状态时，需要特别注意也非常重要的一点是一定要慎重判断导致该状态的原因。必须明确是由于某一营养素缺乏所致，并且能够通过营养支持得到改善；还是由潜在疾病或创伤所导致的严重代谢紊乱。在大多数的重症血液净化治疗患者中，这两种情况经常并存。重症血液净化患者作为一个特殊的 ICU 群体，多数 ICU 患者在接受血液净化治疗的同时均能完全经口进食，而一些其他受严重创伤、颅脑损伤或有严重感染的患者可能需要接受肠内或肠外营养支持。

对 ICU 的患者进行营养评定的目的是，确定已存在的营养缺乏证据，评定发生可能影响预后的营养相关并发症的风险，同时按照特殊需求制订营养支持方案。明确营养风险的程度可以帮助我们确定哪些患者能够进食，哪些可能需要早期或长期营养支持。

二、营 养 评 定

目前，所有传统的营养评定指标对接受重症血液净化治疗的危重症患者均无特异性。尽管这些参数就营养状况而言并非敏感的或特异指标，但是很多参数确实能够为我们提供一些有用的预测性信息。

（一）人体体重指数

对营养状况可以根据体重指数（body mass index，BMI）来进行分级。体重指数＜16 通常与严重营养不良有关且可被定义为预先存在的营养不良。人体体重指数对于身体的急性改变不具备敏感性，而且该值在液体复苏或当患者有胸腔积液、广泛性水肿时的参考意义将受到限制。体重变化大部分应归因于细胞外液的变化。相对于老年患者，年轻患者仅需一半时间即可恢复细胞外液正常比例。与此同时，Hill 的研究证实：在损伤后的 10 天内，2/3 的蛋白丢失来自骨骼肌，但 10 天后则主要来自内脏；机体脂肪组织的变化反映了能量平衡的变化，体脂会在能量摄入明显不足时氧化供能，而当能量摄入与消耗量相等时，体脂组织才能够正常储存。

创伤前体重及历史体重的差异通常是最有效的评价数据，由于重症血液净化患者可能会接受镇静和插管治疗，降低的体重也可能因液体复苏或水肿而难以觉察，因此，体重信息常不能准确获知。体重的连续变化情况能够为患者在住院和恢复期的整个过程中提供非常有用的监控信息，因此一定要事先准备好经校正的体重计并且确保为患者定期称重。一些临床医生建议应用测量上臂围的方法，因为该方法简单易学、易掌握，且仅用一个便宜的无伸缩性的软尺即可操作，但是无论营养状况和摄入情况如何，卧床本身即可导致肌肉丢失或萎缩。为此，临床医生需要观察患者的体脂和肌肉储存情况、体型、水肿及全身肌肉张力和皮褶厚度。

（二）蛋白质能量消耗

蛋白质能量消耗（protein energy wasting，PEW）是预测危重患者住院时间、并发症发生率和住院病死率的独立危险因素。临床通常采用一些指标，如白蛋白、前白蛋白、肌肉含量等评定和监测重症血液净化患者的 PEW，但这些指标均存在一定的局限性（表 5-1-1）。虽然 ICU 可以测定静息代谢率，但很少这样做，其干扰因素较多、局限性大。目前认为可使用间接测热法测定代谢率，间接测热法是通过测定呼吸气体交换来推算细胞气体交换（后者等于代谢率和底物利用）。间接测热法测得的参数为氧耗量（VO_2）和二氧化碳产生量。从这些测定值可以计算呼吸商和代谢率。间接测热法只有在呼吸气体交换等于细胞气体交换时方可生效。呼吸气体交换和细胞气体交换的氧耗量通常是相等的，因为氧不能在体内储存，也不能用于代谢以外的其他目的，因此，细胞氧耗量可以通过呼吸氧耗量快速测定。二氧化碳广泛储存于体内，并参与调节酸碱平衡。但是，细胞二氧化碳产生量改变通过呼吸二氧化碳产生量改变表现出来需要一定时间，而且血液中碳酸氢盐与二氧化碳的相互转变将导致细胞和呼吸二氧化碳产生量失去关联导致测算误差。不过这种方法耗时费力，准确性仍有待验证。

表 5-1-1 重症血液净化患者常用营养评定指标及局限性

指标	局限性
白蛋白、前白蛋白、运铁蛋白	不能及时反映患者的营养状态改变
体重下降程度	影响因素多，可能是液体平衡变化的结果
	液体超负荷可能掩饰瘦体的变化
肱三头肌皮褶厚度、上臂周径等	测量中可能受水肿的干扰
	不能直接反映 AKI 患者的营养支持效果
蛋白质分解代谢率	CRRT 期间需根据尿素动力学进行计算，同时需要对透析液进行采样
氮平衡	需要估算蛋白质分解代谢率和氮的摄入
	受蛋白质摄入和能量摄入的影响
按公式评定能量消耗	在危重患者中预测能量消耗的公式并不可靠
	难以修正应激因素造成的能量消耗
按间接测热法测定能量消耗	未能在 ICU 推广，并不常用
多维营养评分系统	大部分数据源自慢性肾脏病患者

总之，对于接受重症血液净化治疗的危重症患者，都必须进行营养评定。由于绝大多数传统的营养评定指标对疾病、创伤、感染和炎症反应均不具有特异性，因而需要谨慎地解释其适用性及可能的缺陷。临床医务人员进行营养评定时需要进行详细的临床病史采集、与营养相关的体征检查，并结合临床评价进行营养风险评估。完成营养评定后应明确营养支持的目标，除了达到能量和营养素的需求目标，医生同时需要注意尽可能将因卧床和活动量减少对肌肉分解代谢造成的不良影响降至最低。

（姚惠萍　闵小彦）

第二节　重症血液净化患者营养支持目标与途径

重症血液净化患者的代谢反应特点为高代谢、高血糖、脂解作用增加及蛋白质净分解代谢，骨骼肌蛋白质分解，氨基酸用于糖异生和蛋白质合成，正性急性期蛋白（如C反应蛋白）产生增加，再加上卧床休息和营养摄入减少导致患者非脂肪体重的降低。重症血液净化患者的营养支持应与患者病情、营养状况及可行的营养途径相适应：预防或治疗常量及微量营养素缺乏、提供的营养素剂量应与当前代谢状况相适应、避免与营养途径相关的并发症、改善与患者疾病相关的预后。应监测患者对营养支持的反应，及时调整以避免并发症的发生，并确保达到营养支持的目的。

一、重症血液净化对患者营养状况的影响

在重症血液净化中氨基酸的丢失为每小时 3～5g，目前发表的有关重症血液净化营养治疗原则均考虑了这一部分丢失。回顾文献后发现，接受 CRRT 的患者血脂没有明显丢失，如果 CRRT 中置换液葡萄糖浓度明显高于血葡萄糖浓度，每天患者因吸收葡萄糖获得相应的热卡，该热卡随血流速度和置换液葡萄糖浓度增加而成比例增加。如果用乳酸作为 CRRT 置换液的缓冲盐可以增加患者从置换液中获得的热能，具体数值与透析液流速和置换液前稀释或后稀释有关。

二、重症血液净化患者营养支持目标

重症血液净化患者营养不良发生率高，营养不良又增加了患者病死率。对危重患者可以根据实际蛋白质和能量需求实施目标性营养支持改善预后，包括补充热量、蛋白质、微量营养素以预防 PEW，支持免疫功能，改善患者的炎症状态，改善氧自由基清除系统和内皮功能，从而达到降低病死率的目的。

重症血液净化患者营养支持目标设置需要考虑以下几项：①基础疾病的严重程度和代谢率；②脏器功能障碍的严重程度，特别是胃肠道功能障碍的严重程度；③重症血液净化治疗剂量；④既往史；⑤其他与营养消耗相关的因素。

重症血液净化患者营养支持尤其需要考虑在实施 CBP 过程中，营养素的丢失和热能消耗。

（一）热量

危重患者处于高代谢状态，能量消耗的增加与其经历的应激反应相关。间接测热法被认为是计算患者能量消耗的黄金标准方法，但在测量接受 CBP 的患者能量消耗上并没有得到一致性的研究结果，主要原因在于患者接受 CBP 时其酸碱平衡状态受碳酸氢钠输注量的影响，可显著改变患者二氧化碳分压水平；另外，CBP 通常使患者体温降低，导致氧耗测量结果产生偏差。应该注意的是，进行 CBP 如使用枸橼酸盐局部抗凝，或以乳酸作为缓冲液的置换液，枸橼酸与乳酸菌能经代谢产生热量，应将其换算为热卡。1mmol 的葡萄糖、乳酸和枸橼酸充分代谢后分别产生 0.73kcal、0.33kcal、0.59kcal 的热量。

（二）糖类

糖类是人体的主要热量来源，葡萄糖是最重要的糖类。人体每天需要的外源性糖类最低量为 100～150g。危重症患者的糖类的安全剂量应与其氧化糖类的能力相一致。建议输注速率不超过 4～5mg/（kg・min）。对于糖尿病患者或接受类固醇激素治疗或应激诱发高血糖的患者，开始输注糖类时输注速率应限制在 2.5～4.0mg/（kg・min），直到血糖得到良好控制。需要完全肠外营养（total parenteral nutrition，TPN）的患者，如有发生再喂养综合征风险者，应从每天 100～150g 葡萄糖开始。

当患者总能量或糖类摄入不足时，脂肪和肌肉组织会被用作燃料来源进入糖异生途径以满足机体对葡萄糖的需要。与脂肪组织不同，肌肉组织不能作为机体燃料，所以蛋白质分解代谢不但会导致骨骼肌重量降低，还会导致内脏机体蛋白、机体结构蛋白和代谢活性蛋白减少。这会引起伤口愈合不良、免疫能力下降及生理耗竭，最终导致整个机体的衰竭。

葡萄糖能以弥散或对流的方式轻易通过血液净化滤器滤膜，滤出液中糖的浓度类似于血浆中的糖浓度。据此可以估算血液净化期间糖的丢失量。由于患者的血糖处于波动状态，使用无糖置换液的血液净化患者每天丢失的糖量为 40～90g，这需要医生进行额外补充。患者丢失的糖量与血液净化超滤

量和置换液稀释方式有关。与前稀释比较，后稀释可能增加了糖的丢失量。血液净化期间可以通过含糖置换液补充一定量的糖，使用无糖置换液时，应注意降低胰岛素剂量以便控制血糖。AKI 患者胰岛素和胰高血糖素的清除能力降低，加重了胰岛素抵抗现象。2012 年 KDIGO 指南推荐，AKI 患者的血糖控制目标为 110～150mg/dl。

（三）蛋白质

蛋白质是所有活细胞的必需成分，几乎参与所有的机体功能。蛋白质作为酶和激素在组织、细胞和细胞器结构、细胞间信号分子及物质遗传中均发挥着作用。氨基酸的碳可以被氧化，每克可产生 4kcal 热量。

危重患者的蛋白质需求尚未被清楚认识，但一般在 1.0～2.0g/（kg · d）。与《中国居民膳食营养素参考摄入量》提出的健康成人蛋白质摄入量 0.8g/（kg · d）相比，危重患者需要摄入将近 2 倍成人推荐量的蛋白质。即使采用积极的营养支持，危重患者还是会发生机体蛋白质的大量丢失。危重患者营养支持的目标之一是尽量减少非脂肪组织的丢失及保护其功能。

蛋白质营养治疗应从 1.2～1.5g/（kg · d）开始，并根据需要不时调整。建议蛋白质的给予占总热量的 15%～20%。危重患者中血清负性急性期蛋白（如白蛋白、前白蛋白）的情况难以解释，可能无法反映营养支持是否足够。研究发现这些蛋白质是疾病严重程度的有效指标，但不一定是营养支持结果的良好测定指标。氮平衡可用于确定蛋白质需求或评估当前营养摄入是否足够。

蛋白质营养不足或营养过度均可能导致不良反应。蛋白质摄入不足可能引起机体蛋白质的消耗和氮的丢失增加。蛋白质过量时，脱氨基作用产生的氨以尿素的形式排出体外，因尿素的排出需要水分，可导致脱水。患者血尿素氮水平升高超过 100mg/dl 会因氨水平升高导致脑病恶化，则应减少蛋白质的摄入。疾病危重状态与蛋白质分解代谢的增加相关，如果患者同时存在 AKI，AKI 引起的代谢性酸中毒与危重状态的胰岛素抵抗共同作用，可进一步促进蛋白质的分解代谢。氨基酸进入骨骼肌的转运发生改变，蛋白质合成受到抑制。外源性补充氨基酸纠正蛋白质缺乏的能力通常不足以纠正分解代谢，但可以降低人体蛋白质的净丢失率。

小规模临床试验建议，高氨基酸摄入可以防止患者在危重疾病期间出现肾脏缺血和保存肾小球滤过率。蒋朱明研究显示，危重患者每天补充氨基酸 100g 与标准剂量氨基酸组比较，并没有改变患者的预后和缩短肾功能障碍持续时间。市场上为 AKI 患者提供了特殊的肾病氨基酸溶液，但目前并无数据证明肾病氨基酸溶液与常规氨基酸对 AKI 患者预后影响的差异。因此，欧洲临床营养和代谢学会不支持在 AKI 患者中使用特殊的肾病氨基酸溶液。

数据证明，CVVHDF 模式的血液净化滤出液中有更高的蛋白质丢失率。氨基酸的平均分子质量为 145 道尔顿，其筛选系数接近于 1，弥散与对流均能清除氨基酸。弥散可增加蛋白质的分解代谢，降低蛋白质的合成，导致氨基酸和蛋白质的丢失。李文雄的文献报道称，每进行一次血液透析，氨基酸的丢失量均值为 15.7g，最高可达 57g。而在对流模式下，蛋白质清除率与血液净化滤器滤膜的截留值几乎呈线性相关。血液净化期间氨基酸每天的丢失量为 6～15g，后稀释时，每升滤出液中氨基酸的丢失量大约为 0.25g，丢失量取决于血液净化模式和每天的废液量。10%～17%的氨基酸输注量经滤器丢失，应考虑额外补充。

一项研究结果发现，在接受了 CBP 的 AKI 患者中，与仅补充高糖比较，静脉补充必需氨基酸改善了患者的生存和肾功能恢复；补充必需氨基酸与补充复合氨基酸比较，病死率没有差别；补充高剂量氨基酸与补充正常剂量氨基酸比较，病死率也没有差别。与低热卡全肠外营养（total parenteral nutrition，TPN）比较，高热卡 TPN 没有改善氮平衡、蛋白质代谢或尿素生成，但增加了三酰甘油、糖和胰岛素的需要量和液体输注量。

血液净化期间，推荐营养配方中的热/氮比低于 150。为了达到氮平衡而增加蛋白质供给量增加了蛋白质的分解代谢，增加肾脏负担，特别是同时给患者提供高热量时，过高的热量供给不能改善氮平衡、蛋白质分解代谢或尿素生成，反而会导致更多的代谢并发症，如高三酰甘油血症和高血糖。正氮平衡与生存率改善相关，但未发现蛋白质摄入量与患者预后存在直接的联系。一项针对需要 CBP

的机械通气患者进行的前瞻性研究显示，患者需要每天摄入 2.5g/kg 的蛋白质才能达到正氮平衡。因此美国肠外和肠内营养学会推荐（American Society for Parenteral and Enteral Nutrition，ASPEN），接受 CRRT 的患者蛋白质供给量可达到 1.8～ 2.5g/（kg・d），接受 IHD 患者的蛋白质供给量可达到 1.5～2.0g/（kg・d）。

美国危重病医学会及美国肠外和肠内营养学会于 2016 年在成年危重病患者营养支持治疗与评估指南中基于专家共识建议：AKI 患者应接受标准肠内营养配方，提供的热量为 25～30kcal/（kg・d）（按照实际体重），蛋白质供给量为 1.2～2.0g/（kg・d）。如果患者存在显著的电解质异常，应使用为患者特殊设计的配方。对于接受重症血液净化治疗的患者，推荐增加患者的蛋白质供给量，最高可达 2.5g/（kg・d）。不应该为了避免延迟启动血液净化治疗而限制患者的蛋白质摄入量。对于所有级别的肥胖患者，肠内营养目标不超过目标热量需求量（间接测热法）的 65%～70%。如果间接测热法不可行，对于体重指数为 30～50 的患者，提供的热量为 11～14kcal/（kg・d）；对于体重指数＞50 的患者，提供的热量为 22～25kcal/（kg・d）。对于体重指数为 30～40 的患者，蛋白质供给量为 20g/（kg・d）；对于体重指数≥40 的患者，蛋白质供给量可达到 2.5g/（kg・d）（体重按照理想体重计算）。

（四）脂肪

脂肪是一种热量来源（每克可产生 9kcal 热量），当储存的糖类耗尽时，脂肪就作为主要的燃料来源。脂肪对于脂溶性维生素的消化和吸收也是必需的。

脂肪的最小需要量占总热量的 2%～4%。按照美国肠外和肠内营养学会指南，脂肪提供 30%～40% 的非蛋白热卡即可，建议脂肪的每天补充最大绝对量不超过 2.5g/（kg・d）或小于总热量的 60%。对重症患者静脉脂肪乳剂的输注速率不应超过 0.11g/（kg・h），以避免代谢并发症的发生。脂类长时间给予不足可导致必需脂肪酸缺乏（essential fatty acid deficiency，EFAD），3 周不含脂肪的 TPN 即可引起 EFAD。EFAD 的体征和症状包括弥漫的脱屑性皮炎、脱发、血小板减少症、贫血和伤口愈合不良。三烯与四烯的比值＞0.4 可证实 EFAD 的发生。为了预防严重 EFAD 的发生，每天热量的 2%～4%应来自脂肪。

在 ICU，危重患者接受 CRRT 时常同时会接受镇静治疗。如果将丙泊酚用于镇静治疗，ICU 医生需要考虑其中含有的脂肪。丙泊酚的制剂为 10%脂质乳液，是一种热量来源，每毫升可提供 1.1kcal 的热量。丙泊酚提供的热量应包括在总热量和脂肪摄入量的计算中，必要时应对营养方案做出调整。调整可包括降低管饲患者的总热量或减少 TPN 提供的脂肪乳的量。

ICU 患者的脂解作用普遍受到损伤，肝脏三酰甘油酯酶和外周脂蛋白酯酶的活性下降。如果患者存在代谢性酸中毒，脂蛋白酯酶的活性会进一步降低，导致人体清除外源性脂肪的能力下降，补充氨基酸和糖可以部分减弱这种变化。由于三酰甘油的蛋白质结合率高，CRRT 清除脂肪的能力有限，营养支持时没有必要改变脂肪的供给量和类型。

（五）电解质

钠、钾、钙、镁和磷等电解质均可经 CRRT 滤过。ASPEN 推荐血液净化患者电解质和微量营养素的管理应建立在血清浓度监测的基础上。

血液净化可以清除钾离子，但清除率难以预测。接受血液净化的患者，钾离子可简单通过置换液/透析液配方调节，改变置换液/透析液配方后出现持续的低钾血症者应按需补钾。

重症患者出现低钙血症的原因包括维生素 D 活化丧失导致肠道钙吸收不足、高磷血症及从 CRRT 流出液中显著地丢失钙和枸橼酸盐局部抗凝。如果 CRRT 期间使用枸橼酸盐局部抗凝，钙离子与枸橼酸根螯合导致钙离子需要量增加和血清离子钙的波动。为防止枸橼酸盐中毒，应频繁监测血清总钙与离子钙水平，还需要了解枸橼酸盐的代谢对总钙、离子钙水平及酸碱平衡状态的影响。置换液钙离子浓度应接近于生理浓度，钙离子的补充可通过置换液配方的变化来实现。

磷的代谢受维生素 D、甲状旁腺激素（parathyroid hormone，PTH）和肾脏调节，因此，AKI 患者常出现高磷血症。高磷血症不仅加重低钙血症，其所致的钙-磷结晶产物可在软组织中沉积，加重或导致额外的器官功能障碍。约 90%的血磷可经 CBP 滤过，对没有接受 CRRT 的患者，应限制磷的摄入；

血液透析患者因为没有充分的透析时间清除磷，常导致高磷血症。CBP 患者常出现低磷血症，严重低磷血症可导致呼吸肌无力、通气障碍、心肌功能障碍和脑病。此时，对患者应按需补充磷，每次静脉补充 15～20mmol 的磷（每天至少补充 20～30mmol）以维持血磷水平于 2.4～4.7mg/dl。

镁的代谢主要受肾脏调节。AKI 患者由于镁排泄不足，常出现高镁血症。如果严重高镁血症导致低血压恶化，建议采用 CBP 清除镁。约 70%的血镁可经 CBP 滤过，CBP 期间患者可以出现低镁血症，应按需补充镁，每次静脉推注硫酸镁 2～4g 以维持血镁水平于 1.6～2.3mg/L。

（六）微量营养素

危重症患者微量营养素缺乏可能由下列情况引起：入院前即有营养不良状况；严重疾病消耗了某些微量营养素；医源性因素，即医生未能认识到营养素消耗性疾病或未能在治疗早期给予患者营养素替代治疗。微量营养素缺乏状态可影响各种生化过程和酶的功能，导致器官功能障碍、伤口愈合不良及免疫状态改变，所有这些都会导致患者预后不良。

尽管美国医学会制订了维生素和微量元素每天推荐摄入量指南，但都是针对健康人制订的。危重症患者维持健康或替代治疗所需要的微量营养素的正确配方尚未明确。成人全肠外营养每天微量元素需要量见表 5-2-1。

表 5-2-1　成人全肠外营养每天微量元素需要量

微量元素	推荐摄入量	微量元素	推荐摄入量
锌	2.5～5mg	维生素 A	3000U
铜	0.3～0.5mg	维生素 B_1	6mg
铁	1.0～1.2mg	维生素 B_6	6mg
碘	100μg	维生素 B_{12}	5μg
锰	0.2～0.3mg	维生素 C	200mg
氟	1mg	维生素 D	200U
硒	20～60μg	维生素 E	15mg
铬	10～15μg	维生素 K	150μg
钼	20μg	叶酸	600μg

危重患者急相反应的激活迅速引起维生素载体蛋白质的再分布和微量元素进入组织（如硒、锌），这种反应作用是尽力分布这些关键成分和复合物到组织与酶系统结合，以利于组织重建和提高免疫力。AKI 患者微量营养素的内稳态发生了显著改变，微量元素是人体许多功能实施的重要辅因子，它的缺乏可致氧化性应激调节失衡。一些微量营养素的水平受全身炎症反应综合征的影响。在很多情况下由于在体内再分布的原因，微量营养素的血浆水平不能代表其全身状态。

锌、铜、铬、硒的分子量小，均可经血液净化清除。硒是一种微量元素，作为几种硒蛋白酶的辅因子，调节甲状腺激素代谢、抗氧化剂防御和免疫系统功能。硒缺乏与动脉粥样硬化性心血管系统疾病相关，可增加病毒感染的危险，甚至提高病死率。AKI 或慢性肾脏疾病患者常表现为低硒血症，低硒血症是否与肾脏疾病的并存疾病相关尚不清楚。据报道，低硒血症和肾功能障碍增加了冠心病患者的死亡风险。低硒血症造成免疫功能障碍，增加了 IHD 患者因感染性疾病死亡的风险。一些研究发现，在口服和静脉补充硒后，肾病患者硒血清水平和免疫功能得到改善，氧化应激产物降低。伴有全身炎症反应的危重患者常表现为硒耗竭，病死率增加。迄今，为重症患者补充硒的益处尚不明确，个体患者硒的理想需求量也不确定。如果 CBP 期间不补充硒，硒的累计丢失可导致人体硒缺乏达 35～91μg/d。推荐在补充标准多种微量元素制剂的情况下，再额外补充硒 100mg/d。

接受血液净化的 AKI 患者铜的负平衡量约为 400μg/d，建议每天摄入的参考剂量（dietary reference intake，DRI）为 300～500μg/d。标准多种微量元素制剂含有铜 1000g，超过了 DRI 和血液净化每天的额外丢失量，因此，额外补充没有必要。相反，有肝胆功能障碍的危重患者由于铜清除障碍，可以考虑采用 CBP 清除铜，以防止铜中毒。

叶酸、维生素 B 等 B 族水溶性维生素易在血液净化过程中丢失，需要补充。推荐每天补充 1mg 叶酸和 10mg 维生素 B。接受血液净化的患者需要补充维生素 B 的剂量存在着较大的差异，每天经血液净化丢失的维生素 B 最高可达 4mg。由于维生素 B 是具有轻度毒性的水溶性维生素，接受血液净化的患者每天补充 25～100mg 的维生素 B 是合理的。

维生素 C 在体内转化为草酸盐，其作为毒素易在肾小管聚集，诱导肾功能损伤。基于此，没有接受血液净化的 AKI 患者维生素 C 的补充剂量每天应不超过 100mg。随着维生素 C 经血液净化的额外丢失，允许患者每天补充 200mg 维生素 C，不提倡维生素 C 每天的补充剂量超过 250mg。

有肾功能障碍的患者可出现维生素 A 中毒现象。接受 TPN（维生素 A 每天的补充剂量为 1500μg）的肾衰竭患者可以出现维生素 A 中毒和高钙血症，停止补充维生素 A 后，高钙血症消失。当前使用的标准多种维生素静脉制剂每天提供 990μg 的维生素 A，轻度超过了妇女 700μg/d 和男性 900μg/d 的 DRI。AKI 患者维生素 A 补充剂量的变化没有被推荐，但是需要监测。

水溶性维生素可经血液净化丢失，丢失的意义和实际需要量仍然未知。接受肠外营养（parenteral nutrition, PN）的患者在接受标准剂量水溶性维生素的同时可额外补充水溶性维生素，肠内营养（enteral nutrition，EN）患者可以受益于每天补充多种维生素（包含多种水溶性维生素）。

三、重症血液净化患者营养支持的时机与途径

（一）适应证

所有危重患者都需要补充营养素。当重症患者血流动力学稳定、基础疾病得到控制或改善时，患者应该得到恰当的热量和蛋白质支持。营养不良和热量摄入不足将导致病死率升高。对于不接受肠内或肠外营养的患者也可通过静脉输液直接提供营养素。

（二）时间选择

在急性病程早期发生的活性氧生成增加最明显。同样，此期可见微量营养素的血清水平下降。在烧伤患者，已发现早期给予微量营养素有益处，因此可以得出结论：微量营养素补充应从急性病程早期开始，以便对抗活性氧的不良作用。在最初的 5～7 天，治疗重点在于补充抗氧化物。此期以后提供常规微量营养素。

（三）补充途径

对于所有的重症血液净化患者，只要没有 EN 的禁忌证，应优先选择 EN，而不是 PN。对血液净化患者应当增加蛋白质摄入量，避免将限制蛋白质摄入量作为延迟开始血液净化的手段。应通过 PN 补充热量和蛋白质。通常在患者入 ICU 的 24～48 小时内开始进行 EN，如果患者不能耐受 EN 或在入 ICU 的 3～5 天内通过 EN 不能达到目标营养需求量时，考虑 TPN 或 EN 加 PN。

Casaer MP 等人一项关于早期肠外营养营养补充重症监护患者肠内营养不足（EPANIC）的研究显示，当重症患者在 2 天内通过 EN 不能达到目标营养需求量时，与发病 1 周内限制使用 PN 比较，早期实施 PN 反而导致并发症增加，机械通气时间延长，同时血液净化持续时间延长，但是否影响 AKI 的发病率和肾功能恢复尚不清楚。微量营养素的给予方法不同于基本营养素给予方法。在危重患者，静脉途径给予微量营养素是可靠的方法。很少临床试验在危重患者中使用肠内途径补充微量营养素。由于血流动力学不稳定、肠水肿及血供改变，在危重患者中采用肠内途径，微量营养素的吸收不可预测，在危重患者中各种微量营养素的相互作用变得更加复杂。因此，对微量营养素可以考虑从静脉给予，作为 TPN 的组成部分或单独给予。如果患者已经开始肠内营养并可以耐受肠内营养剂，微量营养素可以从肠内补充。

（四）剂量选择

液体超负荷是血液净化患者最致命的并发症，因此，没有接受血液净化的无尿或少尿 AKI 患者在接受 PN 或 EN 时，需要限制液体摄入，以避免液体超负荷，但限制液体的 PN 或 EN 方案可能使患者

热量和蛋白质摄入不足。重症血液净化能在有效清除溶质和毒素的同时精确地控制液体出入量。因此，对患者在重症血液净化期间通常不需要采用限制液体的营养支持方案，但要注意重症血液净化对营养素代谢和清除的影响。重症血液净化患者的营养计划需要多学科协调管理。ICU 医生、营养师、药剂师、肾科医生和 ICU 护士需要定期交流，根据患者的疾病状况制订营养计划。

四、小　结

危重症患者的营养支持是治疗的关键。在付出很多努力提供足够的热量、糖类、脂类、蛋白质的同时不能忽视微量营养素（微量矿物质和维生素）的作用。接受重症血液净化的患者易出现电解质和酸碱平衡紊乱、高血糖和低血糖、胰岛素抵抗、高三酰甘油血症、蛋白质分解代谢增加及液体平衡改变。理想的营养管理应该给患者提供恰当的适量营养素，以纠正基础疾病和预防正在进行的营养素丢失。重症血液净化可以通过对流、弥散或吸附清除多种微量营养素，但微量营养素的丢失是否与临床预后相关，及补充微量营养素的临床意义均不清楚。营养支持途径应优先选择 EN，而不是 PN。

（姚惠萍　闵小彦）

第六章　重症血液净化患者镇静镇痛

重症患者常会因为疼痛、焦虑和烦躁等原因导致抗拒治疗，甚至自行拔管等，非计划性拔管等风险增加，增加了护理困难。2013 镇静镇痛指南提出 ICU 患者应常规进行镇静镇痛治疗与评估。此外，镇静和镇痛还能通过降低应激相关的炎症反应和肺部并发症而起到治疗疾病的作用。ICU 患者常存在不同程度的器官功能障碍，部分患者还需要进行重症血液净化，这就给镇静镇痛带来一定难度。这一章我们将讨论重症血液净化对镇静镇痛药物药代动力学及药效学的影响。

重症血液净化对镇静镇痛药物的影响

需要进行重症血液净化治疗的患者大多伴有 AKI。AKI 可改变药物分布、转运、生物转化和排泄，导致苏醒延迟等相关不良反应，而重症血液净化又可能清除部分药物，导致血药浓度下降。因此，护理人员应该了解 ICU 患者镇静镇痛药物的特点及重症血液净化对其药代动力学及药效学的影响，以便对重症患者血液净化过程中使用镇静镇痛药物进行有效观察及进行必要的剂量调整。

一、重症患者镇静镇痛药物药代动力学变化

药物药代动力学主要包括分布、代谢、排泄三个步骤。重症患者大多伴有肾功能障碍，肾脏对多数镇静镇痛药物及其代谢产物的分布、代谢和排泄起重要作用。

（一）分布

肾损伤患者药物分布十分复杂。一方面，血浆蛋白与药物的结合是影响药物分布的重要因素，镇静镇痛药物通常与蛋白质高度结合。肾损伤患者常伴有低蛋白血症，导致游离药物浓度增加，经肾脏清除的药物随之增加。由于肾功能受损，药物的清除率下降，药物及其代谢产物会在体内蓄积。此外，肾损伤患者常存在体液蓄积，使水溶性药物的分布容积增大，药物更多地分布于血管外组织器官，进一步降低了血药浓度。这些因素将影响药物的剂量效应关系。因此，护士应关注 ICU 肾损伤患者的液体状态、白蛋白水平对镇静镇痛药物的分布和清除的影响，定时评估患者的镇静镇痛效果，及时汇报医生以调整药物剂量。

（二）代谢

多数镇静镇痛药物经肝脏进行代谢。患者有肾功能障碍时，肝脏的药物代谢能力也受到影响。肝脏血流量、药物与血浆蛋白的结合、肝脏代谢酶活性及肝脏代谢途径等都可能受肾功能的影响。即使药物完全经肝脏途径排出体外，如果未调整药物剂量，也会导致肾功能障碍患者药物在体内蓄积。例如，AKI 可显著降低咪达唑仑在肝脏中的代谢，因此，AKI 患者应用咪达唑仑易出现深度镇静状态。护士在实际工作中，对 AKI 患者镇静镇痛药物的使用剂量及速率应予以重视，定时评估镇静评分，医生必要时要监测镇静镇痛药物的血药浓度，以达到理想的镇静镇痛作用且避免不良反应的发生。

（三）排泄

重症患者药物清除受到多种因素影响。排泄是体内药物清除的主要机制，患者清除药物能力主要通过药物的血浆清除率来描述。目前缺乏对重症患者药物清除的药物动力学模型，这是因为重症患者通常基础疾病较多，营养状态差，可能伴有多器官功能障碍，药物的清除并非单纯地受肾功能的影响。目前对药物建立的药物动力学模型以单一的慢性器官疾病为主，这些模型不适用于 ICU 患者。ICU 患者镇静镇痛药物的清除不仅受肾功能的影响，还受到营养状态、肝功能、血流动力学等诸多因素的限制。镇静镇痛药物经代谢从体内清除，代谢产物通常为无活性的废物，但一些药物代谢物本身具有药物活性或可以在体内依赖生物转化形成活性物质而发挥药理作用。例如，吗啡在体内代谢产生的

吗啡-6-葡萄糖醛酸仍有镇痛效能，且镇痛效能比吗啡强，当给予AKI患者标准剂量吗啡时，吗啡代谢产物无法有效清除，出现体内蓄积，患者可表现出典型的吗啡中毒临床表现，即呼吸抑制、反应迟钝和低血压。药物代谢产物通常需要经进一步代谢和（或）肾脏排泄而被清除，肾功能障碍会导致一些代谢产物蓄积。对此类患者调整药物剂量时，应当对所有具有活性的药物及其代谢产物进行考虑。

目前缺乏AKI患者镇静镇痛药物的药物动力学及药效学模型研究，现有研究建立的药物动力学及药效学模型主要来源于慢性肾功能障碍患者，但单纯的肾损伤常不能反映重症患者的真实情况，这就要求医务工作者应熟练掌握常用镇静镇痛药物的药代动力学，及AKI对其在体内吸收、蛋白质结合、分布、代谢转化和清除的影响。护士在工作实践中密切注意患者使用镇静镇痛药物后的效果，一旦发现不良反应，立即告知医生，并按相关抢救流程进行处理。

二、伴有AKI时镇静镇痛药物剂量的调整

对AKI患者应注意调整镇静镇痛药物剂量，以避免药物及其活性代谢产物蓄积而导致严重不良反应。临床常通过减少镇静镇痛药物维持剂量和（或）延长给药间隔调整药物剂量，目标是维持AKI患者与肾功能正常患者相同的稳态游离血药浓度。

肾功能评估是对AKI患者调整药物剂量的重要步骤。对于主要经肾脏清除的药物，其药物清除率与肾小球滤过率（glomerular filtration rate，GFR）基本成正比。肌酐清除率是评估肾小球滤过率最常用的指标，可通过收集24小时尿量、尿肌酐和（或）基于血肌酐进行计算。应强调的是，重症疾病中有许多因素影响肌酐清除率评估的准确性。当 fe（药物以原形经肾脏排泄的百分数）>0.3 时，肌酐清除率<30ml/min的患者需要调整药物剂量。当药物的fe接近1.0时，肌酐清除率<50ml/min甚或肌酐清除率更高的患者必须调整药物剂量。当 fe<0.3 时，如地西泮和劳拉西泮等，虽然药物很大程度经非肾脏途径清除，但慢性肾病时药物的代谢发生变化，此时也需调整药物剂量，以免药物过多蓄积。

对于接受了重症血液净化治疗的患者，药物清除可能增加，使镇静镇痛药物的应用更趋复杂化。尽管肾功能障碍会使一些药物的排泄减少，半衰期延长，为迅速达到药物靶浓度仍需给予负荷剂量。

（龚裕强　孙来芳）

第七章　重症血液净化医护配合

临床工作中我们经常碰到这样的工作情景：医生埋怨护士上机太迟、治疗中监护不到位、治疗目标无法达成；护士则抱怨医生只管开医嘱其他什么都不管、置管技术差造成输入压反复极端负值。对患者施行重症血液净化治疗时医护双方的职责是不同的，但又是相互交叉的。医生主要负责建立血液净化血管通路和制订治疗方案；护士的任务则是血管通路的维护，血液净化管路和血液净化器的安装与卸载，血液净化运行过程中的监测、报警处理等。重症血液净化治疗过程中医护人员虽互有分工却又紧密联系，所涉及的环节较多，过程相对复杂，其实要做好这一工作并不容易，尤其需要护士与医生配合默契，一旦有问题或有争议能够及时有效进行沟通解决。

医护配合在解决重症血液净化治疗争议、报警处理、容量目标、抗凝管理、感染防控等多个方面起到关键性作用,医护配合的默契度对重症血液净化治疗效果甚至患者的预后都可能产生重要的影响。

第一节　治疗方案医护配合

重症血液净化治疗的第一步是治疗方案的设计，这一步也是医护双方容易产生工作争议的地方。治疗方案主要包含两部分：血管通路选择和治疗处方。在血管通路选择上 ICU 大多选择临时置管，这一点上医护一般不会有太大争议，医生需要做的是提高置管水平，减少导管原因造成的反复报警。一旦置管不畅，应协助护士调整管道位置，必要时可以考虑重新置管。

治疗处方的医护配合是整个治疗方案配合的重点。治疗处方主要包括：治疗模式、引血速度、脱水速度、置换液/透析液速度、抗凝方案、监测方案等。治疗处方中最重要的部分就是容量管理。重症患者液体负荷耐受通常很差，很多需要血液净化治疗的患者上机前都处于循环不稳定状态，并且脏器代偿调节功能较差，液体调节区间较既往狭窄，轻微的容量状态改变都能够引起循环波动甚至是脏器功能损伤，这就要求我们在重症血液净化治疗过程中重视患者的容量管理，执行三级水平的液体管理方案。

在临床中要实现精准的容量管理并不容易，实际工作中通常会出现这样的场景：在容量管理上医护双方缺乏沟通合作，治疗方案缺乏细则。血液净化治疗过程中，护士只关注液体输注速度，而医生则只关注血液净化脱水速度，两者互相脱节，具体到每个小时液体平衡的液体输入速度与脱水速度差值则无人关心，最终导致患者液体大出大进情况的发生。

例如，一位呼吸、循环多脏器功能衰竭的患者需要进行连续性血液净化治疗，患者每天总入量为 3600ml，医生计划患者 24 小时出入量平衡目标为零平衡，于是设置脱水速度为 150ml/h，第二天患者虽然实现了液体零平衡的目标，但患者出现严重肺水肿、循环不稳定，呼吸机参数支持力度明显升高并使用了血管活性药物。寻找原因，发现白班加中班已经完成了患者大部分药物治疗及肠内营养乳剂输注，而血液净化脱水速度并没有调高，导致前两个班次液体正平衡 1500ml，患者肺水量明显增加，被迫调整呼吸机参数。夜班护士上班时已经没有液体治疗任务，但是 CRRT 脱水速度仍然没有改变，结果夜班液体负平衡 1500ml，出现循环不稳定，夜班医生被迫给患者使用了血管活性药物。

这个案例中患者虽然最终实现了液体零平衡，但医护双方在容量管理中存在严重纰漏，导致患者循环、呼吸功能恶化，对患者预后、医疗成本等多个方面造成恶劣影响。因此，良好的医护配合是严格执行目标指导容量管理策略、控制液体平衡的关键。只有良好的医护合作才能实现每小时液体平衡精确调节，才能在重症血液净化治疗过程中真正意义上实现液体平衡目标，维持危重症患者血流动力学稳定。

那么治疗处方上医护该如何配合？

医生在重症血液净化容量管理中需要建立以容量管理为核心的重症血液净化治疗观念，准确把握容量控制目标。在做血液净化治疗时医生需要先准确评估患者的容量状态，然后再根据患者现存疾病的病理生理、病情发展阶段，制订出液体平衡的目标，并将其细化为每小时液体平衡目标，并将具体目标内容以医嘱或文字形式准确传达给患者的责任护士。在血液净化治疗开始后，医生不能完全托管给护士管理，需要随时关注液体平衡目标的执行情况，到床头查看患者情况，注重护士对上机后血流动力学变化的反馈，及时对血液净化设备的脱水速度进行调整。最后，还需要根据患者血气分析、血流动力学监测结果等检验血液净化治疗效果，一旦发生问题，及时修正液体平衡目标，并及时传达给责任护士。

ICU 护士应建立液体第一的理念，在连续性血液净化治疗过程中时刻关注患者的容量状态和液体平衡情况。为使 ICU 的患者实现精准化容量管理，避免液体的大出大入，在 CBP 的容量管理中，护理人员理念应由被动记录，转变为主动控制。护士应将医生制订的 24 小时液体平衡目标、容量安全范围细化为单位时间内液体平衡目标及容量安全范围，并根据单位时间内液体出入量情况，滴定式动态调节血液净化的脱水率或主动告知医生液体输入速度与脱水速度差值，协调解决方案。护士应避免只记录患者出入量，而忽视容量失衡的潜在危害，最终导致患者血流动力学状态改变。此外，护士在进行 CBP 交接班时应重视容量管理的交接，最好建立书面的容量平衡目标、安全值范围交接记录明细，以减少因为交接班纰漏造成下一班护士容量管理失衡。

总之，在重症血液净化治疗过程中，医生及护士应在容量管理目标与细则实施上达成一致认识，并随时就治疗过程中的容量问题进行沟通，密切配合，确保实现液体平衡管理目标同时保持患者内环境稳定，避免出现如上述案例中患者血流动力学不稳定的状况。医护配合上首先医生要根据患者病情、血流动力学及全身液体平衡情况，做出容量平衡目标决定，并根据患者具体情况随时调整液体平衡目标。在做出或调整液体平衡目标时应及时以开具医嘱或书面方式通知护士液体平衡目标的确立或更改，应避免口头通知，采用口头通知易因听错或双方理解不一致导致管理目标执行错误。

首先，为了有助于容量管理目标的达成、减轻医护双方工作量，医生应该给予护士动态调整脱水率的权利。其次，在液体平衡目标医嘱开具后，护士应与医生沟通确认管理目标，确认可行性及合理性，如有疑问应及时咨询医生。治疗开始前将容量平衡目标细化到具体单位时间进行管理，治疗过程中应密切监测出入量平衡情况、血流动力学改变等，并根据出入量监测结果主动调节血液净化的脱水率，以达到液体平衡目标、减少血流动力学波动。当患者血流动力学指标出现明显改变或容量安全值超过医生设置的安全范围时，护士要及时通知医生，由医生对患者的液体目标进行再评估及调整。此外护理还需要在交接班时确保容量管理目标的准确传达和记录。最后，医护双方应该经常在床头共同评估患者液体情况，确认执行情况，在重症血液净化治疗过程中就液体管理的问题交换意见，保持目标认识的一致性。

（吴碎秋　闵小彦）

第二节　抗凝管理医护配合

抗凝管理是重症血液净化治疗的重中之重，一方面，有效的抗凝管理可以减少血液净化管路及滤器内血液成分凝结，尽量延长滤器使用寿命，提高治疗效率，还可以减少因滤器凝血而频繁更换滤器导致产生的工作量增加及耗材使用，减轻医护人员工作量和患者经济负担。另一方面，有效的抗凝还可以减少因滤器凝血导致的血小板、凝血因子及其他血细胞的消耗，减少患者血小板、红细胞损耗及输血的可能性，还可以避免或减少由输血导致的输血相关并发症。此外，良好的抗凝可以明显减少机器设备报警量，降低医护人员特别是新员工血液净化治疗监护时的心理负担，改善医护人员及患者因报警产生的烦躁不安、恐慌等不良情绪，更有利于护理人员较好地开展护理工作。

重症血液净化抗凝手段及监测手段繁多而且不一，需要考虑的因素非常多，如患者现病史、既往史、各脏器功能水平、凝血功能、血管通路、治疗模式与参数设置、抗凝方法与监测选择，这就要求医护人员具有很高的抗凝管理水平同时要有默契的合作，才能确保重症血液净化抗凝管理工作的正常进行。

医生在重症血液净化抗凝工作中起到基础性作用。抗凝管理的首要条件是主管医生要熟练掌握各种抗凝方案及其相关知识，能够根据患者病情、自身脏器功能条件及治疗目的对血液净化方法、治疗模式、参数设置做出最合适选择，并据此选择最合适合理的抗凝剂、剂量及监测方法和频率。治疗模式选择上应在不影响治疗目的情况下选择血液净化滤器寿命最大化的模式，治疗参数设置时设置合适的前、后稀释比例及脱水速率等，设置完毕应计算滤过分数（filtration fraction，FF），注意滤过分数应小于 30%，超过 30%则使血液过于浓缩，滤器凝血风险急剧上升。滤过分数是指单位时间内从流经滤器的血浆中清除的液体量占血浆流量的比例。滤过分数具体计算方式如下：

$$FF=Q_{UF}/Q_p$$

[Q_{UF}（ml/h）为超滤速率（每小时滤器液体清除量）；Q_p（ml/h）为每小时滤器中的血浆流量]

最后医生应该根据患者凝血情况、脏器功能，制订合适的抗凝方案及监测方案，并依据监测的结果及时、合理地调整抗凝剂量及监测方案，必要时调整抗凝方案。此外，医生还需要做好出血风险评估，当出现抗凝相关的并发症时，需及时采取正确的处理措施，将抗凝并发症对患者危害降低到最低程度。

在重症血液净化抗凝管理中护士发挥着关键作用，其是执行者和监测者，首先护士应充分掌握重症血液净化抗凝理论知识。知晓各种抗凝剂作用原理、注意事项、监测方法及要点、相关并发症；熟练掌握各种抗凝方案要点、注意事项、并发症和实施方法等，并能够正确执行与观察，及时正确进行血液标本的采集并完成抗凝指标的监测，并将监测的结果及时通知医生。

其次护士要掌握抗凝相关的实际操作，熟练掌握各种血液净化滤器预充方法并能够正确预充，对于需要肝素预充的滤器，一定要按照滤器说明书要求的肝素浓度进行预充和浸泡。对于特殊抗凝方法掌握其特殊的血液标本采集方法，如采用枸橼酸抗凝时滤器前、滤器后血标本不同的采集方法；做好血管通路和血液净化管路的维护，特别是做好临时导管的封管工作，每次上机前应注意有无血栓形成。

再次护士应熟悉各类血液净化机器及血液净化滤器的性能，关注相关监测参数的变化，比如 TMP、输入压、回输压、压力下降等，及时发现管路及滤器内血栓形成情况；熟悉各类机器报警产生原理、原因并能够按照指示迅速解除报警，以迅速恢复血液净化血流，减少长时间血流中断引起的凝血风险。对于无法处理或处理失败的报警，应立即通知医生进行解决，避免长时间或反复血流中断导致的滤器或管道凝血，如发生由临时导管通路不畅引起的反复输入压极端负值，护士应尽早通知医生处理导管问题。

最后，重症血液净化治疗过程中，护士还需要观察患者是否会有抗凝相关并发症。注意观察患者主诉或临床表现，是否出现胸闷、气短、寒战、低血压、皮疹等抗凝剂过敏反应；注意穿刺部位或其他部位有无出血或肿胀；对于进行枸橼酸钠局部抗凝患者，护士还应关注患者是否出现低钙血症，具体临床表现为口唇麻木、四肢抽搐、恶心呕吐、心律失常等异常表现，及时发现枸橼酸并发症。

此外，在引血端进行采血检测抗凝指标时尤其要注意血液净化管路与血管通路连接方式，因为不同的连接方式会对凝血监测结果产生不同的影响。当采用管路正接时，管路引血端采集的血样基本可代表患者体内的血样，测得的凝血结果反映了患者体内的凝血状态。当采用管路反接时由于有一部分血液存在“自循环”现象，在引血端采集的血样并不能代表体内的血液标本。例如，枸橼酸抗凝反接时，引血端采集的标本中钙离子浓度要低于患者体内实际的钙离子浓度，因此，采用管路反接时应避免使用引血端标本监测体内凝血状态。

医护配合的默契程度决定了抗凝管理工作的“天花板”。抗凝的实施，需要医生与护士紧密配合，护士要及时发现抗凝异常，医生能够在接到护士通知后准确评估并处理。

首先医护人员在抗凝方案上要紧密配合。医生要根据患者情况制订完善的抗凝方案及监测方案，并以书面形式告知护士。护士要严格执行抗凝方案，并根据医嘱进行相关抗凝指标的监测，及时正确完成血标本采集并提醒医生关注抗凝结果，一旦出现危急值应立即将检验结果通知医生。医生应根据抗凝指标的检测结果，决定是否调整抗凝剂的用量，并以医嘱形式通知到护士。

其次，医护人员在抗凝监测上要紧密配合。护士在上机前首先要观察患者的全身皮肤是否存在瘀血点或出血点，穿刺部位是否有出血或肿胀，观察尿液、痰液、胃液等体液及粪便的颜色等，如有异常及时和医生联系协助完善抗凝方案；治疗过程中如发现上述问题，及时通知医生，协助医生根据患者的凝血状态调整或重新制订抗凝方案。治疗过程中当护士观察到跨膜压、回输压、压力下降等压力参数异常或短时间内快速升高，或血液净化滤器、静脉壶、血液净化管道出现明显凝血时，或出现反复报警难以解除时应及时通知医生。医生则应及时进行评估，判断监测指标异常的原因，及时调整治疗参数或解除故障，当判断血栓已经形成时，应预判管路及血液净化滤器的寿命及继续运行的风险，据此做出调整抗凝治疗的参数设置、改变抗凝方案或更换耗材或结束治疗、回血的决定，避免血液净化设备因跨膜压过高导致的回血失败、血液损耗、滤器破膜或其他不良后果。

最后，医生与护士还需要在抗凝并发症处理上紧密配合。护士如观察到患者出现皮疹、寒战甚至血压下降等过敏反应或疑似枸橼酸抗凝相关并发症，应及时通知医生采取相应治疗或抢救措施。

总之，抗凝管理中的医护配合，医生应重视护士提供的细节观察，及早发现凝血征兆，修正抗凝方案，血液净化治疗过程中医生与护士应时常沟通并告知注意事项，一些特殊点或关键点如抗凝方案调整应以书面医嘱形式告知，护士也要做好相应的交接班工作。

（吴碎秋　闵小彦）

第三节　团队培训医护配合

重症血液净化是ICU脏器支持的核心技术，其技术要求高、并发症多，因此一个高水平的经过系统培训的医护团队是重症血液净化治疗安全进行的保证。目前大多数医院ICU都建立起一个以医护为核心、技师及药剂师辅助的重症血液净化小组。一个高水平的重症血液净化团队可以减少报警，提高血液净化治疗效率，减少治疗并发症，降低治疗成本，保证患者安全，减少意外事件。建立完善的重症血液净化培训体系是培养团队的关键，也需要医护双方的共同努力、相互学习、相互配合。

重症血液净化医生的培训内容较多，也较难。主要内容包括：重症血液净化基础理论及知识、临时血管通路置管技术、重症血液净化相关血流动力学监测、重症血液净化抗凝监测、抗凝监测相关设备使用方法、各种型号血液净化设备性能及使用方法、置换液配方计算方法、重症血液净化治疗参数设置、报警原因及处理方法、水电解质酸碱平衡调整、医院感染防控等。

重症血液净化护理培训虽然与医生的培训内容比较内容相对简单，更考虑上手能力，但相关内容则更多、更烦琐，主要包括：重症血液净化及血流动力学相关基础理论知识、血液净化设备性能及使用方法、血液净化管路安装及预充方法、设备报警原因及处理方法、常见重症血液净化技术的上下机操作流程、常见重症血液净化治疗化验指标正常值及危急值、血管通路日常维护、重症血液净化文书记录、资料保管与质量控制、医院感染防控等。

重症血液净化培训内容多、难度大，受培训医护人员起点水平不一，需要医护人员相互配合，建立一个完善的培训体系，以利于培训质量的提高，这更需要全科室医护人员的努力。

首先，重症医学科要科学合理地设置培训课程，培训课程内容应理论结合实践，带教人员应在重症血液净化方面具有丰富的临床经验和扎实的理论基础，在课程内容及设置上既要安排基础理论授课，也要包含实际操作上机的教学工作坊，保证培训体系的完整性及全面性，此外还可以根据医生、护士工作特点制订各自的课程题目，灵活调整，以保证培训的实用性及针对性。如果科室重症血液净化属于刚起步阶段，在外请专家培训教学的同时应积极安排人员外出进修学习，学习结束后进行反馈、传授学习心得，全面提高科室技术水准。由于起点水平不一致，医护人员应在培训之后互通有无，在学习之后进行总结、交流学习心得。一般来说每次培训结束后建议进行考核，考核内容包含理论与操作两部分，考虑重症血液净化技术的复杂性，还应考虑增加应急能力，考核结果应进行量化评分，并设定达标分数线，对于不合格同事，应根据考核结果进行针对性再培训，增强培训效果。

其次，建立重症血液净化新同事培训体系。一般来说每年都会有新鲜血液加入重症医学这个家庭，一个完善、成熟的培训体系能够促进新同事适应新环境、快速成长。新同事的培训，也同样需要医护相互配合，一般来说，医生负责理论培训工作，护士负责实际操作跟应急处理培训。为了达到同质化培训，培训人员应尽可能固定，培训内容也需要做到同质化。

最后还需要建立重症血液净化继续教育培训体系，重症血液净化技术日新月异，需要医护双方及时了解新进展、新方向，跟进新技术、开展新技术，提高科室技术水准，这就需要医护双方彼此合作，彼此了解熟悉对方的工作内容、流程，才能有效提高工作效率，减少工作时争议，提高工作流畅性。

（吴碎秋　闵小彦）

第四节　医院感染防控医护配合

医院感染防控是ICU医护人员的重要日常工作。重症患者受基础疾病、原发疾病、各种侵入性操作等影响，同时存在免疫力低下、多脏器功能障碍、长期住院等情况，常是院内感染的高危人群。ICU患者一旦需要采取重症血液净化治疗，临时血管通路的建立和持续的血液净化运行更是会增加患者血行感染的风险。血液净化导致的血行感染相比于其他方式导致的感染危险程度更高，感染扩散更快，对患者预后影响更大。发生血行感染，无疑会增加患者治疗成本、延长住院时间、加重医患矛盾等，更有可能成为压倒患者的最后一根稻草。因此，在重症血液净化治疗期间做好医院感染防控是十分重要的，做好医院感染防控其关键在于医护配合。

医生在重症血液净化医院感染防控工作中的主要职责是预防感染发生及感染控制治疗。

首先在血液净化血管通路建立上要做好医院感染防控。重症患者如需要进行重症血液净化治疗，医生应先评估其全身状况、血管条件等，选择合理的部位建立血管通路，考虑感染风险，应尽量避免选择股静脉作为置管血管，但是也有文献指出在严格消毒后进行置管操作并严格执行医院感染隔离，股静脉与颈内静脉置管感染发生率并无显著差异。此外推荐超声引导下穿刺置管，采用这种方式可以避免反复穿刺导致局部血肿形成增加感染概率。穿刺置管操作应根据外科无菌操作规程进行，皮肤消毒液首选氯己定消毒液，铺巾应能够覆盖患者全身。

其次，血管通路建立后要每天对血管通路进行感染风险评估，怀疑出现导管相关感染时应尽快拔除导管并对导管进行细菌培养检测。如果患者较长时间不再进行血液净化治疗可考虑先拔除血液净化导管，需要时再重新置管。

最后，医生还需要积极控制原发疾病导致的感染，合理使用抗生素。治疗期间注意监测患者体温、降钙素原等指标变化，防治感染。此外，医生在查房及床头查看患者时还需要做好手卫生等工作，避免交叉感染。

护士医院感染防控工作主要是在对患者护理时做好无菌操作与手卫生。

首先，护理人员要提高医院感染认识，认识到医院感染防控工作的重要性，加强无菌观念，护理不同患者时避免交叉感染，对特殊感染或多重耐药患者应单独或集中处置管理。

其次，护理操作应遵守无菌操作规范。护士在接到重症血液净化治疗医嘱后应按照规范完成操作前准备，如洗手、戴口罩，安装血液净化管路及与血管通路连接时按各医院规范消毒连接口，注意不能污染连接口，接触导管接口或更换敷料时，须执行严格的手卫生，并戴无菌手套，不能以戴手套替代洗手。再次，血管通路的护理要做好医院感染防控，注意观察穿刺部位有无红肿、发热、渗出等情况。选择透气良好的无菌敷贴覆盖穿刺点，定期消毒并更换敷料。敷料出现潮湿、松动、污染时应立即更换。更换敷料时皮肤消毒面积应大于敷贴面积，消毒范围半径应大于5cm，消毒后自然晾干，再次重复消毒一次，消毒液建议使用氯已定消毒液。每次上机前连接导管后应再次消毒导管接头，下机封管时同样消毒接口并用肝素帽旋紧。此外，为患者翻身、清洁时还要注意保护导管，避免导管敷料或穿刺口被污染。

最后，护士在治疗过程中要保持血液净化管路的密闭性，进行置换液配制时及更换时遵循无菌原则。血液净化设备如果被患者体液、血液污染应参照设备说明书要求进行消毒。

重症血液净化医院感染防控，关键在于执行力。医护人员应严格执行一次性物品使用规章制度，做好无菌操作及手卫生工作，避免交叉感染。科室应按照医院规章制度设置医院感染护士及医院感染监测医生，定期组织学习医院感染防控知识，提高无菌观念，一起做好医院感染监测工作。一方面，医生建立血管通路时与护士相互配合，减少穿刺过程中的感染风险，在开具置换液配方时应尽量选择成品液，如只能自己配置时，应尽量减少配伍次数以减少人工配置污染的风险。另一方面，护士要做好血管通路的维护消毒，发现血管通路有感染迹象时应及时报告医生，由医生进行评估后采取相应措施。医生在接到护理怀疑感染报告时不能掉以轻心，应仔细评估。此外，血液净化治疗管路预充如不能立即上机，应保持管路密闭性，且在 4 小时内使用。持续运行时间超过 24 小时的血液净化管路及滤器等耗材受污染风险急剧上升，护士应及时提醒医生，由医生决定是否更换或继续使用。

重症血液净化医院感染防控工作关键在于无菌操作及手卫生，只有医护相互配合，医院感染防控才能切实落到实处，才能将患者发生感染的风险降到最低。

（吴碎秋　闵小彦）

第二篇 重症血液净化护理技术

第八章 重症血液净化血管通路

国家卫生健康委员会发布的《2017 年我国卫生健康事业发展统计公报》报告显示，2017 年，居民人均预期寿命为 76.7 岁。肾脏疾病是影响老年人生活质量的重要因素，发病率随年龄增长而增长。血液净化作为主要的肾替代治疗方法，血管通路的建立与维护是其中一个重要环节。通畅且没有带来并发症的血管通路是血液净化得以实施的前提条件。随着重症医学的不断发展，血液净化技术不断成熟，在未来，ICU 的血液净化技术的使用频率将会越来越高。正确的血管通路的选择、使用和维护，将是改善危重症患者预后的有效手段。

第一节 重症血液净化血管通路概述

血管通路是血液净化患者的“生命线”，建立和维护一条可靠的血管通路是血液净化顺利进行的前提，它直接影响着患者的透析效果和生存质量。

一、血管通路的发展史

血管通路分永久性血管通路和临时性血管通路两种。1943 年，Kolf 发明了血液透析疗法，这种疗法采用直接穿刺法，经过几次穿刺后，会出现无浅表的可供穿刺的血管可用的情况，限制了临床应用。1960 年，Shields 开创了动静脉外瘘技术，Quinton 和 Scribner 进一步完善了可反复用于血液透析的动静脉外瘘技术。1966 年，Cimino 和 Brescia 创立了动静脉内瘘技术，作为永久性血管通路的自体动静脉内瘘一直沿用至今，真正解决了永久性血液透析问题。

重症血液净化多采用临时性血管通路。重症患者因病情危重或发病紧急，需要进行血液净化时，绝大多数都没有能够立即使用的血管通路，所以对于需要进行血液净化治疗的重症患者，血管通路的选择和建立是一个常见且重要的问题。1961 年，Shalon 等采用 Seldinger 技术建立股静脉插管，为中心静脉留置导管建立临时性血管通路开了先河。1963 年临床开始应用锁骨下静脉插管，1965 年颈内静脉留置导管开始应用于临床，该方法简单易行，解决了急诊血液净化血管通路的建立问题，至今仍是目前公认的血液净化临时置管首选方法。1970 年聚四氟乙烯人造血管出现，20 世纪 80 年代，半永久性经皮下隧道带涤纶套留置导管应用于临床，使可供治疗用的血管通路应用更加广泛。

二、理想血管通路的特性

虽然慢性肾功能不全患者的自体动静脉内瘘、“长期”中心静脉导管和自体或人工合成的移植血管等也可用于危重症患者病情加重或有其他突发情况时血液净化通路，但中心静脉导管（central venous catheter，CVC）是重症血液净化最常用的血管通路，因此是本章介绍的重点。

血管通路的类型应根据患者病情需要和身体条件结合不同血管通路的特点进行选择，才能使患者及时得到合适的治疗。一条可靠的血管通路是血液净化治疗的前提，无论选择何种血管通路，都应该具备以下几个特性：易于反复建立血液循环；手术方法尽可能简单，成功率高；血流量充分、稳定；能长期使用；没有明显的并发症；可减少和防止感染；不影响和限制患者活动；使用安全，能迅速建立；尽量不限制患者的其他治疗。

三、治疗时间对血管通路选择的影响

目前，血液净化导管分为带隧道带涤纶套导管和无隧道无涤纶套导管（或称为临时血液净化导

管）。《中国血液透析用血管通路专家共识》（第 1 版）建议，颈部静脉临时血液净化导管使用原则上不得超过 4 周，如果预计需要留置 4 周以上，应当定期更换临时血液净化导管或采用长期血液净化导管；股静脉临时血液净化导管使用原则上不超过 1 周，对长期卧床患者可以延长至 2～4 周（图 8-1-1）。

临时血液净化导管
• <29天
• 常被称为Shaldon导管
单腔
双腔
三腔

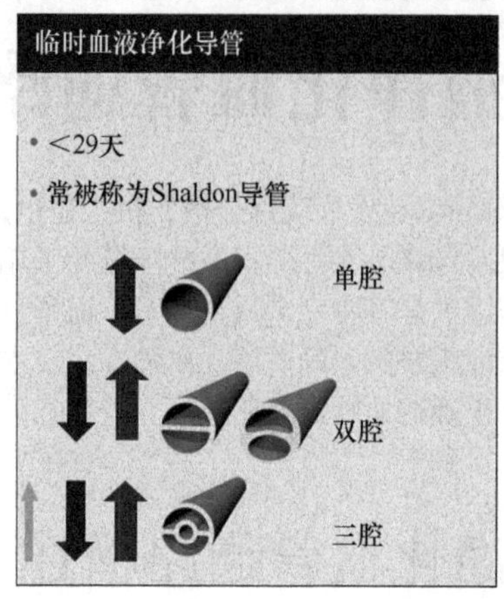

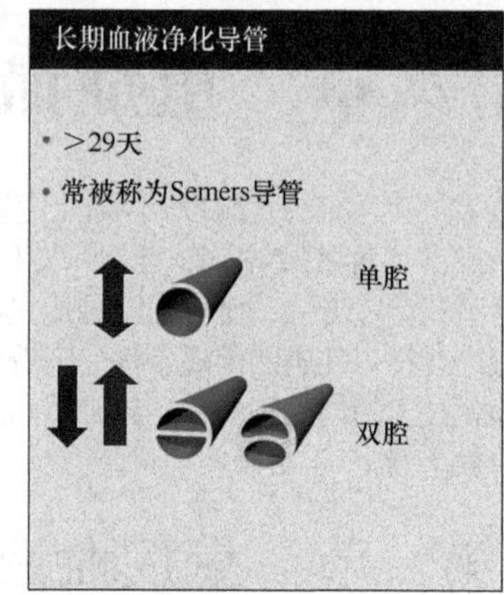

图 8-1-1 血液净化导管常见类型

带隧道带涤纶套导管置管操作较临时血液净化导管复杂、费时，而重症血液净化治疗需要立即或尽早进行，即使部分入住 ICU 的患者有成熟的自体动静脉内瘘或带隧道带涤纶套导管，但是考虑到重症患者的依从性差，治疗过程中随时可能出现不自主活动、烦躁、病情变化等，容易造成自体动静脉内瘘的损伤、大出血、感染等后果，不仅血液净化不能有效进行，而且可能导致内瘘或导管功能不良。因此，目前临床血管通路建立多选择临时血液净化导管置管，而不建议使用自体动静脉内瘘或带隧道带涤纶套导管。

四、血管位置对血管通路选择的影响

CBP 血管通路有多种选择，包括临时性、半永久性及永久性血管通路。永久性血管通路包括动静脉内瘘、移植血管、中心静脉长期留置导管等。临时性血管通路为中心静脉导管，也称临时中心静脉通路。对重症患者的 CBP 一般采取短期的治疗方案，因此临时中心静脉通路常为首选。临时中心静脉通路包括颈内静脉、锁骨下静脉、股静脉（图 8-1-2）。锁骨下静脉置管的优点是舒适性较高，易固定，但由于技术要求高，可能发生血气胸等致命性并发症，且易狭窄，尤其存在凝血功能障碍者禁用，故而一般不作为选择。颈内静脉和股静脉都具有并发症较少、狭窄率较低、可获得良好的血流量等优点，故而都可被选为 CBP 的血管通路。股静脉置管技术要求低，压迫止血效果好，血肿发生率低，其导管相关性感染的发生率并不比颈内静脉高，故而在临床中常作为 CBP 血管通路的首选，但股静脉置管也有易形成血栓、患者活动受限等缺点。

	优点	缺点
颈内静脉	较少凝血并发症的发生 方便置管	不美观 舒适性差
股静脉	方便置管 更适合卧床患者	易打折 易感染
锁骨下静脉	适用等待造瘘、临时应用的患者	血管狭窄 易造成血气胸和血栓

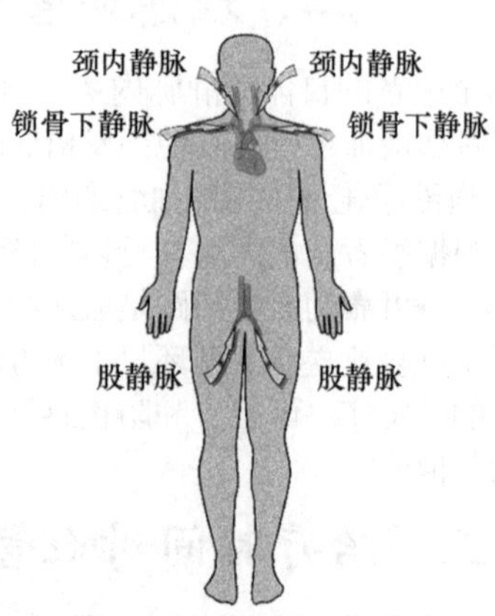

图 8-1-2 不同静脉血管通路优缺点比较

五、导管种类对血管通路选择的影响

血液净化导管的材质要求是：体外部分稍硬，以便于穿刺；体内部分柔软，可减少血管内膜损伤；生物相容性好，不易形成血栓；不透 X 线，可摄片观察位置，能安全留置。聚氨酯和聚乙烯是目前最常用的导管材料。

血液净化导管按腔的数量可分单腔导管、双腔导管和三腔导管三种（图 8-1-3、图 8-1-4）。目前除了婴幼儿可能用到单腔导管行血液净化治疗外，绝大多数患者选择双腔或三腔导管。双腔导管的好处是可减少感染的机会，用于血流动力学稳定的患者。如果患者需要中心静脉输液或监测中心静脉压，需要额外放置中心静脉导管或使用三腔导管。

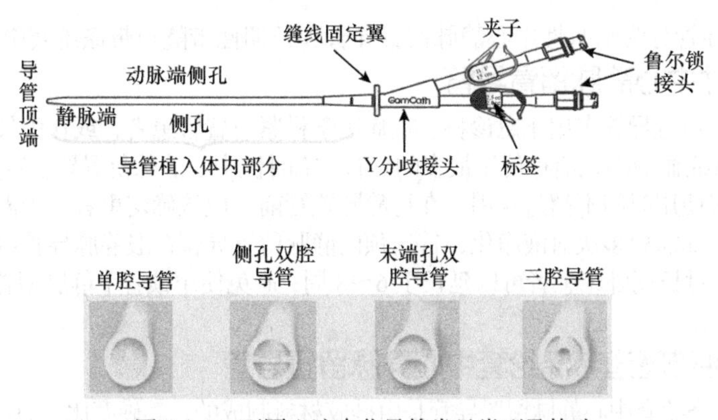

图 8-1-3　不同血液净化导管常见类型及构造

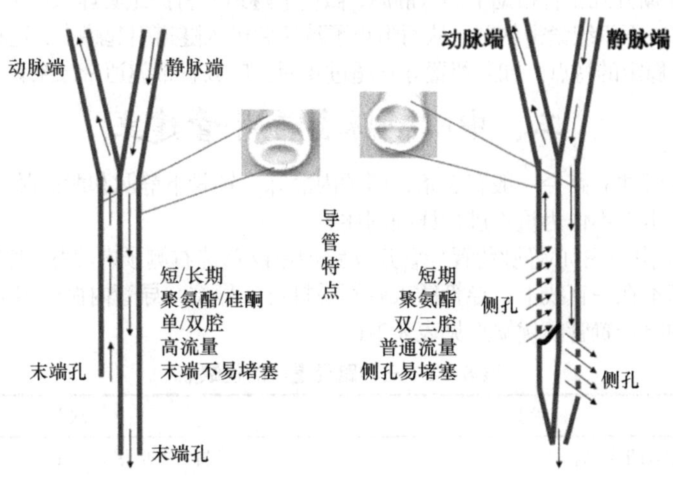

图 8-1-4　两种双腔血液净化导管特点

对右颈内静脉通路常规选择的临时血液净化导管长度应为 12～15cm，对左颈内静脉通路选择的临时导管长度应为 15～20cm，对股静脉通路选择的临时导管长度应超过 20cm。长期血液净化导管右侧颈内静脉置管通常选择全长为 36～40cm 的导管，左侧颈部长期导管选择全长为 40～45cm 的导管，股静脉置管应选择全长在 45cm 以上的长期导管。

临床上，重症血液净化成人患者的血液净化导管外径范围通常为 11～14Fr，以外径为 12Fr 的导管最常用；若使用三腔导管，则选择管径增大 1Fr 的导管。进行高容量血滤治疗时采用外径为 13～14Fr 的血液净化导管，以保证较高的血流量。儿童患者导管型号及穿刺部位可根据患儿年龄及体重选用外径为 6.0～11.5F 导管。导管型号选择与体重有关系，可按公式进行估计：导管型号=[6+0.1×体重（kg）]，即体重为 3～5kg 可选用直径为 6F 导管，体重为 6～10kg 可选用直径为 7Fr 的导管，11～20kg 选用直径为 8Fr 的导管，体重超过 20kg 可选用更大的导管。

（林浙兵　李之诉）

第二节　中心静脉留置导管护理

中心静脉留置导管具有血流量充足、操作简单易行、不损害血管和可以反复使用等优点，在临床上广泛使用。

一、中心静脉留置种类

中心静脉留置导管分为临时性中心静脉留置导管和长期性带隧道带涤纶套中心静脉留置导管。

（一）临时性中心静脉留置导管

临时性中心静脉留置导管多用于急诊科、重症医学科紧急置管患者，或作为长期血液透析患者过渡性置管，是目前重症血液净化治疗使用最多的导管。临时性中心静脉留置导管容易引起感染、血肿、血栓等并发症，一般使用时间不超过 4 周。在行静脉置管前，应该确定患者是否需要长期血液净化，避免多次穿刺插管。如需要多次血液净化，首选颈内静脉留置导管；股静脉导管留置应不超过 30 天，尽量在 4 周内拔除，对长期卧床患者可以延长至 6～8 周；避免使用锁骨下静脉留置导管，以减少静脉血栓和狭窄的发生。

（二）长期性带隧道带涤纶套中心静脉留置导管

长期性带隧道带涤纶套中心静脉留置导管是由硅胶材料制成的，其硬度比普通双腔导管小，需要采用 Seldinger 技术并在撕开式鞘管帮助下插入静脉，做皮下隧道并将涤纶套埋入皮下导管出口处。带隧道带涤纶套留置导管与皮下组织紧密粘贴，从而阻止了致病菌进入隧道引起感染，这种导管口径粗，且质地柔软，具有血流量稳定的特点。如果留置导管超过 4 周，应放置带隧道带涤纶套中心静脉留置导管。

二、中心静脉留置导管建立

中心静脉留置导管建立路径一般有 3 条，即颈内静脉、锁骨下静脉和股静脉。血管路径的建立主要由临床医生完成，本书不作为重点进行详细阐述。

根据《KIDGO 指南》，中心静脉留置导管建立路径建议首选右侧颈内静脉，原因是右侧颈内静脉、上腔静脉和右心房基本在一直线上，导管插入后不易打折、异位，导管内血流阻力小，这样就能保证充足的血流量。三种路径置管的优缺点见表 8-2-1。

表 8-2-1　三种路径置管的优缺点

	优点	缺点
颈内静脉	比锁骨下静脉容易	置管需要头后倾体位
	并发症发生率较低	头颈部运动可受限，用弯头导管可改善
	狭窄发生率很低，可以获得很好血液	不易固定
		血栓发生率高
锁骨下静脉	患者可以自由活动，可做门诊透析	需较高技术和经验
	可获得很好血流	并发症多，如血气胸
		置管需要头后倾体位
		锁骨下静脉血栓和狭窄发生率高
		压迫止血困难
股静脉	容易插管	置管后需平卧位，患者常卧床，不方便行走
	穿刺并发症少且轻	血流量常与大腿位置有明显关系
		血栓发生率和不畅率很高
		感染风险相对较高

三、中心静脉留置导管使用及维护

（一）中心静脉留置导管换药护理流程

1. 物品准备　无菌上机包（内含换药碗、无菌棉球、无菌纱布、镊子等）、无菌手套、无菌贴膜、消毒液、胶布及抗凝剂。

2. 患者准备　患者平卧，戴口罩头偏向一侧。暴露导管穿刺部位皮肤。

3. 工作人员准备　洗手、戴口罩和帽子。

4. 核对　患者姓名、性别、年龄、床号、血液净化时间、治疗模式。

5. 换药过程

（1）取下覆盖导管出口的敷料和导管口的纱布。

（2）评估导管出口处有无红肿，局部有无渗血、渗液现象，导管周围皮肤有无破溃，导管有无脱出及破损情况。

（3）使用洗手液洗手。

（4）打开无菌换药包，倒入消毒液，戴无菌手套。

（5）以导管入口处为中心，用消毒剂由内向外进行皮肤消毒，消毒范围直径>10cm。清除导管入口处血垢，正反各两遍。

（6）导管消毒：用消毒剂消毒导管的软管部分及动静脉外露部分，同时要彻底清除导管表面及周围血迹及污迹，切忌反复涂擦。

（7）在导管入口处覆盖2～3块无菌纱布或贴膜，并给予妥善固定。

6. 中心静脉留置导管换药护理流程　见图8-2-1。

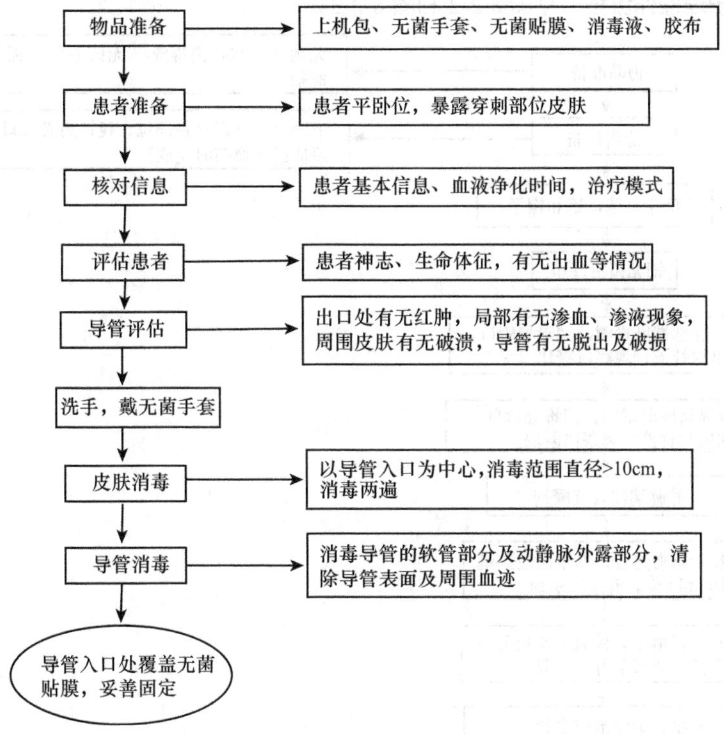

图8-2-1　中心静脉留置导管换药护理操作流程

（二）中心静脉留置导管上机护理操作流程如下

1. 物品准备　无菌上机包（内含换药碗、无菌棉球、无菌纱布、镊子等）、无菌手套、消毒液、无菌治疗盘（无菌注射器、抗凝剂）。

2. 工作准备 洗手，戴口罩、帽子。

3. 患者准备 平卧位、暴露穿刺部位皮肤。

4. 上机护理操作

（1）无菌治疗巾铺于穿刺处。

（2）分离静脉端的肝素帽（注意：静脉夹子必须在关闭状态），取酒精棉球，覆盖导管横截面和导管螺纹口，用力旋转擦拭≥15次，连接无菌注射器，抽出导管内的封管液及可能形成的血凝块（约3ml）。

（3）分离动脉端的肝素帽（注意：动脉夹子必须在关闭状态），取酒精棉球，覆盖导管横截面和导管螺纹口，用力旋转擦拭≥15次，连接无菌注射器，抽出导管内的封管液及可能形成的血凝块（约3ml）。

（4）遵医嘱将抗凝剂首剂量注入导管静脉端（分离针筒时注意抽拉活塞保持针筒内的负压，以免血液滴漏，观察有无血栓）。

（5）取下动脉端的注射器，连接动脉端血路管，打开夹子。

（6）调整血液流量≤100ml/min，开泵，引血。

（7）引血至静脉壶，停泵，夹闭静脉端管路，连接于中心静脉留置导管静脉端（注意排除空气），打开夹子。

（8）开泵，调整治疗参数。

（9）将留置导管连接处用无菌纱布或治疗巾包裹，妥善固定。

（10）上机后再次评估患者神志、生命体征；检查管路与导管的连接是否紧密，固定是否妥善；核对治疗参数。

5. 上、下机护理操作流程 见图8-2-2和图8-2-3。

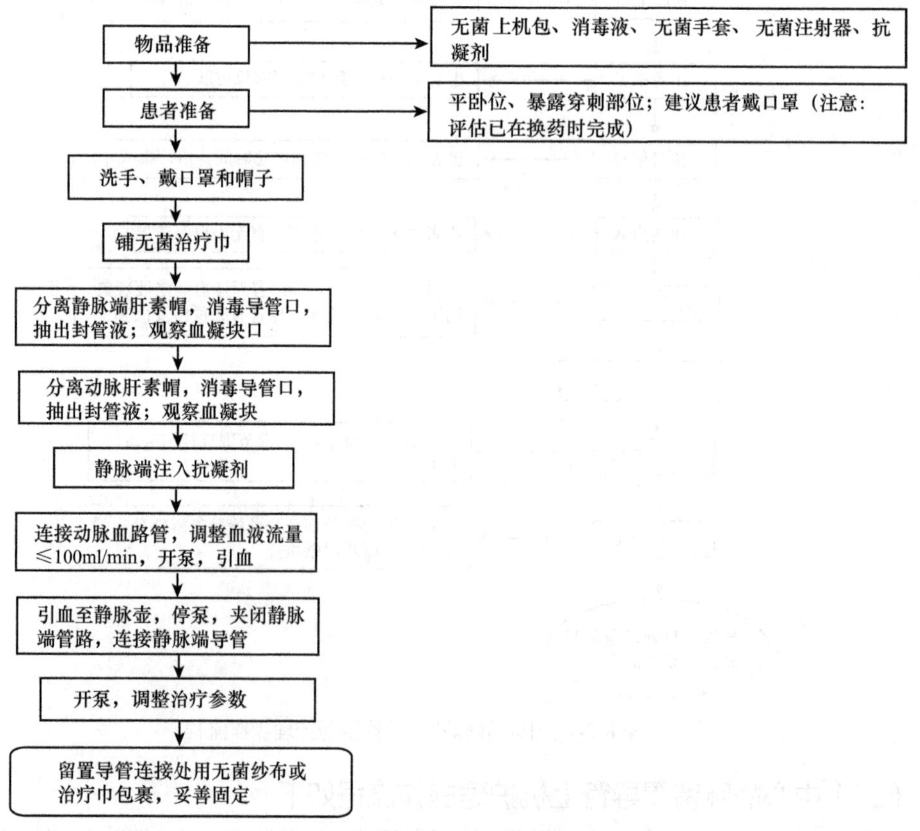

图8-2-2 中心静脉留置导管上机护理操作流程

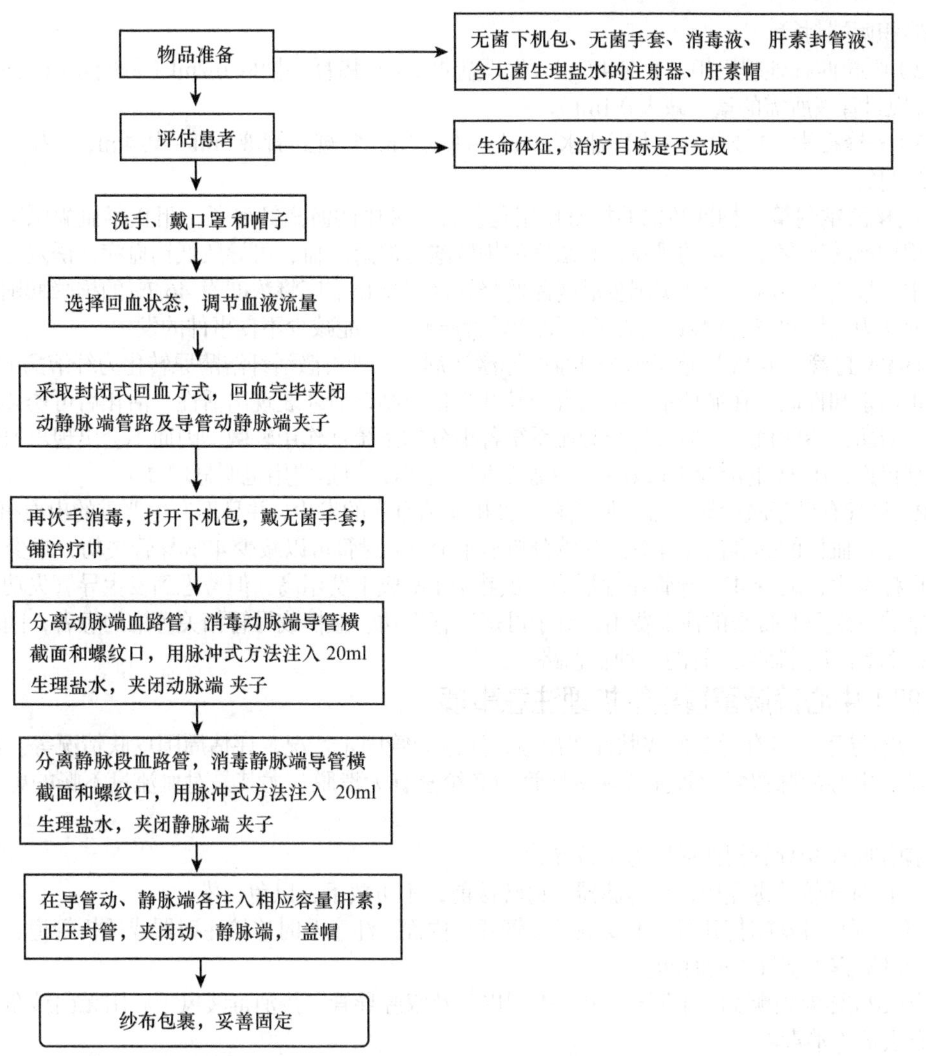

图 8-2-3　中心静脉留置导管下机护理操作流程

（三）中心静脉留置导管常见封管液

1. 肝素封管　肝素+生理盐水是常见的封管液方案。目前肝素盐水封管液浓度并没有官方标准或指南参考。目前临床上通常采用浓度为1000U/ml的肝素盐水封管，《2014中国血液透析用血管通路专家共识》也推荐这种封管液方案。当明确有导管闭塞或血栓形成时，可考虑使用高浓度肝素盐水（浓度为5000U/ml）封管，对于有出血的患者可考虑使用低浓度肝素盐水封管，为了降低出血风险，应尽量减少或避免使用肝素原液作为封管液体。

2. 尿激酶封管　如患者导管内有血栓或导管相关性纤维蛋白鞘形成，导致流量欠佳，可使用尿激酶封管。根据国内较多文献报道的尿激酶溶栓或封管效果，采用5万～25万U尿激酶加生理盐水3～5ml，导管内保留20～30分钟，可根据导管再通情况重复两次，对短期内反复血流不畅者，可采用持续尿激酶导管内滴注，每次持续4小时以上，连续3～5天。

3. 抗生素封管　如患者突发寒战、高热，高度怀疑与导管相关性感染有关，一般在血培养之后开始行抗菌治疗，包括全身用药和抗生素封管。

抗生素封管液配制方法：

（1）万古霉素（1支0.5g）+生理盐水10ml稀释→抽取1ml+常规封管液3ml→共4ml，根据长期管不同容积两端封管。

（2）哌拉西林他唑巴坦（1支4.5g）+生理盐水20ml稀释→抽取0.2ml（每侧0.1ml注入注射器内）+常规封管液所需的量（减去0.1ml）。

（3）先锋霉素（1支1g）+生理盐水20ml→抽取1ml+常规封管液3ml→共4ml，根据长期管不同容积两端封管。

4. 枸橼酸钠封管 枸橼酸钠的抗凝作用是螯合血液中的游离钙离子，阻止凝血酶原转化为凝血酶。使用枸橼酸钠存在一定的风险，高浓度的枸橼酸若渗透入血，可导致低钙血症，诱发心律失常，出现麻木、抽搐等症状。因此美国食品药品监督管理局禁止临床将浓度为46.7%的枸橼酸钠作为封管液。目前认为选用4%枸橼酸钠封管即可维持导管通畅，又能减少不良事件的发生。

5. rt-PA封管 rt-PA即重组组织纤维酶原激活剂，一种可激活纤溶酶原转化为纤溶酶的糖蛋白，其纤维蛋白亲和性高，在循环系统中只有与其纤维蛋白结合后才表现出活性，活化后可诱导纤溶酶原转化为纤溶酶，溶解血块，但对整个凝血系统各组分的系统性作用轻微，因而不会出现出血倾向。据较多文献报道，rt-PA的溶栓再通效果比尿激酶明显增高，但是费用也明显增高。

rt-PA封管有助于减少导管血栓形成和导管相关菌血症的发生，并且不发生严重的出血事件，已经成为国外导管血栓的标准治疗方案。荟萃分析显示rt-PA封管可以减少47%导管失功，减少32%导管相关菌血症发生，减少42%导管血栓形成。虽然rt-PA成本费用高，但考虑到发生导管失功或导管相关性感染的危险及其带来的住院费用，对于可疑导管失功、血栓或导管相关感染的患者，间断性的给予rt-PA封管不失为临床封管的一种新思路。

（四）中心静脉留置导管护理注意事项

1. 观察导管出口有无渗血或脓性渗出液，注意导管固定情况，评估周围皮肤情况等。如为带隧道带涤纶套中心静脉留置导管注意观察导管的涤纶套有无滑脱，尤其是对血流量不畅的患者，应特别关注。

2. 操作时避免导管扭曲或用力牵拉导管。

3. 一旦对导管消毒完毕，在与滤器管道转接前，不可放下，以免污染。

4. 导管开口肝素帽打开后，不要触碰导管开口内面。注意及时连接注射器或透析管道，要尽量缩短导管开口暴露于空气中的时间。

5. 用5%聚维酮碘纱布消毒导管出口周围皮肤及双腔导管。待消毒液风干后用无菌纱布覆盖，不要用纱布去擦干消毒液。

6. 应每次更换导管夹子锁定的位置，以免导管局部塌陷。

7. 严格遵循导管说明书提示的注意事项。

四、中心静脉留置导管并发症及护理

（一）感染

1.护理

（1）中心静脉留置导管轻微的出口感染不合并菌血症和（或）隧道感染时，局部定期消毒、更换敷料，予以局部抗生素治疗或口服抗生素，一般炎症即可消退。

（2）临时性深静脉留置导管发生导管相关性菌血症，应留取外周血标本和导管血标本进行细菌培养和药物敏感试验，予以拔除留置导管，抗生素静脉治疗，在其他部位重新置管。

（3）长期留置带涤纶套管发生导管相关性菌血症和（或）隧道感染时，应留取外周血标本和导管血标本进行细菌培养和药物敏感试验。可先予以经验性抗生素静脉治疗，血培养阳性者根据药物敏感试验结果选用抗生素。导管内点滴抗生素，同时使用抗生素加入肝素溶液中封管。抗感染治疗48小时后不发热，保留导管，并导管内抗生素封管并静脉使用抗生素3周。如若抗感染治疗48小时后症状无法控制，予以拔管，更换新的隧道导管。

2. 护理流程 见图8-2-4。

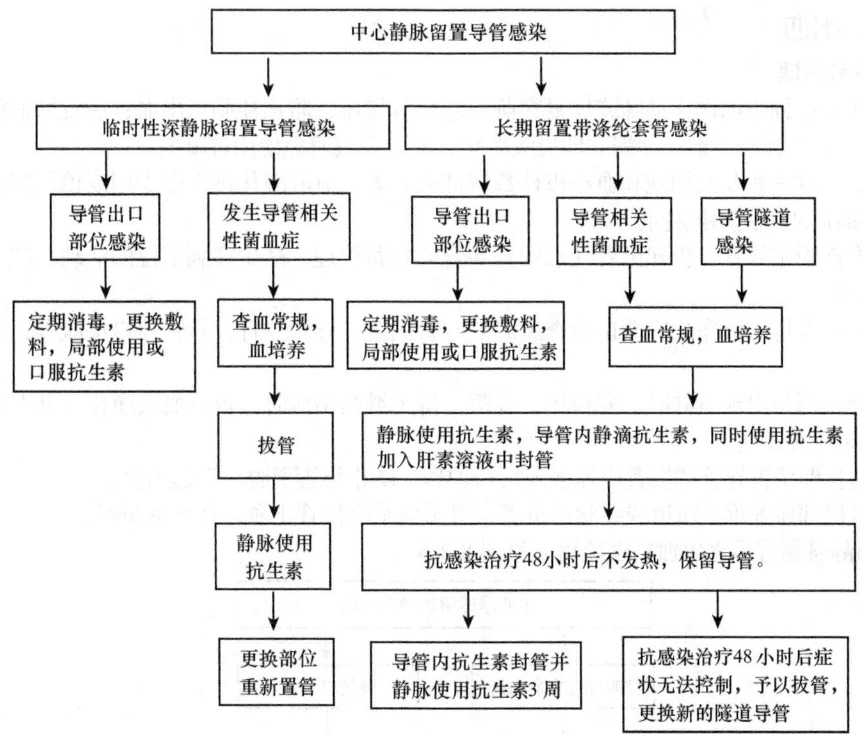

图 8-2-4　中心静脉留置导管感染护理流程

（二）血流不畅

1. 预防和护理

（1）每次血液净化后准确肝素封管可以最大限度地降低血栓形成。

（2）变换体位或变换导管位置，可改善血液流量。

（3）抽吸过程中出现血液流量不畅，切忌强行向导管内推注液体，以免血凝块脱落而引起栓塞。

（4）血栓形成或纤维蛋白鞘形成时可采用尿激酶溶栓法。方法：将生理盐水 3～5ml+尿激酶 5万～15万U 利用负压吸引方法缓慢注入留置导管，保留 15～20 分钟，回抽出被溶解的纤维蛋白或血凝块。若一次无效，可重复进行（注意：尿激酶溶栓法应在医生指导下进行，患者无高血压、无出血倾向方可使用）。如溶栓仍无效，则予以拔管。

（5）出现抽吸不畅，建议血液透析结束时应用尿激酶加肝素封管。

2. 中心静脉留置导管血流不畅护理流程　见图 8-2-5。

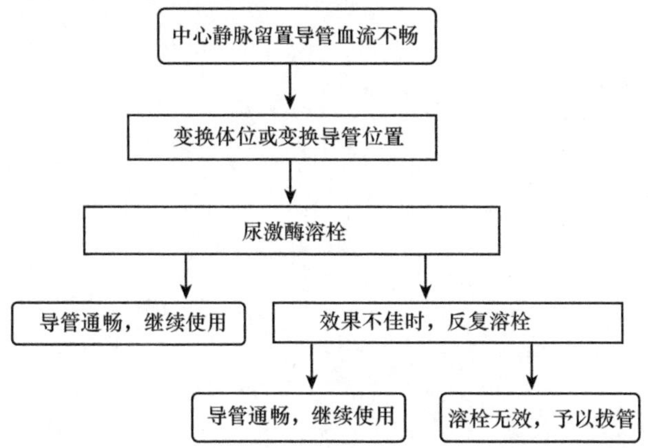

图 8-2-5　中心静脉留置导管血流不畅护理流程

（三）出血

1. 预防和护理

（1）穿刺过程中如误穿动脉或反复穿刺，应充分按压，防止穿刺点出血；沿皮肤血管穿刺点进行有效按压，再用冰袋冷敷；如需立即血液净化，应减少或避免使用抗凝剂。

（2）对严重贫血及红细胞和血小板计数较低的患者，血液净化过程中少用或慎用抗凝剂，视病情可采用小剂量或不使用抗凝剂。

（3）妥善固定导管，告知患者注意留置导管的自我护理，减少穿刺部位的活动，减少牵拉，预防导管的滑脱。

（4）每次进行血液净化应严格检查患者的导管固定、导管位置、导管出口皮肤等，及时发现问题并解决。

（5）穿刺部位出现血肿时，先指压、冷敷，待无继续出血时，再行血液净化，并严格观察抗凝剂使用后的出血并发症。

（6）对长期留置导管的患者应加强观察和护理，防止导管滑脱，引起出血。

（7）对局部血肿难以压迫或症状严重者，可予以平卧拔管止血，并严密观察。

2. 中心静脉留置导管出血护理流程　见图 8-2-6。

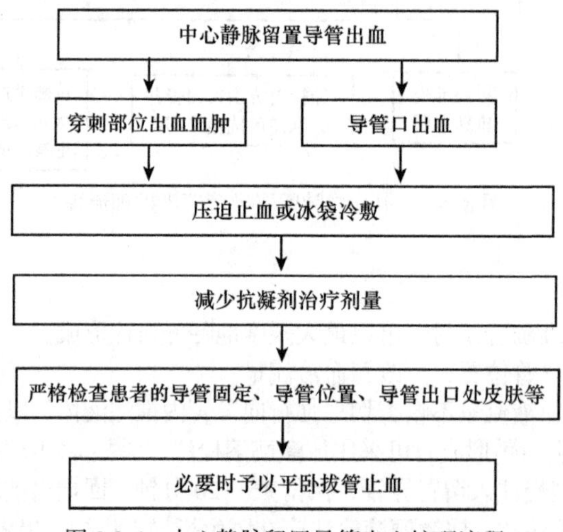

图 8-2-6　中心静脉留置导管出血护理流程

（叶白如　谷　禾）

第九章　重症血液净化抗凝技术及护理

体外循环血液凝血是重症血液净化治疗被迫中断的常见原因。抗凝管理不当不仅会影响血液净化滤器寿命，还会降低重症血液净化治疗效果，也会增加患者治疗费用及医务人员工作负荷。因此，在重症血液净化治疗过程中需要应用合适的抗凝方法、准确的抗凝效果监测、适时的抗凝方案调整，严密的抗凝并发生症观察及处理，这样才能保证体外循环功能状态良好，避免抗凝不良反应发生。

第一节　重症血液净化抗凝评估与策略

凝血，即血液凝固的过程，是血液中一系列凝血因子被相继酶解激活，最终生成凝血酶，形成纤维蛋白凝块的过程，其实质就是血浆中的可溶性纤维蛋白原变成不可溶的纤维蛋白的过程。机体凝血功能主要受血管壁结构和功能、血小板质量和数量及血浆凝血因子活性影响。凝血途径根据凝血酶原激活物形成始动途径和参与因子的不同可分为：内源性凝血途径、外源性凝血途径、共同凝血途径。

一、凝 血 机 制

（一）凝血因子

迄今为止参与凝血的因子共有 12 个，为统一命名，世界卫生组织按其被发现的先后次序用罗马数字编号Ⅰ～XIII（凝血因子Ⅵ是血清中活化的凝血因子Ⅴ，已不再将其视为独立的凝血因子）。各凝血因子及其特性见表 9-1-1。

表 9-1-1　凝血因子及其特性

编号	名词	主要功能
Ⅰ	纤维蛋白原	形成纤维蛋白凝胶
Ⅱ	凝血酶原	激活丝氨酸蛋白酶催化纤维蛋白原转化纤维蛋白
Ⅲ	凝血酶原酶、组织因子	凝血因子Ⅶ的辅因子
Ⅳ	钙离子（Ca^{2+}）	多种因子的辅因子
Ⅴ	前加速素、促凝血球蛋白原易变因子、前加速素易变因子	凝血因子Ⅹ的辅因子
Ⅶ	血清凝血酶原转变加速素、前转变素稳定因子	丝氨酸蛋白酶激活因子Ⅹ
Ⅷ	抗血友病因子	凝血因子Ⅸ的辅因子、加速凝血因子Ⅹ的生成
Ⅸ	血浆凝血活酶成分	丝氨酸蛋白酶激活因子Ⅹ
Ⅹ	Stuart-Prower 因子	丝氨酸蛋白酶激活因子Ⅱ
Ⅺ	血浆凝血活酶前质	丝氨酸蛋白酶激活因子Ⅸ
Ⅻ	接触因子/Hageman 因子	丝氨酸蛋白酶激活因子Ⅸ
XIII	纤维蛋白稳定因子	丝氨酸蛋白酶激活因子Ⅸ及激肽释放酶原

（二）凝血途径

1. 内源性凝血途径　是指参与凝血的因子全部来自血液，包括从凝血因子Ⅻ被激活，到凝血因子Ⅹ激活的全过程，通常因血液与带负电荷的异物表面（如玻璃、白陶土、硫酸酯、胶原、血液净化管路内壁、滤器纤维膜等）接触而启动。

2. 外源性凝血途径　是指启动因子为来自组织的组织因子，包括组织因子暴露于血液到凝血因子Ⅹ被激活的过程，此途径又称组织因子途径。组织因子是一种跨膜糖蛋白，存在于大多数组织细胞。

3. 共同凝血途径　是指凝血活酶生成至纤维蛋白形成的过程，是内源性、外源性凝血途径的共同阶段，主要包括凝血酶生成和纤维蛋白形成两个阶段（图 9-1-1）。

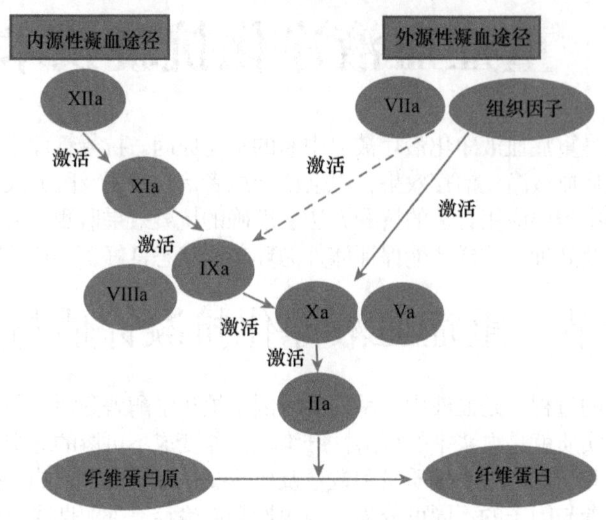

图 9-1-1 共同凝血途径示意图

（三）重症血液净化的凝血激活途径

对于重症患者而言，细菌内毒素、免疫复合物、肿瘤坏死因子等均可刺激血管内皮细胞和单核细胞表达组织因子，从而启动凝血过程。

重症血液净化治疗过程中，体外凝血机制启动首先是血液与血管通路、体外循环管路和滤膜接触，继而激活凝血因子，内源性及外源性凝血途径均发挥作用。接着血液进入滤器，通过与膜表面接触激活Ⅻ凝血因子，触发内源性凝血瀑布反应，继而出现血浆蛋白的吸附、血小板活化和纤维蛋白沉积，最终形成血栓。此外，血液与外部材料的接触或炎症本身都会导致血小板和单核细胞的活化。活化的单核细胞会黏附于膜表面，并且在膜表面表达组织因子，随后可通过外源性或组织因子-Ⅶa 途径引起局部凝血酶的生成。

二、常见凝血功能检验指标意义及标本采集

（一）常见凝血功能检验指标意义

1. 活化部分凝血活酶时间（activated partial thromboplastin time，APTT） 是在被检血浆中加入活化试剂（接触因子激活剂和部分磷脂）和钙离子后，观察血浆凝固所需要的时间。

【参考值】 30～45 秒，超过正常对照 10 秒以上有临床意义。

【临床意义】 APTT 是内源性凝血途径较为灵敏和最为常用的监测指标，但血小板异常时 APTT 无变化。临床常用 APTT 监测肝素药物用量，一般维持 APTT 为正常值的 1.5～2.0 倍。

2. 凝血酶原时间（prothrombin time，PT） 是指在被检血浆中加入钙离子和组织因子或组织凝血活酶，观察血浆的凝固时间。

【参考值】 11～15 秒（奎氏法），超过正常对照 3 秒以上者有临床意义。

【临床意义】 PT 是反映外源性凝血途径中各凝血因子总的凝血状况较为灵敏和最为常用的监测指标。

3. 全血凝固时间（clotting time，CT） 指血液离开血管，在体外发生凝固的时间。

【参考值】 玻璃管法，5～12 分钟。

【临床意义】 主要是反映内源性凝血途径中各种凝血因子是否缺乏或功能异常及是否有抗凝物质增多。

4. 活化凝血时间（activated clotting time，ACT） 是将抽出血液置入有白陶土或硅藻土的试管后，血液发生凝固的时间。

【参考值】　70～130秒。

【临床意义】　同CT，是一种敏感的内源性凝血途径功能检验，方法虽然敏感，但凝固时间短，测定结果不易判断，血小板激活、血液稀释、凝血系统的激活、低体温均会影响ACT的准确性，采血后须立即测定，2分钟左右出结果，属于床边检验。ACT是血液净化治疗中测定肝素量监测血凝时间的一种客观、有效的方法，可以确定血液所需肝素抗凝及鱼精蛋白拮抗的计量。肝素活化后，以ACT保持在维持用药前的1.5～2.5倍为宜，在肝素活化被中和后ACT应小于130秒。

5. 血小板计数（platelet count，PLT）　是指单位容积（L）血液中血小板的数量。

【参考值】　（100～300）$\times 10^9$/L。

【临床意义】　不能代表血小板功能，血小板计数增加意味机体更易发生血小板性血栓，而血小板计数减少并非单纯反映止血功能异常，单位时间内PLT进行性降低提示存在血小板活化引起的血小板消耗性低下，是血小板活化的标志，有些患者PLT虽低，但仍有很好的凝血表现，而另外一些患者PLT较高但血小板功能很差。使用普通肝素或低分子肝素进行抗凝时，PLT＜50×10^9/L建议暂停用药。

6. 纤维蛋白原（fibrinogen，FIB）　又称凝血因子Ⅰ，是凝血因子活化最终阶段血液发生凝固所必需的蛋白质。

【参考值】　2～4g/L。

【临床意义】　FIB是急性期反应物，在脓毒症和炎症的情况下升高。FIB水平升高意味着凝血活化后将生成大量的纤维蛋白，更易发生血栓栓塞性疾病；FIB水平降低则意味着发生出血时机体不能生成足量纤维蛋白，无法有效止血。主要用于rt-PA、尿激酶或去纤酶等溶栓治疗的监控，溶栓治疗应控制FIB水平为1.2～1.5g/L，低于1.2g/L时易发生出血。

7. D-二聚体（D-Dimer，D-D）　是稳定的纤维蛋白被纤溶酶降解所产生的特异性产物。

【参考值】　＜0.4mg/L。

【临床意义】　D-D水平升高意味着存在凝血酶和纤溶酶的生成，即提示存在凝血活化和继发性纤溶活性增加。D-D水平下降意味着抗凝治疗充分，凝血活化，凝血酶生成得到有效抑制。

8. 国际标准化比值（international normalized ratio，INR）　是从PT和测定试剂的国际敏感指数（international sensitivity index，ISI）推算出来的。

【参考值】　0.8～1.2。

【临床意义】　临床上INR用于华法林治疗监测，INR为2.0～4.0提示抗凝治疗合适；INR＞4.5时，如纤维蛋白水平和血小板数仍正常，则提示抗凝过度，应减少或停止用药；如纤维蛋白原水平和血小板计数降低，则提示弥漫性血管内凝血或肝功能障碍存在。

9. 血钙　细胞外液中的钙几乎全部存在于血浆中，以三种形式存在：非扩散性钙与蛋白质结合，约占血浆总钙（TCa^{2+}）的40%～50%；扩散性钙主要为离子钙（iCa^{2+}），还有小部分的钙盐（如柠檬酸钙、有机酸钙盐及碳酸氢钙等）。血钙作为凝血因子Ⅳ广泛参与凝血过程的多个环节中，并发挥重要的作用，保持体内钙离子水平的稳定对于维持机体正常的凝血功能具有重要意义。

【参考值】　TCa^{2+}：2.25～2.75mmol/L；iCa^{2+}：0.94～1.26mmol/L。

【临床意义】　血液净化使用枸橼酸钠局部抗凝时，需保持体内iCa^{2+}浓度为1.0～1.2mmol/L，体外（滤器后）iCa^{2+}浓度为0.2～0.4 mmol/L，每天监测总钙浓度，当TCa^{2+}/iCa^{2+}明显升高时，应警惕枸橼酸蓄积及中毒。

10. 血浆抗凝血酶活性测定（AT-Ⅲ）　为常用的抗凝剂普通肝素及低分子肝素的作用靶点，在使用肝素类抗凝剂抗凝时监测AT-Ⅲ活性具有重要意义。

【参考值】　108.5%±5.3%。

【临床意义】　AT-Ⅲ活性降低时，肝素及低分子肝素抗凝效果变差，血栓形成概率增加。应用肝素进行抗凝时，应维持AT-Ⅲ活性为80%～120%，其活性低于70%，肝素抗凝效果降低，其活性低于50%，肝素抗凝效果明显降低，活性低于30%，肝素失效。

（二）凝血功能检验标本采集

（1）血液净化治疗过程中，要频繁采集血标本进行凝血状态评估，为减少患者采血穿刺的痛苦，可从体外循环管路上的血标本采集口采集，但护理人员应知晓不同采集口采集的血标本临床意义不同。从体外循环管路动脉端采集的样本，由于血液刚从患者体内引出，其各项凝血指标可反映患者的体内循环凝血状态；而从体外循环管路静脉端采集的样本，由于血液刚刚流过体外循环管路，因此各项凝血指标可反映患者体外循环的凝血状态，将两者结合才能全面地判断血液净化治疗过程中的凝血状态。

（2）在血液净化前评估凝血状态主要是为了解患者的基础凝血状态，指导治疗过程中抗凝剂的剂量选择；在血液净化结束后评估凝血状态主要是为了了解患者治疗结束后体内凝血状态是否恢复正常，是否具有出血倾向。因此，治疗前后凝血状态的评估，需要从体外循环管路动脉端采集样本进行凝血指标的检测。

（3）血液净化过程中应避免管路动静脉反接，如果发生管路反接应避免在引血端采血监测体内凝血状态。

三、血液净化管路、滤器凝血常见原因分析

血液净化体外循环凝血的影响因素有很多，主要有患者自身因素、体外循环管路及滤器/透析器因素、血管通路因素、与治疗参数相关的因素、操作人员的技术熟练程度、抗凝方案的选择与监测技术等（表 9-1-2）。另外，管路中的一些物理性因素，比如湍流、血-空气接触等也会促进凝血。

表 9-1-2　影响血液净化体外循环凝血的因素

患者自身因素	体外循环管路因素	血管通路因素	与治疗参数相关的因素
血小板计数和功能	滤器性质	位置不良或扭曲	血液净化模式
疾病	管路性质	血管充盈不良	滤过分数
血制品输注	静脉壶血液-空气接触面积	患者体位	护理人员熟练度
	导管物理性质	胸腔负压	报警处理时间
			抗凝方案

（一）患者自身因素

患者自身凝血功能的改变可影响体外循环的抗凝状态。例如，血小板计数和功能及纤维蛋白原等物质含量改变均可影响凝血功能；严重感染性疾病、尿毒症导致的血管内皮细胞损伤，激活外源性凝血途径，导致血液高凝，增加凝血可能；血液净化过程中输注血小板或凝血因子也可增加凝血概率。

（二）体外循环管路因素

体外循环管路设计可影响体外抗凝效果，血液净化管道和滤器的材料、物理性质、面积、孔径涂层均可对抗凝效果产生影响。血液引出体外后与管路及滤器接触，内源性凝血途径被激活，导致血液高凝。目前研究发现不同材料制成的血液净化管路及血液净化器对凝血的影响不同，内壁有肝素涂层的材料可降低凝血的风险，大孔径的滤器发生凝血的风险可能相应较低。此外，血液净化管路中静脉壶中的血液-空气接触的面积越大，凝血发生的风险越高。

（三）血管通路因素

导管功能失功是导致血管通路凝血的重要原因。有文献报道在血液净化治疗过程有 10%～11%的患者发生导管功能失功，需要重新置管。导管功能失功一方面可能加大血液输入压力，加重血细胞和血小板挤压，造成血细胞、血小板机械性破坏，形成血栓；另一方面可能产生吸空现象，将空气吸入体外循环血液回路中，增加气血接触，从而导致凝血。导管功能失功与置管部位也有关系，经左侧颈内静脉建立血管通路时更容易出现导管开口部位紧贴静脉壁，导致采血不良频发治疗中断而引起血液凝固。

（四）与治疗参数相关的因素

1. 血流速度　血流率为体外循环的每分钟血流量，由挤压泵管的机械力量驱动产生。低流速可导致血流停滞，但高流速可导致湍流，两者都会加重凝血。有人报道在 CVVHD 中，血流速度为 150～200ml/min 时，循环血路的使用时间最长，同时需指出的是，在应用不同抗凝方法的情况下，血流速度对血路凝血的影响不同，上述流速是在全身抗凝和无肝素情况下；若在局部抗凝特别是使用枸橼酸抗凝的情况下，结果则相反：血流速越小，局部枸橼酸浓度越高，抗凝效果越好。

2. 稀释方式　置换液和血液的混合方式包括前稀释（置换液滤器前输注）和后稀释（置换液滤器后输注）方式。采取后稀释方式时，血液在流经滤器时血液浓缩，其凝血因子浓度升高，增加了血液与滤器膜的接触面积，从而加重滤器的凝血；前稀释方式可以避免这种血液浓缩现象，在相同的抗凝方法和血液净化模式下，前稀释方式不易发生体外循环管路和滤器凝血。

3. 超滤率　超滤率升高时，跨膜剪切力增加，血细胞对中空纤维内壁的冲击增加，容易堵塞滤器中空纤维的孔隙造成滤器凝血，且滤过分数过高时跨膜压增大，发生凝血的可能性也增大。

（五）操作人员的技术熟练程度

操作人员严格对血液净化体外循环装置进行预充处理，及时正确地发现和处理报警是保证治疗顺利进行的前提。血液净化报警处理不及时可导致体外循环装置发生凝血，缩短滤器寿命。血泵停转 3～5 分钟，即可导致体外循环管路中静置的血液发生血浆-血细胞分层和不可逆转的血液凝集。在血液净化突发事件中，及时、正确护理干预很关键。操作人员需经过专业知识技能培训，要具备较高的理论水平和实践能力，熟练使用血滤机，准确、及时地处理各种报警，做好导管维护，保障良好的导管功能是血液净化顺利实施的保证。

（六）抗凝方案选择与监测技术

为保证血液净化抗凝的顺利实施，需综合考虑患者的基础疾病和用药史，特别是抗凝、抗血小板药物等使用史；在评估出血性疾病、血栓栓塞性疾病发生风险的前提下选择合适的抗凝方案。不合理的抗凝方案，包括抗凝剂选择不合理、剂量不合理、凝血指标解读不合理等均可能造成滤器凝血，影响血液净化的顺利实施。

四、患者凝血状况的评估

在制订抗凝方案之前，首先要做抗凝评估，知晓患者的凝血功能变化特点。抗凝评估的内容包括患者体内出血、血栓形成风险，及血液净化管路和滤器发生凝血的风险。抗凝过度，会增加患者出血的概率；抗凝不足，不仅血液净化管路、滤器容易形成血栓，也会增加患者体内血栓形成的风险。只有在充分、准确的抗凝评估基础上，才能制订出恰当的抗凝方案。此外，在抗凝过程中也应根据患者的病情、凝血功能变化对抗凝方案重新评估，并及时调整抗凝方案。

（一）出血风险评估

患者出血风险的高低是制订抗凝方案的重要依据。具有较大出血风险的疾病包括：血友病等遗传性出血性疾病；长期使用华法林等抗凝药物或抗血小板药物；既往存在消化道溃疡、肝硬化、痔疮等有潜在出血风险的疾病；存在严重创伤或外科手术后 24 小时内等。此外，2012 年《KDIGO 指南》指出，近期发生创伤或手术、颅内动静脉畸形或动脉瘤、视网膜出血、有无法控制的高血压或保留有硬膜外导管的患者具有较高的出血风险。

目前尚缺乏针对血液净化的权威出血风险评估方法，临床常用的 Swartz 分级是评估患者出血风险的常用标准，具体分层见表 9-1-3。

表 9-1-3　Swartz 出血风险分级标准

风险度	出血倾向
极高危	存在活动性出血
高危	活动性出血已停止但未超过 3 天，或手术、创伤后时间<3 天

续表

风险度	出血倾向
中危	活动性出血停止或手术、创伤后已超过 3 天未到 7 天
低危	活动性出血停止或手术、创伤后时间>7 天

（二）凝血风险评估

凝血风险评估包括体外循环管路和血液净化器的凝血风险评估，及患者继发血栓形成风险评估。血栓栓塞性疾病发生高危风险因素包括：患有糖尿病、系统性红斑狼疮、系统性血管炎等伴有血管内皮细胞损伤的基础疾病；既往存在静脉血栓、脑血栓、动脉栓塞、心肌梗死等血栓栓塞性疾病；有效循环血容量不足，低血压、长期卧床；先天性抗凝血酶Ⅲ缺乏或合并大量蛋白尿导致抗凝血酶Ⅲ从尿中丢失过多；合并严重的创伤、外科手术、急性感染。具体凝血风险评估内容见表 9-1-4。

表 9-1-4　重症血液净化凝血风险评估

患者血栓形成风险因素	血液净化体外循环管路凝血风险
既往有脑梗死、心肌梗死、下肢深静脉血栓、肺栓塞等血栓形成病史	之前行血液净化治疗，管路寿命短于 24 小时
血小板、纤维蛋白原增高	稀释方式为后稀释
肥胖、孕产妇、肿瘤	血液浓缩，血细胞比容高
肝素耐药，抗凝血酶缺乏	血液净化治疗频繁中断
卧床、制动、偏瘫	治疗参数设置滤过分数>30%
有血栓疾病家族史者	血液吸附或集成了血液吸附的血液净化方式
肝素诱发的血小板减少	血流缓慢
中心静脉导管留置超过一周	

五、减少重症血液净化体外循环凝血的策略

（一）非药物延长体外循环管路寿命护理策略

保证体外循环管路通畅是血液净化顺利进行的关键。在充分了解体外循环管路凝血的影响因素后，护理人员在血液净化治疗过程当中，应采取有针对性地预防措施，减少非计划性下机，延长滤器及管路寿命，为患者争取更多治疗时间。

1. 血管通路维护　医生在建立血液净化血管通路时应合理选择血管，减少后期导管失去作用的风险。护理人员做好血管通路的维护，保障血管通路通畅。在每次血液净化治疗结束后，用 0.9%生理盐水脉冲式冲管后，使用与血管通路管腔容积相等的肝素钠注射液进行封管，以防堵管。不持续使用时 24 小时后重新封管。上机前注意要将管腔内肝素注射液抽出，避免肝素注射液进入患者体内影响患者的凝血状态。

2. 体外循环管路预充　按照操作规范做好管路及血液净化滤器的预充，排净循环管路及滤器中的气体。在治疗前根据管路及滤器说明书进行预充，临床推荐采用浓度为 5000～10 000U/L 的肝素生理盐水对管路及滤器进行预充。但也有研究显示，用 2000～10 000U/L 肝素生理盐水或无肝素的生理盐水预充管路，其血栓发生率无显著差异，这可能跟采用的是未修饰纤维素膜有关，而修饰纤维素膜带正电荷，能吸附肝素，故采用修饰纤维素膜必须采用肝素生理盐水进行预充，才能最大化发挥它的优势，降低血栓形成的概率。

3. 治疗模式及治疗参数设置　合理选择治疗模式及设置治疗参数。首先，在保证治疗效果的前提下，尽量降低后稀释比例，保持较低的滤过分数（一般为 20%～25%）等有助于延长滤器的使用寿命。其次，保证血流速度。当血流速度低于 100ml/min 时，血流缓慢极易凝血造成堵塞导管或滤器，理想的血流速度应该维持在 150～200ml/min。但设定血流速度应注意血管通路的通畅情况，机器设定的血

流速度要与血管通路的通畅情况相匹配，否则易产生抽吸现象，且加重对血细胞和血小板的机械性破坏，影响正常的凝血过程。此外，血流速度设置还要考虑患者血流动力学状态，如果机器设定的血流速与患者的血流动力学状态不符，对循环容量相对不足的患者设置较高的血流量，机器易发生流量不足的报警，导致停泵的概率上升。

4. 减少外源性凝血物质输注 血液净化治疗期间应尽量避免快速输注血小板及凝血因子，减少不必要的管路凝血。不推荐采取间断生理盐水冲洗管路措施来防止管路凝血和延长滤器寿命，目前大量临床研究证实其临床实践效果并不理想，不仅如此，反复多次管路冲洗还可增加血流感染的风险，增加循环负担。

5. 管道、滤器凝血监测

（1）体外循环血路监测：血液呈深暗色、滤器出现黑色线条、静脉壶有泡沫、血凝块及动脉端出现血块等情况，均提示体外循环血路可能发生凝血。此时，阻断血液入口，用生理盐水冲洗，便可判断整个体外循环血路有无凝血。

（2）体外循环血路压力监测：压力监视重点在于其变化趋势，而不是其显示数值。医护人员掌握了有关压力监测知识，在分析压力异常的原因后，即可在凝血等现象发生前采取正确干预措施。临床治疗过程中滤器前压力及静脉压变化可反映体外循环凝血部位，对预控血液净化滤器凝血具有重要意义，滤器前压反映滤器管路压力，读数是正数，这是由血泵推动血液在管路中循环所产生的压力；静脉压反映滤器后管路压力，读数也为正数。滤器前压和静脉压的差值，即Δp值，可用于估算血液流过滤器前后的压力变化，其含义如下：①$\triangle p$值增加/静脉压不变表明滤器凝血；②$\triangle p$值不变化或缩小/静脉压力增加表明静脉壶以下部位发生凝血；③如果发生大面积凝血，压力读数将急剧升高。

（3）滤器凝血程度：通常将血液净化治疗结束、回血后滤器凝血程度分 4 级（表 9-1-5），0～Ⅰ级为抗凝效果好，Ⅱ级以上说明抗凝不足。

表 9-1-5 滤器凝血程度分级及其凝血表现

分级	凝血表现
0	无凝血或数条纤维凝血
Ⅰ	部分凝血或成束纤维凝血
Ⅱ	严重凝血或半数以上纤维凝血
Ⅲ	透析器静脉压明显增高或需要更换透析器

6. 加强护理团队培训 加强血液净化护理团队的建设，建立专业的重症血液净化护理团队，选用经过严格培训，考核合格及有经验的护理人员看护设备及患者，能够有效降低各种机器报警概率，缩短报警处理时间，从而减少管道凝血，延长滤器寿命。

（二）抗凝剂使用策略

抗凝剂的选择需在出血风险和凝血风险评估的基础上，结合各种常用抗凝方法的特点，个性化选择最适宜的抗凝剂，以期达到最好的抗凝治疗效果，减少抗凝相关并发症的发生。

重症血液净化理想抗凝剂应满足以下几个条件：①抗凝作用确切；②可被其他药物拮抗；③有较短的半衰期，血液净化结束后能被迅速代谢而失活；④副作用小，不影响血小板功能；⑤抗凝效果监测简捷、有效。重症血液净化临床上常用的抗凝剂及特点见表 9-1-6。

表 9-1-6 重症血液净化临床上常用抗凝剂及特点

药物名称	优点	缺点
肝素	廉价、使用广泛	个体差异、剂量变异大
	监测方法简捷	肝素过敏
	半衰期短	有 HIT 风险
	可以使用鱼精蛋白迅速中和	全身抗凝出血风险大

续表

药物名称	优点	缺点
肝素-鱼精蛋白	抗凝仅限于体外循环管路中，降低全身性出血风险	管理复杂，剂量调节困难 肝素反跳，有出血风险
低分子肝素	较普通肝素全身性出血风险相对降低 HIT 风险降低	半衰期长 FXa 活性临床不易监测 仍可发生 HIT 鱼精蛋白不能完全中和
枸橼酸钠	避免全身抗凝，出血风险降低 避免 HIT 体外管路、滤器寿命延长	价格较贵 监测频繁 实施方案复杂，缺少规范 易出现代谢并发症及离子失衡 肝衰竭患者慎用
阿加曲班	可用于发生 HT 患者 主要在肝脏代谢 半衰期短，监测方便	价格贵 无拮抗剂
甲磺酸萘莫司他	局部抗凝，不影响体内凝血功能 抑制体外循环产生的炎症因子	过敏反应 肝功能损伤 大剂量使用有发生低血压和高血钾的风险

注：HIT：肝素诱导血小板减少症

在出血和凝血风险评估的基础上，结合各种重症医学科常用抗凝剂的优缺点，推荐以下重症血液净化抗凝策略（表 9-1-7）：

1. 对临床上没有出血性疾病及风险，血浆抗凝血酶Ⅲ活性在 50%以上，血小板计数、APTT、PT、INR、D-D 正常或升高的患者，推荐选择普通肝素作为抗凝药物，如果患者血浆抗凝血酶Ⅲ活性＜50%，则应适当补充抗凝血酶Ⅲ制剂或新鲜血浆，使患者血浆抗凝血酶Ⅲ酶活性≥50%后，再使用肝素或低分子肝素，否则达不到充分抗凝效果。

2. 对临床上存在明确的活动性出血或出血倾向，或 APTT、PT、INR 明显延长的患者不宜选择肝素或低分子肝素，首先选择枸橼酸钠局部抗凝。如果不具备枸橼酸盐抗凝的条件或患者肝功能严重异常，可以采用无抗凝技术。对于具有中等出血风险的患者，首选枸橼酸钠局部抗凝，也可选择肝素-鱼精蛋白局部抗凝或无抗凝技术。

3. 对于出血风险和血栓形成风险均比较低或没有这两种风险的患者，枸橼酸钠局部抗凝和肝素/低分子肝素抗凝均可选用。

4. 无抗凝技术主要适用于凝血因子、血小板减少或缺乏，具有出血倾向的患者及外科手术术后具有伤口出血危险的患者。但合并弥散性血管内凝血或弥散性血管内凝血倾向的患者，即使存在出血性疾病，也不宜选择无肝素治疗。

5. 对于长期卧床、INR 较低、血浆 D-D 水平升高、血浆抗凝血酶Ⅲ活性在 50%以上的患者，推荐每天给予低分子肝素作为基础抗凝治疗。

6. 对诊断或怀疑有肝素诱发的血小板减少或抗凝血酶Ⅲ活性在 50%以下的患者，应首选阿加曲班或枸橼酸钠抗凝。

7. 对合并明显肝功能障碍者，不宜选择枸橼酸钠/阿加曲班；对合并代谢性碱中毒、高钠血症的患者，不宜选择枸橼酸钠；对于以糖尿病肾病、高血压性肾损害等疾病为原发疾病，临床上心血管事件发生风险较大，而血小板计数正常或升高、血小板功能正常或亢进的患者，推荐每天给予抗血小板药物作为基础抗凝治疗。

表 9-1-7 重症血液净化抗凝策略

风险级别	抗凝策略
高出血风险	枸橼酸钠局部抗凝
	无抗凝技术
中出血风险	枸橼酸钠局部抗凝
	肝素局部抗凝
	无抗凝技术
低出血风险	枸橼酸钠局部抗凝
	肝素/低分子肝素抗凝
高血栓形成风险	肝素/低分子肝素/阿加曲班抗凝
低血栓形成风险	枸橼酸钠局部抗凝
	肝素/低分子肝素抗凝
肝素诱发的血小板减少	阿加曲班全身抗凝
	枸橼酸钠局部抗凝

（王密芳 林浙兵）

第二节 重症血液净化全身抗凝技术及护理

2012 年《KDIGO 指南》建议，对无明显出血风险和凝血功能障碍的 AKI 患者进行血液净化治疗时，在无全身抗凝治疗禁忌的情况下推荐使用全身抗凝剂。常见全身抗凝剂包括肝素、低分子肝素、阿加曲班、前列腺素、甲磺酸萘莫司他等。目前，应用于重症血液净化全身抗凝的抗凝剂主要为普通肝素、低分子肝素两大类，这两类也是本节主要介绍内容。

一、普 通 肝 素

（一）抗凝机制

普通肝素（unfractioned heparin，UFH）存在于人或哺乳动物体内肥大细胞分泌的颗粒中，是一种硫酸化的糖胺聚糖。普通肝素其分子质量差异较大，为 3000～30 000 道尔顿，不能被滤器清除，具有明显的结构异质性，低分子量的部分具有较强的抗凝作用，而高分子量部分易致出血、血小板减少、脂质代谢异常等不良反应。其抗凝主要机制是与抗凝血酶Ⅲ高度结合，加速其对凝血酶的失活作用，但不能灭活与血凝块结合的凝血酶，它还可与肝素辅因子Ⅱ结合形成 HcⅡ抗凝血酶。肝素可中和活化凝血因子Ⅸa、Ⅹa、Ⅺa，抑制凝血酶生成，但不能灭活与血小板结合的Ⅹa。此外，普通肝素还可促使血小板聚集而使其减少，可灭活大量凝血因子。肝素还能促进血管内皮细胞合成并释放组织因子途径抑制物（tissue factor pathway inhibitor，TFPI）而发挥抗凝作用。

（二）优势与劣势

普通肝素作为重症血液净化最常用的抗凝剂具有相当大的优势：低廉的价格；半衰期短，为 1.0～1.5 小时；在临床上应用范围广泛；监测便捷；有特效拮抗剂鱼精蛋白，拮抗作用可靠。肝素抗凝效果可通过 APTT 监测验证。APTT 是对内源性凝血途径较灵敏的筛选试验，与肝素过量出血并发症相关性强，是反映肝素抗凝效果及安全性的有效指标。普通肝素缺点也很明显，如其蛋白结合率个体差异大，个体使用剂量差异很大；易发生肝素蓄积出血；对血小板作用机制复杂，可能引起肝素诱导的血小板减少。因此，在监测肝素抗凝效果和 APTT 的同时，应密切监测血小板计数，防止血小板相关并发症的出现。

（三）普通肝素抗凝剂量

关于重症血液净化使用普通肝素进行全身抗凝的方法，各家医院存在较大的差异。普通肝素的使用和监测目标也缺乏统一的标准。目前，各大医院通常采用 5 000U～20 000U 的普通肝素加入预充液中进行闭路循环，引血前应放掉预充液，在上机前 10～30 分钟静脉推注 1 000U～3 000U 或 10～20U/kg 普通肝素作为首次负荷剂量，然后在治疗过程中持续在体外循环动脉端输入 3～15U/（kg·h）普通肝素作为维持剂量，需每 4～6 小时监测 APTT，抗凝目标是将滤器后血液 APTT 延长至正常值的 1.5～2.0 倍，过度延长会增加出血发生。如果血液净化治疗过程中肝素有调整，在调整后 4～6 小时需重复监测凝血功能以决定是否进一步调整。

（四）普通肝素全身抗凝使用方法及监测

1. 预充方法

（1）先将 5 000～10 000U 普通肝素加入 1000ml 生理盐水预充液中预充体外循环滤器及管路后，闭式循环浸泡 15～30 分钟。

（2）再用生理盐水将体外循环滤器及管路中的肝素盐水全部排掉，以免普通肝素进入患者体内。

2. 普通肝素的使用剂量及监测目标 对普通肝素使用剂量目前缺乏统一的标准。负荷剂量肝素在血液净化治疗开始前 10～30 分钟经静脉推注。重症血液净化持续肝素抗凝监测应动态监测患者凝血功能，即开始治疗 2 小时内，之后每 4～6 小时监测 APTT，并据此调整普通肝素用量，保证滤器后 APTT 维持在正常值的 1.5～2.0 倍。当 APTT 低于正常值 1.5 倍时可适当增加肝素维持量，APTT 接近正常时可以再次经静脉推注普通肝素负荷剂量，并上调肝素维持量 30%～50%；当 APTT 大于正常值 2.0 倍时需适当减少肝素维持量，APTT 大于正常值 2.5 倍时需停用肝素 1 小时，然后将肝素维持量下调 30%～50%。调整后 4～6 小时需重复监测凝血功能以决定是否进一步调整。血液净化治疗结束前 15～30 分钟应结束普通肝素抗凝。

（五）普通肝素抗凝常见并发症监测与处理

1. 出血 普通肝素用量过大可发生出血。使用普通肝素抗凝的出血风险与抗凝剂的总用量及患者基础出、凝血状况相关，治疗前需询问和查看患者有无过敏史、出血情况（如皮肤黏膜瘀血、牙龈出血、眼底出血、痰中带血等）。高龄、一般情况差、有肝衰竭或心力衰竭、凝血病、低血小板和新近出血史者，出血的风险增加。治疗结束前 15～30 分钟停用肝素。抗凝过度可用鱼精蛋白中和循环中的肝素（鱼精蛋白 1mg 中和肝素 100U）。出血情况较严重时应监测患者血压、心率和生命体征，以避免出现由此引起的严重并发症。

2. 凝血 血液净化治疗中体外循环的肝素用量不足，血液凝血时间比预期短，滤器内试管凝血时间<30 分钟可发生滤器或血液管路内凝血。如出现凝血，可立即检测体外凝血时间，根据检测结果及时调整肝素输注剂量。滤器、体外循环管路有血块时应设法排除，如果严重堵塞，应考虑结束血液净化治疗。

3. 肝素诱导血小板减少症（heparin induced thrombocytopenia，HIT） 因使用肝素类制剂而诱发的血小板减少，并合并血栓形成或原有血栓加重的病理生理现象称为 HIT。HIT 诊断标准：①应用肝素治疗后 5～10 天内血小板下降 50%以上；②合并血栓栓塞性疾病（深静脉最常见）；③HIT 抗体阳性；④停用肝素 5～7 天后，血小板计数可恢复至正常。满足①、②和③可以确诊，如果临床上不能检测 HIT 抗体，满足①、②和④也可以诊断。

HIT 分为Ⅰ型和Ⅱ型（详见表 9-2-1）。

表 9-2-1 HIT 分型

	HIT Ⅰ型	HIT Ⅱ型
发生时间	肝素治疗后 1～4 天	肝素治疗后 5～14 天
血小板计数	轻度降低，常见<150×10^9/L；罕见血小板计数<100×10^9/L	下降超过 50%，<100×10^9/L 一般为（50～80）$\times10^9$/L 不受给药剂量及途径的影响
发生率	10%～20%	1%～3%
病因学	非免疫性反应	迟发性免疫反应
后果	不停用肝素也可自行恢复，不发生血栓形成	可引起严重威胁生命的动脉和静脉血栓

Ⅰ型 HIT 属于非免疫性反应，临床表现轻微，即便继续使用肝素也可自行缓解，血小板计数无明显减少。Ⅱ型 HIT 属于免疫反应，常于使用肝素后 5～10 天出现较为严重的血小板减少，不会自行缓解，再次使用肝素可引起复发，停止使用肝素 1～2 周可以缓解。如果怀疑患者出现了Ⅱ型 HIT，应立即停用所有肝素类药物（包括低分子肝素）。发生 HIT 后，一般禁止再使用肝素或低分子肝素。

4. 过敏反应　肝素大多数是从牛肺或猪小肠提取的生物制品，由于纯度不够，可出现畏寒、发热、器官痉挛、关节疼痛、荨麻疹等过敏反应。出现过敏反应，应立即停用肝素抗凝，改用其他抗凝方法，并对症治疗。

5. 高脂血症　肝素可通过影响脂蛋白脂活性及肝细胞对低密度脂蛋白和乳糜颗粒的摄取而影响血脂水平，导致低密度脂蛋白血症和高三酰甘油血症。

6. 高钾血症　肝素相关的高钾血症。如患者反复出现高钾，排除其他因素，如服用含钾量高的食物、输注含钾药物、透析液钾浓度异常等，可考虑由肝素引起，治疗时避免使用肝素，改用其他抗凝剂抗凝。

（六）肝素全身抗凝的护理要点

1. 血液净化治疗前的护理要点

（1）治疗前应评估患者出血风险，Swartz 等对出血风险预测进行分级：低危为外科手术创伤或活动性出血时间超过 7 天；中危为外科手术创伤 3～7 天，活动性出血控制 3～7 天；高危为血液净化前 3 天进行过外科手术或经深静脉临时插管等紧急血液净化治疗及活动性出血停止 3 天以内；极高危为血液净化期间有活动性出血。

观察患者的出血倾向或出血现象，了解患者的既往史：是否存在先天性出血性疾病或获得性抗凝血酶Ⅲ缺乏，是否存在应用肝素禁忌证，如肝素过敏、HIT。检测出凝血时间、血红蛋白、血小板计数等，通过体检评估皮肤黏膜的出血情况，包括对眼底、痰液、大便、前一次血液净化穿刺部位的观察，女性患者还应了解月经情况。对前一次血液净化治疗使用肝素的抗凝情况进行分析。如果患者最近有出血现象或手术、外伤史，应通知医生并遵医嘱使用其他抗凝方法或抗凝剂。

（2）进行血液净化治疗前确保留置导管的通畅，具有良好功能的通路是行有效血液净化治疗的关键。导管功能的问题会影响治疗疗效和时间。

（3）根据不同厂家的不同血液净化滤器型号选择生理盐水或一定浓度肝素液预充滤器及管路，并选择高血流速度进行密闭自循环 10 分钟以上，让滤器内的滤过膜充分展开，排净滤器及管路内的气体。

（4）加强查对，保证用药的比例和剂量，防止因肝素过量引起出血或剂量不足引起的血液凝固。

2. 血液净化治疗中的护理要点

（1）观察生命体征，预防出血发生，治疗开始后，每小时测血压、脉搏、心率，观察留置导管穿刺处皮肤情况。发现患者生命体征改变、有新的出血倾向时，应立即停用肝素，并加用鱼精蛋白中和肝素，也可改为其他方式抗凝。

（2）保持肝素泵有效持续输入，动态观察抗凝相关指标，避免管路、滤器凝血。关注抗凝过程中的各项实验室监测结果，肝素抗凝过程中的监测内容至少应包括：患者体内血 APTT、血小板计数、血气分析、电解质、出凝血监测等。

（3）在治疗过程中，应严密观察血液净化管路及滤器内血液的颜色变化及压力参数变化，观察血液净化管路的动静脉滤网或除气壶处及滤器的凝血情况，根据滤器凝血分级（表 9-1-5）判断是否追加抗凝剂或更换滤器。一旦发现滤器或管路颜色变深，或压力参数较前大幅度升高，应立即采取防凝血措施，如果循环管路中、滤器帽端出现小凝块，ACT 检查提示肝素用量不足，应通知医生，并遵医嘱调整肝素输注速度或额外追加肝素剂量。

（4）每 15～30 分钟观察血液净化机上的动脉压、静脉压及跨膜压、滤器前压、废液压的变化。突然出现动脉压、静脉压及跨膜压上升，而又非血流量不佳等原因引起，通常提示血液管路及滤器严重凝血，需立即更换管路、滤器或回血，并且查找原因。一旦静脉壶下有血凝块应严防凝块回输入体内。滤器两端的压力变化可提示血凝块堵塞的部位及有无凝血倾向，如动脉压负压极值通常提示堵塞出现在血泵的前方，如静脉压过高则提示堵塞出现在血泵的后方。

（5）血液净化治疗过程中，应保证患者的血流速为（150～200）ml/min，美国肾脏病基金会KDIGO在2010年AKI临床实践指南中建议，任何模式的血液净化的血流速为150～250ml/min就可以达到治疗充分性，过高的血流速度会加重对血细胞及血小板的机械性破坏，激活凝血系统；高血流速度也容易发生无法抽出充足的血液，易发生负压极值的报警，使血泵停转的概率增加，血泵停转的时间越长，血液净化滤器发生凝血的风险越高；一旦血泵停转3分钟，会导致血液净化管路和滤器中静置血液出现血浆-血细胞分层，发生不可逆转的血液凝集，而且血流速过高容易导致湍流，导致凝血风险增加。维持体外循环正常运转时，一旦患者的血流量不足（管路有抽吸现象），应及时处理，以防止管路发生凝血。

（6）做好导管维护及护理，熟悉血液净化使用机型和各输液泵的使用程序，及时处理机器出现的各种报警，限制血管通路插管处肢体局部活动，保持血管通路和体外循环管路、滤器连接正确稳固，管路无扭曲、牵拉、出血不畅，尽量避免导致血泵停转的因素发生。如果报警无法短时间解除，可选择断开机器与患者的连接，进入自循环模式，待问题解决后，重新连接患者，保证治疗的顺利进行。

3. 血液净化治疗后的护理要点

（1）评估滤器及管路凝血程度：回血后要评估并记录滤器及管路凝血程度，观察下机后的滤器堵塞情况以帮助判定肝素剂量是否合适，以便下次进行血液净化时调整肝素用量。

（2）肝素抗凝后的注意事项：由于肝素具有反跳作用及个体对肝素有敏感差异，血液净化治疗结束后仍然会有凝血障碍。应告诉患者避免碰撞、擦伤、摔倒等外伤而出血。血液净化后有创伤性的检查和治疗应在4～6小时后进行，如肌肉注射后易引起臀部血肿，注射后局部应增加压迫时间。告诉患者避免进食过烫、过硬食物，保持大便通畅，不用力解大便，以防止引起消化道出血。观察穿刺处有否出血现象，穿刺处出血不止时，可局部压迫止血。

二、低分子肝素

（一）抗凝机制

低分子肝素（low molecular weight heparin，LMWH）是一类较为安全的抗凝药物，临床常用的低分子肝素由普通肝素经酶解后纯化得到，主要包括达肝素、那屈肝素和依诺肝素等（表9-2-2），分子量为3500～6000。低分子肝素主要经肾脏排泄，半衰期一般为4～5小时，是普通肝素的3～4倍。低分子肝素抗凝在血液透析中应用十分常见，但在CBP中应用并不普遍，这是因为抗Ⅹa因子水平不易于监测，在许多医疗单位并不是常规开展的检测项目。低分子肝素抗凝的个体化剂量调整远比肝素更加复杂、困难。不同的低分子肝素制剂在分子量、体内代谢过程、药理作用，抗Ⅹa/Ⅱa比值等诸多方面存在差异，低分子肝素的使用方法及制剂不同其体内代谢过程也存在较大差异，此外，血液净化治疗时不同的低分子肝素不可交替使用。

表9-2-2 低分子肝素制剂及其特点

类型	平均分子量	体外抗Ⅹa/Ⅱa活性比值
达肝素	5000	2.2∶1
那曲肝素	3600～5000	4∶1
依诺肝素	3500～5500	4∶1

低分子肝素分子片段较肝素明显缩短，因此低分子肝素阻断凝血因子Xa的作用强于阻断凝血因子Ⅱa，对凝血酶作用减弱，与抗凝血酶Ⅲ结合力增强，保留了抗血栓活性，因而具有较强的抗血栓作用和较弱的抗凝血作用，理论上，其出血风险低于普通肝素。但与普通肝素不同，低分子肝素仅具有抗凝血酶Ⅲ的结合位点，而不具有凝血酶的结合位点。低分子肝素可与抗凝血酶III结合，通过改变抗凝血酶Ⅲ分子构型，使之更易与凝血因子Ⅹa结合，抑制凝血因子Ⅹa活性，从而阻断凝血酶生成，阻

断凝血过程。低分子肝素不能与凝血酶结合，不能增强抗凝血酶III对凝血酶的直接抑制作用，因此低分子肝素不影响凝血酶时间，对凝血时间和活化凝血时间影响较小，使用后出血风险较普通肝素明显减少。不同的低分子肝素制剂由于成分中不同相对分子质量的肝素组成比例不同，不同的低分子肝素制剂的抗 Xa/Ⅱa 活性的比值不同，一般为（2～4）：1。该比值越大，说明低分子肝素制剂中的小分子肝素的组成比例越高，对增强抗凝血酶Ⅲ直接抑制凝血酶的作用越小，出血风险越小，但抗凝作用越低。此外，低分子肝素也可通过刺激血管内皮细胞释放组织因子途径抑制物和组织型纤溶酶原活化物，发挥抗凝和促纤溶作用。

（二）特点及不良反应

低分子肝素抗 Xa 活性较肝素更强，而对凝血酶的作用较弱，因此，使用低分子肝素出血风险相应降低，同时，它与蛋白质及细胞结合也较少，减少了药物代谢及抗凝效果的个体差异，诱发 HIT 的可能性降低，但对已经发生的 HIT 患者，也应避免使用。但是，它没有完全的拮抗剂，鱼精蛋白的拮抗作用只有 30%～50%，并且个体差异较大。低分子肝素的半衰期较长，肾功能不全患者易出现药物蓄积。由于不同厂家生产的低分子肝素的相对分子质量不同，抗凝效果及安全性存在很大差异，难以有统一的推荐剂量。低分子肝素价格比普通肝素要高。抗 Xa 因子水平监测并未在国内普及，这给抗凝的个体化剂量调整带来难度。

（三）使用方法及监测

1. 方法 低分子肝素相对分子质量较小，未与抗凝血酶Ⅲ结合的低分子肝素可被滤器清除而降低其抗凝效用。在使用高通量血滤器时经动脉端注射药物可使低分子肝素清除率上升。可采取两种给药方法：①血液净化开始前 30 分钟给患者单剂量静脉注射，一次性 2500～5000U（60～80U/kg）静脉推注，以达到在血液进入管路和血滤器时充分阻断凝血反应的作用。首次血液净化时推荐使用剂量为 3000U 左右，治疗过程中不需要追加抗凝剂就能达到有效抗凝。②首次剂量为 15～20U/kg，追加剂量为 5～10U/（kg·h），由于其半衰期较肝素长，因此在进行持续性血液净化时，维持剂量一般为初始剂量的 1/2 或 2/3。

2. 监测指标 使用低分子肝素时需监测包括血小板计数、凝血酶时间（thrombin time，TT）、抗 Xa 因子活性，监测 APTT。临床根据实验室指标抗 Xa 因子活性调整低分子量肝素用量，维持抗 Xa 因子浓度于 0.25～0.35U/ml，其浓度超过 0.45U/ml，则可能出现出血并发症，但关于抗 Xa 因子的活性检测，临床无法开展常规检测，其抗凝效果及安全性可能存在较大的差异，因此，低分子肝素抗凝个体化剂量的调整比普通肝素困难，低分子肝素在重症血液净化中的应用价值有限。从理论上说，低分子肝素对凝血酶作用弱，因此，APTT 无明显变化。但也有作者认为，对行低分子肝素抗凝治疗的患者，监测 APTT 仍有一定的实际意义。

（四）常见并发症与处理

1. 出血 使用低分子肝素较使用肝素的出血风险虽小，但仍可导致严重出血。低分子肝素抗凝一旦发生出血，可以考虑使用鱼精蛋白中和，但低分子肝素只能被鱼精蛋白部分中和，如果低分子肝素用药时间在 8 小时内，每 100 个抗 Xa 因子单位（1mg 依诺肝素约含 100 个抗 Xa 因子单位）需要 1mg 鱼精蛋白中和。

2. 其他 低分子肝素引起 HIT 的概率较肝素低，偶见肝氨基转移酶升高及皮肤过敏。

（五）低分子肝素全身抗凝的护理要点

1. 血液净化治疗前的护理要点

（1）评估是否为低分子肝素抗凝的禁忌证：治疗前充分了解患者的病情，尤其是体重、水肿、出凝血指标及 24 小时出入量的情况，应评估患者有无低分子肝素禁忌证如对低分子肝素或肝素过敏、有低分子肝素引起的血小板减少症病史、出血的器质性病变、严重的凝血系统疾病、急性细菌性心内膜炎及脑血管出血性意外等。治疗前做好实验室监测包括血小板计数、TT、抗 Xa 因子活性，做好血液净化滤器及管路预充及导管护理。

（2）评估出血风险：血液净化治疗前应对患者有无出血倾向进行全面了解，如牙龈出血、鼻出血、皮下瘀血等，同时根据上次治疗应用的抗凝剂及效果来确定本次抗凝方案，尤其是对有出血倾向的患者，必须做好相关的解释，尽量缓解他们对血液净化治疗的担忧及疾病、治疗、负担等所致的焦虑、抑郁等负面心理情绪，使其以良好心态配合治疗与护理。

（3）关注联合用药：注意患者个体差异，肾功能不良的患者药物半衰期长，易发生出血。同时注意药物配伍，水杨酸类药物与口服抗凝药物等会通过药物的交互作用使抗凝作用增强，增加出血危险性，应严密观察。

（4）按标准程序对管路和滤器用生理盐水进行预充。

（5）按使用要求正确稀释低分子肝素。为了准确推注药液，便于小剂量药液的计算，临床护士常将 0.4ml 一支的速碧林原液用生理盐水稀释至 4ml（含速碧林 4100XaU）；将 40mg 一支的克赛同样使用生理盐水稀释至 4ml；0.2ml 法安明原液+生理盐水稀释至 5ml（含法安明 5000XaU）；吉派林一般 0.5ml 一支，加生理盐水稀释至 5ml（含吉派林 5000XaU）。

2. 血液净化治疗中的护理要点

（1）监测出血征象：监测生命体征，观察留置导管穿刺处及全身皮肤情况，严密观察是否有出血征象，原有出血倾向者则更要重视，观察皮下有无出血点增加，及牙龈、口腔黏膜等有无出血，甚至对大便有无隐血、伤口有无渗血进行观察，及早发现出血征象，若原有出血加重或有新出血，则告知医生采取针对性措施。

（2）防止体外循环凝血：上机后保证管路通畅，无扭曲、受压、无脱落。置管侧肢体相对制动，减少不必要的因报警而中断血泵的运转。应密切观察循环管路的血液颜色变化，动、静脉壶壁及滤网有无凝血块，滤器端盖上的血液分布是否均匀，滤器纤维颜色有无变深或条索状形成。若血液颜色变暗，滤器出现黑色条纹，应查找原因，积极干预并记录观察结果，为个性化治疗方案的设计提供依据，根据治疗目标调整抗凝，必要时更换滤器。尽量避免在循环管路输血及使用脂肪乳剂，以防止增加凝血危险。

（3）实验室监测：4～6 小时监测血小板计数、抗 Xa 因子活性，必要时改变抗凝方式。对原有出血可能的危重患者，在应用低分子肝素过程中监测 ACT，防范出血风险。

（4）液体管理：准确详细记录 24 小时出入量，包括置换液及透析液的用量、冲洗生理盐水量、超滤液量、外周静脉输液量、尿量、引流量及治疗中的用药情况。根据全天置换总量及目标超滤量，合理分配每小时的入量及出量，并根据患者的血压、中心静脉压的变化，随时进行调整。

3. 血液净化治疗后的护理要点

（1）评估滤器及管路凝血程度：回血后要评估并记录滤器及管路凝血程度，观察下机后的滤器堵塞情况以帮助判定低分子肝素剂量是否合适，以便下次进行血液净化时调整低分子肝素用量。

（2）做好血液净化后护理观察：注意观察有无抗凝后继发出血，关注患者主诉，如头痛、视物模糊、肢体活动障碍、口角歪斜等，严防并发症发生。

三、普通肝素与低分子肝素比较

普通肝素与低分子肝素比较而言，普通肝素在价格、监测手段和应用程度方面有较大优势，而低分子肝素则以更稳定的剂量进行输注，更少出现出血等并发症，适用于对肝素有禁忌的有出血风险患者。与普通肝素比较，低分子肝素存在以下几个有点：①HIT 发生率相对较低，为 1%～5%；②与抗凝血酶亲和力低；③激活血小板和多形核细胞的能力低，PF-4 对其失活能力低；④生物利用度更高、更稳定；⑤缺少代谢副反应。但不同厂家的低分子肝素的规格剂量不一致，抗凝效果和安全性可能存在较大差异，也给护理工作带来较大不便。低分子肝素和普通肝素在重症血液净化治疗中的安全性及抗凝效果研究结果显示，两者对出血事件（出血压迫时间、体外循环路凝血等）的发生率都无明显影响。此外，在滤器寿命方面，两者的差异无统计学意义。总体而言，低分子肝素在 CBP 中的抗凝效果与普通肝素并无太大区别。因此，关于普通肝素和低分子肝素全身抗凝的比较到目前为止无统一权威的说法。两者主要比较见表 9-2-3、表 9-2-4。

表 9-2-3　低分子肝素与肝素的比较（一）

	分子量	半衰期	监测指标	拮抗剂	作用靶点	价格
普通肝素	15 000	1.0～1.5h	APTT	鱼精蛋白	Xa、Ⅱa	便宜
低分子肝素	3 500～6 000	2.0～4.0h	抗 Xa 因子活性	鱼精蛋白	Xa	昂贵，是普通肝素价格的 2～10 倍

表 9-2-4　低分子肝素与肝素的比较（二）

	普通肝素	低分子肝素
抗栓作用	能促使组织因子途径抑制物（TFP）释放 TFPI 能直接抑制 Xa 的活性，中和内源性组织因子	纤溶作用明显，其抗栓作用明显于普通肝素
抗凝作用	通过肝素辅因子Ⅱ发挥抗凝作用，并能抑制血小板聚集	对血小板功能影响较小
副作用	出血 血小板减少 过敏反应 血脂升高 骨质疏松	出血少见 偶有暂时性、轻微且可逆的血小板减少 罕见过敏反应
使用配制	简单	品种多，换算复杂

（林浙兵　王密芳）

第三节　重症血液净化局部抗凝技术及护理

肝素抗凝技术是目前重症血液净化治疗中常用的抗凝方法，但存在全身出血风险高、HIT 等严重并发症。局部抗凝是目前重症血液净化抗凝的新思路，以局部枸橼酸抗凝最为常见。2017 年《血液净化急诊临床应用专家共识》、2012 年《KDIGO 指南》、2011 年《ICU 中国血液净化应用指南》等均推荐局部枸橼酸盐抗凝法可以作为连续性血液净化抗凝治疗的首选。但《KDIGO 指南》和 2017 年《血液净化急诊临床应用专家共识》，均不建议采用局部肝素抗凝。因此，本节只介绍枸橼酸盐抗凝技术及护理。

一、枸橼酸盐抗凝机制

1982 年，Pinnick 等将局部枸橼酸盐抗凝（regional citrate anticoagulation，局部枸橼酸盐抗凝）应用于高危出血患者，并且取得了满意的临床效果。枸橼酸盐作为一种局部抗凝剂，减少了由肝素全身抗凝引起的出血并发症，无肝素过敏反应及 HIT，并且降低了氧化应激水平，延长血液净化滤过膜的寿命，抗凝安全性较高，监测简单、便捷，近年来的应用日益广泛。

目前重症血液净化常用枸橼酸盐为枸橼酸三钠［$Na_3(C_6H_5O_7)$］，其易溶于水难溶于乙醇，具有金属离子络合能力，对钙离子、镁离子等金属离子具有良好的络合能力。采用枸橼酸盐抗凝法需要定期监测血液 pH、血液总钙和离子钙、血液碳酸氢根、钠离子和镁离子水平等，血液总钙/离子钙浓度比值超 2.5，提示枸橼酸钠输入过量，此时应该选择减少枸橼酸钠的输注，补充钙和碳酸氢盐。

离子钙属于凝血因子中的Ⅳ因子，参与凝血反应过程中的多个环节。在体外血液净化管路引血端输注枸橼酸钠，枸橼酸根通过络合作用结合血清中的离子钙形成难以解离的可溶性复合物枸橼酸钙螯合物，使血液中有活性的钙离子明显减少，阻止凝血酶原转化为凝血酶，从而抑制体外循环管路中的凝血的多个环节过程实现抗凝，因此达到充分的体外抗凝作用。在回血端或在患者的外周静脉血中适当补充足够的离子钙，使人体内血清离子钙维持在正常水平，从而使体内的凝血过程恢复正常，不影响体内凝血功能。

枸橼酸和离子钙的结合产物为枸橼酸钙。绝大部分枸橼酸钙可在血液净化中通过弥散和对流被清除。枸橼酸进入体内后，经肝脏、肌肉组织和肾皮质代谢。枸橼酸根进入体内参与三羧酸循环或经糖异生代谢，最终在线粒体内被代谢被氧化生成 H_2O 和 CO_2，产生 ATP，提供能量，同时释放所络合的钙离子，代谢完全的情况下不会有遗留效应。停止输入枸橼酸盐 30 分钟后，机体一般能将枸橼酸盐完全代谢，使体内的离子钙及枸橼酸根浓度恢复正常。

二、局部枸橼酸盐抗凝技术的适应证和禁忌证

1. 适应证

（1）可应用于活动性出血或高危出血、颅内出血、近期术后、外伤等患者。

（2）有肝素抗凝禁忌，如 HIT、过敏反应等严重副作用者可使用此法。

（3）也可应用于血流动力学不稳定的患者，因为与无抗凝技术比，局部枸橼酸钠抗凝，不需要高血流速。

2. 禁忌证

局部枸橼酸盐抗凝无绝对禁忌证，但有以下相对禁忌证：

（1）严重肝功能障碍、枸橼酸过敏或代谢异常。

（2）低氧血症（动脉氧分压＜60mmHg）和（或）组织灌注不足。

（3）代谢性碱中毒、高钠血症。

三、局部枸橼酸盐抗凝技术操作方法

1. 枸橼酸钠输入模式 目前临床上有两种输入模式：预配式枸橼酸钠输入法（图 9-3-1）和单独输入枸橼酸钠法（图 9-3-2）。两种方式虽各有优缺点，但单独输入枸橼酸法对凝血效果的动态控制更好。

（1）预配式枸橼酸钠输入法：在使用前将一定量的 4%枸橼酸钠液预先与一定比例的置换液混合配置，使各离子达到目标浓度，将枸橼酸钠以（17.5～25.8）mmol/h 的流速输入。将预配好的置换液以前稀释方式补充入体外循环血液。

（2）单独输入枸橼酸钠法：在动脉端滤器前用注射泵或血泵前泵持续输入 4%的枸橼酸钠溶液，起始剂量与血流速成一定比例，基础置换液可选前或后稀释的方式同步置换人体外循环血液。

在局部枸橼酸盐抗凝中，因为预配式枸橼酸钠输入法混合输入的时候如果比例不合适容易发生酸碱失衡及电解质紊乱，同时置换液和枸橼酸钠的流速不能分别调整，限制了置换液和枸橼酸钠的流速，因此临床应用较少。

我们一般使用将枸橼酸盐抗凝剂在血液净化滤器前独立输入的方式，有些医疗单位在 CBP 的过程中，采用固定的置换液配方和相对固定的局部枸橼酸盐抗凝方案，也取得了良好的临床效果。现代的血液净化机器上安装了智能的枸橼酸盐抗凝模块，使枸橼酸盐抗凝技术变得更加简单易行。

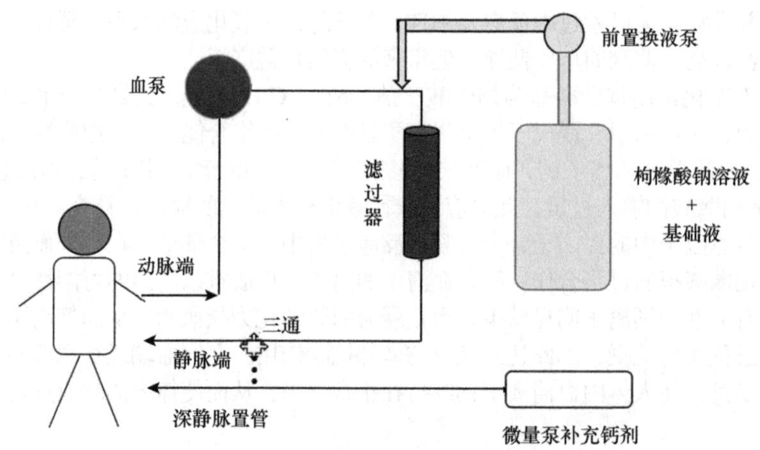

图 9-3-1 预配式枸橼酸钠输入法示意图

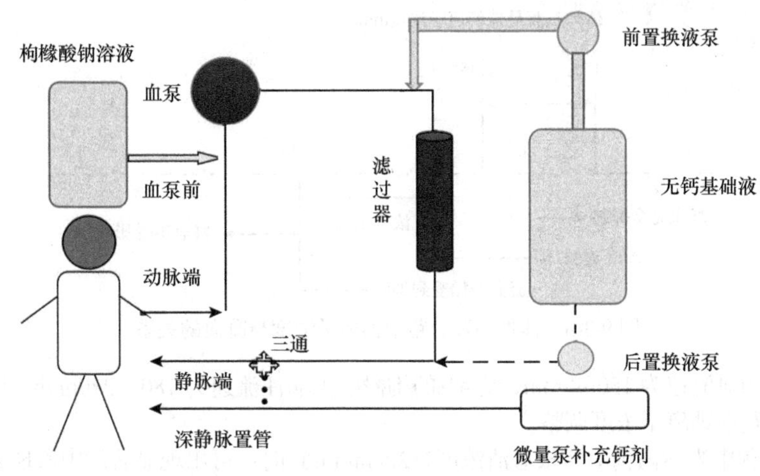

图 9-3-2 单独输入枸橼酸钠法示意图

2. 置换液组成方案 制订局部枸橼酸盐抗凝方案应注意以下问题：①监测体外循环的血流速；②监测枸橼酸盐的初始输注速率；③监测患者体内和滤器后血清离子钙水平及机体酸碱平衡状况；④根据监测数据调整泵前枸橼酸盐和滤器后钙离子的输注速率；⑤根据监测数据调整碳酸氢钠的输注速率。置换液则有多种选择方案。

（1）市售含钙血液滤过置换基础液：在市售血液滤过置换基础液（4L/袋）中加入 10%氯化钾 10ml 其浓度为 3.33mmol/L，然后根据患者的血电解质监测结果动态调整钾的输入量，一般以 10%氯化钾（6～10）ml/4L 的浓度输入。

（2）无钙置换液的配置：无钙置换液体配置方法较多，这里介绍两种。①将 0.9%氯化钠注射液 3000ml、灭菌注射用水 820ml、5%葡萄糖注射液 150ml、25%硫酸镁 3.2ml、10%氯化钾 10ml，一起加入无菌静脉高营养袋中，配置好的置换液需在 4 小时内使用；②将 0.9%氯化钠注射液 2500ml、灭菌注射用水 1000ml、50%葡萄糖注射液 15ml、25%硫酸镁 2ml、10%氯化钾 8ml 及 10%氯化钠 20ml，一起加入无菌静脉高营养袋中，配置好的置换液需在 4 小时内使用。

推荐使用无钙置换液，前稀释或后稀释输入方式均可。若使用市售的含钙血液滤过置换基础液，应更加注意枸橼酸钠的输入流速，因为直接使用含钙置换液，尤其是通过前稀释方式输入会显著提高滤器和静脉壶凝血的发生率，且枸橼酸用量也较传统的静脉端补钙大，使患者的肝脏代谢负担大大增加。

对于低氧血症、肝衰竭的患者禁用枸橼酸钠抗凝，严重低钙血症（CBP 治疗前体内游离钙浓度＜0.75mmol/L）的患者慎用枸橼酸钠抗凝，若使用枸橼酸钠抗凝输注流速应注意置换液量。有高钙血症的患者不宜使用含钙血液滤过置换基础液。

3. 枸橼酸钠流速的设定及调整 在滤器前管路的引血端输注枸橼酸盐，为了达到有效抗凝浓度，通常需要使滤器前的血清枸橼酸根浓度到达 4～6mmol/L，才能使血清离子钙水平低于 0.4mmol/L，从而达到体外循环管路局部抗凝的目的。体外试验研究结果表明，当血清离子钙水平高于 0.56mmol/L 时，全血凝固时间与血清离子钙浓度的高低基本无关，正常凝血过程不受影响，当血清离子钙浓度低于 0.56mmol/L 时，凝血功能开始受到抑制，当血清离子钙浓度低于 0.4 mmol/L 时，全血凝固时间显著延长，ACT 延长 1 倍，并且血清离子钙浓度越低，全血凝固时间越长，当血清离子钙浓度低于 0.33mmol/L 时，则凝血完全受到抑制（图 9-3-3）。

为了使体外循环管路里的血清枸橼酸根浓度达标，枸橼酸钠的输注流速需要随体外循环的血流速进行调整。目前，国内市场上常使用的成品为 4%枸橼酸钠溶液，4%枸橼酸钠溶液浓度为 136mmol/L。专家推荐采用以下公式计算局部枸橼酸盐抗凝方案的初始枸橼酸流速。

4%枸橼酸钠初始流速（ml/h）=初始血流速（ml/min）×（1.2～1.8）

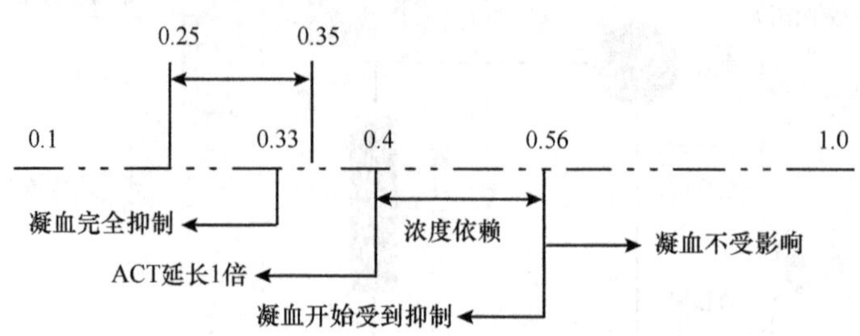

图 9-3-3 体外循环管路中钙离子浓度与凝血的关系

如果引血端的血流速为 150ml/min，则 4%的枸橼酸钠输注流速为 180～270ml/h。具体比例根据患者的体外循环管路中钙离子浓度调整。

CBP 治疗过程中当体内枸橼酸根血清浓度＞2.5 mmol/L 时，可出现显著的中毒现象。因此，应尽量避免通过加大枸橼酸钠输注量来加强抗凝效果，而应通过降低血流速来提高体外循环管路中的血清枸橼酸浓度（表 9-3-1）。

例如，体外循环的血流速为 150ml/min，4%枸橼酸钠输注流速为 203ml/h（相当于 27.6mmol/h）时，体外循环管路中的血清枸橼酸酸根浓度为 3mmol/L，如果将体外循环的血流速增至 200ml/min 或降至 100ml/min，体外循环管路中的血清枸橼酸根浓度分别为 2.26mmol/L 和 4.45mmol / L。当患者存在肝功能障碍和（或）组织低灌注（缺氧）时，枸橼酸根的代谢能力下降。我们建议，当患者存在肝衰竭时，应将枸橼酸钠的初始输注量降低一半，体外循环的血流速也相应减半。

表 9-3-1 通过血流速调整体外循环管路中的血清枸橼酸根浓度

枸橼酸钠输注速度（mmol/h）	血流量（ml/min）	体外循环管路中的血清枸橼酸根浓度（mmol/L）
27.6	200	2.26
27.6	150	3
27.6	100	4.45

枸橼酸钠的初始输注流速取决于体外循环管路中的血清枸橼酸根浓度是否达标，但其输注流速的进一步调整则依据体外循环离子钙水平。参照 Bagshaw 等的研究，局部枸橼酸盐抗凝的目标是使体外循环离子钙水平维持在（0.25～0.35）mmol/L，一般在开始抗凝后 30～60 分钟首次监测体外循环离子钙水平，并根据监测结果及时调整枸橼酸盐的输注流速。如果抗凝达标，建议每隔 4～6 小时监测体外循环离子钙水平；如果抗凝未达标，根据（表 9-3-2）调整 4%枸橼酸钠的输注流速，每隔 2 小时监测体外循环离子钙水平，直到抗凝达标。

表 9-3-2 根据体外循环钙离子钙水平调整枸橼酸钠输注流速

体外循环离子钙（mmol/L）	枸橼酸钠输注流速调整	重复监测体外循环离子钙水平的时间间隔
＜0.25	减少 20ml/h	1 小时
0.25～0.35	不变	4 小时
0.36～0.40	增加 10ml/h	1 小时
0.41～0.45	增加 20ml/h	1 小时
＞0.45	增加 30ml/h	1 小时

4. 离子钙的补充

（1）经验性补钙策略：当滤器前开始输注枸橼酸钠时，需要在滤器后的回输管路里或患者体内静脉里补充钙剂，目的是将体内血清离子钙维持在（1.0～1.35）mmol/L。国内常用的成品钙剂包括 10%葡萄糖酸钙和 10%氯化钙，1ml 的 10%葡萄糖酸钙含有 0.22mmol 的钙离子，而 1ml 的 10%氯化钙含有 0.68mmol 的钙离子，10%葡萄糖酸钙与 10%氯化钙比较有如下优势：静脉刺激小，可以外周静脉输注；不含氯离子；不用在体外循环管路的回血端输注，可防止体外管路回血端凝血。因此，通常采用 10%葡萄糖酸钙经体内静脉补充钙离子。

专家推荐钙离子初始输注流速：10%葡萄糖酸钙为枸橼酸钠输注流速的 6.1%，10%氯化钙为枸橼酸钠输注流速的 2%。初始输注速度确定后，一般在开始抗凝后 30～60 分钟首次监测体内血清离子钙水平，并根据监测结果调整 10%葡萄糖酸钙的输注流速（表 9-3-3）。如果体内血液离子钙水平达标，建议每隔 4～6h 监测体内离子钙水平；如果体内血清离子钙水平未达标，根据表 9-3-3 调整 10%葡萄糖酸钙的输注流速后，每隔 2～4h 监测体内离子钙水平，直到体内血清离子钙处于正常水平。

表 9-3-3 根据体内血清离子钙水平调整钙剂的输注流速

体内离子钙水平（mmol/L）	10%葡萄糖酸钙输注速度	重复监测体内离子钙的时间间隔
>1.35	减少 1.1mmol/h（5ml/h）	4 小时
1.0～1.35	不变	6 小时
0.91～0.99	增加 0.5mmol/h（2.3ml/h）	6 小时
0.86～0.90	增加 1.1mmol/h（5ml/h）	4 小时
0.75～0.85	增加 1.65mmol/h（7.5ml/h）	2 小时
<0.75	增加 2.2mmol/h（10ml/h）	2 小时

（2）模型补钙策略：早在 2011 年许钟烨通过构建两阶段补钙数学模型，提供了一种个体化局部枸橼酸盐抗凝-CRRT 补钙方案，即第一阶段补充透析清除的钙及枸橼酸结合的钙，第二阶段仅补充透析清除的钙，既防止了起始过程中的低钙血症的发生，也避免了治疗过程中高钙血症的发生，但未有大面积临床推广，本节不做具体描述。

5. 血标本采样部位

局部枸橼酸盐抗凝需要采集体外循环血标本和体内血标本，监测体外循环和体内钙离子浓度是治疗的基础。

（1）体外循环钙离子浓度：血标本采集部位可选择血泵后滤器前或滤器后，一旦选择采血部位，CBP 治疗过程中都从第一次采血的部位采集血标本进行对比。有研究学者为了减少诊断性失血，选择滤过液血浆来测定游离钙离子水平，结果发现在局部枸橼酸盐抗凝治疗的 CBP 患者，滤过液血浆游离钙浓度可代替滤器后血浆游离钙浓度评价滤器抗凝效果。

（2）体内钙离子浓度：采样部位尽量选择直接在患者血管内采集标本，有动脉留置管者最佳，可减少重复采血造成的创伤和疼痛。当然也有研究学者指出可在血液净化留置导管的动脉近心端采集血标本，检测离子钙值，并与体内血管采集的血标本相比较，两种采血方法的离子钙浓度检测值具有较好的一致性，临时血液净化导管内采血可以代替血管内采血行离子钙监测，可以真实反映患者体内的钙离子水平。

需要注意的是，这些情况是考虑在血液净化留置导管尖端的动静脉出口处未出现局部血液再循环的情况下，如果出现动静脉反接的情况下，测定的钙离子浓度可能偏低，所以还是需要从患者的血管内采集血标本进行分析。

四、局部枸橼酸盐抗凝并发症及其处理

相较于其他血液净化的抗凝方法，局部枸橼酸盐抗凝尤其需要注意代谢并发症，近期并发症主要包括电解质紊乱和酸碱失衡，远期并发症主要包括对骨代谢的影响。

1. 电解质紊乱

（1）钙离子：当钙离子输注流速大于其丢失量时，患者可出现高钙血症；反之，患者会出现四肢痉挛、手足抽搐、腹痛等低血钙临床症状，或心电监护监测心率减慢及 Q—T 间期延长。此时，在减慢或暂停枸橼酸钠泵入的同时，对于轻中度低钙血症（离子钙浓度为 0.9～1.0mmol/L）患者，可以

静脉微量泵注射 10%葡萄糖酸钙 1～2g；对于严重低钙血症患者（离子钙浓度<0.9mmol/L），10 分钟内静脉微量泵注射 10%葡萄糖酸钙 3g 或 10%氯化钙 1g，如果需要，可重复，直至体内的血清离子钙正常。

（2）镁离子：枸橼酸盐也可与镁离子络合，导致出现低镁血症。

（3）钠离子：1mmol 枸橼酸钠经代谢后释放 3mmol 的 $NaHCO_3$，因此，枸橼酸钠局部抗凝容易出现高钠血症和代谢性碱中毒，多由短时间内大量输入枸橼酸钠造成。早期主要症状为口渴、软弱无力、恶心呕吐，体温增高；晚期则出现脑细胞失水的临床表现，如烦躁、易激惹或精神淡漠以至昏迷。应及时降低或暂停枸橼酸钠的输入，必要时遵医嘱进行补液治疗，降低血清钠离子水平，但是当 Na^+ 和 HCO_3^-经 CBP 治疗丢失的流量大于 Na^+和 HCO_3^-的输注流量时，就会出现低钠血症和代性酸中毒（表 9-3-4、表 9-3-5）。

表 9-3-4 电解质紊乱及其处理

电解质紊乱	原因	处理方法
低钙血症	钙离子丢失流量大于输注流量（体内离子钙水平降低、总钙水平正常）	增加钙离子输注速度
	枸橼酸代谢不足（代酸、总钙/离子钙比增高、阴离子间隙增高）	增加钙离子输注速度
		减少枸橼酸盐输注速度或暂停
		增加 CBP 治疗剂量
		增加碳酸氢钠输注速度
高钙血症	钙离子输注量大于丢失量	减少钙离子输注速度
低钠血症	钠离子丢失量大于输注量	增加置换液钠离子浓度
		增加枸橼酸盐输注速度
高钠血症	钠离子输注量大于丢失量	减少置换液钠离子浓度
		减少枸橼酸盐输注速度
低镁血症	枸橼酸根与镁离子螯合	适量补镁

表 9-3-5 酸碱失衡及其处理

酸碱失衡	原因	处理方法
代谢性酸中毒	代谢性酸性产物清除不足	增加 CBP 治疗剂量
	缓冲碱丢失量大于输注量	增加碳酸氢钠输注速度
		增加枸橼酸盐输注速度（需排除枸橼酸蓄积）
	枸橼酸代谢降低（离子钙减少、总钙/离子钙比增加、阴离子间隙增加）	减少枸橼酸盐输注速度
		增加 CBP 治疗剂量
代谢性碱中毒	缓冲液输注流量大于丢失量	减少碳酸氢钠输注速度
		减少枸橼酸盐输注速度（降低抗凝效果）

2. 酸碱失衡

（1）代谢性酸中毒：主要是枸橼酸蓄积，枸橼酸体内代谢是一个需氧的过程，由线粒体对枸橼酸代谢障碍所致，易在患者肝衰竭及外周低灌注状态下发生。枸橼酸分子本身不具有毒性，蓄积后症状多继发于低钙血症和酸中毒。可通过增加透析液及补钙剂量，增加枸橼酸清除速度；成比例降低血流速及枸橼酸输注量，降低蓄积风险。

枸橼酸蓄积发生率达 10%～12%，当枸橼酸根的代谢量低于其进入体内的量时，枸橼酸根将在体内蓄积。目前，临床上常将血清中的总钙/游离钙浓度比值>2.5 作为预测患者枸橼酸蓄积的重要指标值，但是总钙/游离钙比值这一个单独的指标预测枸橼酸蓄积的敏感性并不可靠，应结合血气分析指标综合判断患者是否存在枸橼酸蓄积。

由于 HCO_3^-产生减少，患者可出现代谢性酸中毒，此时，血清离子钙降低，血清总钙/离子钙比>

2.5（表 9-3-5），患者可表现为感觉异常、口周及颜面部麻木感、抽搐、凝血功能障碍、血管张力下降所致的低血压及心脏抑制。

低钙血症而酸碱状况良好，提示补钙量不足，需要增加补钙量；如果体内离子钙水平降低伴代谢性酸中毒进行性加重，血清总钙离子钙比>2.5，表明枸橼酸根蓄积。枸橼酸蓄积发生时，患者的血清离子钙浓度通常会在很短的时间内迅速下降，进而引发低血钙性抽搐、心律失常等严重并发症。

由于枸橼酸钙进入人体后主要经过肝脏进行代谢，这样对于合并肝硬化、肝衰竭或低氧血症的患者，是否具有枸橼酸蓄积中毒的危险，也值得考虑。

（2）代谢性碱中毒：蓄积的枸橼酸代谢后更易产生代谢性碱中毒，大多发生在肝功能不全的患者，但一般程度较轻。严重者可出现呼吸浅而慢，神经肌肉兴奋性增高，甚至出现意识障碍乃至昏迷。因此，治疗时应适当降低碳酸氢盐的输入浓度，必要时可短时间内使用无碱基置换液进行治疗。轻症及中等程度碱中毒，只需补充生理盐水就可以纠正。重症碱中毒在积极治疗原发病的同时，可适当补充酸性盐。

3. 对骨代谢的影响　骨钙流失和骨质再吸收是接受局部枸橼酸盐抗凝维持性血液透析患者的远期并发症之一。有研究发现，在长期接受局部枸橼酸盐抗凝的 CBP 患者中，随着血液透析龄的增加，为维持离子钙平衡所需的补钙量逐渐减少，提示患者骨钙持续向血钙转化，有引发骨质疏松症的风险。

目前，临床上对接受局部枸橼酸盐抗凝患者体内离子钙浓度的靶目标值推荐为 1.0～1.2mmol/L。由于低钙状态时机体的代偿机制会促进骨钙向血钙转化，因此尽管接受局部枸橼酸盐抗凝的维持性血液透析患者的体内离子钙浓度看似维持在正常范围内，但在长期血液透析中机体实际丢失的钙量大于补钙量，这将使血 PTH 水平提高而促进骨动员。因此可以认为，对接受局部枸橼酸盐抗凝的维持性血液透析患者，不仅需精确计算血液净化中被清除的钙量，据此制订合理的补钙靶目标值，而且应在必要时使用药物干预，促使血钙向骨钙转化。

五、局部枸橼酸盐抗凝与全身肝素抗凝的比较

目前已有多个随机对照研究和荟萃分析对全身肝素抗凝和枸橼酸盐抗凝的安全性和有效性进行了评价，但研究结果存在部分争议，导致各国临床指南也出现了不同的推荐等级，以至于临床医生选择 CBP 抗凝方式时也存在困惑。

与全身肝素抗凝比较，枸橼酸盐抗凝主要有以下优势：出血并发症发生率低，生物相容性好，不会诱导 HIT，避免肝素引起的血白细胞、血小板减少，抑制黏附分子表达，滤器寿命长等优点。此外，枸橼酸盐还具有抑制补体激活，改善膜的生物相容性，对危重患者可能起到抗炎、抗氧化的协同治疗作用，抗炎特性使其可能降低和改善 AKI 重症患者的病死率和肾脏预后，因而是一种非常理想的抗凝剂，可广泛用于各种 CBP 模式。但是，枸橼酸盐的代谢比较复杂，使用不当可引起诸多代谢并发症，需要熟练掌握使用方法与适应证，密切监测相关指标，才能保证临床安全使用。对于有血栓形成风险的患者，还是应使用全身抗凝方式，可以防止患者体内血栓形成。

总体而言，与全身抗凝相比，局部枸橼酸盐抗凝实施方案较为复杂，需同时监测体内和体外的凝血功能或离子浓度，抗凝药物剂量调整难度相对较大，局部枸橼酸盐抗凝容易出现代谢并发症，但出血发生率低于或类似于肝素抗凝。CBP 过程中，枸橼酸盐抗凝与全身肝素抗凝的优缺点比较见表 9-3-6。

表 9-3-6　局部枸橼酸盐抗凝与全身肝素抗凝的优缺点比较

	全身肝素抗凝	局部枸橼酸盐抗凝
临床		
抗凝效果	作用于全身	作用于体外循环
出血风险	风险增高	风险没有增加
滤器寿命	类似或更短	类似或更长
代谢控制	好	好
代谢紊乱	风险低	风险高

续表

	全身肝素抗凝	局部枸橼酸盐抗凝
操作难易度	容易	困难
致死性并发症	大出血、HIT	输注过快心搏骤停
临床预后		患者生存及其肾脏预后可能更好
生物化学作用		
促炎与抗炎效应	抑制凝血酶生产，从而抑制抗凝血酶的抗炎特性	预防中性粒细胞和血小板释放颗粒产物
生物能量效应		产能，可能对线粒体功能不良具有保护作用

六、局部枸橼酸抗凝技术的护理要点

1. CBP 治疗前的护理

（1）进行 CBP 治疗前确保留置导管的通畅，维持良好功能的血管通路是进行有效 CBP 治疗的基本条件，导管功能的问题会影响治疗疗效和滤器的寿命。

（2）根据不同厂家的不同透析滤器型号选择生理盐水或指定浓度肝素液预充透析滤器及管路，并选择高血流速进行密闭自循环 10～20 分钟，让滤器内的滤膜充分展开，排净滤器及管路内的气体，待自循环完毕后，即可连接血管通路。

（3）前置换液必须是无钙离子配方，后置换液及透析液可根据不同治疗方案选择是否添加钙离子。

（4）保证治疗设备的齐全，在治疗中需要使用 2 个微量输液泵，分别用于泵入钙制剂、碳酸氢钠溶液输注，以保证速率恒定、剂量输入准确、根据临床监测和实验室检查结果及时方便调整剂量的需要。需要注意的是钙制剂及碳酸氢钠注射液不可同时从回路端补充，因为会形成碳酸钙沉淀。

（5）血液净化前准备好患者的深静脉通路，不要将钙制剂输注到周围血管中，因为这可能会对血管及周围组织造成损伤，尽量选择独立的深静脉通路，避免与其他药物发生反应及低钙血症的发生时无法使用微量泵快速补充钙剂。如发生低钙血症，不可在留置导管的动、静端直接推注钙制剂。

2. CBP 治疗中的观察和护理

（1）将体外循环管路连接患者启动血泵后，同时启动枸橼酸钠、10%葡萄糖酸钙输注、碳酸氢钠注射液泵入，确保枸橼酸钠溶液尽早进入体外循环管路，并让枸橼酸在体外循环的动脉端附近输注，这样才能获得最佳的抗凝效果，减少体外循环管路的凝血事件；而在行预配式枸橼酸盐抗凝时，一定要确保置换液输注通畅，尽量避免一切导致置换泵停转的因素发生，缩短更换置换液所需时间，尽可能减少枸橼酸抗凝中断的时间。

（2）在治疗过程中，应观察监测滤器及体外循环管路凝血情况、压力参数变化、血标本检查结果，观察体外循环管路和适析器是否有凝血现象，一旦发现滤器或管路颜色变深，或静脉压较前大幅度升高，应立即采取防凝血措施，并检查体外循环离子钙水平，以调整枸橼酸钠输注流速。根据体内离子钙水平调整 10%葡萄糖酸钙流速，防止出现体内钙浓度显著降低或升高的情况；根据钠离子浓度、PH 调整碳酸氢钠注射液输注流速，防止出现酸碱失衡、钠离子浓度降低或升高的情况。

（3）需要注意观察抗凝过程中的各项参数，因为观察患者的抗凝相关指标并及时监测是保证抗凝有效和减少并发症的必要步骤。枸橼酸盐抗凝过程中的监测参数至少应包括：①体外循环离子钙浓度应为 0.25～0.35mmol/L。②患者体内血离子钙浓度应为 1.0～1.35mmol/L。③血气分析、电解质，监测酸碱平衡和钠平衡。

（4）按照正确方法采集血标本：按照不同的标本采集方法采集体内钙离子浓度和体外循环管路中钙离子浓度。在枸橼酸盐与血液混合后采集血标本（可在滤器后或血泵后抽取），监测钙离子的水平将体外循环管路的抗凝状态反映出来；在静脉或动脉处抽取血标本，监测体内的各项离子水平、pH 等。

（5）在治疗过程中，应密切观察患者的血压、心率、临床表现等，尤其是应密切观察或询问患者有无唇周、四肢发麻、肌肉痉挛等低钙症状。一旦出现低钙症状，可根据医嘱调整枸橼酸钠及 10%

葡萄糖酸钙的输注流速。

（6）做好管路维护及护理，熟悉 CBP 机的机型和各输液泵的使用程序，及时处理机器出现的各种报警，如果报警无法在短时间内解除，进入旁路状态时应停止 10%葡萄糖酸钙及枸橼酸盐泵入；限制血管通路插管处肢体局部活动，对管路进行妥善固定，以防管路扭曲、牵拉、出血不畅，尽量避免一切导致置换及血泵停转的因素发生，缩短更换置换液所需时间，尽可能减少抗凝中断的时间，做好防止管路凝血的措施，保证治疗的顺利进行。

（7）特别需要关注非计划性下机的相关影响因素，实施枸橼酸钠抗凝的 CBP 治疗过程中，血流速、机器型号、置换液前稀释、管路离子钙水平、脱水速度是非计划性下机的影响因素，医护人员应熟练掌握枸橼酸钠抗凝原理、监测目标及其影响因素，及时排除和处理各种报警，预防滤器凝血，保证 CBP 治疗的安全性和连续性。

3. CBP 治疗后的护理

（1）结束 CBP 治疗时，应同时停止枸橼酸钠及 10%葡萄糖酸钙输注、碳酸氢钠注射液泵入，大部分局部枸橼酸抗凝都是由外接的微量泵输注补充钙剂，不会随着血液净化机关机而自动停止，必须手动停止。

（2）回血后要评估滤器及管路凝血程度并记录下机原因，观察下机后的滤器堵塞情况以帮助判定枸橼酸盐剂量是否合适，以便下次进行血液净化时调整枸橼酸盐输注流速。

七、局部枸橼酸钠抗凝的新进展

1. 枸橼酸钠的给药途径 对于 CRRT 中的局部枸橼酸盐抗凝，除传统的滤器前输入枸橼酸钠、静脉端输入钙剂外，某些医疗机构将枸橼酸钠预先配入置换液或透析液，获得了不错的效果。

2. 自动化趋势 Szamosfalvi 等报告了可自动在线计算钙剂和透析液 / 置换液输入量的 SLED 局部枸橼酸盐抗凝系统；部分厂家也推出枸橼酸钠抗凝模式，可自动计算体外循环的枸橼酸浓度等；计算机技术可以极大地减轻人工操作和计算的负担。

3. 小剂量阿加曲班联合枸橼酸钠体外抗凝的疗效 该方法与小剂量低分子肝素联合枸橼酸钠抗凝相比，可使滤器使用寿命明显延长，能达到满意抗凝效果，且对凝血功能无明显影响，出血相关不良反应无明显增加。

（陈王峰 林浙兵）

第四节 无抗凝技术及护理

无抗凝技术是血液净化过程中不在体外循环管路中添加抗凝药物，而是通过强化预充操作、优化参数设置、用适当生理盐水冲洗管路等措施保证体外循环系统的持续开放，但目前已经不常规推荐使用生理盐水冲洗管路。无抗凝技术对体内凝血功能影响较小，尤其适用于处于自身抗凝状态的患者（PLT＜60×10^9/L，INR＞2.0，APTT＞60 秒）。但是，无抗凝技术缺点是抗凝效果差，血液净化滤器易发生凝血，导致需要频繁更换滤器及导管，增加了医疗成本及护理工作量。此外，管路凝血消耗大量凝血因子、血小板及红细胞，进一步影响患者凝血功能，也使得输血可能性及输血相关并发症增加。

（一）应用指征

1. 有活动性出血、高危出血倾向，处于自身抗凝状态（PLT＜60×10^9/L，INR＞2.0，APTT＞60 秒），如有脑出血、消化道出血、近期手术、大面积创伤或创伤性检查等。

2. 有使用肝素禁忌，如有肝素过敏、HIT 等。

3. 无法开展枸橼酸盐抗凝的患者。

（二）使用方法

1. 管路充分预充，先将 5 000～20 000U 肝素加入预充液中，预充体外循环滤器及管路，保留浸泡并进行闭式循环15～30分钟。预充过程中要排尽管路系统内的气泡。

2. 在连接患者之前，先用生理盐水将体外循环滤器及管路中的肝素盐水全部排掉，以免肝素进入患者体内。

3. 合理设置治疗模式及参数，为了降低凝血风险，建议尽量选择CVVHD或前稀释的CVVH模式。降低后稀释流量及滤过分数，从而减少血液浓缩，降低管道凝血概率。提高血流速度，建议将血流速度维持在180～200ml/h，注意不要出现管路抽吸现象。

4. 治疗中依据临床需要可使用盐水间断冲洗管路，但不做常规推荐使用。治疗过程中可从泵前输入生理盐水100～200ml冲洗管路及滤器，观察滤器和静脉壶的凝血情况。不建议频繁冲洗管路，不仅没有延长滤器使用时间的效果，而且还可增加血流感染的风险，增加额外循环入量，对体液过多及心功能不好的患者不推荐使用。

5. 尽量选择生物相容性好的滤器，采用无肝素抗凝时，减少血泵中断的时间和次数，护士应严密观察凝血指征，密切观察体外循环有无凝血迹象，避免在治疗时输注血小板、新鲜冷冻血浆等促凝药物，若有管路或滤器凝血发生，勿强行继续治疗，及时更换管路及滤器。

（三）无抗凝技术的护理要点

1. CBP治疗前的护理

（1）血管通路评估：重点评估新置管患者局部的出血情况，对继往置管的患者重点评估通畅性、导管固定的稳妥性及置管处或导管可能的感染情况。

（2）体外循环管路预充充分：现在的滤膜基本上是中空纤维，预充的目的是让中空纤维充分舒展并排尽纤维及管路中的气体减少气血接触，从而提高治疗效率，减少凝血发生。预充时预充液可选用37℃恒温预充液冲洗，让滤器内纤维更好舒展；反复敲打血液净化器保证排净系统内气泡；预充结束后，停机静止浸泡管路15～30分钟，肝素生理盐水浸泡可使滤器纤维更加充分地舒展和浸透，改善膜的通透性，增加膜的生物相容性，减少对人体凝血系统的激活，减少纤维微小阻塞，保证滤器有效使用面积。随后连接无肝素生理盐水运行机器，将预充用的肝素盐水自管路内排出。

（3）选择合理的模式参数：模式首选CVVHD或CVVHDF，如果选用CVVH模式应主要使用前稀释，加大前稀释流量，以稀释滤器中血液；降低后稀释流量及超滤率，降低滤过分数，减少血液浓缩，降低凝血概率；避免血流缓慢加重凝血，若患者心血管功能较好，应保持血流量为180～200ml/min，但应避免引血不畅引发的报警。

2. CBP治疗中的观察和护理

（1）根据需要冲洗管路：在治疗过程中，采用生理盐水间断冲洗管路，严密观察管路及滤器内凝血程度及压力参数变化，观察CBP管路的动静脉滤网或静脉壶处及滤器的凝血情况。一旦发现滤器或CBP管路血液颜色变深，或压力参数较前大幅度升高，如循环管路中、滤器帽端处出现小凝块，应通知医生，及时下机避免体外管路堵塞无法回血。

具体的体外管路冲洗方案，目前对于是否需要定时使用生理盐水冲洗管路、冲洗的量及顺次尚无统一的操作规范与共识，临床中频率为30分钟至2小时一次，无菌生理盐水单次冲洗量可为50～200ml，连接自引血端滤器前，在2分钟内冲入管路（冲洗期间禁止夹闭引血端管路，避免诱发凝血）。需注意的是快速冲洗可在短时间内增加患者血容量，心力衰竭患者、儿童对容量负荷较敏感，应谨慎使用，同时对冲洗用生理盐水带来的容量变化，应在超滤中预设，临时增加的冲洗量应在允许的时间里及时以增加超滤的方式排出，避免血容量增加而加重心脏负担。

（2）定时观察及记录参数：每30～60分钟观察体外管路的动脉压、静脉压及跨膜压、滤器前压、废液压的变化。突然出现动脉压、静脉压及跨膜压上升，而又非血流量不佳等原因引起，通常提示血液管路及滤器严重凝血，需立即更换管路、滤器或回血，并且查找原因。一旦静脉壶下有血凝块，应严防凝块回输入体内。滤器两端的压力变化可提示血凝块堵塞的部位及有无凝血倾向，如动脉压负压极值通常提示堵塞出现在血泵的前方，静脉压过高则提示堵塞出现在血泵的后方。

（3）定期监测电解质、血糖和pH等指标：测定血气分析和电解质水平，根据检查结果对置换液配方加以修改，以稳定患者的内环境，待患者情况平稳后则可将检测周期延长至6～8小时。

（4）其他：选用有经验的护理人员，必要时以专人守护，及时处理机器报警，减少血泵停转；应避免由动脉端泵前的侧支输入血液或血液制品或其他治疗的液体（如脂肪制剂），以免血液黏稠加重体外循环凝血或发生输血反应影响治疗效果。

3. CBP治疗后的护理　回血后要评估并记录滤器及管路凝血程度，观察下机后的滤器堵塞情况以帮助判定参数设置是否合理，以便下次进行血液净化时调整具体参数。

（四）无抗凝技术的缺点

无抗凝技术为有出血倾向的患者行重症血液净化治疗提供了一种似乎安全的抗凝方案，但其血液净化中容易出现体外循环凝血、治疗效果下降、滤器使用寿命短，增加了患者费用和医疗、人力成本；管路凝血或无法回血，会消耗大量凝血因子、血小板及红细胞，导致输血需求增加及相关并发症风险增加等；频繁更换管路降低了治疗效率，增加人力及时间成本；易出现突然凝血，导致非计划下机可能性增加，对于护理人员的应急能力有较高的要求，对于护理工作的要求较高。因此，无抗凝技术并不是那么万无一失的，《KDIGO指南》推荐对具有高出血风险患者使用枸橼酸抗凝，临床上对于无抗凝技术的使用应慎重，但如果存在枸橼酸禁忌或单位尚无开展枸橼酸抗凝的技术能力，无抗凝技术仍然是值得选择的抗凝方案。总之，选择何种抗凝方案应充分考虑患者情况，并结合单位技术能力做出最佳选择。

（陈王峰　王密芳）

第五节　重症血液净化抗凝剂配制使用

合理、充分、个体化的抗凝是保证血液净化得以顺利进行的必要条件。不同的抗凝剂有不同的使用方法、作用机制、配制方法、使用剂量、观察监测要点及不良反应，是ICU护士进行血液净化治疗前必须掌握的知识，也是保障治疗安全的重要内容。

一、抗凝剂的临床配制

（一）普通肝素

普通肝素临床应用中，必须严格精确浓度、剂量和配制方法，防止配制不当而引起凝血或出血。

1. 配制方法　临床使用的肝素钠溶液一般为2ml/支，含肝素100mg，即12 500U，为便于计算和临床应用，建议将普通肝素稀释成每1ml溶液中含肝素1mg（125U）。配制方法如下：将100ml生理盐水抽弃2ml，加入肝素钠一支（2ml），这样所得到的肝素即为每1ml溶液中含肝素1mg。

普通肝素配置方法必须全科室统一，禁止将同一患者血液净化治疗肝素使用不同方法配制，以免配制浓度不同导致剂量错误，而引起抗凝相关不良反应。

2. 配制注意点

（1）必须由双人核对药品、配制方法后配制。

（2）配制后外包装必须标明名称、日期、时间、剂量、配制浓度、配制者姓名及核对者姓名。

（3）有明确标识，现配现用，使用时间不得超过24小时。

（二）低分子肝素

低分子肝素种类繁多，不同厂家低分子肝素的规格剂量也不一致，抗凝效果和安全性可能存在较大差异，给护理工作带来较大不便，这更加要求科室对低分子肝素的使用配制要有统一规范，按使用要求正确稀释低分子肝素，以减少护理差错。低分子肝素品种多，本节内容仅介绍几种常见的低分子肝素配制方法。仅供参考，具体配制可参考药品规格、医嘱进行换算。

1. 配制方法

（1）速碧林：建议0.4ml速碧林原液（4100AXaU），加生理盐水稀释至4ml，这样配制好的溶液每毫升含速碧林 1025AXaU。

（2）克赛：建议 40mg 克赛原液，加生理盐水稀释至 4ml，这样配制好的溶液每毫升含克赛 10mg。

（3）法安明：建议 0.2ml 法安明原液（含法安明 5000AXaU），加生理盐水稀释至 5ml，这样配制好的溶液每毫升含法安明 1000AXaU。

（4）吉派林：建议 0.5ml 吉派林原液（含吉派林 5000AXaU），加生理盐水稀释至 5ml，这样配制好的溶液每毫升含吉派林 1000AXaU。

2. 配制注意点

（1）配制前仔细阅读药品说明书，明确低分子肝素种类、剂量、规格。必须由双人核对药品、换算结果、配制方法后方可配制。

（2）配制后外包装必须标明名称、日期、时间、剂量、配制浓度、配制者姓名及核对者姓名。

（3）有明确标识，现配现用，使用时间不得超过 24 小时。

（三）枸橼酸钠

枸橼酸钠抗凝会使用到 4%枸橼酸钠及 10%葡萄糖酸钙或 10%氯化钙，使用原液即可，无须稀释配制。枸橼酸钠与钙剂不可混合，应分开使用。

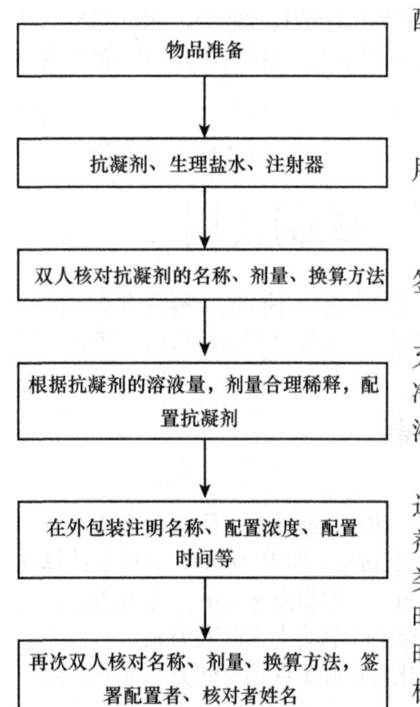

图 9-5-1　抗凝剂配制护理流程

二、抗凝剂使用护理要点

（1）应用抗凝剂前由医生对患者进行评估，明确抗凝剂的使用种类、剂量和方法。

（2）正确配制、剂量正确、双人核对。

（3）在应用抗凝剂前，再次确认是否有出血现象，并记录、签名。

（4）对体外循环管路、透析器、血液滤器等应按规范进行预充，以减少凝血和残血。抗凝剂首剂从静脉端一次推注，在血液净化治疗开始前 10～30 分钟从静脉端注入。维持剂量遵医嘱从血液净化管道动脉端持续输注。

（5）血液净化过程中根据应用抗凝剂的方法、剂量、种类进行严密监护，及时处理并发症。必要时监测有关凝血指标，酌情调整剂量，使凝血指标维持在相应的目标范围内。

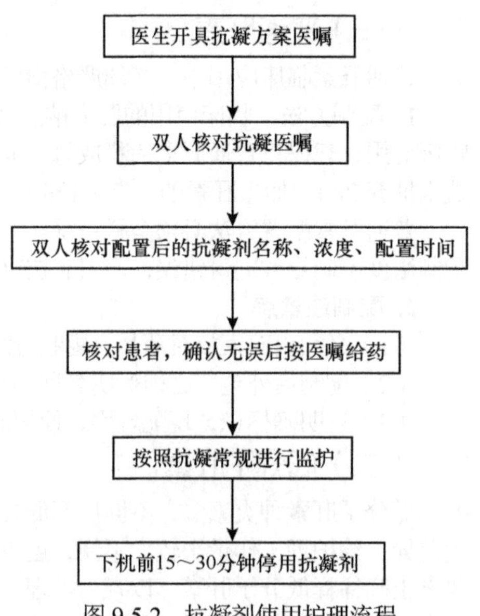

图 9-5-2　抗凝剂使用护理流程

（6）血液净化治疗结束前 30～60 分钟停止使用抗凝剂。血液净化结束后，监测患者出血现象，观察体外循环血液管路、透析器或血液滤器的凝血和残血情况，做好记录。

三、抗凝剂配制、护理使用流程

1. 抗凝剂配制护理流程　见图 9-5-1。

2. 抗凝剂使用护理流程　见图 9-5-2。

（林浙兵　吴碎秋）

第十章　重症血液净化治疗护理流程

重症血液净化技术现已被广泛应用于急危重症患者的救治，属于风险较高的医疗操作技术。为了保证治疗的有效进行，提高抢救成功率，在实施治疗前必须做好充足的准备，在治疗过程做好生命体征监护、容量管理、感染防控及治疗记录，治疗完成选择合适时机下机，做好下机后护理，保证下一次治疗的顺利进行。在这一章，我们将对相关内容做一阐述。

第一节　重症血液净化治疗准备流程

一、环境要求

1. 空气净化　治疗前减少人员走动，停止清扫工作。病室持续空气净化，保持空气流通。

2. 室温　室温控制在22～25℃，湿度控制在50%～60%。

3. 病室清洁　地面、物体表面每天使用浓度为500mg／L的含氯消毒剂湿式擦洗2次。

4. 探视管理　严格限制探视人数与探视时间，探视期间允许1名家属进入病室，探视人员进入病室前应洗手戴口罩。上机操作应该避开查房、探视及其他治疗时间，避免交叉感染。

5. 血液净化仪器设备放置　血液净化仪器设备放置在病床边时要合理布局，便于其他护理治疗或抢救工作开展。重症血液净化患者大多病情危重，床旁设备设施较多，为了应对突发事件，上机前应做好病床的空间管理。例如，患者床头应保留充足空间以利于气管插管、心肺复苏，血液净化设备电源线不能随意放置、减少穿插，尽量减少串联，避免在抢救时发生设备电源线牵拉导致的突然断电等。

二、物品准备

（一）仪器设备

血液净化前需要准备的仪器设备包括：①血滤机、血滤管路及滤器；②输液泵、注射泵；③科室床旁凝血功能检测仪、血气分析仪；④体温升温设备，如控温毯、血滤管路专用加温装置等，以改善低体温；⑤备齐抢救设备，应对突发事件，如除颤仪、气管插管盘、呼吸机等。

（二）临时血液净化导管置管用物准备

血液净化治疗前，评估患者血管通路，必要时协助医生建立临时血液净化导管。留置导管需要准备的相应物品包括：①皮肤消毒剂、铺巾；②血液净化导管；③局部麻醉药品；④缝针与缝线、皮肤敷贴；⑤医生需要的其他深静脉置管穿刺用品。为保证体外循环血流速率达到150～200ml/min，成人颈内静脉及锁骨下静脉置管建议选用直径大于10Fr（16cm）的双腔导管；股静脉置管建议选用直径大于10Fr（20cm）的双腔导管。根据《导管相关血流感染预防指南》中深静脉置管要求，创建最大化无菌屏障（包括治疗巾、无菌手术衣、大孔巾）、缝合包、无菌手套、注射器、0.9%生理盐水、无菌贴膜等。局部麻醉药品建议选择0.1%利多卡因注射液。准备床旁超声，便于医生在超声引导下进行精准穿刺、置管。

（三）体外循环管路预充用物准备

根据医嘱准备预充液、抗凝剂（肝素或枸橼酸钠）、电解质（10%葡萄糖酸钙、10%氯化钠、10%氯化钾、25%硫酸镁等）、5%碳酸氢钠溶液。如进行血浆置换还需准备血浆、白蛋白等。自配置换液/透析液按照医嘱配置，使用市售置换液应注意其中不含钾离子，需按医嘱额外添加10%氯化钾溶液。

三、重症血液净化管路连接与预充

随着血液净化技术的飞速发展，血滤机越来越智能化，操作更为简便。虽然临床上不同的血滤机其配套的管路连接有所差异，但是护士根据产品安装说明书或机器屏幕提示，即可完成管路安装。体外循环管路的连接根据置换液连接位置不同分为前稀释（滤器前输注）和后稀释（滤器后输注）。临床常采用将前、后稀释联合使用。CVVHDF 模式管路的连接较 CVVHD、CVVH 等模式复杂。但是只需要掌握了 CVVHDF 管路的连接，其他两种模式的管路连接即可在此基础上进行变通，目前部分厂家已经将管道及滤器一体化，这进一步减轻了护士操作难度和工作量。管路连接好后需要进行预充，其主要目的是清除体外循环管路和滤器/透析器内的气体、微粒并使滤器/透析器膜肝素化。采用规范化的预充方法，可延长体外循环管路和滤器/透析器的使用寿命。

（一）预充液配置

根据患者的凝血功能状况及滤器使用说明书配制不同肝素浓度的预充液。上机前应着重于对闭路循环后的管路冲洗，最大限度地冲洗管路内未与滤膜结合的游离的肝素分子，减少进入体内的肝素量，尽可能避免其对患者凝血系统的影响。

（二）注意事项

1. 预充时，当治疗管路连接方式为前稀释时，管路中的空气容易进入滤器，会增加体外循环管路的预充难度，残存的空气将增加血液净化治疗过程中血栓形成的概率。因此，预充时管路连接方式通常选用后稀释，此方法可将气体聚集在静脉壶中，利于排除。

2. 预充滤器时，可用排气锤或手握空拳轻轻敲击滤器两端，避免敲打滤器管身部。不正确地敲打滤器管身会破坏滤器中空纤维，致使滤器中空纤维丝断裂而引起漏血。

3. 使用肝素生理盐水预充液预充时，应对管路侧支、传感器的侧支予以肝素化处理，但切勿浸湿传感器保护膜而影响压力监测。

4. 连接患者前需采用生理盐水彻底冲洗体外循环管路和滤器，将残存肝素排尽。

（林浙兵　吴碎秋）

第二节　重症血液净化治疗监护管理

重症血液净化治疗过程中，ICU 护士在掌握重症血液净化专业知识和血滤机操作技能的基础上，需做好危重患者的监护，才能保证血液净化的顺利进行。做好临床监测与护理有助于及早发现和处理血液净化过程中出现的病情变化与运行异常，从而保证血液净化治疗的安全性和连续性。

一、生命体征监护

重症血液净化患者病情危重，病情变化快，治疗过程中护士必须密切监测并记录患者生命体征的变化，及时汇报和处理病情变化。

（一）体温监测

在重症血液净化治疗过程中患者体温变化较大，危重患者可能受感染等因素影响而出现高热，而一旦进行血液净化治疗，大剂量的置换液与血液进行交换，患者热量快速流失，致使体温下降。此外，治疗过程中患者也可能会因为感染等因素出现体温升高。护理人员应密切监测患者体温变化，记录并根据体温的变化给予相应的护理措施。

1. 体温升高　部分患者会出现体温升高，排除疾病因素后，患者体温升高与重症血液净化相关因素包括：①导管相关性血流感染；②输红细胞或血浆等血液制品。

2. 体温下降　血液净化过程中如果体温正常的患者出现寒战或畏寒，首先考虑是否因大量输入低温置换液造成。此时应注意调节室内温度，调节血滤机的加温档，有条件的科室可以先将置换液加温后输入，患者使用控温毯保暖。

3. 血液净化患者体温监测相关护理措施　包括：①严格执行无菌操作制度，阻断感染途径，特别是在连接滤器 / 透析器及体外管路时；②严格执行操作规程；③遵医嘱使用抗生素；④及时发现体温变化并进行相应处置；⑤对于体温下降的患者，可给予适当的保暖措施；⑥置换液的加温，血液净化体外循环管路较长，血液温度散失较快；置换液流率多设置为2～3L/h，补充大量未经加热的置换液，易致患者体温骤降引起寒战，因此，有条件的科室可将置换液加热到37～38℃再使用。

（二）心率、血压监测

由于血液净化过程中存在大量的液体交换，即使机器容量控制中的细微偏差，也可导致患者容量状态发生波动，对血流动力学的稳定性可能会有不同程度的影响，从而影响重症血液净化的持续时间和疗效。因此，临床推荐使用有创动脉血压监测，有利于指导液体平衡的调节，维持循环稳定。

血液净化开始时的引血、治疗过程中的净超滤和结束时的回血都可引起血流动力学的变化。血液净化开始后不久出现低血压、心率快，常与低血容量、心功能差或合并心脏疾病有关；开始2小时后患者出现低血压，常与净超滤量过多或酸碱失衡有关。净超滤率过低，则可能导致患者容量超负荷，导致急性左心力衰竭竭和急性肺水肿。因此，容量状况的监测是重症血液净化监护维持患者生命体征平稳的重要方面。

循环监测仅靠记录出入量、观察心率和血压的变化不能准确评估患者的容量状况。因此，在患者血流动力学不稳定的情况下，还需要监测CVP、心输出量和血管外肺水等指标，动态评估患者的容量反应性和容量状况，指导血液净化运行参数的调节，实现个体化容量管理。

患者出现心率快、血压低时应正确分析其原因，并及时处理，减慢血流速率并降低净超滤率，适当扩充血容量，必要时使用升压药物，在维持血流动力学稳定的情况下继续进行血液净化治疗。

（三）呼吸功能监测

重症血液净化过程中由于患者病情危重且变化快，血液净化治疗方案的调整等都有可能导致患者内环境紊乱，进而影响呼吸功能。护理人员要密切监测患者呼吸形态、指尖动脉血氧饱和度的变化，及时通知医生并寻找原因，根据患者疾病状况，定期监测血气分析，这对调整置换液配方、维持血液净化患者电解质与酸碱平衡有十分重要意义。

二、液体管理

（一）液体管理的常见问题与原因

重症血液净化液体管理过程中可能会出现以下问题：①置换液配制或使用错误；②配制或使用过程中出现置换液污染；③液体失衡。其中，液体失衡是最常见和最严重的液体管理问题，治疗期间可出现因净超滤量过多或过快导致低血容量休克，或未按计划清除体内多余的液体导致容量负荷过重等问题。

重症血液净化液体管理问题原因分析：

1. 对患者的容量状态评估和（或）对重症血液净化认识不全面 常发生在刚接触重症血液净化的ICU医护人员，还不具备独立实施重症血液净化治疗护理的能力。ICU应建立完整的培训计划，开展层级培训，设置准入制度，医护人员经培训考核合格后方可持证上岗。

2. 医生和护士的沟通出现偏差 这种情况经常发生在刚开展重症血液净化技术的科室或刚开始独立接触血液净化的护士。最常见问题的是医生和护士对（实际）净超滤率的概念理解或表述存在差异，造成液体失衡。例如，医生的医嘱为实际净超滤，护士在设置净超滤率参数时，未计算5%碳酸氢钠（B液）、枸橼酸盐和钙剂（实施局部枸橼酸盐抗凝时）的输注速率，而造成容量失衡。因此，临床科室在开展血液净化前需统一医生和护士对重症血液净化相关概念的认识，使用规范的重症血液净化医嘱单，以减少错误的发生。

（二）液体管理的监测与护理

1. 参数设置 上机前根据医嘱双人确认各种参数的设置，双人确认血液净化模式选择、置换液和（或）透析液速率、碳酸氢钠输注速率、净超滤率等，确保所有泵入的液体符合医嘱单参数，当治疗计划改变时，注意调整相应的设置参数并再次双人确认，防止因操作错误而造成容量失衡。

2. 血流动力学 血流动力学不稳定或正在使用血管活性药物的患者，在引血阶段容易出现一过性低血压。因此，在治疗的初始阶段要密切监测患者血压的变化，避免低血压的发生。监测 MAP、CVP、心输出量等血流动力学参数，以避免容量失衡。

3. 电解质与血气分析 护士在配制置换液时应严格遵照医嘱，执行双人核对，在置换液袋上明确标识（尤其是在加入钾、钙、镁等电解质溶液时），避免造成医源性内环境紊乱。正确采集标本，尤其是在局部枸橼酸盐抗凝的情况下，要避免因为标本采集不正确影响参数的设置及调整，从而出现代谢并发症。

4. 容量管理 护士液体管理水平的高低是评价 ICU 护理质量的重要标准之一。实施液体管理时，医生和护士必须在充分、透彻地理解液体清除及液体平衡原理的基础上进行。治疗过程中需对患者的容量状态进行动态评估，明确单位时间内的液体管理目标，监测可能出现的各种错误，及时调整液体平衡方案。

三、感染防控

（一）置换液的配制

置换液应现用现配，配制好的置换液放置时间不超过 24 小时。配制置换液应严格执行无菌操作。配制好的置换液存放在铺有清洁治疗巾的治疗车上层，用治疗巾覆盖保存。

（二）管路的感染防控

在使用导管前，严格执行手卫生，血液净化导管外露部分下方铺无菌治疗巾，导管接头使用酒精棉片旋转式消毒 10 秒以上。上机过程中，中心静脉导管需用无菌治疗巾包裹。结束后，先用 20ml 生理盐水注射器分别脉冲式将动、静脉管腔内的残留血液冲洗干净，注入浓肝素生理盐水进行正压封管，无菌肝素帽封闭管腔，再用无菌纱布包裹、胶布固定。

（三）治疗期间感染防控

重症血液净化过程中执行更换置换液和抗凝剂、留取血液标本等操作前，护士需严格执行手卫生，操作过程中接触接头部位时需消毒。治疗过程中尽量减少导管冲洗、接卸等操作，避免 CRBSI 的发生。冲管用生理盐水和输液器应每 24 小时更换一次。治疗过程中，无特殊情况不要中断运行，液袋的更换应该等到报警提示时再进行以减少更换次数。

（四）其他导管的维护

除行血液净化导管外，重症患者还常会用到动脉置管、中心静脉导管、尿管、胃管、引流管等。在各种管路护理过程中应严格执行无菌操作，避免交叉感染，减少 CRBSI 的发生。

四、护理记录

重症血液净化护理记录书写是护理工作的重要内容。重症血液净化护理记录应全面、准确、客观、真实、动态反映患者的病情变化及治疗和护理过程。

1. 生命体征 每小时记录 1 次，有病情变化时随时记录，记录具体的时间、测量值及处理措施。

2. 严格记录患者的出入量，避免患者液体失衡。

（1）准确记录各种出入量：液体入量包括静脉补液、输血、泵注的药物（如抗凝剂等）、肠内营养、作为 B 液的 5%碳酸氢钠等的量；出量包括尿量、引流液量、超滤量等。回血时要准确记录回输血液量及生理盐水冲管液量。

（2）采取二、三级容量管理水平时，每小时计算净平衡量。根据液体平衡和血流动力学状况准确设置和调整超滤量。

（3）客观准确记录血液净化治疗中的各种监测参数，为精准化方案调整提供参考。

（林浙兵 吴碎秋）

第三节　重症血液净化治疗结束流程

重症血液净化治疗目标达成后，医护人员需要密切观察患者的症状、体征、相关化验指标及血滤机的运行情况，选择合适的下机时机。下机前需做好用物准备，下机时严格执行无菌操作，控制回血速率。回血完毕后，在充分冲净置管管腔内血迹的前提下，使用封管液正压封管，保证置管的通畅。

一、用物准备

准备治疗巾、生理盐水、2ml 注射器 2 个（根据双腔导管管腔容积标注抽取所需容量的封管肝素钠注射液）、10ml 注射器 2 个、肝素帽 2 个、无菌纱布数块、酒精棉片、氯己定消毒剂。

二、下机流程

1. 洗手，戴口罩，携用物至患者床旁。

2. 向患者解释结束治疗的原因，取得患者合作，消除其紧张、恐惧心理。

3. 根据病情协助患者取适当体位，平卧位最佳。

4. 血滤机提示治疗结束时，确认治疗量已经完成，并在显示屏上按住“结束”键，停止血泵，夹闭导管动脉端并在动脉端体外管路连接 500ml 的生理盐水，开启血泵回血。具体方法应按照血滤机的回血指示步骤完成。待生理盐水将管路及滤器中的血液全部经静脉端回输入患者体内后，夹闭并分离双腔导管静脉端及静脉端体外管路。

5. 抽取 10～15ml 生理盐水冲洗双腔导管的动脉腔和静脉腔，冲洗干净后，消毒导管管口，根据双腔导管的管腔容量，用同等容量的肝素封管液进行正压封管，拧紧肝素帽，用无菌纱布包裹导管末端，恰当固定，避免牵拉。

6. 记录下机前最后的治疗数据后卸管、关机。

7. 整理用物，清洁和消毒血滤机。询问或观察患者有无不适反应。

（林浙兵　吴碎秋）

第十一章　连续性血液净化技术及护理

第一节　连续性血液净化概论

连续性血液净化（continuous blood purification，CBP）是指所有连续、缓慢清除水分和溶质的血液净化治疗方式的总称。连续性血液净化以对流、弥散、吸附的多种方式清除体内溶质及溶液，可清除各种代谢产物、毒物、药物和身体内产生的各种致病性生物分子。连续性血液净化优势在于体内溶质及溶液的清除可以在治疗时间内缓慢、可控、精准地进行。连续性血液净化适应证通常被分为肾脏疾病适应证和非肾脏适应证两方面，从内环境紊乱的角度阐述其适应证可以分为容量失衡和溶质失衡两类。

一、肾脏疾病适应证

急、慢性肾衰竭患者血流动力学不稳定，机体处于高分解代谢和容量过负荷状态。用连续性血液净化治疗此类疾病有许多独特的优势，不仅可以平稳地清除体内多余的水分和代谢产物，有效控制高分解代谢，维持水电解质和酸碱平衡，改善氮质血症，同时对血流动力学影响小，能够有效改善心血管稳定性，维持脑灌注。

（一）对于重症患者，在发生急性肾衰竭（acute renal failure，ARF）并发以下情况时，应考虑行连续性血液净化。

1. 血流动力学不稳定。

2. 液体负荷过重。

3. 高血钾或严重代谢性酸中毒。

4. 处于高分解代谢状态。

5. 脑水肿。

6. 需要大量输液。

（二）对慢性肾功能不全合并以下并发症时，也应考虑行连续性血液净化。

1. 尿毒症脑病。

2. 尿毒症心包炎。

3. 尿毒症性神经病变。

（三）出现以下 ARF 并发症，也应考虑行连续性血液净化。

1. 心血管衰竭。

2. 脑水肿。

3. 高分解代谢。

4. ARDS。

二、非肾脏疾病适应证

（一）全身炎症反应综合征

全身炎症反应综合征（systemic inflammatory response syndrome，SIRS）是因感染或非感染原因导致的机体失控的自我持续放大和自我破坏的全身性炎症反应。连续性血液净化能够在较短时间内纠正 SIRS 患者的高氮质血症，同时还可通过吸附等多种方式清除多种炎症介质，为机体创造稳定的内环境，使血流动力学指标明显好转。

（二）急性失代偿性心力衰竭

急性失代偿性心力衰竭患者心输出量下降，心脏前负荷显著加重，可导致心肺功能障碍，肾灌注下降，水钠潴留，进一步加重心脏的前、后负荷，心脏功能减弱，从而形成恶性循环。连续性血液净化能安全可靠地清除体内过多的水，迅速降低心脏前负荷、改善肝肾等重要脏器的灌注，同时使肾素-血管紧张素-醛固酮系统得到抑制，降低了心脏后负荷，有利于心功能恢复。但连续性血液净化是否可以改善充血性心力衰竭患者的预后、延长生存时间等仍有待于进一步研究。

（三）ARDS

ARDS 是一种由多因素诱发的急性弥漫性肺损伤，特点是由于肺部炎症导致肺血管的通透性增加和含气肺组织的减少。目前认为连续性血液净化对 ARDS 可能具有一定的治疗作用，但缺乏大样本前瞻性、随机对照研究，连续性血液净化不能作为治疗 ARDS 的常规手段。

1. 清除炎症介质　连续性血液净化对 ARDS 患者血浆中的炎症因子具有一定的清除作用。

2. 液体管理　连续性血液净化通过超滤作用清除患者体内多余的液体，进而减少血管外肺水，使肺内分流下降，改善微循环和细胞的摄氧能力，增加组织的氧利用。有回顾性研究显示 ARDS 患者在机械通气治疗的同时接受连续性血液净化，有利于减轻肺水肿，可以改善氧合和血流动力学状态，缩短 ICU 住院时间，提高 28 天存活率。

（四）重症胰腺炎

重度急性胰腺炎（severe acute pancreatitis，SAP）是一种病情凶险、并发症多、病死率高的急腹症。在发病早期，胰腺细胞的自身消化作用引起胰腺实质内炎性细胞的活化，释放大量炎症因子并导致 SIRS。严重 SIRS 可诱发 MODS，通常牵涉到呼吸、循环、肾脏、肝脏和凝血等器官、系统。

连续性血液净化有助于清除 SAP 患者肺间质中过多的水分，改善 SAP 患者的氧合指数和肺顺应性，在 SAP 早期行连续性血液净化可降低急性呼吸窘迫综合征的发生率。同时通过脱水作用可清除腹膜后过多积聚的炎性渗出，降低 SAP 患者的腹内压，避免腹腔间隔室综合征的发生。另外，研究发现连续性血液净化可改善 SAP 患者内皮细胞功能并改善 SAP 患者肠道屏障状态。在 SAP 早期行连续性血液净化还能清除患者体内过度释放的炎症因子并改善微循环状态，理论上可预防和治疗胰性脑病。

SAP 本质上是一种重症全身炎症反应性疾病，连续性血液净化可能通过降低血浆炎症因子水平、调节免疫状态发挥器官保护作用。然而，在不同的研究中连续性血液净化治疗 SAP 的时机、剂量和持续时间存在较大的异质性，临床疗效并不确切，同时也缺乏多中心、随机对照研究的证据。因此，有学者认为在没有肾脏适应证的情况下，连续性血液净化不宜作为 SAP 患者的常规治疗手段。

（五）挤压综合征

严重挤压伤的主要病理生理改变表现为受损部位软组织（特别是肌肉）的变性坏死和血管通透性改变，其中横纹肌溶解是其最明显的局部特征，而 AKI 是其最主要和最严重的并发症。除了碱化尿液、利尿及保护心脏等治疗外，及时血液净化治疗是成功抢救患者的关键。

挤压伤患者接受血液净化治疗的研究显示除了针对 AKI 治疗高钾血症和液体超负荷外，早期行连续性血液净化可清除挤压伤及其他原因引起的肌红蛋白增多，并能够有效清除肌红蛋白。

（六）肝衰竭、肝性脑病、肝移植术后

肝衰竭患者常伴有内环境紊乱和有毒物质蓄积，影响或阻断肝细胞的生成与利用。连续性血液净化能在一定程度上维持肝衰竭患者内环境稳定，暂时性替代肝脏功能。连续性血液净化虽然无法逆转肝衰竭患者组织的病理变化，但能持续、缓慢地清除多种水溶性中小分子毒素，改善脑内能量代谢，降低颅内压，从而改善患者意识状态。

（七）高热

对于重症感染、中枢神经系统病变或体温调节机制紊乱导致的高热患者，如果传统降温方法效果差，可应用正常体温或低温的透析液或置换液进行连续性血液净化，其散热效应可用于降低体温及缓解高热伴随的高动力状态，有助于改善血流动力学的稳定性，减少升压药物的使用剂量，同时也能减

少因发热而增加的氧耗。然而，其临床有效性还缺乏大量的临床试验来证实。连续性血液净化诱导的正常体温也可能掩盖了患者感染的症状，导致抗生素治疗的延迟。如何合理使用降温方法，还应根据具体情况由临床医生斟酌决定。

（八）水电解质紊乱

连续性血液净化可以平稳、有效地清除水和钠离子，也可以通过改变置换液/透析液配方纠正电解质紊乱和严重的代谢性酸中毒。

（九）药物或毒物中毒

急性药物或毒物中毒可直接导致肝、肾功能障碍。大量补液和利尿排毒无效后，毒物对心肌细胞的损害和抑制使心功能急剧恶化，导致严重的水电解质紊乱与酸碱失衡。此时，连续性血液净化可通过吸附、弥散和对流等方式从血液中清除毒物，降低血液中毒物浓度，维持及替代重要脏器（尤其是肾脏）的功能。

（十）乳酸酸中毒

乳酸酸中毒是一种酸碱紊乱，由机体内乳酸生成与利用失去平衡，致乳酸在体内堆积所致。乳酸酸中毒是代谢性酸中毒最常见的原因之一。当血乳酸浓度＞5mmol/L 并引起酸碱平衡紊乱以致 pH＜7.35 时，即出现乳酸酸中毒，临床上主要表现为突然不适、呕吐、神志改变、过度通气、低血压和循环衰竭等。

连续性血液净化可用于维持水电解质和酸碱平衡，并且能够清除患者体内的炎症介质，使患者微循环得到改善，纠正机体缺血缺氧，从而减少体内乳酸形成。连续性血液净化治疗乳酸酸中毒的优点还包括可输注大量碳酸氢钠而不发生高钠血症、心力衰竭等不良反应。此外，连续性血液净化还可通过弥散或对流等方式清除体内部分乳酸分子。

三、禁 忌 证

连续性血液净化无绝对禁忌证，但存在以下情况时应慎用。

1. 无法建立合适的血管通路。

2. 有严重的凝血功能障碍。

3. 有严重的活动性出血，特别是颅内出血。

（李之祈　林浙兵）

第二节　连续性血液净化常见模式及参数设置

20 世纪 80 年代末期，连续性血液净化从动脉-静脉模式转变为静脉-静脉模式，静脉-静脉模式因操作简便、并发症相对较少等优势更易被医护人员及患者所接受。

一、连续性血液净化常见模式

临床上应根据病情严重程度及不同病因采取相应的连续性血液净化模式及设定参数。缓慢连续性超滤（slow continuous ultrafiltration，SCUF）和 CVVH 用于清除过多液体为主的治疗；CVVHD 用于具有高分解代谢需要清除大量小分子溶质的患者；CVVHDF 有利于清除炎症介质，适用于脓毒症患者。常用连续性血液净化治疗模式比较和区别见表 11-2-1。

表 11-2-1　常用连续性血液净化治疗模式比较

	SCUF	CVVH	CVVHD	CVVHDF
血流量（ml/min）	100～250	100～250	100～250	50～200
透析液流量（ml/min）	–	–	15～60	15～30
清除率（L/24h）	–	12～36	14～36	20～40

续表

	SCUF	CVVH	CVVHD	CVVHDF
超滤率（ml/min）	2～5	8～25	2～4	8～12
中分子清除力	+	+++	–	+++
血滤器/透析器	高通量	高通量	低通量	高通量
置换液	无	需要	无	需要
溶质转运方式	无	对流	弥散	对流＋弥散
有效性	用于清除液体	清除较大分子	清除小分子	清除中小分子

注：–：不存在此项；+：弱；+++：强

（一）SCUF

SCUF 主要是以对流的方式清除溶质。在治疗过程中不补充置换液，也不补充透析液，溶质清除效果不理想。目前临床主要用于严重全身性水肿、顽固性心力衰竭、创伤或大手术复苏后伴有细胞外液容量过负荷者。

（二）CVVH

CVVH 主要是以对流的方式清除体内水分、电解质和大中分子物质。CVVH 可以降低血中溶质的浓度，调控机体容量平衡，但超滤可导致大量的水和电解质成分丢失，需要通过置换液进行补充。根据补充的路径不同，置换液又分为后稀释和前稀释两种方式。后稀释 CVVH 虽然溶质清除效率较高，节省置换液用量，但由于超滤后血液浓缩明显，易发生滤器凝血，超滤速度一般不建议超过血流速度的 30%。前稀释 CVVH 置换液在滤器前补充，降低了滤器内血液溶质的浓度，不易发生滤器凝血，但溶质清除效率较低，适用于高凝状态或血细胞比容＞35%的患者。CVVH 主要用于清除血液中的中、小分子溶质。

（三）CVVHD

CVVHD 利用弥散及少量对流原理清除血液中溶质，不需要从血液中输入置换液，透析液从膜外输入，流向与血流方向相反，逆向输送，主要依赖于弥散清除小分子物质。分子运动的物理特性决定了物质的分子量越小，其弥散能力越强，因此这种方式对于小分子物质，如尿素氮、肌酐等的清除效果要优于中分子物质。CVVHD 也能通过超滤的方式清除血液中多余的水分。当透析液流量为 15 ml/min 时，可使透析液中的全部小分子溶质呈饱和状态，从而使血浆中的溶质经过弥散机制清除，而当透析液流量增加至 50ml/min 左右时，溶质的清除率可进一步提高，CVVHD 能更多地清除小分子物质（肌、尿素氮、电解质等），透析液流量超过此值清除率不再增加。

（四）CVVHDF

CVVHDF 利用血液在滤器内产生的压力，以对流加弥散的原理清除体内的小、中及大分子物质，同时补充置换液。CVVHDF 综合了 CVVHD 和 CVVH 的原理及作用，提高了对小、中及大分子物质的清除率。

二、连续性血液净化常见参数设置

（一）血流速

血流速是指单位时间内从体内引血流经滤器的血流量。在常规治疗剂量下，一般血流速设置为 100～200ml/min。因血流量对血流动力学的影响大，需要根据患者的具体病情和治疗目的进行调节。对血流动力学不稳定的患者初始设置为 50～100 ml/min，逐步上调血流速，在数分钟之内达到目标值。对血流动力学稳定的患者，可以直接设置目标血流速为 150～200ml/min 左右。

血流速在一定程度上决定着置换量的大小，受滤过分数限制，过小的血流速不能匹配较大的置换量。血流速一般不影响透析液流速，但是建议透析液流速/血流速＜0.3，当透析液流速/血流速＞0.3 时，透析液中的小分子溶质未达饱和状态可降低清除效率。血流速影响抗凝剂的使用，血流速越小，滤器内凝血的风险越大。如果选择枸橼酸抗凝，因为血流速与枸橼酸流速有相关性，枸橼酸流速一般是血流速的1.2～1.5倍，如果调整了血流速，应相应调整枸橼酸流速。

（二）置换液速率

置换液的输入途径有前置换（前稀释）和后置换（后稀释）两种。置换液在滤器之前输入为前置换，在滤器之后输入为后置换。前置换模式置换液在滤器前输入，血液在经过滤器时被稀释，血流阻力小，滤过稳定，血量少且血浆中的蛋白不容易沉积在滤膜上形成蛋白膜，发生凝血的风险降低，滤器的使用寿命也相对延长，但溶质的清除效率会下降。后置换模式置换液在滤器后输入，溶质清除效率高，置换液用量小，但血液在经过滤器时被浓缩，血液黏稠度高，滤器内凝血的风险较大，抗凝剂用量相对增加，滤器的使用寿命也相应缩短。

在选择置换液的输入途径时，首先要评估患者导致滤器凝血的因素，如行无抗凝血液净化治疗、患者处于高凝状态、患者血流动力学不稳定血液净化治疗血流速设置低等；血液净化治疗过程中滤器频繁发生凝血栓塞，应避免行后置换，可选择前置换，以延长滤器寿命。在做高通量血滤时，也应该选择前置换，有助于降低滤过分数，降低滤器发生凝血的风险，延长滤器使用寿命。血液净化治疗中患者抗凝合理，滤器使用寿命长，可选择后置换，有利于在单位时间内清除更多的溶质。目前临床上常见的做法为选择前置换和后置换并存，按一定比例输注。

（三）超滤量及速率

超滤量为血液净化治疗时单位时间内额外超滤出的液体量，单看超滤量并不能评估患者最终全身液体平衡情况。因患者有液体、饮食等入量和自身的尿量、引流液等出量，进行容量管理时，首先要制订液体平衡目标，然后通过调整超滤速率实现液体平衡目标。确定超滤量需要评估患者当前的液体平衡情况；预计当天治疗需要的输液量、输血量、饮食量；预估患者当天尿量、引流量等。

根据超滤量设定超滤速率，其也称净超滤率，是指相对连续性血液净化设备而言，每小时额外超滤出的液体量。超滤速率的计算为治疗日超滤量除以治疗时间。超滤速率应根据患者的血流动力学状态、患者外周的输液速度及液体平衡目标做动态调整。如患者血流动力学稳定且病情允许，在治疗初始阶段，超滤速率可设置稍快，这样可减少非计划性下机导致的目标无法完成等情况。

（四）FF

FF为超滤液流速与流经滤器的血浆流速的比值，是连续性血液净化使用置换液时滤器发生凝血风险的一个重要指标。

FF可以通过以下公式计算：

FF＝超滤流速/流经滤器的血浆流速

＝超滤流速/[血流速×（1−红细胞比容）+前置换液流速]

超滤流速=前置换液流速+后置换液流速+净超滤率

一般认为，FF应控制在30%以下，这样可以降低滤器内因血液过度浓缩而导致凝血的风险。后置换容易发生血液浓缩，应加强对FF的关注。前置换与后置换比较虽然相对不容易发生明显的血液浓缩，但随着前置换流速增加，FF增加，跨膜压也会随之增加，血浆中的蛋白质容易沉积在滤膜上，形成蛋白覆盖层，导致滤器效能下降，甚至引起跨膜压高报警，血泵停止运行，造成治疗中断。

（五）治疗剂量

治疗剂量是指单位时间内按照体重校正的废液流量，单位为ml/（kg·h）。连续性血液净化的治疗剂量设定是对治疗所用置换液或透析液速率的设定，不同的连续性血液净化模式的治疗剂量算法不同。

CVVHD的治疗剂量=（透析液速率＋脱水速率）/体重

CVVH的治疗剂量=（置换液速率＋脱水速率）/体重（仅有后稀释时）

CVVHDF的治疗剂量=（置换液速率＋透析液速率＋脱水速率）/体重（仅有后稀释时）

如果CVVH或CVVHDF有前稀释，其清除溶质效率低于后稀释，需要进行校正。校正系数=滤器血浆流速/滤器血浆流速＋前稀释流速。

（六）温度设置

行连续性血液净化时，体外循环管路热量持续丢失导致低体温，目前连续性血液净化机基本都配备有加温系统，一类为置换液/透析液加热装置，通过加热置换液/透析液来减少热量的丢失；还有一类为血液加温仪，通过加热器包裹体外循环回输段管路对回输血液进行加温。

使用置换液/透析液加热装置时可将温度设置为高于体温，避免使用大量未充分加温的置换液/透析液导致患者体温下降。注意对置换液/透析液不可过度加热，温度≥42℃时，易发生溶血；温度超过51℃时，可引起严重的溶血。使用血液加温仪直接对血液加温，过高的温度有发生溶血的风险，血液加温仪设置温度随血流速调整。有相关研究显示，过高的加温可能会改变血管的反应性，导致低血压，早期将置换液温度控制在36℃，持续一段时间，能够升高平均动脉压和降低儿茶酚胺类药物的剂量。

对某些疾病患者如颅脑外伤等患者，控制性低体温是有益的，在进行血液净化治疗时，可以利用体外循环管路进行散热，降低患者的体温；对于某些高热和心血管状态不稳定的患者，低温可提高末梢循环张力，维持有效血容量，稳定血压。因此，在上述情况中加温系统温度设置可以低于体温，甚至不加温。在血液净化过程中，需要密切、动态监测患者体温变化，避免严重低体温带来的不良反应。

（李之诉　林浙兵）

第三节　连续性血液净化置换液/透析液配制与管理

置换液是血液净化时用于置换体内的水分、电解质，并替代出血液内有毒物质的超滤液，可保证机体各种物质含量处于生理状态。透析液是血液透析时与血液在透析膜两侧通过弥散进行溶质交换需借助的液体。

一、置换液和透析液类型

常用的连续性血液净化治疗置换液有：碳酸盐置换液、乳酸盐置换液及枸橼酸盐置换液。醋酸盐置换液因为缓冲效率低和已知的不良反应，且在连续性血液净化过程中有增加低血压、降低心排指数等风险目前已不推荐使用。采用枸橼酸抗凝时，需配制低钠、无钙、无碱基置换液。在温度较低的环境中使用大量未经加温的置换液/透析液可能导致不良反应。应注意患者的保暖和置换液/透析液加温。

（一）碳酸盐置换液

碳酸氢盐是生理性碱基，是人体内最主要的缓冲剂，直接参与体内酸碱平衡的调整，因而碳酸盐置换液最符合机体的生理状态，2012 年《KDIGO 指南》推荐首选碳酸氢盐作为连续性血液净化的缓冲液。置换液电解质含量原则上应接近人体细胞外液成分，治疗期间可根据病情需要调节钠、钾、碱基浓度，电解质参考范围见表 11-3-1。碳酸氢盐在体外不稳定易分解，且易与钙离子和镁离子结合形成结晶发生沉淀，需临时配制，一般不会直接加入商业成品置换液中，而将其作为 B 液额外输入。研究证明碳酸氢盐置换液具有降低心血管事件风险的优点，近年来大多推荐用碳酸氢盐作缓冲剂。碳酸氢盐置换液的配方有多种，见表 11-3-2，应用较为普遍的是 Port 改良配方。

表 11-3-1　碳酸氢盐置换液成分及浓度

溶质	浓度范围
钠	135～145mmol/L
钾	0～4mmol/L
氯	85～120mmol/L
碳酸氢盐	30～40mmol/L
钙	1.25～1.75mmol/L
镁	0.25～0.75mmol/L（可加 $MgSO_4$）
糖	100～200 mg/dl（5.5～11.1mmol/L）

表 11-3-2　常见碳酸氢盐置换液的配方

	改良 Port（ml）	配方 1（ml）	配方 2（ml）	配方 3（ml）
生理盐水	3000	3250	3000	2500
5%葡萄糖	1000	250	250	100
10%氯化钙	10	15	15	40（10%葡萄糖酸钙）
25%硫酸镁	3.2	3	3	3
10%氯化钾	根据病情	根据病情	根据病情	根据病情
注射用水	0	500	750	1000
B 液：5%碳酸氢钠	250	250	250	250

（二）乳酸盐置换液

乳酸经肝脏、心脏、骨骼肌和肾脏代谢，在体内产生碳酸氢根可间接补充连续性血液净化过程中丢失的碳酸氢根，且对酸碱有一定调整作用。乳酸盐在体外理化性质稳定，故商业成品置换液易于保存。但是重症患者，常会因自身病情导致乳酸产生增加，利用减少，乳酸盐置换液的使用会造成额外的乳酸负荷。大剂量的输注乳酸也会导致血流动力学不稳定。乳酸盐置换液的使用导致的医源性高乳酸血症可能会妨碍化验结果的正确解读，干扰患者组织灌注的评估。因此，对 MODS、败血症、肝功能不全、伴有高乳酸血症的重症患者，不建议使用乳酸盐置换液。

（三）枸橼酸盐置换液

枸橼酸盐置换液可降低局部钙离子浓度，抑制凝血酶原转化，从而发挥抗凝作用，被广泛用于局部抗凝，可减少医源性出血并发症。避免使用肝素抗凝导致出血、肝素相关血小板减少等不良后果。使用枸橼酸盐抗凝管路滤器发生凝血的风险低于使用肝素抗凝。使用枸橼酸盐置换液可能引起低钙血症、高钠血症、代谢性碱中毒甚至是代谢性酸中毒，因此枸橼酸盐置换液应不含钙离子，体外补充钙剂，相对降低钠离子与碳酸氢盐的浓度。在连续性血液净化治疗过程中，需根据体内及滤器后测得的钙浓度，相应调整枸橼酸及钙剂的输注速度。枸橼酸在肝脏代谢，产生碳酸氢根，进行连续性血液净化时需要密切监测 pH。对感染性休克患者和肝衰竭患者应用枸橼酸盐的时候要注意，该类患者的枸橼酸代谢能力降低，可加重代谢性酸中毒。

二、置换液和透析液配方

（一）钠

可根据血浆的离子浓度调整生理盐水与注射用水的比例，应尽量减少置换液与血浆的钠离子浓度差，建议使用浓度为 140～145mmol/L 的透析液/置换液。由于低钠透析液/置换液可能会导致血流动力学的不稳定，建议缓慢、持续纠正高钠血症，使用接近血钠浓度的透析液/置换液。在发生严重高钠血症时，血钠浓度下降的最大速度不应超过每小时 0.5mmol/L，或每天下降幅度不超过 10mmol/L。对于中重度低钠血症患者，建议在第一个 24 小时血清钠浓度增加 10mmol/L 以内，临床症状有所改善后，升高的速度不应超过每小时 0.5mmol/L。

（二）钾

对各种原因导致的高钾血症，血液净化是有效的治疗方法之一。对于有致命危险的高钾血症，如血钾高于 5.5mmol/L，可采用无钾置换液/透析液。如果不是严重的高钾血症，可适当降低置换液/透析液中钾离子的浓度。当血钾经过纠正恢复正常值后，可调整置换液/透析液中钾离子浓度为 4mmol/L。血钾目标值为 3.5～4.5mmol/L，在连续性血液净化过程中，常可发生低血钾，应根据检测的血钾水平调整剂量。

（三）葡萄糖

使用生理浓度的葡萄糖有助于减少低血糖的发生，尤其是在进行 CBP 时。在连续性血液净化治疗过程中，由于胰岛素分泌受抑制，可出现高血糖。由于无糖溶液会导致低血糖的发生，对无糖置换液/透析液建议用于能够获取足够营养的患者。糖是细菌繁殖的培养基，要警惕透析液/置换液被污染。相关研究显示，进行连续性血液净化时严格控制透析液/置换液中的糖浓度能够显著改善重症患者的生存率。

（四）钙

在连续性血液净化治疗时钙离子会被清除，需要进行补充。无钙透析液可用于治疗高钙血症，但是会显著增加发生副作用的风险，其使用应限于高血钙危象或肾功能受损的患者。采用枸橼酸酸盐置换液配方时，需密切监测钙离子水平，根据滤器后及外周血钙离子浓度调整枸橼酸及葡萄糖酸钙或氯化钙的输注速度。

（五）镁、磷

连续性血液净化强化治疗很容易导致低磷血症，长期肠外营养、营养不良或代谢性碱中毒会加重此风险的发生，需要口服或肠外补充磷。镁离子也可以被连续性血液净化清除，也需要在置换液/透析液中进行补充。

（六）碳酸氢根

根据血气分析结果及目标的碳酸氢根浓度来调整另外通路的碳酸氢钠（B 液）输入速度。

按照置换液量为 3L/h 计算，碳酸氢钠输注速度可以采用以下计算公式：

碳酸氢钠输注速度（ml/h）=碳酸氢钠（目标值）×84×3÷（5%×1000）

三、置换液和透析液配制原则

1. 无致热源。

2. 电解质浓度应保持在人体血浆电解质范围之内，为纠正患者原有的电解质紊乱，可根据治疗目标做个体化调节。

3. 缓冲液可采用碳酸氢盐、枸橼酸酸盐或乳酸盐。

4. 置换液或透析液的渗透压要保持在生理范围内，与正常人血浆 pH、渗透压相近，一般不采用低渗或高渗配方。

四、置换液和透析液管理

1. 严格执行查对制度，按照医嘱配方进行配置，禁止自行调整配方或加入其他药物。

2. 置换液/透析液应在静脉输液配制中心配制，如无此设施，应在治疗室内进行配制，配制前做好相应的清洁消毒。

3. 配制置换液/透析液前检查药物有效期，液体包装是否破损；配制时各种药物使用剂量准确，配制置换液/透析液时严格执行无菌操作；配制后应在置换液/透析液袋外做好相应标识，以免与其他液体混淆。

4. 缓冲液首选碳酸氢盐，不与钙、镁离子在一起配制。建议单位剂量的碳酸氢盐以串联方式连接输注，不进行二次分装配制，降低液体被致热源污染的风险。碳酸氢盐置换液应现配现用，必要时检测置换液/透析液的电解质浓度。

5. 自行配制置换液/透析液的优点是成本低、配方可个体化调整，但是自行配制的置换液/透析液被污染的风险相对增加，且溶质浓度配制错误后果严重，甚至会危及患者生命。商售成品袋装置换液，为预先配制的、袋装的与血浆成分接近的无菌溶液。商售成品的袋装置换液在一定程度上降低了自配液体的工作量及随之的风险。商售成品袋装置换液应一次用完，不可贮藏后再使用。使用聚氯乙烯袋子的商售成品的袋装置换液，溶液蒸发较显著，溶质的浓度会缓慢增加，储存使用要注意。置换液直接与血液进行交换，必须无菌、无致热源。

6. 透析液在透析中心是由水处理设备在线生产的，部分 ICU 也有安装水处理设备，可以在线获取透析液。因为透析液与血液有膜相隔，所以不需要绝对无菌。但是，一些透析膜对于透析液内的一些细菌产物是可透的，透析液应该符合超纯净的标准。

（李之访　林浙兵）

第四节 连续性血液净化操作流程

连续性血液净化操作涉及多个阶段：连续性血液净化的开始阶段血液净化管路和滤器的正确安装、预充和引血上机是保证连续性血液净化治疗顺利并安全进行的重要前提；治疗过程中，对管路和滤器的运行情况的观察和维护；治疗暂停或结束时，回血操作也是不可忽视的重要一环；自循环操作为患者临时外出检查或手术提供了方便。连续性血液净化治疗操作流程见图 11-4-1。

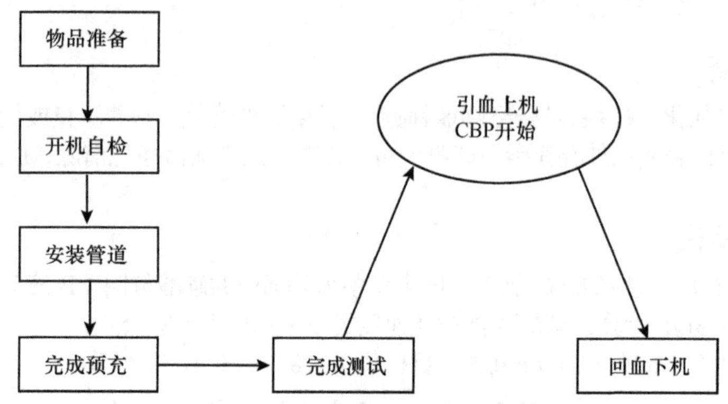

图 11-4-1 连续性血液净化治疗操作流程

一、治疗前期准备

1. 环境准备 在一个相对独立的环境中进行治疗，地面、桌面可用含氯消毒液擦洗，限制与本治疗无关的人员进入治疗场所等。

2. 操作者准备 着装整齐，洗手，戴口罩、帽子，戴无菌手套。

3. 查对 患者身份、医嘱及患者是否签署知情同意书等。

4. 治疗前评估 患者年龄、神志、尿量、生命体征、血常规、凝血功能及生化等相关检查；询问患者有无滤器过敏史等情况。

5. 物品准备 血液净化医嘱单，血液净化配套管路、滤器、无菌治疗巾、一次性手套、一次性注射器、输液器、消毒物品、置换液（或透析液）、预充液和抗凝剂等。如果使用成品置换液，治疗前核对置换液有效期、包装完整性；如果是手工配制置换液，根据患者的病情调整置换液成分，现配现用并注意无菌操作。

6. 设备准备 血液净化设备处于备用状态，清水擦拭保证仪器表面及各传感器表面洁净。接通电源，打开机器电源开关，按照设备要求进行开机自检。

7. 血管通路准备 决定行血液净化治疗后，尽早建立血管通路。根据患者病情选择合适的置管位置，穿刺置管建议在超声引导下进行，可提高穿刺置管的成功率，避免因反复穿刺引起出血或感染等并发症。

二、血液净化管路与滤器的安装

1. 将机器平稳推至患者床边，踩下轮锁，妥善固定。

2. 连接电源，确保连接地线。避免多仪器使用同一线路，尽量避免使用电插板。

3. 打开机器开关，血液净化设备自检通过后，再次检查血液净化管路、滤器的完整性、有效期、型号。

4. 根据医嘱选择治疗模式，按照血液净化设备提示的安装顺序或相关说明进行管道安装；严格遵循无菌原则，逐一打开管路保护帽与另一个接头连接，避免接头污染或暴露时间过长；安装管路过程中，每个接口处要拧紧，避免因接口断开而污染管路及液体流出或进气；对侧路或未使用的管路应夹闭开口加帽密闭，以形成密闭式循环管路。

5. 常规连接生理盐水于引血管路的侧路，以备血液净化通路不畅、持续贴壁、引血负压过高报警及其他突发状况的应急处理。

6. 将根据医嘱配置好的抗凝剂连接至血液净化管路相应的位置。

三、预充及参数设置

预充液按照相应血液净化滤器说明书的要求进行配制。

1. 按照血液净化设备要求正确连接预充液、置换液、透析液和废液收集袋，检查血液净化管路无误后，血液净化管路上的夹子处于开放状态，确保所有连接紧密。准备预充。

2. 启动血液净化设备预充键，开始预充血液净化管路和滤器。在预充过程中，轻轻转动和拍打滤器，以利于细小气泡排出。如管路或滤器空气没排尽，选择重复预充，将滤器滤膜内外气体充分排尽。

3. 预充完成后调节静脉壶液面高度。注意调整血壶及液壶的液面高度，防止管路进气。

4. 启动相关机器管道压力和密闭性等测试，完成后根据医嘱设置治疗参数，准备引血治疗。

四、连接患者引血上机

1. 在连接至血管通路之前，双人核对医嘱、血液净化治疗单。检查导管及创口，消毒导管接头。

2. 抽出导管内的封管液及可能形成的微血栓。分别用2～5ml注射器回抽2ml封管液，推注在纱布上；检查纱布上是否有血凝块，如有，再次回抽1ml推注，直至纱布上无血凝块为止。

3. 检查血管通路情况，对导管做通畅试验，必要时调整导管位置。导管置管处局部建议采用透气敷料覆盖保护。

4. 根据医嘱推注首剂量肝素。

5. 血管通路连接管道　如预充液含肝素先用生理盐水冲洗管路，将血液净化管路内的肝素盐水预充液排出。

6. 上机　上机的连接方法分为单连接法和双连接法两种方法。单连接法是先将引血端与患者的血管通路相连，打开夹子开启血泵，血泵运转后待血液净化管路中的血液至静脉壶时，暂停血泵运转，再将回血端与血管通路相连，继续运转血泵，开始治疗。单连接法适用于血流动力学稳定，容量充足的患者。双连接法是将血液净化管路的引血端和回血端同时与患者的血管通路相连接，然后运转血泵，开始治疗。双连接法对上机阶段患者血管内容量影响小，适用于血流动力学不稳定、不能耐受容量快速减少的患者。注意两种上机连接方法初始血液流速不宜过快，一般以50～100ml/min为宜，逐渐上调。

7. 观察各个监测压力数值，如压力过高，及时查找原因。

8. 妥善固定管道。再次核对患者、医嘱，并按照血液净化记录单要求，逐项填写。

五、血液净化过程中的监测维护与自循环

（一）血液净化过程中的监测维护

在连续性血液净化治疗过程中，注意血液净化设备提示，正确完成置换液、透析液、滤过液、抗凝剂的更换。在连续性血液净化治疗过程中，严密观察设备的运转和报警，及时排除故障处理报警，尽量减少血泵停转的时间，以延长管路和滤器寿命；保证整个管路在可视范围内，随时检查管路有无扭曲、受压、脱落、堵塞，检查各连接口及滤器衔接是否正常，保持管路通畅。注意维持血壶的液面高度，防止管路进气。注意静脉壶和滤器有无血栓形成，以便及时调整抗凝方案。注意血管通路的护理和无菌操作，避免血行感染的发生。治疗过程中保证血管通路固定、通畅，无滑脱、打折、贴壁、漏血等现象；置管处局部敷料应保持清洁、干燥，潮湿、污染时及时换药。尽量避免停止血泵，以减少凝血的机会。

患者方面，护士需要严密监测患者生命体征，尤其是血压、心率的变化，观察患者神志意识。定时记录各治疗参数。密切监测血常规、动脉血气分析、血生化等的变化，发现异常及时根据医嘱调整。抗凝剂严格按照医嘱执行，剂量准确，观察患者有无出血倾向，观察静脉穿刺处及创口有无渗血，皮

肤黏膜有无出血点。观察尿量，计算每小时出入量，根据患者临床表现及治疗要求，及时调整药物剂量和血液净化的净超滤。

（二）自循环

当需要暂停血液净化治疗时，如患者外出检查、手术或出现一时难以解除的报警或临床问题，可临时用生理盐水回血，动静脉管路连接于同一袋500～1000ml生理盐水袋中，使血液净化设备处于自循环运行状态，将血液净化导管临时封管。当患者返回病房或报警、问题解决之后，再根据患者的病情引血上机，继续血液净化治疗。

六、治疗结束处理

1. 评估血液净化治疗时间及脱水量是否达到要求并登记。

2. 物品、药品准备 肝素帽或密闭接头2个、5ml注射器2个、装有封管液的2ml/5ml注射器2个、装有10ml以上生理盐水的20ml注射器2个、无菌治疗巾、一次性手套、输液器、500ml生理盐水、无菌纱布、消毒物品、胶布。

3. 操作方法

（1）洗手、戴口罩、帽子、戴无菌手套，在血液净化管路与血液净化导管连接处下方铺无菌治疗巾。

（2）双人确认停止治疗的医嘱，核对患者。暂停血泵运转，夹闭血液净化血管通路引血端管路夹子和血液净化管道引血端夹子，断开动脉连接。动脉端管路连接500ml生理盐水，开放管路，打开动脉夹。

（3）确认断开患者动脉端连接，开启血泵，回输血液，根据患者心功能情况和容量情况，调整血流速度至50～100ml/min。

（4）当生理盐水回输至回血壶后，停止回血，夹闭血液净化管路回血端管路夹子和血液净化导管回血端夹子，分离回血端管路。

（5）消毒血液净化静脉通路导管，分别用5ml注射器采血2ml，弃在无菌布上，判断有无血栓（如有血栓抽出继续采血直到无血栓）。确认无血栓取用20ml生理盐水脉冲冲净管腔残血；使用封管液封管，剂量比管腔容积多0.1～0.2ml；一边推一边关闭导管夹，确保正压封管，防止血液逆流回导管内发生凝血。拧紧肝素帽或密封接头，纱布包裹导管，贴上敷贴，妥善固定。

（6）根据血液净化设备提示卸除管道及滤器。整理用物，按照医疗垃圾处理规范处理医疗废弃物。

（7）按照医院规范及设备说明书对设备进行擦拭消毒，放回原位备用。

（8）再次核对并做好相关记录，签名。

七、不同抗凝方案上下机操作流程

（一）肝素抗凝行连续性血液净化治疗流程

见表11-4-1、表11-4-2。

表11-4-1 肝素抗凝行连续性血液净化上机治疗流程

步骤	原则与要点
机器及管路准备	
备齐用物，携机器至患者床旁，查对医嘱；解释治疗目的、注意事项	问候患者，取得合作；严格查对制度，杜绝发生差错
检查机器，确定机器各部位空置；连接电源	
开机，选择相应的治疗模式，机器自检	
查对医嘱，按照机器显示屏提示步骤安装滤器、管路及抗凝剂注射器，开始预充	管路滤器注意连接紧密，无漏气
按医嘱设置各项治疗参数，等待患者上机	

续表

步骤	原则与要点
再次查对医嘱	严格查对制度，杜绝发生差错
协助患者卧于舒适的体位	
置管处换药	观察穿刺口有无感染、固定情况；严格执行无菌操作
取下导管末端纱布，常规铺治疗巾；消毒导管，取下末端肝素帽，再用安尔碘消毒导管口，用注射器分别抽出导管动、静脉腔内的肝素，遵医嘱将稀释好的肝素首剂量从静脉端推注	严格执行无菌技术操作，观察导管通畅及有无血栓形成
血管通路动脉端与体外循环导管动脉端相连，开启血泵引血；当血液引至静脉壶时，按机器提示将血管通路静脉端与体外循环导管静脉端相连，固定好管路，用无菌治疗巾覆盖导管。进入治疗界面，设置治疗参数及肝素输注速度	开始血流量在 80ml/min，根据病情逐步增加血流转速至 150～200ml/min。不要忘记肝素输注速度设置
再次查对并做好记录，整理用物，观察患者有无不适反应	整理床单位，冬天注意保暖

表 11-4-2 肝素抗凝行连续性血液净化下机治疗流程

步骤	原则与要点
查对医嘱	严格查对，杜绝发生差错
备齐用物；解释回血目的、注意事项	问候患者，取得合作
选择结束治疗界面，确认医嘱	
按照机器显示屏提示进入回血界面，准备回血	注意管路滤器连接紧密，无漏气
夹闭导管动脉端，取下血管通路动脉端接针头后插入生理盐水袋中，用 20ml 生理盐水将导管动脉腔的血液全部脉冲式推注回患者体内；用 200～250ml 生理盐水将管路及滤器中的血液全部回输入患者体内；断开血管通路静脉端并夹闭	观察病情
根据导管动静脉管腔容量将相应的封管用肝素分别正压注入管腔内，夹闭动、静脉导管，再将肝素帽或密封接头拧紧，用无菌纱布包裹末端	注意肝素用量，以导管标识为准
固定导管	
卸装管路，关机；再次查对，记录结束时间和超滤情况	
再次查对并做好记录，整理用物，观察患者有无不适反应	将医疗废弃物按类放置

（二）枸橼酸抗凝行连续性血液净化操作流程

见表 11-4-3、表 11-4-4。

表 11-4-3 枸橼酸抗凝行连续性血液净化上机治疗流程

步骤	原则与要点
机器及管路准备	
备齐用物，携机器至患者床旁，查对医嘱；解释治疗目的、注意事项	问候患者，取得合作；严格查对，杜绝发生差错
检查机器，确定机器各部位空置；连接电源开机，选择相应的治疗模式，机器自检	
查对医嘱，按照机器显示屏提示步骤安装滤器、管路，开始预充	注意管路滤器连接紧密，无漏气；PBP 悬挂枸橼酸液袋
通过测试后将钙剂连接在动脉端，5%碳酸氢钠连接在静脉端	
再次查对医嘱	严格查对，杜绝发生差错
协助患者卧于舒适的体位	
置管处换药	观察穿刺口有无感染，固定情况；严格执行无菌操作
取下导管末端纱布，常规铺治疗巾；消毒导管，取下末端肝素帽，再用安尔碘消毒导管口，用注射器分别抽出导管动、静脉腔内的肝素	严格执行无菌技术操作，观察导管是否通畅及有无血栓形成

续表

步骤	原则与要点
血管通路动脉端与体外循环导管动脉端相连，开启血泵引血；当血液被引至静脉壶时，按机器提示将血管通路动脉端与体外循环导管静脉端相连，固定好管路，用无菌治疗巾覆盖导管。进入治疗界面，设置治疗参数及枸橼酸走速。同时开启并设置钙剂及碳酸氢钠走速	开始血流量在80ml/min，根据病情逐步增加血流转速至150～200ml/min。不要忘记枸橼酸走速设置、开启钙剂
再次查对并做好记录，整理用物，观察患者有无不适反应	整理床单位，冬天注意保暖

表 11-4-4　枸橼酸抗凝行连续性血液净化下机治疗流程

步骤	原则与要点
查对医嘱	严格查对，杜绝发生差错
备齐用物；解释回血目的、注意事项	问候患者，取得合作
选择结束治疗界面，确认医嘱	
按照机器显示屏提示进入回血界面，准备回血	管路滤器注意连接紧密，无漏气
夹闭导管动脉端，取下血管通路管动脉端接针头后插入生理盐水袋中，用20ml生理盐水将导管动脉腔的血液全部脉冲式推注回患者体内；用200～250ml生理盐水将管路及滤器中的血液全部回输入患者体内；断开血管通路管静脉端并夹闭	观察病情
根据导管动、静脉管腔容量将相应的封管用肝素分别正压注入管腔内，夹闭动静脉导管，再将肝素帽或密封接头拧紧，用无菌纱布包裹末端	注意肝素用量，以导管标识为准
固定导管	
卸装管路，关机；再次查对，记录结束时间和超滤情况	
再次查对并做好记录，整理用物，观察患者有无不适反应	医疗废弃物按类放置

（三）无抗凝行连续性血液净化治疗操作流程

见表 11-4-5、表 11-4-6。

表 11-4-5　无抗凝行连续性血液净化上机治疗流程

步骤	原则与要点
机器及管路准备	
备齐用物，携机器至患者床旁，查对医嘱；解释治疗目的、注意事项	问候患者，取得合作；严格查对，杜绝发生差错
检查机器，确定机器各部位空置；连接电源开机，选择相应的治疗模式，机器自检	
查对医嘱，按照机器显示屏提示步骤安装滤器、管路，夹闭抗凝剂注射器，使用肝素预充液开始预充	注意管路滤器连接紧密，无漏气、夹闭抗凝剂注射器；使用含肝素预充液预充
预充完成后静置15～30分钟	充分浸泡
静置完成后使用生理盐水排尽含肝素预充液	
按医嘱设置各项治疗参数，等待患者上机	
再次查对医嘱	严格查对制度，杜绝发生差错
协助患者卧于舒适的体位	
置管处换药	观察穿刺口有无感染，固定情况；严格执行无菌操作
取下导管末端纱布，常规铺治疗巾；消毒导管，取下末端肝素帽，再用安尔碘消毒导管口，用注射器分别抽出导管动、静脉腔内的肝素	严格执行无菌技术操作，观察导管是否通畅及有无血栓形成
将血管通路动脉端与体外循环导管动脉端相连，开启血泵引血；当血液被引至静脉壶时，按机器提示将血管通路动脉端与体外循环导管静脉端相连，固定好管路，用无菌治疗巾覆盖导管；进入治疗界面，设置治疗参数	开始血流量在80ml/min，根据病情逐步增加血流转速至150～200ml/min
再次查对并做好记录，整理用物，观察患者有无不适反应	整理床单位，冬天注意保暖

表 11-4-6 无抗凝行连续性血液净化下机治疗流程

步骤	原则与要点
查对医嘱	严格查对，杜绝发生差错
备齐用物；解释回血目的、注意事项	问候患者，取得合作
选择结束治疗界面，确认医嘱	
按照机器显示屏提示进入回血界面，准备回血	注意管路滤器连接紧密，无漏气
夹闭导管动脉端，取下血管通路管动脉端接针头后插入生理盐水袋中，用 20ml 生理盐水将导管动脉腔的血液全部脉冲式推注回患者体内；用 200～250ml 生理盐水将管路及滤器中的血液全部经回输入患者体内；断开血管通路管静脉端并夹闭	观察病情
根据导管动静脉管腔容量将相应的封管用肝素盐水分别正压注入管腔内，夹闭动静脉导管，再将肝素帽或密封接头拧紧，用无菌纱布包裹末端	注意肝素盐水用量，以导管标识为准
固定导管	
卸装管路，关机；再次查对，记录结束时间和超滤情况	
再次查对并做好记录，整理用物，观察患者有无不适反应	将医疗废弃物按类放置

八、注意事项

1. 严密观察有无低钙血症、枸橼酸中毒、代谢性酸碱中毒、高钠血症等并发症。低钙血症可能由补钙量不足或枸橼酸根在体内蓄积所致，临床症状包括感觉异常，如口周颜面麻木、手足抽搐，甚至低血压及心脏抑制。代谢性酸中毒是枸橼酸根蓄积的重要标志。代谢性碱中毒及高钠血症由置换液中碱基及钠浓度过高所致。

2. 对肝功能不全、低氧血症及外周循环较差者慎用枸橼酸抗凝。

3. 液体管理，将置换液分为 A 液和 B 液两部分，A 液为电解质部分，B 液为碱基部分（包括枸橼酸根和碳酸氢根）。其中将 A 液中的钙离子成分单独用容量泵从体外循环的静脉端输入；B 液分成枸橼酸钠和碳酸氢钠两部分，分别用容量泵从体外循环的动脉端输入，使最终置换液中钠和碱剂浓度保持在生理水平。每小时计算、记录出、入液体量，并根据出入量和容量负荷情况调整超滤率。

4. 置换液应在血液被引出体外的同时开始输入，须尽量减少液体泵停泵的次数和每次停泵的时间。钙剂必须在静脉端口输入。

5. 要提高抗凝效果，不能通过加大枸橼酸根的输入速度来实现，而是通过降低血流速率以增加体外循环血液中枸橼酸根的浓度来实现，因此血流量对抗凝效果影响较大。根据经验，血流量在 150～180ml/min 为宜。对肝素抗凝患者要密切观察穿刺部位、皮肤黏膜及脏器组织有无出血，及时将信息反馈给医生，以随时调整肝素用量。进行滤器及管道预充时，应尽可能排出小气泡。滤器内有较多的小气泡，会加快滤器内凝血。

6. 安全性监测对连续性血液净化患者至关重要，如果检测发现异常，应遵医嘱及时调整钙剂或枸橼酸钠输入速度，并于调整后 4 小时内复查一次，直至稳定为止。

7. 治疗中应避免由动脉端泵前侧支输入血液或血液制品或其他治疗的液体，以免血液黏稠加重体外循环凝血或发生输血反应影响治疗效果。

8. 因机器报警或其他原因血泵停泵超过 3 分钟须先回血待机处理或自循环。

（温伟伟　蒲微燕）

第五节　连续性血液净化抗凝管理

连续性血液净化的抗凝管理旨在通过对患者凝血状态的调整，保证体外循环不凝血的同时尽量避免抗凝对患者的不良作用。良好的抗凝管理有利于延长滤器寿命，减少体外循环凝血引起的血液丢失，预防因体外循环凝血活化所诱发的血栓栓塞性疾病。连续性血液净化抗凝治疗的工作流程如图 11-5-1。

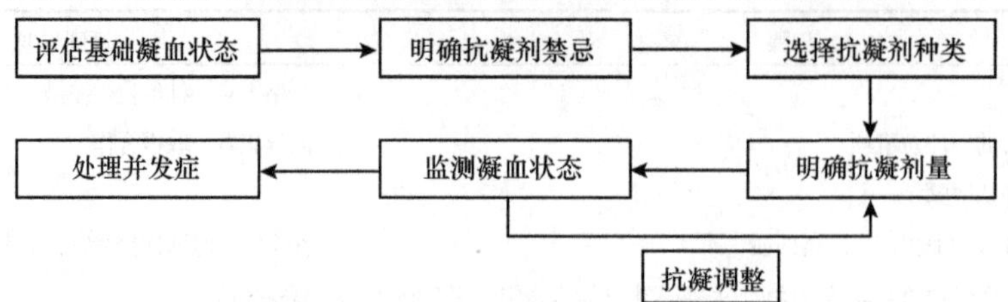

图 11-5-1 连续性血液净化抗凝流程

一、患者初始凝血状态评估

（一）评估患者出血性疾病发生的风险

1. 有无血友病等遗传性出血性疾病。

2. 是否长期使用华法林等抗凝血药物或抗血小板药物。

3. 既往是否存在消化道溃疡、肝硬化等潜在出血风险的疾病。

4. 是否处在严重创伤或外科手术后 24 小时内。

（二）评估患者血栓栓塞性疾病发生的风险

1. 是否患有血管内皮细胞损伤的基础疾病。

2. 既往是否存在静脉血栓、脑血栓、动脉栓塞、心肌梗死等血栓栓塞性疾病。

3. 是否存在有效循环血容量不足，低血压。

4. 是否长期卧床。

5. 是否合并严重的创伤、外科手术、急性感染。

（三）凝血指标的检测与评估

1. PT、凝血酶原活动度和 INR 延长提示外源性凝血系统的凝血因子存在数量或质量的异常，或血中存在抗凝物质；PT、凝血酶原活动度和 INR 缩短提示外源性凝血系统活化，易发生凝血、血栓栓塞性疾病。

2. APTT、CT 和 ACT 延长提示内源性凝血途径的凝血因子存在数量或质量的异常，或血中存在抗凝物质。APTT、CT 和 ACT 缩短提示内源性凝血途径活化，血液处于高凝状态。

3. 检测全血血小板计数和出血时间初步评估血小板功能状态，血小板计数减少伴出血时间延长提示患者止血功能异常，易发生出血。血小板计数升高伴出血时间缩短提示血小板易于发生黏附、集聚和释放反应，易于产生血小板性血栓。对于单位时间内血小板计数进行性降低的患者，伴有血浆 D-D 水平升高，也提示血小板活化。

二、抗凝剂的使用禁忌

（一）肝素或低分子肝素使用禁忌

1. 患者既往存在肝素或低分子肝素过敏史。

2. 患者既往曾被诊断为 HIT。

3. 合并明显出血性疾病。

（二）枸橼酸钠使用禁忌

1. 严重肝功能障碍。

2. 低氧血症（动脉氧分压＜60mmHg）和（或）组织灌注不足。

3. 代谢性碱中毒、高钠血症。

三、抗凝剂的合理选择

1. 对于临床上没有出血性疾病的发生和风险，没有显著的脂代谢和骨代谢的异常，血小板计数、血浆 APTT、PT、INR、D-D 正常或升高的患者，推荐选择普通肝素作为抗凝药物。

2. 对于临床上没有活动性出血性疾病，血小板计数基本正常，但脂代谢和骨代谢的异常较重，或血浆 APTT、PT、INR 轻度延长，具有潜在出血风险的患者，推荐选择低分子肝素作为抗凝药物。

3. 对于临床上存在明确的活动性出血性疾病或明显的出血倾向，或血浆 APTT、PT 和 INA 明显延长的患者，推荐选择枸橼酸钠作为抗凝药物，或采用无抗凝剂的方式实施连续性血液净化治疗。

4. 对于合并 HIT 的患者，推荐选择阿加曲班或枸橼酸钠作为抗凝药物。此时不宜选择普通肝素或低分子肝素作为抗凝剂。

四、抗 凝 方 案

1. 普通肝素　对于连续性血液净化采用前稀释，一般首剂量为 5～10mg，追加剂量为 5～10mg/h。对于采用后稀释的患者，一般首剂量为 10～20mg，追加剂量为 8～15mg/h。治疗结束前 30 分钟停止追加。抗凝药物的剂量选择需依据患者的凝血状态做个体化调整：治疗时间越长，给予的追加剂量应逐渐减少。

2. 低分子肝素　对于首剂量为 60～80U/kg，推荐在治疗前 20～30 分钟静脉注射。追加剂量为 30～40U/kg，每 4～6 小时静脉注射，治疗时间越长，给予的追加剂量应逐渐减少。有条件的单位应监测血浆抗凝血因子Ⅹa 活性，根据测定结果调整剂量。

3. 局部枸橼抗凝　以临床常用的一般给予 4%枸橼酸钠为例，滤器前持续注入，控制滤器后的游离钙离子浓度为 0.25～0.35mmol/L。在静脉端给予 10%氯化钙或 10%葡萄糖酸钙，控制患者体内游离钙离子浓度为 1.0～1.35 mmol/L。临床应用枸橼酸钠抗凝时，需要考虑实际血流量，并应依据游离钙离子的检测相应调整枸橼酸钠和氯化钙或葡萄糖酸钙的输入速度。

五、抗 凝 监 测

（一）血液净化前和结束后凝血状态的监测

血液净化前和结束后凝血状态的监测目的是对全身凝血状态进行评估。血液净化前凝血状态的监测主要是为了评估患者基础凝血状态，指导血液净化过程中抗凝剂的种类和剂量选择。血液净化结束后凝血状态的监测主要是了解患者血液净化结束后体内凝血状态是否恢复正常及是否具有出血倾向。

（二）血液净化过程中凝血状态的监测

血液净化过程中凝血状态的监测主要是为了评估患者血液净化过程中体外循环是否达到充分抗凝、患者体内凝血状态受到抗凝剂影响的程度及是否有出血风险。根据不同的抗凝方案采取不同的监测方案。

（三）不同抗凝剂的监测方案

1. 以肝素作为抗凝剂时，可采用 ACT 及 APTT 进行监测。理想的状态应为血液净化过程中，患者 ACT/APTT 维持于正常值高限的 1.5～2.0 倍，治疗结束患者 ACT/APTT 基本恢复至治疗前正常水平。

2. 以枸橼酸钠作为抗凝剂时，应监测滤器后和患者体内游离钙离子浓度。滤器后的游离钙离子浓度为 0.25～0.35mmol/L，患者体内游离钙离子浓度控制在 1.0～1.35 mmol/L。

3. 以低分子肝素作为抗凝剂时，可采用抗凝血因子 Xa 活性进行监测。建议将无出血倾向患者的抗凝血因子 Xa 活性维持在 500～1000U/L，将伴有出血倾向血液透析患者的维持在 200～400U/L。但抗凝血因子 Xa 活性不能即时检测，临床指导作用有限。

4. 以阿加曲班作为抗凝剂时，可采用 APTT 进行监测，将患者 ACT/APTT 维持于正常值高限的 1.5～2.0 倍。

六、抗凝相关并发症与处理

（一）凝血

凝血主要包括：①滤器和导管凝血；②血栓栓塞性疾病。

1. 常见抗凝不足原因

（1）因患者存在出血倾向而没有应用抗凝剂。

（2）血液净化过程中抗凝剂剂量不足。

2. 预防与处理

（1）对于合并出血或出血高危风险的患者，有条件的单位应尽可能选择枸橼酸钠作为抗凝药物。采用无抗凝剂时应加强滤器和管路的监测。

（2）应在血液净化实施前对患者的凝血状态充分评估，并在监测血液净化治疗过程中凝血状态变化的基础上，确立个体化的抗凝治疗方案。

（3）发生滤器凝血后应及时更换滤器。

（二）出血

1. 常见原因

（1）抗凝剂量使用过大。

（2）合并出血性疾病。

2. 预防与处理

（1）进行血液净化实施前应评估患者的出血风险。

（2）对于发生出血的患者，应重新评估患者的凝血状态，停止或减少抗凝药物的使用，重新选择抗凝药物及其剂量。

（3）针对不同出血的病因给予相应处理，并针对不同的抗凝剂给予相应的拮抗剂治疗。肝素或低分量肝素过量可给予适量的鱼精蛋白；枸橼酸钠过量可补充钙制剂。

（三）抗凝剂不良反应及处理

1. HIT 停用肝素类制剂，根据医嘱对症处理。

2. 低钙血症、高钠血症和代谢性碱中毒

（1）原因：枸橼酸钠使用剂量过大或使用时间过长，或患者存在电解质和酸碱失衡。

（2）预防与处理：采用无钙、无碳酸氢钠的置换液。治疗过程中密切监测游离钙离子浓度、调整枸橼酸钠输入速度和剂量。发生后应改变抗凝方式，并调整透析液和置换液的成分，对症给予纠正。

（李之䜣 陈王峰）

第六节 连续性血液净化容量管理

重症患者，尤其是肾衰竭患者，其容量调整常依赖于重症血液净化治疗。容量管理是重症血液净化护理的难点，也是核心点，需要护士敏锐观察、把握全局的能力，保证治疗过程中血流动力学稳定，避免液体失衡。

一、容量分级管理

连续性血液净化治疗中液体管理主要靠连续性血液净化机器来完成。而连续性血液净化机器首先必须保证从体内清除与输入置换液或透析液等量的水分，在此基础上，再根据患者的容量及血流动力学状态，从体内清除适量水分，以此达到对患者容量的控制。连续性血液净化液体管理水平根据管理频度及强度可分为三级。

（一）一级水平

一级水平是最基本的液体管理水平，以 8～24 小时作为一个时间单元，估计 8～24 小时内应去除的液体量，然后计算超滤率设定超滤量。此级水平的液体管理从整个时间单元来看，患者能达到预定容量控制目标，但可能在某一时间点，患者容量状态存在一定波动。因此，一级水平的液体管理适用于治疗计划变化小，血流动力学相对稳定，能耐受暂时性容量波动的患者。

（二）二级水平

二级水平是较高级的液体管理水平，不仅要求保证在整个时间单元达到最终容量控制目标，而且还要求在每一时间段都达到容量控制目标。先将总体容量控制目标均分到每一时间段，以此确定超滤率，再根据即时的液体输入量来调整超滤率，以保证每小时患者都达到液体平衡，避免患者在某一时间点出现明显容量波动现象。因此，二级水平需要每小时进行计算和调整，以完成每小时的液体平衡，最终实现24小时的液体平衡。此级水平液体管理适用于治疗计划变动大，且不能耐受明显血容量波动的患者。

（三）三级水平

三级水平是扩展了二级的概念，调节每小时液体的净平衡以达到要求的血流动力学指标。此级水平根据血流动力学指标，如CVP、肺动脉楔压或平均动脉压，来调整液体出入量，保证患者达到更符合生理要求的最佳容量状态。此级水平液体管理更有科学依据，也更安全。

为了更好地维持血流动力学稳定和保护残余肾功能，在为重症患者行连续性血液净化时，可根据其循环状态、容量耐受程度及溶质清除要求等，采用二级或三级的容量管理方式。当ICU的重症患者存在血流动力学稳定、心力衰竭、肺水肿或脑水肿等情况时，应实行三级水平的容量管理。

二、容量平衡目标

液体平衡目标即单位时间内要求实现的液体平衡计划，是指针对患者全身而言，单位时间内液体是正平衡、负平衡还是零平衡，正平衡或负平衡多少毫升。液体平衡目标的确定是保证正确液体管理实现的关键。首先必须对患者的容量状况进行正确评估。重症患者容量状况常难以评估，仅通过测量各种排泄量来计算液体排出量通常不准确，可能忽略了大量的非显性失水（如烧伤和外伤等），可以通过测定CVP、肺动脉楔压、心排血量等来帮助确定循环容量。如果液体清除的速度超过了机体组织间隙及细胞外液向血管内再充盈的速度，将导致血压下降；如果低估机体容量，制订的净超滤率过低，可能导致容量负荷过多。进行二级或三级水平的液体管理可使上述问题明显减少。临床研究发现，三级水平液体管理可更好地达到控制患者容量平衡的目的。

三、容量管理策略

接受连续性血液净化的危重患者已经丧失了液体自身调节的能力，患者的容量状态完全依赖于连续性血液净化。连续性血液净化患者容量管理策略目的在于实现连续性血液净化期间精准的液体管理。主要包括以下三个重要环节（图11-6-1）。

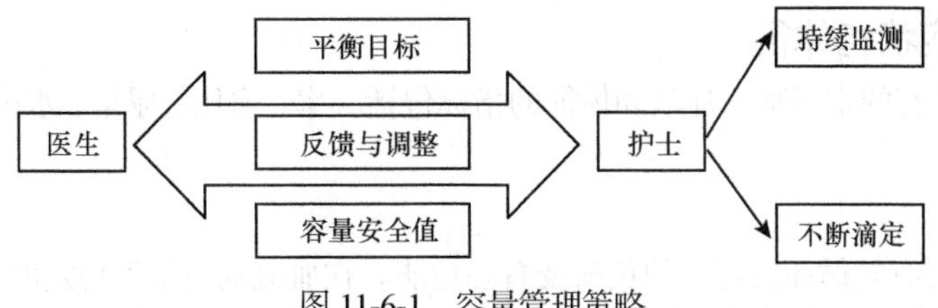

图11-6-1　容量管理策略

1. 临床医生对接受连续性血液净化治疗的患者选用恰当的血流动力学监测手段，准确评价患者的容量状态，设定正确的液体平衡目标和容量安全值。

2. 床旁护士估算患者每小时的入出量，根据医生制订的脱水目标，滴定式调节连续性血液净化脱水速率，实现每小时的液体平衡目标。

3. 当患者的指标触及容量安全值上限或下限，护士及时通知医生，调整和校正液体平衡目标及容量安全值，这一策略有助于避免容量不足或容量过多等情况的发生。

四、容量平衡实施

连续性血液净化治疗的超滤速度恒定且缓慢，机体有充裕的时间完成血管再充盈，故在有效控制液体平衡的同时能保持血流动力学的稳定。

（一）准确评估单位时间内患者液体的出入量

患者液体的出入量应包括静脉输液量、经胃肠道摄入量、尿量、引流量、大便量、非显性失水量及连续性血液净化的净超滤量。但值得注意的是，连续性血液净化通过净超滤方式能清除体内水分，却也可能有额外的液体进入体内，如血液透析导管贴壁频繁报警致使血泵暂停，调整导管时冲洗管路及滤器用的生理盐水；如作为B液且与置换液分路输注的碳酸氢钠；采用枸橼酸抗凝时钙剂的补充量，这部分液体直接进入体内都必须通过连续性血液净化净超滤方式来清除。

（二）准确记录及计算单位时间内液体平衡

使用连续性血液净化记录单记录每小时出入量对于精确计算摄入量、排出量是非常必要的。尤其是在要求每小时甚至多频次地评估液体平衡的二、三级容量管理水平中更为重要。ICU护士是连续性血液净化技术具体实施者，不仅需要熟练操作连续性血液净化，同时也担负着持续监控并判断治疗效果的重任。因此，ICU护士在进行连续性血液净化管理时应当充分了解液体控制方案的基本原理，才能保证该方案顺利完成。此外，能够实现电子化表格记录连续性血液净化数据是最理想的，这样可以自动进行运算，从而避免人为的计算误差。

（三）准确设置置换液、透析液及超滤液的速度，并及时纠正偏差

树立每小时平衡的概念及定时检查的概念，记录单中尽可能记录患者所有的出入量。必须保证准确地输入数据，定期反复检查，及时纠正可能发生的误操作。当关键性参数发生变化时，应当重新评估患者的情况，调整治疗方案。

在实现液体平衡目标时要掌握量入为出的原则。先预估下一小时的液体入量与下一小时的出量，最后根据预估的出入量值及液体平衡目标来设置每小时的脱水速率。患者实际每小时的液体平衡应当在液体平衡目标附近波动，且在设定下一小时脱水速率时，还应考虑上一小时的实际液体平衡。

在连续性血液净化过程中及时纠正偏差，进行动态调整：如果出现循环不稳定加重，应及时降低脱水速率，重新设定较小的脱水目标；CVP低于规定的安全值下限时，应降低负平衡目标，停止负平衡，改为零平衡或正平衡；在脱水过程中，如果脉氧饱和度下降，伴有CVP升高，说明组织间液返浆较快，可以提高脱水目标，提高脱水速率；当CVP超过规定的安全值上限时，应提高液体负平衡目标，加速脱水。

五、容量平衡监测

（一）临床症状和体征

反映患者容量状态的常见临床症状和体征的指标包括心率、血压、尿量、水肿、腹水、肺部啰音、颈静脉怒张等。

（二）CVP

CVP可反映患者有效循环血容量的负荷及右心功能。在血流动力学不稳定的情况下，结合血压、脉搏等其他的循环指标，连续观察患者的CVP变化，对判断患者的心功能、血容量及外周静脉压状况均具有较高的临床实用价值。在连续性血液净化期间，CVP的单个测量值意义不大，但是其动态变化及和其他指标的联合运用对连续性血液净化容量管理具有一定价值。由于CVP的增高与心力衰竭和肺水肿的发生呈正相关，控制CVP的上限在一定范围内有助于防止液体过负荷的发生，在连续性血液净化过程中，根据CVP的值和其他指标及临床情况来设定患者总的液体平衡目标，规定CVP的上下限，可作为患者超滤治疗的一项安全指标。

（三）PICCO容量相关指标

脉波轮廓温度稀释连续心排血管监测技术是应用于临床的一项微创血流动力学监测技术，它结合

了经肺温度稀释技术和动脉脉搏波形曲线下面积分析技术。PICCO 可测量胸腔内血容量指数、全心舒张末容积、血管外肺水指数等量化数据，也可测量连续心排血量、连续心脏指数、每搏输出量变量等需连续监测的数据，这些容量指标能够反映机体容量状态，指导临床容量管理。在连续性血液净化期间，患者的血液温度和容量状态发生改变，可能会对监测血流动力学技术产生干扰，影响监测指标的准确性。有研究指出，在连续性血液净化期间，采用热稀释法监测血流动力学的准确性较高。PICCO 容量指标可以准确、可靠地评估重症感染患者连续性血液净化期间的容量状况，有效地指导接受连续性血液净化的重症感染患者的容量管理。

（四）重症超声

重症超声因其无创性和床旁即时性，在重症患者中得到了越来越多的应用。超声评价前负荷可分为静态指标和动态指标。静态指标包括左心室舒张末面积和左心室舒张末容积；动态指标包括左心室流出道血流速、腔静脉测量及被动抬腿试验时的超声测量。左心室舒张末面积明显缩小、下腔静脉膨胀指数明显增加提示患者出现容量不足，连续性血液净化不应设为负平衡，需要补液治疗；超声影像出现下腔静脉增宽，不随呼吸出现明显的变化提示容量充足或容量过负荷，连续性血液净化应设为负平衡。

（李之诉　林浙兵）

第七节　连续性血液净化治疗监护

连续性血液净化所救治的患者病情危重，不良反应多，病情变化大且迅速，因此 ICU 护理人员在连续性血液净化治疗期间的严密监护尤为重要。医护人员的责任心和技术水平是为患者提供安全、高效连续性血液净化治疗的重要保证。

一、病情观察

ICU 护士需密切观察患者神志、意识的变化，监测患者血压、心率、呼吸、血氧饱和度变化，当生命体征发生变化时，应立即对患者的病情进行评估，并及时调整治疗方案。在连续性血液净化治疗中，体温监测不容忽视，连续性血液净化用于救治多发性创伤、烧伤、急性重症胰腺炎等患者时，主要是为了清除炎性介质，这些患者大多有体温升高，行连续性血液净化治疗时由于大量置换液输入及体外循环丢失热量造成的低温，有助于降低患者体温，有利于患者康复；但对一些体温不升或体温正常的患者常可导致寒战或畏寒，尤其在环境温度较低的情况下，低体温的发生率更高，此时应提高室内温度并保持在 22～25℃，有自动加温装置的机器需及时调整加温挡。

重症患者在连续性血液净化过程中易发生血流动力学不稳定，特别是缺血性心脏病患者的发生率更高。连续性血液净化过程中，MAP 和全身血管阻力可逐渐升高，同时第三间隙的液体缓慢转移回血液循环，从而保持正常的前负荷。重症患者常伴有体液潴留而需负水平衡，但是在实施负水平衡过程中必须密切监测血流动力学，防止引发医源性有效血容量降低导致组织器官的低灌注，此时需要护士持续监测心率（律）、血压、CVP、每小时尿量等指标，密切观察患者意识、瞳孔、肢体活动及末梢循环情况，准确留取各种检验标本，检测肝肾功能、电解质及血气分析。对于严重脓毒症伴有血流动力学不稳定者，连续性血液净化全过程需进行血流动力学监测，以便及时给予相应处理。

连续性血液净化过程中可能出现电解质紊乱，需要定时检测生化指标，并根据检验结果，调整置换液钾、钠、钙的入量，以维持内环境的稳定。严格遵医嘱配制置换液，确保所有泵入液体按正确的且与置换液相匹配速度输入，避免造成医源性内环境紊乱。在使用局部枸橼酸盐抗凝时，可通过滤器后游离钙、体内血清离子钙水平等来评价抗凝效果及安全性监测。如患者出现口唇及面部有麻木感，甚至出现手足抽搐、低血压、心电图异常表现，可能由补钙量不足所致，此时，应及时提高补钙速度，使血清离子钙水平保持在 1.0mo/L 以上。基础置换液的 pH 多小于 7，输注后易导致酸碱平衡失调，行连续性血液净化时根据患者的血气分析结果动态调整同步输入 B 液碳酸氢钠的速度。重症患者本身常存在应激性血糖升高，应根据需要选择恰当的血糖监测和调控方案。

二、出血与凝血监测

进行连续性血液净化应用抗凝剂时患者易发生出血。抗凝剂的应用使出血危险明显增加，因此应加强观察患者的各种引流液及伤口渗血等情况，定期监测凝血参数，及早发现出血，及时调整抗凝剂的用量或改用其他抗凝方法，这对避免严重出血非常重要。治疗期间和治疗间歇期均需密切观察患者皮肤黏膜出血点、伤口和穿刺点渗血及胃液、尿液、引流液和大便颜色等。定期行凝血检查，以便及早发现 HIT 等并发症，及时调整抗凝方案。选用无抗凝治疗方案的患者，随着连续性血液净化的进行，常因凝血功能逐渐恢复而导致管路、滤器内发生凝血，通过监测凝血功能可帮助医生决定是否需要加用抗凝剂。对选用抗凝剂治疗方案的患者如发现出血倾向或凝血结果异常，应及时调整抗凝剂用量或改用其他抗凝方式，必要时应用止血剂及鱼精蛋白中和。

三、体外循环监测

规范安装管路，保证管路各接口处连接紧密；上机时血管通路与体外循环管路连接紧密，减少三通衔接，夹闭未使用的血路侧支。在整个治疗过程中，要保证整个管路在可视范围内，确保整个管路连接密闭完好，加强检查重点环节，如管路引血端和回血端的三通开关连接处、滤器前后连接处。连续性血液净化过程中严密观察除气室及血壶液面位置，及时调整并保证液面在规范刻度内。

评估管路及滤器凝血程度，凝血分级指标：0 级，抗凝好，没有或少有几丝纤维凝血；Ⅰ级，少部分凝血或少有几条纤维凝血；Ⅱ级，滤器明显凝血或半数以上纤维凝血；Ⅲ级，严重凝血，必须更换管路及滤器。

四、液体平衡监测

连续性血液净化过程中监测体液量的目的在于恢复患者体液的正常分布比率。保持液体出入量平衡在连续性血液净化的治疗中至关重要，而置换液配方的选择和患者临床有效容量的准确测定很大程度上依赖于医护人员严密的监测，液体配制和容量平衡控制不当可引起严重不良反应甚至导致患者死亡。严重的体液潴留或正水平衡可导致死亡率升高，而过度超滤体液也可以引发有效血容量缺乏导致组织脏器灌注不足。连续性血液净化过程中，在维持生命体征稳定的前提下，应控制液体入量，降低体液潴留而导致的死亡风险。常见的液体管理不良反应见表 11-7-1。

表 11-7-1 连续性血液净化液体管理中常见的不良反应

类型	原因	不良反应
容量目标	设置不合理	容量负荷过重、容量不足
		血流动力学不稳定
液体测量	手动测量	出入量不精确
	自动测量	泵的误差
	计算错误、记录错误	出入量不精确
液体管理	平衡系统失衡	容量计算不准
	温度控制不良	低温或高温溶血
	医嘱错误	不恰当的液体平衡
	责任心缺乏	目标不能实现
液体配制	电解质配制错误	电解质、酸碱失衡

一级水平液体管理适用于血流动力学稳定、能耐受暂时性容量波动的患者。二级水平液体管理依据每小时出入量调整超滤率，达到每小时液体平衡，适用于治疗计划变化大、血流动力学不稳定、难以耐受容量波动的患者。三级水平由二级水平拓展而来，结合血流动力学监测技术，如 CVP、动脉血

压、脉波轮廓温度稀释连续心排血管监测等，力求达到符合生理要求的最佳容量状态。依据患者病情，实施容量分级管理，对重症患者建议采用二级或三级水平管理。

正确评估患者的容量状况，全面了解机体总水量、循环量、细胞外液量，制订液体平衡目标。准确评估并记录单位时间内患者的液体出入量，包括静脉输液量、经胃肠道摄入量、尿量、引流量、连续性血液净化超滤量。根据患者的临床症状和体征、血压、CVP、肺动脉楔压、心输出量等动态变化，计算连续性血液净化脱水剂量及净脱水量，计算和设定单位时间内要求实现的液体平衡计划。

五、压 力 监 测

连续性血液净化机的压力监测系统能对整个体外循环系统压力进行连续性动态监测。通过这些压力的动态变化反映体外循环的运行情况，确保供血充足，预防管路异常脱落或扭折，预防或监测凝血与破膜。直接压力监测指标包括引血压、回血压、滤器前压和超滤液侧压。通过直接的压力监测数值计算获得的压力参数包括跨膜压和滤器压力降。

1. 引血压 为血泵前的压力，由血泵转动后抽吸产生，通常为负压。主要体现血管通路内的血流量与血泵转速的关系，正常情况下大于–200mmHg。负压值增大提示血流量不足，低于–200mmHg 时提示血流量不足，需进行干预。当压力值为–10mmHg～+10mmHg 时，血流速过低或引血管道可能断开。由于动脉压的变化受血管通路的影响，因此应严密观察静脉留置导管有无阻塞、扭曲、打折等。

2. 回血压 是体外循环滤器后血液回流体内的压力，受静脉留置导管位置、管道的通畅性及血泵流量等因素的影响，通常为正值，连续性血液净化过程中需观察并动态分析导致其升高的原因，及时予以解除。

3. 滤器前压 为监测血泵后的压力，是体外循环压力最高处，为正值。受血泵流量、滤器阻力、体外循环通路回血端阻力等多个因素的影响，血流量过大、滤器凝血及空心纤维堵塞、体外循环通路回血端阻塞都可导致滤器前压升高。滤器前压不仅是压力指标，也是安全性监测指标。各种原因导致滤器前压过度升高，易造成循环管路接头处断开、压力传感探头崩裂及滤器破膜失血。

4. 废液压 为监测滤出液的压力，可以为正或负，受超滤泵转速与滤器通透性改变的影响，具体取决于超滤率及选择的连续性血液净化治疗模式。

5. 滤器压力降 为监测滤器前压与静脉压的压力差，受滤器前压、静脉压、血泵流量、滤器阻力等因素的影响。

6. 跨膜压 反映滤器要完成目前设定超滤率所需的压力，为血泵对血流的挤压作用及超滤液泵的抽吸作用之和，是一个计算值。受血泵流量、超滤率大小、滤器前压、回血压、滤液压等因素的影响。滤器前压、静脉压及滤液压构成计算跨膜压的三要素。跨膜压为监测体外循环凝血的一个重要指标。

六、机器安全性监测

压力监测是保证体外循环安全的重要指标。极端压力的限制，可以防止出现体外循环压力过高现象，从而避免循环管路接头处、压力传感探头崩裂、脱落及滤器破膜。当体外循环压力过低，如管路破裂、连接处崩开时，机器将会报警并使血泵停止运转，避免进一步血液丢失。除压力监测外，连续性血液净化机器最重要的 3 项安全性监测是漏血监测、空气监测和容量平衡监测。

1. 漏血监测 连续性血液净化机在超滤液回路上设置有漏血探测器，可防止破膜后的血液流失，利用完整的血细胞对光线特有的吸收能力来监测超滤液，当滤器内纤维膜破裂，血细胞混入滤出液中，漏血探测器报警。护士应加强巡视，在排除非治疗因素如患者有溶血黄疸、服用抗结核药等情况后及时更换滤器。

2. 空气监测 连续性血液净化机在静脉回路上设置有空气探测器，采用超声波原理能监测到几微升的小气泡，同时还集成了血/盐水探测器，在引血和回血中区分血或盐水，以减少误操作。当静脉回路出现气泡，空气探测器的超声探测能感应到，发出空气监测报警，静脉夹立即切断患者回路，护士需马上停止治疗，及时排除险情，从而避免空气进入体内造成空气栓塞等危险。

3. 容量平衡监测 连续性血液净化机具有自动液体平衡系统，有效预防超滤量、置换量的偏差。

其控制与监测相互独立，控制泵及监测称可利用适度反馈进行微调以修正合理的偏差。此外，连续性血液净化机可通过置换液泵和超滤泵来控制置换液的补入速度和滤出液的滤出速度，依靠置换液释和废液秤的称重连续动态监测液体出入的平衡，从而避免治疗中出现液体补入过多或液体丢失过多。

七、感 染 监 测

在体外循环中，血液本身可成为细菌的感染源，管路、滤器的连接，测压管与压力传感器的连接及取样口等均是细菌入侵的部位。更换置换液也是引起感染的重要途径，在处理这些接口时均应严格进行无菌操作。感染也是留置导管处发生的主要并发症，应加强留置导管的护理。导管置管处局部每天一次换药，0.5%的碘伏是导管出口处常用的消毒剂，以导管出口处为中心做环形消毒，直径≥10cm。当敷料潮湿或被污染时应及时更换。由于连续性血液净化治疗时使用导管的时间长，需更换凝血的滤器管路时，常使导管处于开放状态，大大增加了感染的风险，所以在连续性血液净化暂时中断时必须注意封管。严格执行无菌操作是预防感染的重要措施。

（李之诉　林浙兵）

第八节　连续性血液净化常见问题及处理

一、血管通路不畅

血液净化治疗开始时引血不畅，及治疗过程中血液流量低或下降，可以出现引血压力过低报警、回血压过高报警，甚至跨膜压报警。

（一）原因

1. 导管血流不畅　置入导管长度偏短、导管内径偏小，导管位置不佳，导管固定不妥，穿刺部位血肿、肌肉脂肪层较厚、因穿刺处局部渗血压迫止血等因素均可使管腔受压而阻碍血流。置管术后即引血不佳，通常是导管尖端位置或导管侧孔与血管壁相贴造成贴壁，后期多是由导管相关血栓形成引起的。患者体位不当，如烦躁不安关节屈曲致股静脉导管弯折，颈部频繁转动致颈内静脉导管弯折均可致血流不畅。

2. 体外循环管路血流不畅　操作中各种原因造成的体外循环管路各部位受压、扭曲、打折、堵塞均可造成血流不畅，如安装管路操作不当可造成管路受压弯折不通畅；床边设备使用及床边治疗操作，可能直接或间接刺激患者而导致管路受压弯折，如收放床档、翻身、拍背、吸痰等。

3. 血流动力学改变　患者可因血流动力学改变造成低血流量。体外循环血泵转速所需血流量大于患者自身血流量，可致血管通路血流不畅。

（二）预防与护理

1. 协助医生选择适合患者型号的导管。提高穿刺技术，推荐使用床旁B超定位，提高穿刺成功率，妥善固定导管，保证患者体位适宜，必要时给予镇静镇痛治疗。

2. 提高管路安装技术，进行各种操作时注意保证管路顺畅，血液净化治疗过程中，严密监测管路情况，及时处理出现的报警。

3. 协调患者自身血流量与体外循环血泵转速所需血流量，监测并调整患者血流动力学状况，调整血液净化治疗方案。一方面通过补液、强心及应用缩血管药物等增加血流量，提高灌注压，另一方面降低体外循环血流量可降低血泵转速、减少超滤量。

二、管路连接不良

管路连接不良处渗血、漏液，或管路内产生气泡，出现低引血压报警、低回血压报警、平衡报警及空气报警。

（一）原因

1. 管路中各接口处连接不紧密。

2. 抽血、输液及排气等操作不当，未注意血流方向，错误开放血路导致失血或气泡产生。

3. 更换置换液袋、废液袋时未及时夹闭或操作粗暴导致液袋破损。

（二）预防与护理

1. 按标准规范安装管路，保证管路各接口处连接紧密。上机时血管通路与体外循环管路连接紧密，减少三通衔接。在整个治疗过程中，要保证整个管路在可视范围内，确保整个管路连接密闭完好，加强检查重点环节，如管路引血端和回血端的三通连接处、滤器前后连接处。

2. 在进行抽血、输液及排气等操作前应检查管路及血流方向，操作规范防止失血或产生气泡，必要时停血泵操作。

3. 按操作规范更换置换液袋及废液袋防止液袋破损。

4. 治疗中发现管路连接不良时，应迅速停血泵，查明原因并解决问题后方可继续运行。管路发现气泡，应及时排除，避免空气入血。

5. 失血过多，予以对症补液输血。

三、留置导管滑脱

穿刺部位出血、局部血肿形成，出现低引血压报警、低回血压报警、平衡报警及空气报警。

（一）原因

1. 导管固定不妥、水肿、敷料贴膜粘贴不牢。

2. 导管留置时间长，患者活动过度，缝线断裂。

3. 治疗中重力的牵拉作用、血流不畅反复调整导管。

4. 患者躁动意外拔管。

（二）预防与护理

1. 选择合适型号的导管及适宜的穿刺位置，穿刺结束妥善缝合或采用专用导管固定贴膜固定导管。

2. 行血液净化治疗、换药及封管时注意观察导管刻度，判断导管是否滑脱。

3. 观察敷料情况，出现渗血渗液及时处理，导管护理更换敷料动作轻柔。

4. 上机后，妥善安放体外循环管道通路，避免导管过度牵拉。

5. 血液净化治疗过程中，保证整个管路在可视范围内，密切关注导管位置，尤其是患者体位出现自主或被动改变时，应避免活动幅度过大导致导管脱出。

6. 对躁动患者必要时予以适当约束及镇静镇痛治疗。

四、体外循环凝血

在连续性血液净化治疗过程中，各种原因导致体外循环凝血，不仅会使治疗中止，达不到连续性治疗目的，还可能导致血栓的发生及严重的体外循环凝血，造成的非计划下机，甚至会因无法回血导致患者血液大量丢失。体外循环凝血常见于血管通路、滤器及血壶不同程度的凝血，表现为连续性血液净化治疗过程中，出现滤器压力和跨膜压力等体外循环压力明显增高，体外循环血液颜色变暗，滤器变黑，血壶变硬。出现高回血压报警、高跨膜压报警和低引血压报警。

（一）原因

1. 血管通路不畅可能与选择的导管内径偏小、导管长度偏短、导管或穿刺针位置不佳、导管打折、血液管路扭曲、折叠等因素有关。管路引血不畅血流量下降会造成血管通路流量不足，严重的时候可能出现血泵抽吸现象。血泵出现抽吸现象，一方面可能加重血细胞和血小板挤压、破坏凝血因子，激活凝血系统；另一方面可能将空气吸入血液回路，增加血液与空气的接触面积，加重凝血。

2. 循环血容量不足，一些急、危重患者因病情的变化或患者不适应连续性血液净化的超滤速度而引起的血压下降等因素导致低血容量，使血流速度减慢而造成体外循环凝血。

3. 未及时妥善处理报警，治疗过程中各种报警经常发生，不及时处理致血泵频繁长时间停止，体外循环血流停滞易致凝血。

4. 血液净化治疗参数设置不合理，血流速过低、超滤量过大等原因致滤器内血黏度增高。

5. 患者机体处于高凝状态，抗凝方案不合理。

6. 管路滤器预充不规范。

7. 血液制品及脂肪制剂的使用。

（二）预防与护理

1. 加强血管通路的护理，血液净化血管通路建立前评估患者血管条件，协助医生选择适合患者型号的导管。治疗前检查管路穿刺肢体和导管位置，必要时遵医嘱对患者肢体进行适当的约束，对躁动患者予以适当镇静，尽量避免患者屈髋、屈膝、扭颈造成导管打折，甚至滑脱。

2. 维持生命体征稳定，注意监测血压的变化，对连续性血液净化超滤速度根据血压的变化情况适当调整，避免循环血容量不足导致的血流速度下降。

3. 加强巡视，及时处理报警，缩短血泵暂停时间，减少血泵停转频次，消除或延缓凝血的发生。

4. 根据患者病情合理设置血液净化治疗参数，增加血流速、减少超滤量、增加前置换液量。

5. 积极抗凝，进行全身抗凝治疗时严密监测抗凝指标，及时调整或追加抗凝剂剂量；患者存在全身抗凝禁忌时，选择局部抗凝方案。

6. 按管路及滤器产品说明规范预充，预充时使用肝素盐水充分浸泡管路及滤器。

7. 避免或减少血液净化治疗过程中输注血液制品或脂肪制剂。

8. 定时观察，记录血流量、静脉压、动脉压、跨膜压。观察有无血液分层，血液、滤器颜色变深、变黑，静脉壶变硬等凝血征兆，并采取相应的措施，减少严重凝血的发生。及时更换发生凝血的滤器及管路，减少凝血对患者造成的危害。

五、空气栓塞

在目前血液净化设备和技术比较完善的情况下，空气栓塞较少发生。空气栓塞的症状与进入血液的空气量、气泡大小、速度、栓塞部位及患者体位有关。空气量少、气泡微小、缓慢进入血液时无明显症状，或轻度干咳。空气量多、气泡较大、迅速进入血液可出现急性呼吸困难、胸痛、胸闷、气喘、咳嗽、发绀、烦躁不安，严重者出现昏迷甚至死亡。

（一）原因

1. 预充不充分，滤器及管道内空气未排尽。

2. 管道连接不严，接头处松动，血管通路不畅造成血泵抽吸现象，产生空气入血。

3. 引血端泵前补液时液体输完未及时夹闭。

4. 置换液可能含有大量空气，产生的空气量超过设备的除气能力，或除气设备失灵而使空气入血。

5. 治疗结束回血操作不慎导致空气入血。

6. 中心静脉留置导管护理操作不当。

（二）预防与护理

1. 血液净化治疗前，滤器及管路充分预充排气。

2. 上机前检查各连接处，确保连接紧密，夹闭未使用的血路侧支。血液净化治疗过程中保证血管通路通畅，防止出现血泵抽吸现象。

3. 在引血端泵前输液时要密切观察，输液完成后及时夹闭，警惕空气入血。

4. 确认连续性血液净化机的空气监视安全装置正常工作，治疗中严密观察除气室及血壶液面位置，及时调整，保证液面在规范刻度内。

5. 治疗结束回血过程中严格按规范操作，当空气到达规定位置时，关闭血泵，改为手动回血。

6. 进行中心静脉留置导管护理及操作时，取下留置导管封闭接头或注射器前确认导管夹处于夹闭状态。

7. 发现体外循环血液管路内有气泡，要及时排气，立即寻找原因并处理。当空气已进入回血壶之下或出现空气报警时，使用空气夹夹闭，切忌将回血管路从管夹中拽出，避免空气因压力顺管路进入体内。夹闭留置导管引血及回血端，管路与患者端分离，将体外循环血液中的气体排出，确认整个体外循环血液管路中没有空气后，再连接患者继续治疗。

8. 发现空气栓塞时，立即停止治疗，夹闭回血通路，患者取头低足高，左侧卧位，使空气聚集于右心室顶端，不进入肺动脉和肺，对严重者必要时行右心室穿刺抽气。

9. 高流量吸氧或面罩吸氧，有条件可进高压氧舱治疗，对有脑水肿或昏迷者，静脉注射地塞米松，静脉输注肝素及低分子右旋糖酐，改善微循环。

六、滤器破膜

肉眼可见滤器外出现红色，滤出液出现血性或浑浊液，漏血探测器报警，滤出液实验室检查红细胞阳性。

（一）原因

1. 漏血探测器故障或表面污染误报警。

2. 滤器存在质量问题。

3. 运输或存放不当。

4. 滤器凝血致膜内压力过高。

5. 预充过程中敲打滤器用力过大。

（二）预防与护理

1. 对血液净化仪器设备定期保养，保证其性能完好处于备用状态，治疗开始前用清水纱布擦拭仪器设备，保证漏血探测器清洁无污染。

2. 管路滤器安装前加强检查滤器生产日期、失效日期、合格证书及包装完好性。预充时不可用力敲打滤器，防止发生破膜。

3. 运输过程防止跌落或撞击，按滤器产品储存要求规范存放。

4. 合理抗凝，定时记录压力参数，及时处理回血压力高、跨膜压力过高。

5. 发现破膜，停止血泵运转，更换新的滤器，发生大面积破膜时，应弃掉滤器及体外循环管路的血液。

七、溶　血

患者表现为突然出现的发冷发热、胸闷、胸部紧压感、呼吸困难、腰背部疼痛、血红蛋白尿，尿液呈酱油色，典型症状是回血管路内血液为紫红色或淡红色；实验室检查发现血细胞比容明显下降，网织红细胞计数升高，血液离心后血浆呈淡粉红色，并伴有高钾血症。

（一）原因

1. 加热装置温度异常，当过度加热，置换液温度≥42℃时，易发生溶血；超过 51℃时，可引起严重的溶血。血液加温仪温度设置不合理。

2. 置换液浓度异常，低钠引起血浆低渗透压，使红细胞肿胀破裂。当置换液钠浓度低于 120mmol/L 时，可出现溶血。置换液严重污染，如置换液细菌污染。

3. 红细胞存在机械性损伤，血泵故障或管道不匹配导致红细胞机械性损伤。

4. 血液净化过程中异型输血。

（二）预防与护理

1. 血液净化仪器需装有高温监视装置，定期对血液净化仪器进行维护和检测。合理设置血液加温仪温度，对温度随血流速进行调整。对患者在血液净化治疗过程中出现发热等症状应及时测试置换液温度或血液加温仪温度。

2. 严格执行查对制度，按照医嘱处方进行配比，严禁自行调整配方或加入其他药物，置换液现配现用，配置过程严格执行无菌操作；对商售成品袋装置换液或透析液使用前检查有效期，包装有无破损，挤压液袋查看有无絮状物、变色、浑浊。

3. 定期对血泵进行矫正和检测，使用管路的型号与血液净化机器匹配，规范正确安装管路。

4. 采集血标本、血制品输注，严格执行查对制度，杜绝异型输血的发生。

5. 一旦发现溶血，立即暂停血泵、夹闭体外循环管路回血端，丢弃体外循环血液，寻找原因。留取患者血液标本，立即送实验室检测电解质、血红蛋白、网织红细胞计数等；留取置换液及透析液标本检测钾、钠、钙、镁含量及 pH。查明溶血原因并纠正处理后，如出现严重高钾血症或伴有低钠血症，须尽早重新建立体外循环，进行血液净化治疗，纠正电解质紊乱；如有贫血及时纠正，必要时输注新鲜血。

（李之诉　陈王峰）

第九节　连续性血液净化常见报警及处理

对报警依照等级秩序由高到低进行处理。红色报警：这一类报警通常会引起血泵停止运转，为防止凝血，看见红灯，马上进行处理。黄色报警：此类报警声比较柔和，一般不危及患者，提醒和建议操作者进行指示操作，如更换液袋，或是系统自检。

常见报警来源有操作者、留置导管、患者、连续性血液净化机器四大因素：操作者在连接、固定管道时导致的导管受压、扭曲、堵塞、松动、脱落，夹子开放不当，操作粗暴等均可引起报警；留置导管血栓形成，置管异位，导管大小、长度不匹配等导致报警；患者血容量不足，翻身、扭颈、关节屈曲，致使流量不足等造成报警；连续性血液净化机器治疗放置位置不当，软件故障，硬件故障等产生报警。

一、输入压报警

输入压也称动脉压，为血泵前的压力，由血泵转动后抽吸产生，通常为负压。主要体现血管通路内的血流量与血泵转速的关系，负压值增大提示血流量不足，正常情况下大于–200mmHg。

（一）输入压高报警

1. 原因

（1）血泵前管路破损渗漏或管路连接不紧密。

（2）血泵前液体输注。

2. 处理方法

（1）上机前确保管路连接紧密，有破损渗漏及时更换管路。

（2）停止血泵前进行液体输注。

（二）输入压低报警

1. 原因

（1）患者血流动力学变化引起容量不足等因素导致引血端血流不畅，治疗参数设置不合理，血流速太快。

（2）留置导管问题导致血液吸引不畅，如导管异位引血端贴血管壁、导管内血栓形成，患者躁动扭颈、屈膝、屈髋导致留置导管弯折。

（3）导管位置异常，管路受压、扭曲、打折。

（4）压力传感器安装不当或表面污染不洁干扰。

（5）报警界限设置不当。

2. 处理方法

（1）监测并调整患者血流动力学状况，适当提高血容量，下调血泵转速，降低血液净化治疗的血流速。

（2）上机前检查置管通畅性，置管术后即引血不佳，通常是置管尖端位置或置管侧孔与血管壁相贴造成贴壁。检查并调整置管位置，避免引血端发生贴壁，在旋转导管时，应先下调血泵泵速或暂停血泵，以免负压过强旋转时造成血管壁损伤，在旋转导管时引血端可输注适量液体，置管的尖端与血管壁产生空隙便于旋转且不易造成血管壁损伤。置管使用时间长后引血不畅，多由导管相关的血栓形成引起，排除导管内血栓重新上机。对躁动患者进行必要约束及镇静镇痛治疗。

（3）妥善安放固定管路，解除管路受压扭曲。

（4）管道安装时规范安装压力传感器，按标准清除污染。

（5）重新设定报警限。

二、回血压报警

回血压也称静脉压，是血液经体外循环滤器后回流体内的压力，受静脉留置导管位置、管道的通畅性及血泵流量等因素的影响，通常为正值。

（一）回血压高报警

1. 原因

（1）回血管路弯折、受压等。

（2）血凝块堵塞回血管路或回血壶。

（3）置管血流不畅、位置不佳，置管血栓形成等。

（4）患者体位变化或腹压高。

（5）滤器凝血。

2. 处理方法

（1）解除管路弯折或受压并妥善安放固定管路。避免患者躁动或肢体过伸、过屈。

（2）及时清除血凝块或更换新管路，查明血凝块形成的原因，给予对症处理如调整抗凝治疗方案。

（3）置管异位调整并妥善固定；排除留置导管内血栓，溶栓不成功重新置管。

（4）对躁动患者进行必要约束及镇静镇痛治疗，对腹压高者适当调低床头高度，调低血流速度。

（二）回血压力低报警

1. 原因

（1）体外循环管路渗漏，如管路破损、管路连接不紧密、穿刺导管滑脱等。

（2）滤器凝血或滤器与回血压监测点的管路受压或弯曲等。

（3）患者血容量低。

（4）治疗血泵速率设置过低。

（5）压力传感器安装不当或表面污染不洁。

2. 处理方法

（1）上机前、治疗过程中密切关注管路是否破损、管道连接处是否紧密，发现管路破损渗漏及时更换新管路。穿刺导管滑脱应立即停血泵，如若体外循环管路未被污染予以自循环，重新置管成功后继续治疗。同时应明确滑脱原因，对症处理，积极预防。

（2）解除滤器与回血压监测点的管路受压或弯曲状态，滤器凝血严重更换滤器。

（3）补充血容量。

（4）调整血泵速率，增加血流量。

（5）管道安装时规范安装压力传感器，按标准清除污染。

三、过滤器前压报警

过滤器前压监测血泵后的压力，是体外循环压力最高处，为正值。受血泵流量、滤器阻力、体外循环通路回血端阻力等多个因素的影响，血流量过大、滤器凝血及空心纤维堵塞、体外循环通路回血端阻塞都可导致滤器前压升高。滤器前压不仅是压力指标，也是安全性监测指标。各种原因导致滤器前压过度升高，易造成循环管路接头处、压力传感探头崩裂甚至滤器破膜，失血。

（一）过滤器前压高报警

1. 原因

（1）滤器凝血阻塞。

（2）滤器前压监测点后回血管路不通畅。

2. 处理方法

（1）用生理盐水冲洗判断滤器凝血程度，轻度凝血适当调整血泵速率，严重凝血更换滤器。

（2）确保管路通畅，寻找原因，立即解除管道阻塞、受压、弯折。

（二）过滤器前压低报警

1. 常见原因

（1）滤器前压力传感器进水阻塞或传感器安装不规范。

（2）体外循环管路渗漏或滤器前压监测点前管路打折阻塞。

（3）引血壶内无液体。

2. 处理方法

（1）暂停血泵重新规范安装滤器前压力传感器，传感器进水予以更换新压力传感器。

（2）确保管路连接紧密，无弯折、无受压，管道破损渗漏立即更换管路。

（3）调整引血壶内液位，保持液位在满壶 2/3 液平面。

四、TMP 报警

跨膜压反映滤器要完成目前设定超滤率所需的压力，为血泵对血流的挤压作用及超滤液泵的抽吸作用之和，是一个计算值。受血泵流量、超滤率大小、滤器前压、回血压、滤液压等因素的影响。滤器前压、静脉压及滤液压构成计算跨膜压的三要素。跨膜压为监测体外循环凝血的一个指标。

跨膜压=[(滤器前压+静脉压)/2］–滤液压

（一）跨膜压高报警

1. 原因

（1）滤器凝血。

（2）超滤率/血泵速率比设置过高。

（3）回血端压力过高。

2. 处理方法

（1）如滤器凝血严重，予以及时更换滤器；如部分凝血，调整和（或）追加抗凝剂量，以延长滤器的使用时间。

（2）调整血液净化治疗参数与患者现有血流动力学状态相匹配，上调血泵速率，减少超滤量。

（3）解除造成回血端压力高的相关因素：解除管路弯折或受压并妥善安放固定管路；及时清除血凝块或更换新管路，查明血凝块形成的原因，给予对症处理如调整抗凝治疗方案；对置管异位进行调整并妥善固定；排除留置导管内血栓，溶栓不成功重新置管；对躁动患者进行必要约束及镇静镇痛治疗，对腹压高者适当调低床头高度，调低血流速度。

（二）跨膜压低报警

1. 原因

（1）体外循环管路渗漏或滤器前管路打折、阻塞。

（2）滤液压力传感器或滤器前压力传感器接触问题。

2. 处理方法

（1）确保各管路连接紧密，发现渗漏及时更换管路。

（2）暂停血泵，清洁压力传感器，重新安装压力传感探头。

五、空气报警

1. 原因

（1）患者自身血容量低而血泵流速设置相对较高，造成血流不畅，出现血泵抽吸现象，导致气泡进入管路血液中。

（2）使用碳酸氢钠液时，液体在管路内加热可能产生气泡。

（3）引血端时，输液完成未及时夹闭，导致空气入血。

（4）置换液用完，未及时更换，液袋设置不合理，会引气体进入体外循环。

（5）预充不充分，滤器管路残留气体，管路各连接处不紧密，及管路破损。

（6）探测器故障，回血管路有划痕。

2. 处理方法

（1）调整患者血流动力学状态补充血容量及降低血泵速率，保证患者自身血流量与体外循环血泵转速所需血流量匹配，不致出现血泵抽吸现象。

（2）使用碳酸氢钠液时，加强巡视及时调整血壶气壶液面。

（3）在引血端泵前输液时要密切观察，输液完成后及时夹闭，警惕空气入血。

（4）置换液用完及时更换，液袋与管路连接紧密，动作规范防止液袋破损；根据实际情况设置液袋个数或液袋重量，避免置换液用完，平衡泵仍然在运行导致空气进入。

（5）血液净化治疗前，认真检查滤器管道，发现破损及时更换，滤器及管路充分预充排气；上机前检查各连接处确保连接紧密，夹闭未使用的血路侧支。

（6）排除探测故障，探头或腔室壁不光洁，可用清水擦拭。规范安装管路，动作轻柔防止回血管路产生划痕。

（7）发现体外循环血液管路内有气泡，要及时排气，立即寻找原因并处理。当空气已进入回血壶之下或出现空气报警时，使用空气夹夹闭，切忌将回血管路从管夹中拽出，避免空气因压力顺管路进入体内。夹闭留置导管引血及回血端，管路与患者端分离，将体外循环血液中的气体排出，确认整个体外循环血液管路中没有空气后，再连接患者继续治疗。

六、漏血报警

1. 原因

（1）滤器破膜。

（2）滤器与各管道连接不紧，空气进入，漏血壶液面低，漏血壶安装不到位或安装粗暴表面出现划痕。

（3）漏血壶或漏血探测器污染不洁。

（4）假报警，黄疸、高血脂或服用利福平等药物导致滤出液颜色异常。

2. 处理方法

（1）发现破膜，停止血泵运转，更换新的滤器，发生大面积破膜时，应弃掉滤器及体外循环管路血液。

（2）规范安装管路，保持各接口衔接紧密，避免空气进入漏血壶。发现空气进入，应排净空气后紧密连接管路各接头。不可粗暴安装漏血壶避免表面出现划痕。

（3）漏血壶表面不光洁和（或）探测器污染，可用清水纱布擦拭漏血壶表面及探测器。

（4）滤出液颜色异常时分析原因，判断是否为真实漏血，对滤出液检查红细胞数量。如是漏血假报警，可将容器盛无色液体以替代漏血壶，避免误报警，同时继续密切观察滤器及滤出液情况，发现变化及时处理。针对患者自身的黄疸、溶血、高血脂等病因进行积极治疗。

七、温度报警

1. 原因

（1）温度设置不当。

（2）置换液加热器的门未关闭或加热管路受压、弯曲、堵塞。

（3）置换液提前加热温度过高。

（4）环境温度过高。

2. 处理方法

（1）设置合理温度，根据患者具体病情设置温度，如患者出现高热，温度设置适当降低或不加热。

（2）连接好管路与加热器，妥善安放，避免加热管路受压、弯曲、堵塞，关好加热器仓门，保证加热器正常工作。

（3）置换液提前加热至适宜温度。

（4）调整适宜室温，建议保持室温为18～24℃。

八、平衡报警

1. 原因

（1）平衡秤失衡。

（2）置换液袋、废液袋位置不当或晃动。

（3）治疗开始前或更换液袋后管路夹未打开或连接不紧密。

（4）破损引起漏液。

（5）滤器凝血。

（6）频繁血泵暂停。

2. 处理方法

（1）自检时确保秤上无重量，平衡秤失衡及时调秤。

（2）机器位置摆放妥当，与周边仪器设备床单位保持合适距离，调整各秤上液袋的位置，悬挂方式合适，避免因方向或体积过大等原因导致相互或与机器等部分触及。机器位置摆放尽量远离空调出风口及门窗，避免气流及人员走动影响导致液袋晃动。

（3）平衡开启前，保证管路夹处于开放状态，管路无弯曲打折，液袋无渗漏。

（4）应及时更换破损液袋或管路。

（5）滤器严重凝血及时更换。

（6）及时处理报警，解除故障，避免血泵暂停，保证治疗连续运行。

九、液体平衡警告

1. 原因

（1）置换液、透析液已空或滤出液已满。

（2）换袋后未回到治疗状态。

（3）液袋管道夹闭。

（4）失衡。

2. 处理方法

（1）进入换袋程序，更换置换液、透析液、滤出液。

（2）及时回到治疗状态。

（3）打开液体管道。

（4）确定秤平衡无异常，有无重量误差，查看液袋有无夹闭，确认置换液、透析液管路连接正确无误。

（李之诉　林浙兵）

第十节　连续性血液净化并发症及护理

一、出　血

出血为连续性血液净化常见的并发症。临床表现为置管处的穿刺处渗血，局部出现血肿、疼痛；患者全身皮肤及黏膜的瘀点、瘀斑形成，消化道等部位的出血；患者贫血，甚至休克等；对于出现全身性凝血功能障碍的患者，出血还可以发生在颅内、胃肠道、尿道、气道内等部位。

（一）常见原因

1. 血液净化血管通路建立过程中反复穿刺或置管意外，出现动、静脉穿孔导致局部穿刺点的出血、渗血。

2. 患者自身因素如凝血功能异常、血小板减少、肝功能障碍及药物影响等。

3. 对抗凝剂反应的个体差异化。

4. 血管通路导管滑脱。

（二）预防及护理

1. 提高穿刺技术，建议在超声引导下进行穿刺置管提高置管成功率，减少反复穿刺。术前纠正凝血功能障碍，减少出血。

2. 在进行血液净化治疗前应对患者的凝血功能、出血倾向等进行全面评估，以选择合适的抗凝方法。对于有出血倾向的重症患者，可采用局部抗凝技术降低出血的风险如局部肝素化或枸橼酸化等方法；患者无局部抗凝条件或对抗凝剂有禁忌时，采取无抗凝方案。

3. 血液净化治疗开始后要注意观察穿刺部位出血情况，同时注意口鼻腔、皮肤黏膜、胃肠道等部位有无出血，在血液净化治疗过程中，密切监测凝血功能的变化，监测血压，注意患者神志变化。对于发生出血的患者，应重新评估患者的凝血状态，停止或减少抗凝药物及其剂量，并针对不同的出血给予相应处理。

4. 血液净化血管通路留置期间检查置管位置及局部皮肤情况，妥善固定置管，减少牵拉，防止置管意外滑脱。如出现置管穿刺部位渗血，嘱患者尽量减少置管处肢体活动，局部压迫止血，必要时根据医嘱给予对症治疗。

二、血　栓

置管管腔内血栓多由注入封管肝素量不足，肝素液流失或血液反流入导管腔内所致。置管尖部血栓因封管后肝素封管液从导管侧孔流失而不能保留在尖部引起微小血栓形成；留置导管管腔内可见透明血凝块，不能抽出回血，推注不畅有阻力；血液净化治疗中引血不畅，血流量低；穿刺部位静脉血栓，穿刺肢体静脉回流障碍，出现肿胀、疼痛等表现。

（一）常见原因

1. 静脉导管留置使用时间过长、导管材质不佳。

2. 抗凝剂用量不足。

3. 封管操作不到位。

4. 患者高凝状态。

（二）预防及护理

1. 治疗前认真评估血管通路的通畅情况，在抽吸上次封管液时应快速抽出，弃在无菌布上，判断有无血栓（如有血栓抽出，继续抽直到无血栓）；若抽出不畅时，切忌向导管内推注液体，以免血凝块脱落导致血栓栓塞性疾病。如有血栓形成，可协助医生以尿激酶溶栓。

2. 定时采用超声监测血管灌注情况，密切监测患者穿刺侧肢体表现，如肢体肿胀、疼痛或突然出现静脉压增高，应警惕血栓形成。

3. 治疗过程中做好抗凝，正确采集检验标本，严密监控抗凝效果，及时调整抗凝剂用量或改变抗凝方式。

4. 结束治疗封管时，先用生理盐水 10～20ml 脉冲式注入两侧管腔，至管腔内无残留血液；使用肝素液封管剂量比管腔容积多 0.1～0.2ml；一边推一边关闭导管夹，确保正压封管，防止血液逆流回导管内发生凝血。封管超过一周时，抽出封管液和部分血液，按以上方法重新封管。

5. 出现穿刺侧肢体深静脉血栓形成，拔除该侧导管，根据医嘱按深静脉血栓形成治疗方案对症治疗，如抗凝、溶栓，警惕肺栓塞。

6. 对处在高凝状态患者，应定期检查血细胞比容，必要时根据医嘱予以适当的抗凝治疗。

三、感　　染

导管相关性感染是连续性血液净化较为常见的感染，临床表现为穿刺部位局部红、肿、热、痛、化脓，患者高热、寒战。因置换液/透析液更换污染及其他操作污染造成的感染也比较多见。

（一）常见原因

1. 导管留置时间长、位置选择不适宜。

2. 患者自身抵抗力降低。

3. 无菌技术操作不严。

（二）预防及护理

1. 导管相关性感染的护理

（1）进行穿刺留置导管前，严格执行无菌操作，采用最大无菌屏障，严格手卫生。加强导管日常护理，定时局部换药，选择透气性好的密闭性敷料，发现敷料渗血、渗液、污染，立即更换。在使用导管的过程中，导管接口处覆盖无菌纱布，外包裹无菌治疗巾。结束治疗时应尽快消毒封管，减少管路开放时间，并使用一次性封闭接头或肝素帽，采用无菌纱布包扎固定。避免不必要的开放导管，包括采血、静脉注射、肠外营养等。

（2）严密监测患者，如发现发冷、高热、寒战，而其他部位未查出感染灶时，就应高度怀疑导管相关性感染。一旦怀疑导管相关性感染，应停止使用并拔除导管，并对血液和（或）分泌物、导管尖端及皮下段进行病原学培养。若确诊导管相关性感染，选择敏感抗生素进行抗感染治疗。

2. 进行体外循环时加强巡视密切观察，避免管路或滤器连接松动、脱落、破裂导致的可能污染，减少或避免治疗期间各种原因导致的管路及滤器更换。

3. 配制及更换置换液应严格执行无菌操作，避免造成污染，置换液需现配现用。

四、低　　温

行连续性血液净化治疗时，体外循环管路热量持续丢失，使用大量未充分加温的置换液/透析液导致患者体温下降，体温＜35.5℃，患者会出现畏寒、寒战、四肢末梢冰凉、肌肉痉挛等。

（一）常见原因

1. 连续性血液净化治疗中，使用未充分加热的低温置换液/透析液或补充的置换液量大，可使患者热能丢失较多，体温降低。

2. 连续性血液净化治疗持续不间断进行，体外循环管路热量持续丢失，常引起患者体温过低。

3. 天气寒冷、室温低、病情的影响等。

（二）预防及护理

1. 目前血液净化机器基本都配备有加温系统，避免使用大量未充分加温的置换液/透析液导致患者体温下降；使用血液加温仪要将加热器的整个长度都包覆住体外循环回血段管路，对回输血液进行有效加温。血液加温仪加热器要安放在没有遮盖的环境中，不得用布或绷带材料盖住加热器；也不要将其放置到被子、热空气被下面；不要使加热器受到阳光直射或直接受到热辐射的作用。

2. 准确记录出入量及超滤量，警惕因有效循环血量不足导致体温过低。

3. 建议保持室温在 18～24℃，严密监测患者体温变化及体温下降的幅度，观察末梢循环温度，有无畏寒、寒战，注意给患者加强保暖。

五、低　血　压

低血压是连续性血液净化常见的并发症。在血液净化治疗过程中，有 150～400ml 血液集聚于管路及滤器中，可引起患者血容量减少；每分钟有 100～200ml 血液由患者体内引出进入体外循环，不间断地进行超滤，容易导致患者血压下降，甚至出现重要器官灌注不足或低血容量性休克，临床表现为头晕、眼花、面色苍白、呕吐、呼吸困难、心律失常。

（一）常见原因

1. 参数设置不合理，超滤速度过快或超滤量过大、目标干体重设置太低。

2. 置换液/透析液的钠水平太低。

3. 出血。

4. 与心脏因素有关，如心脏本身病变导致心脏储备能力下降，心排血量减少。

5. 过敏反应。

（二）预防及护理

1. 根据患者病情设置目标干体重，血液净化治疗期间加强观察超滤量与血压变化的关系。血压降低应适当减慢超滤的速度，血压下降较快应暂停超滤，调低血泵速率，患者取平卧位，静脉补充生理盐水或胶体等；如血压好转，则逐步恢复超滤，重新评估超滤量，并密切观察生命体征。

2. 置换液/透析液配方根据患者病情设定，严格执行查对制订按照医嘱配方进行配比，禁止自行调整配方或加入其他药物。高钠血症患者在血液净化治疗过程中，使血钠浓度下降的最大速度为每小时 0.5mmol/L，或每天下降幅度不超过 10mmol/L。避免因低钠置换液/透析液导致血流动力学的不稳定。

3. 寻找出血原因，对症处理给予止血，必要时输血。

4. 对补液后血压仍不能恢复者，必要时行高级血流动力学检测明确是否存在心脏功能障碍及外周血管阻力问题，给予对症治疗。

5. 解除过敏原，给予积极抗过敏治疗。

六、容　量　失　衡

容量失衡指在连续性血液净化治疗过程中或治疗结束后发生的低容量或容量负荷过多，或不容易纠正的容量负荷问题。如治疗过程中或治疗结束后患者低容量可导致低血压；治疗过程中或治疗结束后患者容量负荷过高会出现血压升高，严重时出现呼吸困难、粉红色泡沫、湿啰音等心力衰竭症状。

（一）常见原因

1. 评估患者体内容量不准确，制订的净超滤过低，导致容量负荷过多。

2. 设置的超滤速率过快，液体清除的速度超过了机体调动组织间隙及细胞外液移至血管内的速度，导致血压下降。

3. 患者代偿和自我调节能力差，对容量失衡的耐受性差，轻微容量超负荷即可诱发急性左心力衰竭、肺水肿，而稍有容量不足又会表现为低血压。

4. 血液净化治疗开始采用单连接方式，引血速度过快。

5. 治疗结束后回血速度过快。

（二）预防及护理

1. 准确评估患者病情、危重程度及患者当前的液体平衡情况制订净超滤。

2. 评估患者的体内容量及血流动力学状态设置超滤速率，并根据患者外周的输液速度及液体平衡目标做动态调整。

3. 行连续性血液净化治疗时应加强液体的管理，建立血液净化专用观察记录单，准确计算每小时出入量，根据血流动力学参数的目标值（如CVP、MAP、肺动脉楔压等），调节每小时的液体净平衡，将平衡控制在预定的范围内，以免短时间内过正过负，容量失衡而致病情波动。

4. 开始血液净化时，对血流动力学不稳定的患者建议采用双连接方式引血上机，血流速初始设置为50～100ml/min，逐步上调，在数分钟之内达到目标值。

5. 连续性血液净化治疗结束后规范下机，提前做好下机及封管用物准备，整个回血过程守候在患者身边不得离开；对容量失衡耐受性差的患者，下机时适当下调回血流速，确保安全。下机过程中严密观察生命体征变化，特别是CVP、血压、心率等。

七、过 敏 反 应

过敏反应为因新滤器的使用产生的一组症候群（滤器首次使用综合征），表现为恶心、呕吐，皮肤血管性水肿、麻疹、红斑，喉头水肿、支气管痉挛、呼吸困难，血压降低、心跳加快等表现，甚至心搏骤停致死。

（一）常见原因

1. 滤器膜材质问题，滤器膜的生物相容性差。患者对环氧乙烷等消毒液过敏。

2. 血液长时间与人工膜及塑料导管接触，塑料颗粒的碎裂和膜反应可产生不良反应。

3. 新滤器可激活多种细胞因子和补体系统，引发全身炎症反应综合征，也包括对血小板和内皮细胞功能的影响。

（二）预防及护理

1. 目前连续性血液净化的滤器膜多使用具有高度生物相容性的生物膜。对患者首次进行血液净化时，滤器使用前应先用生理盐水充分预充，加大预充量。

2. 血液净化治疗过程中，密切观察患者血压、心率及心律的变化，防止低血压、心律失常及心力衰竭。注意观察呼吸情况，预防喉头水肿。

3. 出现过敏反应，轻者可继续治疗，减慢血流量，症状随治疗逐渐消失；重者应立即停止血液净化治疗，夹闭回血管路，将体外循环管路及血液弃去，并给予积极抗过敏治疗，可应用肾上腺素、抗组胺药、地塞米松等。出现休克表现时，给予积极抗休克治疗。

4. 对出现严重过敏反应者，重新进行血液净化时，避免使用同种膜材料和消毒方法的滤器。

八、失衡综合征

失衡综合征为连续性血液净化治疗中或治疗结束后数小时所发生的暂时性以中枢神经系统症状为主的全身症候群，伴有脑电图特征性的改变，表现为头痛、恶心、呕吐、烦躁不安、血压升高、肌肉痉挛、定向障碍、扑翼样震颤、嗜睡、昏迷甚至死亡。

（一）常见原因

1. 血液净化治疗过程中大量小分子物质，尤其是尿素氮、肌酐丢失，导致血渗透压迅速降低，但由于血-脑屏障，脑脊液及脑组织中该类物质清除速度较慢，脑细胞中渗透压仍较高，导致脑细胞水肿加重。

2. 血液净化治疗时酸中毒纠正过快易导致脑脊液及脑组织反常性酸中毒。

（二）预防及护理

1. 治疗前评估患者血肌酐，尿素水平，严密监测患者血压变化、神志变化，注意有无头疼、恶心、呕吐等症状。

2. 首次进行血液净化治疗采用小面积低通量滤器，尤其是对尿素氮、肌酐较高者，初始治疗剂量不宜过大，血流速度不宜过快。

3. 出现失衡综合征，轻者可继续治疗，减慢血流量，给予吸氧，静脉输入高渗液体如50%葡萄糖或 5%氯化钠溶液等；严重者应停止治疗，静脉输注甘露醇，根据患者具体情况予以对症处理；发现患者呕吐时，应立即将其头偏向一侧，以防呕吐物进入气管导致窒息；出现肌肉痉挛、烦躁不安等症状要加强安全防护措施，遵医嘱使用镇静剂。

九、营养物质流失

血液净化在清除尿素氮、肌酐、其他代谢产物及毒素的同时也会不可避免地清除体内的一些营养物质。首先连续性血液净化治疗可致机体损失较多热量，临床表现为体温下降；其次使用不含糖的透析液或置换液易造成患者丢失大量的葡萄糖；再者连续性血液净化治疗使患者丢失较小分子量的蛋白质、氨基酸及一些微量元素和水溶性维生素，可造成或加重营养不良。

（一）常见原因

1. 无糖置换液透析液。

2. 长时间持续的连续性血液净化治疗。

3. 糖尿病患者肾衰竭致使肾脏灭活胰岛素功能下降。血液净化治疗时胰岛素受体活性增强，外周组织对胰岛素的敏感性提高。

（二）预防及处理

1. 根据血糖监测结果，调整置换液透析液中葡萄糖用量。

2. 连续性血液净化治疗期间定时监测血液中的一些电解质、营养素及药物浓度，及时在置换液中、口服或肠外加以补充，同时加强营养支持。

3. 对糖尿病患者伴有肾衰竭，治疗期间的饮食与胰岛素使用分配合理化，在胰岛素充足的情况下，可适当增加糖类摄入量，给机体提供足够热量。在血液治疗时停用胰岛素，监测血糖，密切观察病情变化，发现患者出现心悸、出冷汗等低血糖反应时，及时遵医嘱予以对症处理。

十、电解质紊乱酸碱平衡失调

血液净化治疗过程中，电解质丢失没有及时补充、使用枸橼酸钠作为抗凝剂、超滤速度控制不当和未及时监测纠正等可导致高钾血症、低钾血症、高钠血症、低钠血症及高钙血症等电解质紊乱酸碱平衡失调。临床表现为头痛、恶心、呕吐、肌肉抽搐、痉挛、意识障碍、心律失常、呼吸困难，甚至死亡。

（一）常见原因

1. 置换液/透析液配制不当。

2. 碳酸氢钠剂量调整不及时。

3. 枸橼酸抗凝治疗期间钙离子监测，及枸橼酸速率与钙剂补充速率调整不及时。

（二）预防及护理

1. 置换液或透析液的渗透压及电解质浓度要保持在生理范围内，对症纠正患者电解质紊乱，需合理配比置换液。严格执行查对制度按照医嘱配方进行配比，禁止自行调整配方。治疗过程中，监测电解质变化。

2. 严密监测酸碱平衡变化，根据 pH 及时调整碳酸氢钠剂量。

3. 在枸橼酸抗凝治疗过程中，定时监测电解质，据钙离子浓度及时调整枸橼酸速率与钙剂补充速率。

4. 在连续性血液净化过程中定时检查血气分析、电解质等，尽量做到早发现、早预防、早处理。

（李之诉　林浙兵）

第十二章　血浆置换技术及护理

血浆置换（plasma exchange，PE）是一种用来清除血液中大分子物质的血液净化疗法，其基本过程是将患者血液经血泵引出，经过血浆分离器，分离血浆和细胞成分，去除致病血浆或选择性地去除血浆中的某些致病因子，然后将细胞成分、净化后血浆及所需补充的置换液输回体内。血浆置换包括单重血浆置换和双重血浆置换，是重要的人工肝技术之一。

第一节　血浆置换概述

一、原　　理

各种致病因子在疾病的发病机制中起着重要作用，这些致病因子包括：自身免疫病中的自身抗体如 lgG、lgM 等；沉积于组织引起组织损伤的免疫复合物；过量的低密度脂蛋白或三酰甘油；各种副蛋白，如冷球蛋白及游离轻链或重链等；肝衰竭时体内堆积的代谢产物等。血浆置换治疗的基本原理是通过有效的血浆分离、置换方法迅速地从循环血液中去除病理血浆或血浆中的某些致病因子，同时将等量的外源性血浆或白蛋白等置换液回输入患者体内，从而治疗使用一般方法治疗无效的多种疾病。

血浆置换对免疫系统功能具有调节作用：转换抗体/抗原的比率，使其形成更易溶解的免疫复合物，促进其清除；清除炎症介质，如细胞因子、补体等；增强某些疾病状况下机体的网状内皮细胞系统功能；刺激淋巴细胞克隆、增强细胞毒性药物的疗效；通过置换液补充白蛋白、球蛋白凝血因子、调理素、电解质等。

二、基 本 技 术

血浆置换主要有两种分离技术，离心式血浆分离和膜式血浆分离。离心式血浆分离设备较昂贵，多在血站用于血制品的分离；膜式血浆分离方法简单易行，临床应用普遍。临床上膜式血浆分离又分为非选择性血浆置换与选择性血浆置换。本节主要介绍膜式血浆分离，这也是重症医学科最常用的血浆置换技术。

1. 膜式血浆分离原理　膜式血浆分离治疗技术核心为血浆分离器，目前多为高分子聚合物制成的空心纤维型分离器，这些材料性质稳定、生物相容性好、黏附低性、通透性高。膜上有直径为 0.2～0.6μm 的微孔，有效膜面积为 0.5～0.6m^2。截留分子质量为 1 000 000～3 000 000 道尔顿，可将含有致病因子的血浆成分滤过并丢弃，但能截留所有血液内的细胞成分，实现血浆成分和细胞成分的分离；为减少血浆的损失，需要补充一定量的外源性血浆或白蛋白等置换液。膜式血浆分离又分为单重滤过血浆分离和双重滤过血浆分离两种方法。其中单重滤过血浆分离换是目前临床上应用较普遍的血浆置换技术，本章节重点介绍单重滤过血浆分离技术，膜式血浆分离还可以与其他治疗模式结合衍生出血浆吸附、冷滤过等集成血液净化方式。

单重过滤血浆分离也称为一次膜分离法，为非选择性血浆置换。治疗时用血浆分离器一次性分离血细胞与血浆，将分离出来的血浆成分全部除去，再置换与除去量相等的新鲜冷冻血浆或白蛋白溶液。一次膜分离法可补充凝血因子，并能排除含有致病物质的血浆成分。但是存在因使用他人的血浆而被感染的风险。采用该方法多次大量进行置换时须选用新鲜血浆或白蛋白溶液为置换液。

2. 影响膜式血浆分离速度的因素

（1）滤过膜面积：膜面积越大，分离速度越快。常用的血浆分离器膜面积约为 0.45m^2，血浆分离速度为 1.0～1.5L/h。

（2）滤过膜性质：滤过膜孔径形状、大小、均等度及孔径间隔大小均影响分离速度。

（3）血流速度：血流越快，血浆分离速度越快，一般滤器血流速度应大于 50ml/min。理想的速度为 100～150 ml/min，血浆分离速度为 30～50ml/min。使用时需参考不同滤器的说明书。

（4）跨膜压力：理论上跨膜压力越高，分离速度越快，但跨膜压力过高易导致血液内细胞成分阻塞孔膜，引起分离效率下降，且有发生溶血的风险。保持跨膜压力小于 100mmHg 较为安全。

（5）血细胞比容：提示血液内的有形成分，值越大血浆比例越小，分离速度越慢。

（6）血液黏滞度增大可导致分离速度减慢。

（7）特殊情况下冷球蛋白血症患者行血浆分离时，如滤器温度低于体温，其球蛋白可沉淀于滤过膜上，导致血浆分离效能下降。

3. 膜式血浆分离致病因子的筛选系数 筛选系数（sieving coefficient，SC）是指溶质在滤出液和原血浆中浓度的比值。其计算公式为：

筛选系数=2×分离出的血浆中溶质浓度/（血浆分离器进口处血浆溶质浓度＋出口处血浆溶质浓度）

筛选系数代表血浆分离器的膜对血浆中待清除溶质的分离能力，筛选系数越大，分离效能越好。影响筛选系数的因素包括：

（1）待分离物质的分子量。小分子如电解质，筛选分数接近 1.0；大分子物质如蛋白质等，筛选系数＜1.0；待分离物质如不能透过滤过膜，筛选系数=0。

（2）滤过膜本身的理化性质，如膜孔径大小，所带电荷正负等。

（3）同一滤器随使用时间延长，对同一物质的筛选系数也会逐渐下降。

三、适 应 证

1. 风湿免疫性疾病 系统性红斑狼疮（尤其是狼疮性脑病）、难治性类风湿关节炎、系统性硬化症、抗磷脂抗体综合征等。

2. 免疫性神经系统疾病 重症肌无力、急性炎症性脱髓鞘性多发性神经病、 Lambert-Eaton 肌无力综合征、多发性硬化病、慢性炎症性脱髓鞘性多发性神经病等。

3. 消化系统疾病 重症肝炎、严重肝衰竭、肝性脑病、胆汁淤积性肝病 、高胆红素血症等。

4. 血液系统疾病 多发性骨髓瘤、高 γ-球蛋白血症、冷球蛋白血症、血栓性微血管病（血栓性血小板减少性紫癜/溶血性尿毒性综合）、新生儿溶血性疾病、白血病、淋巴瘤、重度血型不合的妊娠、自身免疫性血友病甲等。

5. 肾脏疾病 抗肾小球基膜病、急进性肾小球肾炎、难治性局灶节段性肾小球硬化症、系统性小血管炎、重症狼疮性肾炎等。

6. 器官移植 器官移植前去除抗体（ABO 血型不兼容移植、免疫高致敏受者移植等）、器官移植后排斥反应。

7. 自身免疫性皮肤疾病 大疱性皮肤病、天疱疮、类天疱疮、中毒性表皮坏死松解症等。

8. 代谢性疾病 纯合子型家族性高胆固醇血症等。

9. 药物中毒 药物过量（如洋地黄中毒等）、与蛋白质结合的毒物中毒。

10. 其他 浸润性突眼等自身免疫性甲状腺疾病、多脏器衰竭等。

四、需紧急进行血浆置换的疾病

1. 抗基膜病和（或）Goodpasture 综合征出现肺出血。
2. 高黏综合征出现脑卒中或失明前兆的症状或体征。
3. 血栓性血小板减少性紫癜/溶血尿毒综合征。
4. 有极高的因子抑制剂水平需急诊手术。
5. 吉兰-巴雷综合征时的呼吸功能障碍。
6. 重症肌无力出现呼吸性窘迫、药物治疗无效时。
7. 毒蕈或其他高蛋白结合毒物（如对硫磷、硝苯硫磷脂、百草枯）急性严重中毒时。
8. 急性暴发性肝坏死。
9. 镰状细胞病出现急性胸部并发症，血小板增多、白细胞过多症及疾病病情危及生命时。

五、禁 忌 证

血浆置换治疗无绝对禁忌证，相对禁忌证包括：

1. 对血浆、人血白蛋白、肝素等有严重过敏史。

2. 药物难以纠正的全身循环衰竭。

3. 非稳定期的心、脑梗死。

4. 颅内出血或重度脑水肿伴有脑疝。

5. 存在精神障碍而不能很好配合治疗者。

（孙来芳 李之訸）

第二节 血浆置换治疗方案

制订血浆置换治疗方案，首要条件是计算需要的血浆置换量、治疗时间及治疗次数。

一、血浆置换治疗频次

血浆置换治疗频次取决于原发疾病、病情严重程度及需要清除的致病因子分子量及在血浆中的浓度。应个体化制订治疗方案，一般血浆置换疗法的频次是间隔1～2天。

单次血浆置换治疗后，致病物质的浓度将会下降，但不久后将逐渐回升。其原因为：①致病物质的内源性合成，在血浆置换后某些致病因子浓度下降，导致抑制其生成的负反馈作用消失，合成可能更为活跃从而出现反跳性生成增加。②致病物质由血管外到血管内的重新分布，大部分大分子量物质均有稳定的血管外分布，当淋巴引流进入血管内，或从间质通过毛细血管向血管内弥散，在血管内浓度再次达到稳态时即可再次行血浆置换治疗。致病物质的分布容积决定了单次治疗对其清除的效率；致病物质的半衰期决定其治疗后的浓度反弹速度和治疗间隔时间。如致病物质产生很快如迅速形成抗体、补体等，则需额外增加治疗剂量。

二、血浆置换剂量

单次置换剂量以患者血浆容量的1～1.5倍为宜，不建议超过2倍。

患者的估计血浆容量（estimated plasma volume，EPV）可以按照下述公式进行计算和估计。

根据患者的性别、血细胞压积和体重可用以下公式计算：

血浆容量=（1–血细胞比容）×[b+(c×体重)]

其中：血浆容量的单位为ml，体重的单位为kg，b、c为常数。常数b值：男性为1530，女性为864；常数c值：男性为41，女性为47.2。

根据下述公式来计算：

血浆容量=0.065×体重×（1–血细胞比容）

体重的单位为kg。

美国血浆置换学会2016年《血浆置换指南》中对部分疾病进行血浆置换治疗的推荐剂量：

1. 急性炎症性脱髓鞘性多发性神经病（吉兰-巴雷综合征） 单次置换量为1～1.5EPV；置换频率为隔天1次；置换液用白蛋白。在10～14天内，利用5～6次治疗，置换200～250ml/kg的血浆。对静脉滴注丙种球蛋白无效或复发的患者，血浆置换可能有效。

2. 慢性炎症性脱髓鞘性多发性神经根性神经病 单次置换量为1～1.5EPV；置换频率为每周2～3次；置换液用白蛋白。治疗直到症状改善，逐渐减量，维持治疗。维持治疗的频率根据控制症状的需要从每周到每月1次不等。

3. 重症肌无力 单次置换量为1～1.5EPV；置换频率为每天或隔天1次；置换液用白蛋白。目标为两周内达到225ml/kg置换量。部分患者可能需要长期维持治疗，维持治疗的频率视临床症状而定。

4. 局灶节段性肾小球硬化　单次置换量为1～1.5EPV；置换频率为每天或隔天1次：置换液为白蛋白、血浆。治疗方案为前3天，每天1次治疗；之后的2周内再进行6次治疗为疗程。另一种治疗方案为前3周每周3次；之后3周每周2次；接着1周1次，到开始治疗的第3个月；随后1个月2次，到开始治疗的第5个月；最后每月1次，到开始治疗的第9个月。部分患者可能需要进行数周或数月1次的维持治疗，预防再次出现蛋白尿。

5. 抗中性粒细胞胞质抗体相关性急进性肾小球肾炎　单次置换量为1～1.5EPV；置换频率每天或隔天1次；置换液用白蛋白，存在弥漫性肺泡出血时用血浆。暴发性或肺出血的病例起始每天1次然后每2～3天1次，共计6～9次治疗。

6. 抗肾小球基膜病　单次置换量为1～1.5EPV，置换频率每天或隔天1次；置换液用白蛋白、血浆，存在肺出血时用血浆或部分血浆。最短疗程为10～20天。当肾小球及肺损伤改善时，可停用血浆置换治疗。抗基膜抗体水平不作为开始或终止血浆置换治疗的指标。

7. 急性肝衰竭　单次置换量为1～1.5EPV，如高剂量，单次置换量为15%理想体重；置换频率为每天1次；置换液为血浆、白蛋白。每天治疗直至接受肝脏移植或自身肝脏功能恢复，进行高剂量置换需连续三天。

8. 血栓性血小板减少性紫癜　单次置换量为1～1.5EPV；置换频率为每天1次；置换液为血浆、白蛋白。每天治疗直到血小板计数超过150×10^9/L、低密度脂蛋白值连续2～3天接近正常及精神状态转为正常。血液系统指标恢复中位数是7～8天。如患者需紧急输血，可在血浆置换治疗的过程中输入。

9. 家族性高胆固醇血症　单次置换量为1～1.5EPV；置换频率为1～2周1次；选用选择性低密度脂蛋白清除模式时不需置换液，选用普通治疗性血浆置换时，置换液用白蛋白。治疗目标为低密度脂蛋白水平较治疗前下降60%以上。

10. 年龄相关性黄斑变性　单次置换量为0.8～1.5EPV；置换频率为每周2次，在8～21周内完成8～10次治疗；置换液无特殊要求。1个疗程的治疗效果可维持4年。

（孙来芳　汤鲁明）

第三节　血浆置换液配制与管理

血浆置换需要丢弃大量血浆，为维持体内胶体渗透压及有效血容量，避免内环境紊乱，必须补充置换液。进行血浆置换时置换液补充方式必须选择后稀释法。

一、置换液使用原则

1. 进行等量置换，丢弃多少血浆，补充多少置换液，出入速度相同，维持有效血容量。但有时可以根据患者的容量状况调整置换液为所去除血浆容量的85%～100%，不推荐低于85%的置换液量，以防血流动力学不稳定。

2. 保持血浆胶体渗透压正常。

3. 维持水电解质平衡，保持机体内环境的稳定。

4. 补充置换液时采用先晶后胶的顺序，即先补充电解质溶液或人工胶体，再补充血浆制品，使补充的蛋白、补体、凝血因子等尽可能少丢失。

5. 适当补充凝血因子和免疫球蛋白。置换液主要是白蛋白或其他胶体溶液，需补充凝血因子；为防止补体和免疫球蛋白的丢失，可补充免疫球蛋白。

6. 置换液必须无毒性、在体内无蓄积，减少病毒污染机会。

二、置换液的配制

血浆置换目前临床常用的置换液为包括胶体液和晶体液。

（一）胶体液

1. 新鲜冷冻血浆含有正常血液中的所有非细胞成分，包括凝血因子、补体、白蛋白和免疫球蛋白，置换后不会引起凝血障碍或免疫球蛋白消耗。某些疾病或情况在血浆置换治疗过程中，置换液必须应用新鲜冷冻血浆：血栓性血小板减少性紫癜/溶血尿毒综合征，有助于补充患者缺陷的血浆因子；存在凝血障碍和（或）治疗前血清纤维蛋白原水平较低，如肝衰竭等；有胆碱酯酶耗竭风险的患者；有出血倾向的患者，如出现肺出血或48小时以内做过活体组织检查或外科手术，通常在治疗结束阶段应用；需要强化治疗（如每天进行血浆置换，持续数周）的患者，因为单独使用白蛋白置换液将导致凝血因子和免疫球蛋白等大量丢失。其缺点为可能出现过敏反应和变态反应，出现荨麻疹比较常见，可能存在病毒感染风险。新鲜冷冻血浆含枸橼酸盐，使用新鲜冷冻血浆存在枸橼酸过量的风险，治疗过程中需补充钙剂。

2. 人血白蛋白为常用的置换液，常用浓度为4%～5%。与新鲜冷冻血浆相比使用人血白蛋白发生病毒传播及变态反应的风险低。缺点主要为治疗过程中有凝血因子消耗，治疗后有出血倾向；大量使用白蛋白置换液进行血浆置换，可导致低免疫球蛋白血症。白蛋白中钾、钙、镁等浓度均较低，大量使用后出现可能出现低钾、低钙血症；铁蛋白缺乏引起贫血等。

3. 人工胶体如低分子右旋糖酐、凝胶和羟乙基淀粉等。人工胶体价格相对便宜，可减少治疗的费用，扩张血容量的效果好，无传播疾病的风险。缺点是人工胶体不含凝血因子、补体、免疫球蛋白等，大量使用后会有出血倾向，有肾功能损害风险，偶有过敏反应。由于人工胶体在体内的半衰期只有数小时，为保证胶体渗透压稳定，建议人工胶体量不超过总置换量的20%，并应在治疗起始阶段使用。低分子右旋糖苷能够降低全血黏度，改善微循环，适用于骨髓瘤和巨球蛋白血症等引起的高黏滞血症。

（二）晶体液

晶体液包括生理盐水、平衡盐液、林格液、5%葡萄糖氯化钠溶液，用于补充血浆中丢失的各种电解质。晶体液价格低廉，过敏反应少，无传播疾病的风险。晶体液不含凝血因子和蛋白质，扩张血容量的效果差，不能有效维持胶体渗透压，过多使用会引起组织水肿，加重机体水钠潴留，肾功能障碍者用量较大有发生高氯性酸中毒的风险。不能单独作为置换液，需与胶体液联合应用。晶体液的补充量一般为丢失血浆的1/3～1/2，为500～1000ml。若患者存在循环不稳定或明显凝血功能障碍，应避免使用晶体液，以免加重病情。

（林浙兵　李之诉）

第四节　血浆置换操作流程

一、治疗前评估

1. 常规检查血常规、出凝血指标、人血白蛋白、血清球蛋白、血电解质（钠、钾、氯、钙、磷）、肝功能、肾功能及与原发病相关的指标等。

2. 专科医生负责综合评估患者适应证和禁忌证，确定是否应进行血浆置换及其治疗模式，制订血浆置换治疗方案。向家属及或患者交代病情，签署知情同意书。

3. 评估患者的体重、生命体征、神志、原发病、过敏史、治疗依从性，并做好相应干预措施。

二、操作相关准备

1. 环境准备　在一个相对独立的环境中进行治疗，地面、桌面可用含氯消毒液擦洗，限制与本治疗无关的人员进入治疗场所等。

2. 操作者准备　着装整齐，洗手，戴口罩、帽子，戴无菌手套。

3. 查对　患者身份、医嘱及是否签署知情同意书等。

4. 设备准备　血浆置换设备处于备用状态，清水擦拭保证仪器设备表面及各传感器表面洁净。接通电源，打开机器电源开关开机自检，按照设备出厂说明书检查设备运转情况。

5. 用物准备 血浆置换医嘱单，血浆置换配套管路、血浆分离器、无菌治疗巾、一次性手套、一次性注射器、输液器、消毒物品、置换液、预充液和抗凝剂等。常规准备葡萄糖酸钙、地塞米松、肾上腺素等急救药品和器材。

6. 血管通路准备 决定行血浆置换治疗后，尽早建立血管通路。根据患者病情选择合适的置管位置，穿刺置管建议在超声引导下进行，可提高穿刺置管的成功率，避免因反复穿刺引起出血或感染等并发症。对血管通路及血液流量进行评估，确认静脉回路畅通，以免静脉压增高而引起血浆分离器破膜或再循环。

7. 按照医嘱配制置换液。

三、操 作 流 程

（一）单重血浆置换

1. 血浆置换设备自检通过后，再次检查血浆置换配套管路、血浆分离器的完整性、有效期、型号。按照机器要求进行管路连接，预充管路及血浆分离器。给予 4mg/dl 的肝素生理盐水预充，保留灌注 20 分钟后，再给予生理盐水 500ml 冲洗，有助于增强抗凝效果。

2. 核对医嘱、患者，确认无误后准备上机。

3. 给予患者抗凝剂（负荷剂量），充分体内肝素化。根据患者血流动力学的状态，采用单连接或双连接的方式连接血管通路，建立体外血液循环。血浆置换治疗开始阶段，血液速度宜慢，引血时血流量应＜100ml/min。观察 2～5 分钟，无不良反应后再根据医嘱设置正常速度运行。

4. 双人确认设置血浆置换参数，设置各种报警参数。血浆分离器中血液流量 100～150 ml/min；血浆分离率为 25%～30%；单次治疗时间为 2～3 小时；血浆置换速度为 1000～1500ml/h。跨膜压报警范围不超过 100mmHg。

5. 置换液的加温，血浆置换术中患者因输入大量液体，如液体未经加温输入后易致畏寒、寒战，故所备的血浆等置换液需经加温后输入，应采用干式加温。

6. 置换液补充原则为：等量、等速，避免血容量波动。如果患者循环相对稳定、没有严重凝血功能障碍，可以先输入人工胶体或晶体，后输入新鲜冷冻血浆或白蛋白。置换液补充过程中需要维持胶体渗透压相对稳定，维持水电解质的平衡，适当补充凝血因子和免疫球蛋白，避免出现出血等严重并发症。

7. 密切观察患者生命体征，包括每 30 分钟测血压、心率等。

8. 密切观察机器运行情况，包括全血流速、血浆流速、动脉压、静脉压、跨膜压和膜内压变化等。

9. 血浆置换达到目标量之后，进入回收程序，按照机器指令进行回收，观察并记录患者的病情变化、治疗参数、治疗过程及结果。

（二）双重血浆置换

1. 开机，机器自检，按照机器要求进行血浆分离器、血浆成分分离器、管路、监控装置安装连接，预充。

2. 根据病情设置血浆置换参数、各种报警参数：如血浆置换目标量、各个泵的流速或血浆分离流量与血流量比率、弃浆量和分离血浆比率等。双人确认设置无误。

3. 核对医嘱单、患者信息，准备上机。

4. 血浆置换开始时，全血液流速宜慢，观察 2～5 分钟，无不良反应后再以正常速度运行。通常血浆分离器的血流速度为 80～100ml/min，血浆成分分离器的速度为 25～30ml/min。

5. 密切观察患者生命体征，包括每 30 分钟测血压、心率等。

6. 密切观察机器运行情况，包括全血流速、血浆流速、动脉压、静脉压、跨膜压和膜内压变化等。

7. 血浆置换达到目标量之后，进入回收程序，按照机器指令进行回收，观察并记录患者的病情变化、治疗参数、治疗过程及结果。

四、治疗过程中的监测

1. 密切观察患者生命体征，包括每30分钟测血压、心率等。严密监测凝血指标、电解质及容量平衡。

2. 密切观察机器运行参数，包括血液流量、血浆流量（分离率）、引血压、回血压及跨膜压，随着治疗的进行，跨膜压会逐渐升高，可通过降低血液流量和血浆流量（分离率）来缓解跨膜压上升，但同时治疗效率也会逐渐下降。

3. 及时记录数据，处理各类并发症。观察过敏反应及低钙反应。观察血浆分离器及废弃血浆颜色，判断有无破膜现象发生。一旦出现破膜，立即更换血浆分离器。

五、治疗结束处理

血浆置换达到目标量后回血并封管，观察患者的生命体征，记录病情变化及血浆置换治疗参数和结果。整理物品，处理好医疗废弃物。

治疗后评估包括临床症状是否改善、致病因子水平下降程度、脏器功能恢复情况及实验室化验指标变化等几方面。除部分有固定疗程的疾病外，大部分疾病需根据评估结果决定是否继续行血浆置换治疗。

六、操作流程

见表12-4-1，表12-4-2。

表12-4-1　血浆置换上机流程

步骤	原则与要点
机器及管路准备	
备齐用物，携机器至患者床旁，查对医嘱；解释治疗目的、注意事项	问候患者，取得合作；严格查对，杜绝发生差错
检查机器，确定机器各部位空置；连接电源开机，选择血浆置换，机器自检	
查对医嘱，按照机器显示屏提示步骤安装血浆分离器、管路及抗凝剂注射器，开始预充	管路滤器注意连接紧密，无漏气
按医嘱设置各项治疗参数，双人核对血浆，等待患者上机	严格遵守输血查对制度，杜绝发生差错
再次查对医嘱	严格遵守查对制度，杜绝发生差错
协助患者卧于舒适的体位	
置管处换药	观察穿刺口有无感染，固定情况；严格无菌操作
取下导管末端纱布，常规铺治疗巾；消毒导管，取下末端肝素帽，再用安尔碘消毒导管口，用注射器分别抽出导管动、静脉腔内的肝素	严格执行无菌技术操作，观察导管是否通畅及有无血栓形成
血管通路管动脉与导管动脉端相连，开启血泵引血；当血液引至静脉壶时，按机器提示将血管通路管静端与导管静脉端相连，固定好管路，用无菌治疗巾覆盖导管。进入治疗界面	开始血流量为80ml/min，根据病情逐步增加血流转速至150～200ml/min
在换袋状态下更换原置换液上的生理盐水，改连接血浆	
再次查对并做好记录，整现用物，观察者有无不适反应	整理床单位，冬天注意保暖

表12-4-2　血浆置换下机流程

步骤	原则与要点
查对医嘱	严格遵守查对制度，杜绝发生差错
备齐用物；解释回血目的、注意事项	问候患者，取得合作
选择结束治疗界面，确认医嘱	
按照机器显示屏提示进入回血界面，准备回血	注意管路滤器是否连接紧密，无漏气
夹闭导管动脉端开关，取下血管通路管动脉端接针头后插入生理盐水袋中，用20ml生理盐水将导管动脉腔的血液全部注回患者体内；用200～250ml生理盐水将管路及滤器中的血液全部经静脉回输入患者体内；断开血管通路管静脉端，夹闭导管静脉端开关	观察病情

续表

步骤	原则与要点
按导管动静脉管腔容量将相应的封管用肝素分别缓慢注入管腔内，再将肝素帽拧紧末端；用无菌纱布包裹末端	注意肝素用量，以导管标识为准
固定导管	
卸装管路，关机；再次查对，记录结束时间和超滤情况	
再次查对并做好记录，整现用物，观察者有无不适反应	医疗废弃物按类放置

（林浙兵　李之诉）

第五节　血浆置换抗凝管理

一、治疗前患者凝血状态评估

凝血状态评估基本上与连续血液净化治疗评估相同。

1. 是否存在血友病等遗传性出血性疾病病史。

2. 是否合并严重的创伤、外科手术、急性感染等。

3. 既往是否存在消化道溃疡、肝硬化等具有潜在出血风险或加重出血的疾病。

4. 是否有效循环血容量不足、低血压、严重酸中毒。

5. 是否存在先天性或获得性抗凝血酶Ⅲ缺乏。

6. 是否长期使用华法林等抗凝血药物或抗血小板药物。

7. 内源性和外源性凝血指标、血小板计数及功能的评估。

二、抗凝药物的选择

血浆置换常用的抗凝剂为普通肝素、低分子肝素及阿加曲班。因治疗需输入含有大量枸橼酸的血浆作为置换液，不建议常规应用枸橼酸盐进行抗凝。患者凝血功能异常，处于自身抗凝状态时也可以采用无抗凝。

三、抗凝方案

1. 普通肝素　一般首剂量为 0.5～1.0mg/kg，追加剂量为 10～20mg/h，间歇性静脉注射或持续性静脉输注（常用）；预期结束前 30 分钟停止追加。肝素剂量应依据患者的凝血状态个体化调整。

2. 低分子肝素　一般选择 60～80U/kg，推荐在治疗前 20～30 分钟静脉注射，无须追加剂量。

3. 阿加曲班　阿加曲班负荷剂量为 0.05～0.1mg/kg，维持剂量为 1～3mg/h，结束治疗前 20～30 分钟停止追加。适用于出血风险高的患者。

4. 无抗凝　血浆置换治疗实施前，给予 4mg/dl 的肝素生理盐水预充，保留灌注 20 分钟后，再给予生理盐水 500ml 冲洗，有助于增强抗凝效果，适用于普通肝素、低分子肝素、阿加曲班抗凝方案的血浆置换配套管路及血浆分离器的预充。

四、抗凝监测

普通肝素和阿加曲班均可用 APTT 作为监测指标，抗凝目标是 APTT 维持正常值的 1.5～2.5 倍。将低分子肝素作为抗凝剂时，可用抗凝血因子Ⅹa 活性进行监测。对无出血倾向患者Ⅹa 因子活性维持在 500～1000U/L，对伴有出血倾向的患者维持在 200～400U/L。但是Ⅹa 因子活性难以即时监测，临床指导价值有限。

五、抗凝治疗并发症及护理

抗凝治疗的并发症主要为出血，主要与抗凝剂使用过量、外源性新鲜冷冻血浆补充量不足有关，对于多次治疗或大量置换的情况，必须补充新鲜血浆以补充凝血因子。对凝血因子缺乏导致的凝血功能异常患者，进行血浆置换可以补充凝血因子，改善凝血功能。治疗中严密观察皮肤及黏膜有无出血点，二便性状。发现患者出血，根据不同出血的病因给予相应处理，并针对不同的抗凝剂给予相应的拮抗剂治疗。肝素或低分子肝素过量可给予适量的鱼精蛋白；枸橼酸钠过量可给予补充钙制剂；阿加曲班过量可短暂观察，严重过量可给予凝血酶原制剂或血浆。

抗凝不足的并发症为血浆分离器及管路内凝血，在血浆置换治疗实施前对患者的凝血状态充分评估，治疗过程中尽量保证引血端血流量及血流的连续性，动态监测血浆置换治疗过程中的凝血指标，个体化合理应用抗凝剂。治疗过程中密切观察跨膜压变化，调整肝素追加量。若出现分离器或管路内凝血，应及时更换分离器及管路。

（李之诉　陈王峰）

第六节　血浆置换常见并发症及护理

血浆置换治疗相关的并发症主要与置换液有关。此外抗凝方法的不同、血管通路的建立也可能导致不同的并发症。该治疗的护理关键是并发症预防。

一、过敏反应和变态反应

（一）原因及临床表现

在血浆置换治疗过程中，大量输入异体血浆、白蛋白、药物及管路溶出物质等诱发的过敏反应表现为皮疹、皮肤瘙痒、畏寒、高热、呼吸急促、胸闷，严重者出现喉头水肿、过敏性休克。

（二）预防和护理

1. 治疗前询问患者过敏史、输血史，认真执行“三查八对”，核对血型。

2. 血浆输入前适量应用糖皮质激素或钙剂预防。

3. 对易发生变态反应的疾病如血栓性血小板减少性紫癜等疾病患者，行血浆置换治疗时应在输注大量新鲜冷冻血浆前静脉注射 50mg 苯海拉明。

4. 输注血浆时速度不宜过快，根据患者情况，决定置换液的输注速度。

5. 治疗过程中连续监测生命体征，严密观察患者是否发生寒战、高热、皮疹、喉头水肿等过敏反应。

6. 发现轻度过敏及变态反应可暂时减慢或停止血浆泵，停止输入可疑血浆或血浆成分，给予肾上腺皮质激素、抗组胺药，稳定后继续治疗。对出现重度过敏及变态反应者立即关闭血泵停止治疗，应用适量抗过敏药物，出现过敏性休克的按休克处理。

二、低　血　压

（一）原因及临床表现

引起低血压的原因：原发疾病存在血容量不足；体外循环引血，有效血容量减少；置换和滤出速度不一，设置超滤速度过快而补充血浆、白蛋白制剂速度太慢；补充晶体液时，血浆胶体渗透压下降；血浆、白蛋白、环氧乙烷灭菌剂等过敏，血浆分离器膜生物不相容反应；血管活性药物清除；心律失常和心功能不全等。临床表现为头晕、眼花、面色苍白、呕吐、呼吸困难等。

（二）预防和护理

1. 治疗前评估患者血流动力学状态，必要时停用降压药物、适当补液。

2. 维持有效循环血容量，采用双连接方式上机，治疗开始时，控制血泵速度，根据血压及患者的反应逐渐增加至目标流量。

3. 对置换液补充量不足者，要注意血浆置换治疗中血浆交换应等量，即血浆出量应与置换液入量保持平衡。

4. 合理选择置换液，避免或减少应用低渗溶液，如必须应用则速度宜慢。对于治疗前已经有严重低蛋白血症患者，可酌情使用人血白蛋白、血浆，以提高血浆胶体渗透压，增加有效血容量；可用胶体液对血浆分离器及管路进行预充。治疗中维持水电解质的平衡，保持血浆胶体渗透压稳定。

5. 预防并积极处理变态反应，过敏者按过敏处理。

6. 血管活性药物清除所致者，必要时适量使用血管活性药物。

7. 治疗过程中持续监测生命体征，密切观察患者，如出现头晕、出汗、恶心、血压下降，应减慢血泵速度和血浆置换量，延长血浆置换时间，加快输液速度，补充胶体；严重时使用血管活性药物或停止治疗。

三、溶　　血

（一）原因及临床表现

可能原因为血浆分离速度与血流速度不匹配，跨膜压过高；输入血浆血型与患者血型不符；使用低渗溶液作为置换液，输注速度过快等。表现为突然出现发冷发热、胸闷、胸部紧压感、呼吸困难、腰背部疼痛、血红蛋白尿，尿液呈酱油色，典型症状是回血管路内血液为紫红色或淡红色；实验室检查发现血细胞比容明显下降，网织红细胞计数升高，血液离心后血浆呈淡粉红色，并伴有高钾血症。

（二）预防和护理

1. 查明原因，予以纠正，合理设置血浆分离参数。

2. 严格执行查对制度，核对血型，特别注意所输注血浆的血型，停止输注可疑血浆。

3. 避免应用低渗置换液，应严密监测血钾，避免发生高血钾等。

4. 预充阶段，不得使用血管钳敲打血浆分离器，防止破膜。

四、出　　血

（一）原因及临床表现

患者自身疾病有出血倾向，治疗过程中凝血因子、血小板消耗，血小板破坏，抗凝药物使用剂量过大或大量使用白蛋白置换液置换血浆导致凝血因子缺乏。临床表现为置管穿刺处渗血，局部血肿，全身皮肤及黏膜出现瘀点、瘀斑，消化道等部位出血。

（二）预防和护理

1. 血浆置换治疗前常规检测患者的凝血功能，根据凝血情况选择抗凝剂类型、剂量或无抗凝治疗。

2. 治疗中严密观察皮肤及黏膜有无出血点，二便性状。对有出血倾向者治疗结束时适当应用鱼精蛋白中和肝素，用无菌纱布加压包扎穿刺点，延长局部压迫时间，并监测血小板的变化。

3. 对于高危患者及短期内进行多次、大量血浆置换者，如每周进行 3 次或更多次治疗时，凝血因子的消耗更加明显。治疗使用新鲜冷冻血浆作为置换液，将大大降低出血风险。

4. 采用膜式血浆分离器，单次治疗血小板计数可减少 15%。血小板减少的原因可能是血小板的丢失，血浆分离器内血栓形成，或血液稀释。血浆置换的同时进行合理抗凝。

五、电解质紊乱酸碱失衡

（一）原因及临床表现

低钙血症是血浆置换较常见的并发症，新鲜冷冻血浆中含有约 15%枸橼酸钠，过多、过快输入新鲜血浆容易导致低血钙；血浆置换治疗时出现钙丢失，反复治疗后未能及时补充，可引起低钙血症。临床表现为口周或四肢远端麻木及小腿肌肉痉挛等低血钙症状，严重时发生心律失常。当置换液是白蛋白生理盐水时，白蛋白溶液中不含钾离子，在血浆置换后血清钾离子水平会下降 25%，造成低钾血症。对肾功能不全的患者，输注大量的枸橼酸盐，枸橼酸代谢物碳酸氢盐不能从肾脏排泄，致使发生代谢性碱中毒。

（二）预防和护理

使用新鲜冷冻血浆作为置换液时，治疗前应常规静脉注射 10%葡萄糖酸钙 10ml，每升血浆给予 10ml 葡萄糖酸钙。治疗过程中注意控制枸橼酸钠输入速度，密切观察低血钙症状，出现低钙反应时及时补充钙剂。行多次血浆置换治疗时，可适当补充钙剂预防。当置换液是白蛋白溶液时，每升白蛋白溶液中加入 4mmol 氯化钾有助于减少低钾血症的发生。采用枸橼酸抗凝或使用新鲜冷冻血浆作为置换液时，密切监测患者酸碱状态及时调整。

六、感　　染

（一）原因及临床表现

血浆置换治疗过程中，体内免疫球蛋白和补体可被清除，大量使用白蛋白置换液进行血浆置换，可导致免疫球蛋白水平持续数周（4～6 周）大幅度下降，若患者联合使用免疫抑制剂治疗原发病，感染的机会可能会大大增加。血行传播病毒感染与输入血浆有关，患者有感染肝炎病毒和人免疫缺陷病毒的潜在危险。置换液含有致热源、操作不严时，患者会出现高热、寒战等。

（二）预防和护理

对高危患者在血浆置换期间可适量补充新鲜血浆或静脉注射大剂量免疫球蛋白。大量来自多个供体的血浆增加了发生血行传播病毒感染的危险性，使用收集自单一供体的大容量血浆和注射乙肝疫苗可能会降低病毒感染发生的危险性。严格掌握输入血浆的适应证，严格执行无菌操作，配置置换液时需认真核对、检查、消毒，现配现用。

七、抗凝剂相关并发症

详见第十一章连续性血液净化治疗抗凝部分。

八、血管通路相关并发症

详见第八章血管通路建立部分。

（李之訢　林浙兵）

第十三章　血液透析技术及护理

血液透析是指血液经由半透膜，清除血液中的溶质与水分，以达到清除体内代谢废物或毒物，纠正水电解质与酸碱失衡目的的技术，是最常用的肾脏替代治疗方法之一。

第一节　血液透析概述

一、血液透析基本原理

透析是一种溶质通过半透膜与另一种溶质进行交换的过程。透析主要通过弥散、超滤达到血液净化的目的。所谓半透膜是一张布满小孔的薄膜，膜的孔隙大小在一定范围内，使得膜两侧溶液中的水分子和小分子溶质可通过膜孔进行交换，但大分子溶质（如蛋白质）则不能通过。半透膜两侧液体各自所含溶质浓度的梯度差及其他溶质所形成的不同渗透浓度可使溶质从浓度高的一侧通过半透膜向浓度低的一侧移动（弥散作用），而水分子则从渗透浓度低的一侧向浓度高的一侧渗透（超滤作用），最终达到动态平衡。当血液被引入透析器时，其中的代谢产物如尿素、肌酐、胍类、小分子物质、过多的电解质便可通过透析膜弥散到透析液中，而透析液中的碳酸氢根、葡萄糖、电解质等机体所需物质被补充到血液中，从而达到清除体内代谢废物及纠正水电解质紊乱和酸碱失衡的目的。

二、血液透析设备基本结构与维护

1. 透析机的结构　血液透析机是一个较为复杂的机电化设备，它由体外循环通路、透析血液通路、微电脑监控系统组成。简单地说，就是由血路、水路、电路三部分构成。在透析过程中，透析机接受操作人员的指令，负责控制和监测各种参数，以保证整个透析系统及透析过程安全、持续地进行。

2. 透析机的维护消毒　透析结束或透析前，血液透析机可自动进行清洗和消毒，包括透析液供给系统的消毒。不同的机器有不同的要求，消毒冲洗的时间、方法和消毒剂种类、浓度理应参照机器的说明书进行选择。消毒的目的是防止由透析液本身或由透析膜排出的废物附着于透析液输送管道和排出道而引起细菌污染或引起机器运行发生故障。

（1）各种类型的机器都应具有相应的护理操作常规，护士要熟练掌握操作流程。

（2）保持机器的清洁，每次上机后用清洁抹布擦洗干净，防止生理盐水、消毒液滴在机器上对机器造成腐蚀；下机后按照设备说明书规定使用的消毒液进行表面擦洗。

（3）同天2次血液透析之间需要进行化学消毒或热消毒。

（4）消毒、脱钙、冲洗过程按照各机器的标准在机器内设置。常用的消毒液有5%的次氯酸钠、3.5%的过氧乙酸。热消毒的温度为85～100℃，同样能达到杀灭病原微生物的目的。

（5）机器定期保养，至少每月1次。保养内容包括机器内的除尘、机器管道的清洗和连接、电导度的测试、超滤系统的检测等。

（叶白如　谷　禾）

第二节　血液透析适应证和禁忌证

一、适　应　证

1. 终末期肾脏病　透析指征，非糖尿病肾病肾小球滤过率eGFR＜10ml/（min·1.73m^2）；糖尿病肾肾病eGFR＜15ml/（min·1.73m^2）。当有下列情况时，可酌情开始透析治疗：严重并发症，经药物治疗不能有效控制者，如血容量过多、高钾血症、代谢性酸中毒、高磷血症、贫血，及体重明显下降和营养状态恶化（尤其是伴有恶心、呕吐）等。

2. AKI 关于肾替代治疗的方式，《KDIGO 指南》认为 CBP 和 IHD 是两种互补的治疗方式。目前，IHD 和 CBP 是临床应用于救治 AKI 治疗的主要肾替代方式。与 IHD 相比，CBP 更适合 ICU 危重症患者：CBP 能连续、缓慢地清除水分及溶质，更符合生理状态，容量波动小；能更好地维持水电解质和酸碱平衡；能清除中、大分子及炎症介质，控制高分解代谢，从而改善严重感染及 MODS 患者的预后；滤器的生物相容性好。

现有的循证医学证据表明 CBP 和 IHD 在改善 AKI 患者的预后方面无显著性差异。但 CBP 在肾功能恢复方面的益处要优于常规 IHD 治疗。

3. 药物或毒物中毒 血液透析主要清除分子质量低（低通量透析器清除分子质量小于 1 000 道尔顿的物质，高通量透析器清除分子质量小于 11 000 道尔顿的物质）、蛋白结合率低、表观分布容积低的水溶性毒素，如甲乙醇、水合氯醛、对乙酰氨基酚等。

4. 严重水电解质和酸碱平衡紊乱，一般治疗方法难以起效者。

5. 其他 如严重高热、低体温等。

二、禁　忌　证

无绝对禁忌证，但如有下列情况应慎用。

1. 颅内出血或颅内压增高。

2. 药物难以纠正的严重休克。

3. 严重心肌病伴有难治性心力衰竭。

4. 活动性出血。

5. 精神障碍不能配合血液透析治疗。

（叶白如　谷　禾）

第三节　血液透析操作流程

规范的血液透析操作流程能够不断提高护士工作能力，降低职业风险、保障医疗安全和护理质量。

一、血液透析上机护理

透析前护士向患者做好健康宣教，解除患者的心理负担。透析前应检查肝肾功能、电解质、血常规、血型、凝血功能、肝炎病毒、梅毒抗体、HIV 抗体等。根据患者的情况进行分区，制订透析处方。透析前应测量患者生命体征及体重。

（一）透析物品准备

1000ml 生理盐水、透析器、体外循环血路管路、动静脉内瘘针 2 枚（钝针或锐针）、内瘘穿刺护理包、抗凝剂、无菌治疗巾、一次性手套、生理盐水、止血带、消毒物品。护士治疗前核对 A、B 浓缩透析液浓度、有效期，检查 A、B 透析液连接。

（二）设备准备

透析液连接正确，水处理机、血液透析机运行正常。

（三）护理评估

核对患者身份，评估患者血管通路、干体重及生命体征测量。评估患者对疼痛的敏感性及配合程度。确认透析器型号、治疗时间、血流量、抗凝剂剂量等。

（四）操作步骤

1. 上机前确认血液透析机处于治疗前状态。打开包装后按照无菌原则进行操作，不得污染管路和透析器。逐一打开管路保护帽与接头连接，将不使用的侧支夹闭，并旋紧端口小帽。静脉管路必须放进空气监测器和静脉夹内并连接静脉压感应器。按照血液净化管路的血流方向依次安装透析器。

2. 开始预充管道。启动透析机血泵，用生理盐水先排净透析管路和透析器血室（膜内）气体。生理盐水流向为动脉端→透析器→静脉端，不得逆向预充。连接透析液接头与透析器旁路，排净透析器透析液室。

3. 预充过程中，护士应轻轻转动和拍打透析器，以利于细小气泡排出。

4. 体外循环血液管路预充完毕，且密闭式循环血路管路内的空气已被排尽，透析液在位，等待上机。

5. 按照透析处方，设定治疗参数：超滤量、透析治疗时间、追加的肝素用量、追加肝素停止时间、透析液温度、电导等。

6. 检查透析液是否在位，连接是否正确，有无脱落、漏水。

7. 确认血液循环管路的连接；动、静脉壶页面是否已调整至正常液面，各分支管路不使用的夹子是否已经关闭。

8. 评估血管通路，向患者解释治疗目的、注意事项，选择合适的穿刺点，建立血管通路。

9. 在静脉端注入抗凝剂，注入抗凝剂前务必再次确认患者有无出血症状。如使用普通肝素，应设定追加量。

10. 连接动脉端和体外循环血路管引血，血流量＜100ml/min，当引至静脉壶处时，停泵手动连接静脉端，打开夹子，启动血泵，调节血流量、治疗血液流量。

11. 再次检查循环血路管是否紧密连接，确认各项监测已启动，并再次核对治疗参数。

12. 用无菌治疗巾覆盖穿刺部位，妥善固定血路管后签字及记录。

13. 整理用物，整理床单位，对患者做好宣教。

（五）不同血管通路的连接方法

1. 动静脉内瘘穿刺　为非重症血液净化常用穿刺方法，本节不做详细介绍。

2. 中心静脉留置导管连接

（1）准备上机包和医用垃圾袋。

（2）打开静脉导管敷料。

（3）打开上机包，将无菌治疗巾垫于静脉导管下。

（4）分别消毒导管和导管夹子，取下导管肝素帽。

（5）分别消毒导管接头。

（6）用注射器回抽导管内封管肝素，推注在纱布上检查是否有凝血块，回抽量为动、静脉管各2ml左右。如果导管回血不畅，认真查找原因，严禁使用注射器用力推注导管腔。

（7）根据医嘱从导管静脉端推注首剂量肝素。

（8）上机：关闭导管动脉端夹子，连接血路管动脉端到中心静脉导管动脉端。打开导管及血路管上的夹子，根据患者血流动力学情况以50～100ml/min速度引血。当血液到达血路管静脉端近末端时，暂停血泵，停止引血。将血路管静脉端连接到中心静脉导管静脉端，打开导管及血路管上的夹子，打开血泵，血流动力学稳定后增加血流量至150～200ml/min。

（9）用治疗巾包裹中心静脉导管并用胶布妥善固定在患者身上。

二、血液透析治疗过程中的监测

1. 体外循环建立后，护士应按照体外循环管路连接顺序。依次查对体外循环管路系统各连接处和管路开口处，未使用的管路开口应处于加帽密封和夹闭管夹的双保险状态。

2. 根据医嘱查对机器治疗参数。

3. 双人查对，自我查对后，与另一名护士同时再次查对上述内容，并在治疗记录单上签字复核。

4. 血液透析治疗过程中，每小时1次仔细询问患者自我感觉，测量血压、脉搏，观察穿刺部位有无渗血、穿刺针有无脱出、移位，并准确记录。

5. 如果患者血压、脉搏等生命体征出现明显变化，应随时监测，必要时给予心电监护。

6. 观察机器的运行情况，监视各种报警装置，出现异常及时处理或联系维修工程师，解除各种故障。

7. 观察透析管路、透析器内血液的颜色及静脉压、跨膜压的情况，防止凝血。

8. 准确填写透析记录单。

三、下 机 操 作

（一）物品准备

生理盐水、内瘘扎带、消毒棉球、无菌棉球、医疗废弃物垃圾桶。

（二）护士准备

向患者解释回血目的，询问有无头晕和冷汗等不适。测量患者血压，如血压较低时应增加回输的生理盐水量。核对患者目标、治疗时间和目标超滤量。

（三）操作步骤

1. 内瘘回血下机 为非重症血液净化常用方法，本节不做详细介绍。

2. 中心静脉留置导管回血下机 详见第十一章第四节相关内容。

（叶白如　谷　禾）

第四节　血液透析并发症及处理

血液透析并发症指血液透析过程中（或）血液透析结束时发生的与透析治疗本身有关的并发症。由于医生经验的增多和透析设备改进，某些致命性并发症已经明显减少。但有些并发症还是比较常见的，不容忽视。作为透析工作者应尽量减少这些并发症，以便提高透析质量。

一、首次使用综合征

使用新的血液透析器时发生的一系列症状称为首次使用综合征。临床上分为两类：A 型反应（过敏反应型）和 B 型反应（非特异性胸背痛）。

（一）常见原因

1. A 型 较少见，可能与环氧乙烷、甲醛诱发 IgE 介导的免疫反应有关。

2. B 型 临床较多见，发生原因可能与膜的生物相容性有关。

（二）临床表现

1. A 型 通常发生于透析开始后 5～30 分钟，表现为呼吸困难、全身发热、焦虑不安、瘙痒、荨麻疹、咳嗽、流泪、打喷嚏、腹肌痉挛，严重者可发生心搏骤停甚至死亡。

2. B 型 临床较常见，一般发生在透析开始后的 1 小时内，表现为胸痛、背痛、低血压、恶心、呕吐等。

（三）预防和治疗

1. A 型

（1）评估原因，规范预充：新透析器使用前先用生理盐水充分预充，对高度敏感患者加大生理盐水预充量，使用经 γ 射线或高压灭菌消毒的透析器。

（2）处理：轻者不需予以处理，严重者应停止透析，并将体外循环血路管内的血液丢弃，予以吸氧，密切观察生命体征的变化，做好抢救准备，注意防止出现心搏骤停和喉头水肿，观察药物疗效，做好对症护理。

2. B 型 多数症状不严重，可自行缓解，必要时给予吸氧，减少血流量，使用抗组胺药物等，一般不需终止透析，规律预充，加大预充量可预防 B 型反应的发生。

二、低　血　压

低血压为血液透析中常见的并发症，发生率为 25%～50%。

（一）常见原因

1. 容量相关性因素　包括超滤速度过快[0.35ml/（kg/min）]或超滤量过多、透析液渗透压过低、透析液钠浓度过低。

2. 血管收缩功能障碍　包括透析液温度较高、透析前应用降压药物、透析中进食、中重度贫血、自主神经功能障碍（如糖尿病神经病变患者）及采用醋酸盐透析。

3. 心脏因素　如心脏舒张功能障碍、心律失常（如心房颤动）、心脏缺血、心包填塞、心肌梗死等。

4. 其他少见原因　如出血、溶血、空气栓塞、透析器反应、脓毒血症等。

（二）临床表现

早期患者可出现打哈欠、腹痛、有便意等症状，此时应尽早处理，可以有效防止低血压的发生。当患者出现低血压时，常见的症状有恶心、呕吐、出汗、心慌等，测血压降低。患者主诉头晕、眼花、出冷汗，续之出现面色苍白、呼吸困难、脉搏细速，严重者出现意识障碍、心搏停搏。

（三）预防及治疗

1. 透析间期限制钠盐和水的摄入量，控制透析间期体重增长不超过 5%；及时评估和调整干体重；对于体重增长过多的患者适当延长每次透析时间或增加透析次数，防止透析过程中超滤过多、过快，以减少低血压的发生。

2. 透析过程中护士应密切观察病情变化，识别打哈欠、有便意、腹痛、腰酸背痛等低血压先兆症状。每小时监测患者生命体征，如发生血压降低，可先快速补充生理盐水，如血压回升可继续透析，此时需重新评估超滤量并予以调整。

（1）对透析中经常出现低血压的患者，可采用钠曲线透析、超滤曲线透析、序贯透析等方式，亦可采取调低透析液温度来防止低血压的发生。

（2）合理使用药物：由于透析过程中需超滤水分，患者容量减少，血压降低，因此，透析前应避免患者服用降压药，尤其是血管扩张前，可指导患者在透析前停用降压药 1 次或减少降压药的剂量。

（3）对患者进行健康宣教，尽量避免在透析中进食，若患者需要，最好在血液透析开始 1～2 小时内进行。因此时进餐，即使流向消化部位的血容量增加，对外围有交叉循环血量的影响不大，不会直接导致患者的血压降低。

（4）血液透析治疗中应严密观察和护理，防止失血、破膜、溶血和凝血等并发症的发生。

三、失衡综合征

失衡综合征是指在血液透析过程中或透析结束后不久发生的以中枢神经系统症状为主要表现的全身症候群，并伴有脑电图特征性的改变，发生率为 3.4%～20%。

（一）常见原因

失衡综合征主要与“尿素逆反应”引起的脑水肿有关。进行透析治疗时由于快速清除血液中的毒素（尿素），溶质浓度快速下降，而脑脊液中的尿素及其他毒素受血-脑屏障限制，下降缓慢，从而形成了血浆与脑脊液间的渗透压差，水向脑组织转移使得颅内压增高引起脑水肿，而透析时酸中毒纠正过快易导致脑脊液反常性酸中毒，也是引起失衡综合征的原因之一，失衡综合征多发生于首次透析，亦可发生在任何一次透析过程中。

（二）临床表现

轻者表现为头痛、恶心、呕吐、嗜睡、血压升高，严重者常伴有精神异常、抽搐、扑翼样震颤、昏迷，甚至死亡。

（三）预防及治疗

充分合适的透析是预防失衡综合征发生的关键。

1. 建议肾科医生及早宣教。对于氮质血症患者，要告知患者早期血液透析的重要性。

2. 合理诱导透析，首次应使用小面积、低通量透析器，采用低血流量、短时透析的方法。避免短时间内快速清除大量溶质。透析时间控制在2～3小时，并根据患者的水肿程度，血肌酐等生化指标，决定是否需要次日透析，再逐渐过渡到正常透析。

3. 对维持性血液透析患者在血液透析过程中可采用钠曲线透析液序贯透析来降低失衡综合征的发生率。另外，增加透析频次和缩短每次透析时间等也可预防失衡综合征的发生。

四、肌 肉 痉 挛

肌肉痉挛大多发生于透析后期，大约有90%的患者发生过肌肉痉挛。

（一）常见原因

透析中出现低血压、超滤速度过快或应用低钠透析液治疗、低钙元素、低钾元素、低镁元素等介质紊乱和酸碱失衡也可引起肌肉痉挛。

（二）临床表现

肌肉痉挛发生的主要部位为腓肠肌、足部或腹部肌肉，也可发生于上肢。一般持续数分钟，患者通常表现为剧烈疼痛，大声呼叫，此时需要按摩痉挛处肌肉，或站立才能缓解症状。

（三）预防及治疗

做好患者宣教，透析间期控制饮食，摄水量。

1. 防止透析间期体重增长过多。

2. 对反复发生肌肉痉挛的透析患者应重新评估干体重。

3. 准确设置超滤量，确使透析液钠浓度正常。

4. 积极纠正低钙血症、低镁血症和低钾血症等电解质紊乱。

5. 发生肌肉痉挛后，可快速输注生理盐水，同时减少超滤量，减缓血流速度，必要时暂停超滤，对肌肉痉挛处进行外力挤压可改善痉挛，如需站立才能缓解的患者予以协助起床并注意安全，防止跌倒发生。

6. 根据肌肉痉挛发生的原因，对患者加强宣教，鼓励患者加强肌肉锻炼。

五、高 血 压

（一）常见原因

高血压的原因主要有：患者对透析的认识不足而产生紧张情绪，导致交感神经兴奋；饮食中含钠浓度过高，失衡综合征，硬水综合征；透析治疗水分超滤不足；透析后患者未达到干体重；肾素依赖性高血压；降压药在透析过程中被析出降低了药效，透析时肾上腺皮质激素分泌过多、促红细胞生成素的应用等。

（二）临床表现

轻者一般无症状，重者可出现高血压危象。

（三）预防及治疗

透析中高血压很少能够自行缓解并且药物效果不佳。

1. 加强宣教，缓解患者由陌生的治疗环境、疾病认知不足产生的紧张情绪，使患者能很好地配合治疗。

2. 严格控制水钠的摄入量，控制透析间期的体重增大在1kg/d以内，盐的摄入量小于2g/d，并应进行充分透析。

3. 药物治疗　口服硝苯地平，对重者可予以静脉给药。

4. 对透析中出现高血压的患者可采用降低透析液钠浓度进行透析。对特别严重无法控制的高血压患者，考虑给予终止透析。

六、发　热

发热是指患者在透析过程中或透析结束后出现的体温升高，一旦在透析中患者体温升高，应首先考虑是否与血液透析相关，如为血液透析原因，则应分析感染为致热性发热还是感染性发热，并采取相应的防治措施。

（一）常见原因

1. 热源反应　透析用水微生物、内毒素超标，透析机消毒不规范，透析器重复使用过程中透析膜完整性破坏，内毒素碎片进入体内，引起致热反应。

2. 透析机温度控制失常，抗凝剂过敏。

3. 感染　非透析引起的如肺部感染、泌尿系感染、细菌性心内膜炎等；透析诱发的医源性感染，如留置静脉导管相关性感染、违反无菌操作原则致使透析器械污染而引起的感染等。

（二）临床表现

1. 热源反应　表现为透析前无发热，透析开始后 1～2 小时出现发热、寒战、肌肉酸痛等，体温多为 38℃，较少超过 39℃，可表现为多个患者同时出现。

2. 感染　一般患者在透析前体温正常或低热，体温通常在血液透析开始后升高或治疗结束后升高，可高达 39℃以上，外周血白细胞及中性粒细胞明显增多，血培养呈阳性。导管内细菌定植可仅表现为患者在透析中发热。

（三）预防及治疗

1. 保证透析用水质量，严格执行水处理及透析机的消毒维护，并且确保无消毒液残留。

2. 严格执行无菌操作技术，加强责任心，杜绝违反操作规范导致感染发生。

3. 对疑似感染或深静脉留置导管感染的患者，透析前必须测量体温，需经医生评估、分析感染原因后再开始透析治疗。保持穿刺部位及导管出口的皮肤清洁、干燥。

4. 对做血液滤过透析、高通量透析的患者，应使用超纯水进行透析。

七、心 律 失 常

接受维持性血液透析的患者，由于存在心脏结构和功能的改变及内环境的紊乱，在透析中或透析结束时会出现心慌、胸闷、心率加快或减慢、心律不齐等症状，严重者甚至猝死。

（一）常见原因

1. 患者自身由于疾病原因致排泄、内分泌功能障碍，体内毒素蓄积，造成电解质紊乱、酸碱平衡失衡，继发性甲状旁腺激素增高等，对心肌有直接的毒性作用。

2. 尿毒症患者常合并高血压、冠心病、心包炎、心力衰竭等。

3. 严重贫血，增加心脏负荷，导致心脏功能异常。

4. 血液透析中的超滤脱水，导致血流动力学的改变易诱发心律失常。

5. 体外循环的建立可使冠状动脉供血不足、心肌耗氧量增加。

（二）临床表现

血液透析中各个时段患者都可发生心律失常，表现为心慌、心悸、胸闷、心绞痛、头晕等症状。心电监护提示心率加快或减慢、心律不齐，患者出现心动过缓或心动过速、房性或室性期前收缩、房颤，严重者出现意识丧失，甚至猝死。

（三）预防及治疗

1. 对患者实施心理护理，缓解其紧张焦虑情绪。

2. 在透析过程中严密观察患者病情变化，加强监护。实时测量生命体征，采用生物相容性好的透析器，避免过快、过量超滤，防止血流动力学改变太大造成的低血压，发生严重心律失常应立即终止血液透析。

3. 患者在透析治疗中出现心律失常，应减慢血流量，暂停超滤，遵医嘱给予氧气吸入，应用抗心律失常药物。

4. 根据病情（心脏病变、血压、尿量）调节透析液钾、钙等离子浓度，改善营养状态，纠正贫血、酸中毒，降低PTH水平。

5. 透析患者猝死的预防

（1）对于血钾、血钙正常或偏低的患者要避免使用低钾、低钙透析液。

（2）对于患有高钾血症的患者在透析过程中要密切监视血钾的变化。

（3）避免透析过程中超滤过快，透析过程发生低血压和透析不充分，必要时采用每天短时透析或夜间透析。

（4）维持血色素水平在110～120g/L。

（5）避免出现高磷血症，合理治疗甲状旁腺功能亢进症，纠正维生素D缺乏。

（6）控制高血压，控制糖尿病，控制血脂异常。

（7）诱导透析开始后每3个月，或维持性透析过程中至少每年应评估1次左室收缩或舒张功能。

（8）对舒张性心肌病患者采用卡维地洛治疗，对左心室肥厚的患者应考虑增加透析频次。

八、心力衰竭

患者因疾病因素体重增加过多，透析间期，情绪紧张，高血压等，在透析前或透析中出现心力衰竭。

（一）常见原因

1. 透析间期水、钠摄入控制不佳。透析间期体重增加过多。

2. 血压控制不佳，每次透析超滤不足，未达目标体重。

3. 患者动、静脉内瘘流量过大，回心血量增加。

4. 醋酸盐透析液对心血管产生不良影响

5. 患者伴有心脏器质性病变或有严重的贫血。

6. 透析不充分，出现低蛋白血症、低氧血症。

7. 患者情绪不稳定，烦躁，焦虑。

（二）临床表现

典型的左心力衰竭表现为夜间阵发性呼吸困难、胸闷、气促、端坐呼吸、大汗淋漓、咳粉红色泡沫痰，听诊心前压可闻及奔马率，双肺有湿啰音。

（三）预防及治疗

1. 对患者进行健康教育，充分透析，控制水分过多的摄入。

2. 对高位或严重扩张的动静脉内瘘进行监测和护理观察。

3. 患者取坐位式半坐位，两腿下垂，以减少回心血量，对诱发原因及时进行了解，缓解患者紧张情绪。

4. 高流量给氧，必要时给予20%～30%乙醇湿化吸氧。

5. 使用碳酸盐透析液。

6. 透析过程中需要大量输液或输血，应注意控制总量或增加透析次数。

九、溶血

溶血在血液透析过程中较少见，但一旦发生，后果严重，危及患者生命。

（一）常见原因

透析液的温度过高（>42℃），导致红细胞渗透脆性增加，易发生溶血，使用钠浓度低于 120mol/L 的低渗透析液，可出现溶血反应。当几名患者同时出现溶血症状时应考虑透析用水出现问题，如氯胺、铜、铝超标。其他溶血的原因包括机械性损伤，如中心静脉导管、管路弯折，血泵故障等。此外，血液透析中误输入异型血素可引起溶血反应。

（二）临床表现

患者在透析过程中突然出现胸闷、胸痛、腰背部疼痛。典型症状为体外循环管路中的血液呈红葡萄酒色，尿液呈酱油色。实验室检查可发现血细胞比容下降，血离心后血浆呈淡粉红色，并伴有高钾血症。

（三）预防及治疗

1. 一旦发现溶血，应立即停止血泵，钳夹静脉管路，弃置体外循环管路中的血液，通知医生。

2. 给予患者氧气吸入、心理护理，缓解其紧张情绪。如有必要可查血性，交叉配血并输血。

3. 排除原因患者病情稳定后重新开始血液透析，因为溶血总是伴发高钾血症，必须进行有效血液透析，纠正电解质的紊乱。

4. 严格监测透析液浓度、温度，定期进行透析机维修。

5. 加强对水的处理及水位的管理，定期对水质进行监测，定期更换活性炭。

（叶白如　谷　禾）

第十四章　血液吸附技术及护理

血液吸附在重症医学科被广泛应用于各类药物或毒物中毒、肝性脑病、免疫功能疾病等患者的救治。血液吸附对于中、大分子物质具有非特异性清除能力，近年来开始将其与连续性血液净化治疗进行联合应用，以取得更好的治疗效果。

第一节　血液吸附概述

一、血液吸附的定义

血液吸附（hemadsorption，HA）技术是将患者血液从体内引到体外循环系统内，通过灌流器中吸附剂吸附毒物、药物、代谢产物，达到清除这些物质目的的一种血液净化治疗方法或手段。与其他血液净化方式结合可形成不同的杂合式血液净化疗法。

二、适　应　证

（一）急性药物或毒物中毒

发生药物或毒物中毒可以利用洗胃、拮抗剂、血液透析、血液滤过等手段予以清除，但血液透析、血液滤过等手段仅适用于水溶性、不与蛋白质或血浆其他成分结合的物质，对于分子量较大、脂溶性强、蛋白质结合率高的药物或毒物中毒，其治疗效果较差。对于大部分药物或毒物中毒，血液灌流效果比血液透析、血液滤过效果好，能清除血液中上述物质或迅速有效降低其血药浓度，防止过量的药物或毒物进一步对组织造成损伤。

（二）尿毒症

许多与尿毒症有关的物质，如肌酐、尿酸、酚、吲哚等可以通过血液灌流清除，且中分子物质的清除率比较好，但不能清除水分和电解质，因此需要结合血液透析技术来治疗尿毒症。

（三）重症肝炎

血液灌流对肝衰竭患者血中的芳香族氨基酸、硫醇有机酸酚类和中分子代谢药物有显著的吸附作用，对重症肝炎伴有肝性脑病、高胆红素血症有较好的治疗效果。

（四）脓毒症

脓毒症的病理生理改变为炎症介质过度释放，对机体产生不利影响。炎症介质虽然分子量不大，但多数以多聚体的形式存在，不容易被血液滤过等血液净化手段清除。应用血液吸附治疗的脓毒症患者，其体内炎症介质水平显著下降，血流动力学及内环境稳定得更早。急性重症胰腺炎的病理生理学改变类似脓毒血症，均有炎症介质的过度表达，部分重症胰腺炎患者常合并脓毒症，因此血液吸附也可以用来治疗急性重症胰腺炎尤其是对于高三酰甘油血症引起的胰腺炎，脂蛋白血液吸附系统利用聚丙烯酸中带负电荷的羧酸基团多聚阴离子直接选择性吸附血脂颗粒,可以迅速降低血清三酰甘油水平，逆转高血脂对胰腺造成的损伤，从而缩短病程，改善预后。

（五）自身免疫病

银屑病或其他自身免疫病患者由于体内的抗原抗体复合物大量生成，造成组织损伤。抗原抗体复合物为大分子物质，普通的血液滤过不能清除，治疗效果差，常需要全身应用激素、丙种球蛋白或血浆置换方能缓解急性期病情。血液吸附可以吸附抗原抗体复合物，因此可以有效降低其血浆水平，缓解自身免疫病急性期病情。

（六）其他

例如，戒毒、甲状腺危象、精神分裂症、肿瘤化疗等。血液吸附用于戒毒，可显著降低体内海洛因浓度，不产生严重的戒断症状，不造成新的药物依赖，又能协助脏器功能恢复，具有痛苦小、后遗症少的优点，是一种简便、安全、可靠的戒毒方法。血液吸附可以清除甲状腺素，可以治疗甲状腺危象，但效果不如血浆置换。

三、禁 忌 证

对吸附器及相关材料过敏者禁用。严重血小板减少及严重凝血障碍者慎用。经输血小板或血浆上述情况改善后仍可以进行血液吸附治疗。

四、影响疗效的因素

1. 药物药性或毒物毒性强弱。

2. 两种或两种以上药物或毒物同时中毒。

3. 药物或毒物分子量大小。

4. 治疗时机。

血液吸附治疗过早则药物尚未到达血药浓度高峰，过晚则药物过多地与外周组织结合。有下列情况者应尽早进行血液吸附治疗。

1. 毒物中毒剂量过大或已达致死剂量（浓度）者，经内科常规治疗病情仍恶化者。

2. 病情严重伴脑功能障碍或昏迷者；伴有肝、肾功能障碍者；年老或药物有延迟毒性者。

（一）治疗时间

每次治疗时间不宜超过 3 小时。

（二）特异性解毒药物的使用

应与血液吸附同时使用，但要注意吸附剂对解毒药物的吸附作用，必要时可加大相应剂量。

（三）减少毒物吸收

1. 治疗结束回血时可应用空气回血法，因为生理盐水回血有可能增加毒物与吸附剂解离而再次进入血液的风险。

2. 最大限度地降低药物的后续吸收是十分重要的手段，如对胃肠道中毒者应积极进行洗胃和（或）导泻，对皮肤中毒者积极清洗皮肤等。

（李之䜣 林浙兵）

第二节 血液吸附操作流程

一、治疗前评估

1. 常规检查血常规、凝血功能、血生化及与原发病相关的指标等。

2. 专科医生负责综合评估患者适应证和禁忌证，确定是否应进行血液吸附及其治疗模式，制订血液吸附治疗方案。向家属及或患者交代病情，签署知情同意书。

3. 评估患者的生命体征、神志、原发病、过敏史、治疗依从性，并做好相应干预措施。

二、操作相关准备

1. 环境准备 在一个相对独立的环境中进行治疗，地面、桌面可用含氯消毒液擦洗，限制与本治疗无关的人员进入治疗场所等。

2. 操作者准备 着装整齐，洗手，戴口罩、帽子，戴无菌手套。

3. 查对 患者身份、医嘱及是否签署知情同意书等。

4. 设备准备 血液吸附设备处于备用状态，用清水擦拭保证仪器设备表面及各传感器表面洁净。接通电源，打开机器电源开关，开机自检，按照设备出厂说明书进行检查设备运转情况。

5. 用物准备 血液吸附医嘱单、血液吸附配套管路、血液吸附器、无菌治疗巾、一次性手套、一次性注射器、输液器、消毒物品、预充液和抗凝剂等。常规准备地塞米松、肾上腺素等急救药品和器材。

6. 血管通路准备 决定行血液吸附治疗后，尽早建立血管通路。根据患者病情选择合适的置管位置，穿刺置管建议在超声引导下进行，可提高穿刺置管的成功率，避免因反复穿刺引起出血或感染等并发症。对血管通路及血液流量进行评估，确认静脉回路畅通，以免静脉压增高而引起血液吸附器破膜。

三、操 作 流 程

（一）吸附器的安装

血液吸附设备自检通过后，再次检查血液吸附配套管路、血液吸附器的完整性、有效期、型号，按照机器要求进行管路连接。吸附器垂直固定在支架上，血流方向与吸附器标识方向一致。如果机器正向预充，则开始预充前将吸附器以引血端在下、回血端在上的方向固定于固定支架上。如果机器反向预充，则开始预充前将吸附器以引血端在上、回血端在下的方向固定。将引血端管路与预充液相连接，然后连接于吸附器的入口上，同时将回血端管路连接于吸附器的出口上。

（二）吸附器及管路预充

预充管路及血液吸附器，启动血泵使体外循环引血管路内充满 5%葡萄糖液，连接吸附器，连接前保证管路中没有空气，防止损失活性炭表面积。然后以 200～300 ml/min 速度，2000～5000ml 预充液总量冲洗吸附器，清除脱落的微粒，并使吸附剂浸润，同时排尽气泡。预充液常规为无菌葡萄糖溶液及肝素生理盐水，5%葡萄糖溶液 500ml 冲洗可降低血液吸附过程中出现血糖降低的风险；肝素生理盐水配置方法为每 1000ml 的生理盐水加入肝素 25mg，有出血风险患者，可采用生理盐水为预充液。预充时必须首先冲洗葡萄糖溶液再冲洗肝素盐水或生理盐水。管路及吸附器的连接预充过程中要注意调节壶内的液面高度，液面要高于监测位置。预充过程中游离颗粒的冲出提示破膜，必须进行更换。

（三）体外循环建立

预充结束后，根据患者血流动力学的状态，采用单连接或双连接的方式上机，建立体外血液循环。血液吸附治疗开始阶段，血液速度宜慢，引血时血流量应＜100 ml/min。观察 2～5 分钟，患者无不良反应、循环稳定后再根据医嘱设置正常速度运行。

（四）参数设置

根据病情进行参数设置，血液流速一般在 150～200 ml/min，研究表明，体外循环中血液流速与治疗效果显著相关，速度过快所需治疗时间相对较长，而速度较慢则需要治疗的时间相对较短，但速度过慢易于出现凝血。

四、治疗过程中的监测

（一）病情的观察

在血液吸附治疗过程中应密切观察生命体征的变化。如果患者出现血压下降，则要相应地减慢血泵速度，调整患者为休克体位，适当扩充血容量，必要时可加用升压药物；如果血压下降是由药物中毒所致而非血容量减少所致，不要轻易停止吸附治疗，应当一边应用升压药物一边进行吸附治疗，以免失去抢救治疗的时机。对于由心功能不全、重度休克等引起的低血压，若经相应处理没有好转，应及时停止吸附，改用其他方法治疗。吸附治疗开始后外周循环内的药物或毒物水平可以很快降低，患者容易出现躁动不安，必要时给予保护性约束及镇静镇痛治疗。对于服药或服毒自杀的患者，在其神志转清醒时，进行心理护理，稳定患者情绪。

（二）出血与凝血监测

密切观察患者皮肤黏膜出血点、伤口和穿刺点渗血情况，以及胃液、尿液、引流液和大便颜色等，严密监测凝血指标。观察吸附器内血液颜色有无变暗，血壶内有无血凝块。引血或回血壶内出现纤维蛋白沉积，提示抗凝剂量不足，应追加抗凝剂量；如果引血壶内血液平面逐渐升高或进入上方的侧压管，提示吸附器内阻力升高，多见于吸附器内凝血，此时回血壶内血液平面会逐渐下降，必要时更换吸附器。

（三）设备系统监测

应采用专用仪器设备进行血液吸附治疗，要密切观察引血压、回血压的变化。引血压端出现低压报警，常见于静脉留置导管出现血栓或贴壁现象；引血压端出现高压报警则常见于吸附器内血液阻力增加，多见于高凝现象，应追加肝素剂量；回血压端出现低压报警，多见于吸附器内凝血；回血压端出现高压报警多见于回血壶内凝血、滤网堵塞。

对没有监护装置的血液吸附仪器设备，更应密切观察是否有血流量不足和吸附器凝血。低血压常是导致血流量不足的主要原因，可通过直接测量外周动脉压来发现。气泡监测非常重要，在无空气监测装置的情况下，一旦空气进入体外血液循环管路，就可能发生严重的空气栓塞，这种情况多见于体外循环管路与吸附器或静脉留置导管连接不紧密及治疗前预充不充分空气未排尽。

（四）反跳现象的监测

反跳现象指部分脂溶性较高的药物，如多数镇静催眠药物或有机磷等毒物中毒经过血液吸附治疗可以很快降低外周循环内的药物或毒物水平，患者临床症状与体征得到暂时性缓解，治疗结束后数小时或次日外周组织中的药物或毒物再次释放入血，导致患者二次症状或体征的加重。另外常见原因是一些患者洗胃不彻底，在治疗结束后药物或毒物再次经胃肠道吸收入血导致患者二次症状或体征的加重。

因此，ICU护士应密切观察血液吸附治疗结束后患者状况，严密观察监测血药浓度，一旦出现反跳迹象及时汇报医生再次进行血液吸附治疗。

五、治疗结束处理

吸附器在吸附过程中会逐渐饱和，治疗的时间与次数与灌流器中吸附材料的吸附能力与饱和速度有关。常用活性炭吸附剂对大多数溶质的吸附在2～3小时内达到饱和。因此，如果临床需要，可每间隔2小时更换一个灌流器，但一次灌流治疗的时间一般不超过6小时。

对于部分脂溶性较高的药物或毒物而言，在一次治疗结束后很可能会有脂肪组织中相关物质释放入血的情况，可根据不同物质的特性间隔一定时间后再次进行灌流治疗。

（一）回血下机

暂停血泵运行，连接静脉留置导管引血端接头处三通或引血端侧支管路，应用生理盐水先将血液净化导管内血液冲回体内，夹闭引血端导管后，运行血泵，开始回血。当管路内的血基本被还回体内后，夹闭血液吸附导管回血端，暂停血液吸附设备，断开管路连接，用生理盐水冲净留置导管管腔残血。急性药物中毒抢救结束后可采用空气回血，应用空气回血时要严密监视，当空气到达规定位置时，立即关闭血泵，夹闭静脉血路管。

（二）封管

一般采用肝素封管液正压封管。

（三）处置医疗用物、文书记录

整理物品，处理好医疗废弃物及环境。封管后观察患者的生命体征，记录病情变化及血液吸附治疗参数和结果。

部分药物或毒物由于具有高脂活性而在脂肪组织中蓄积，或洗胃不彻底，消化道仍有吸收，常在吸附后一段时间，药物或毒物的血浓度又可回升导致病情反复，可在8～10小时后或第2天再次做血液吸附治疗，一般经过2~3次治疗，药物或毒物即可全部被清除。

六、操作流程

见表14-2-1、表14-2-2、表14-2-3。

表 14-2-1 血液吸附准备程序

步骤	原则与要点
查对医嘱	严格查对，杜绝发生差错
备齐用物	
开机，选择血液吸附模式。准备预充	
将灌流器动脉向下，静脉端向上固定于支架上，动脉端血管通路与生理盐水相连并排气充满生理盐水，然后正确连接于灌流器的动脉端口上，静脉血管通路连接于灌流器的静脉端口上	检查血液流器型号、有效期，产品外包装有无破损，密封是否完好；灌流器高度与患者心脏同水平；严格执行无菌操作；将灌流器端口小帽逆时针拧开
启动血泵，以 100～150ml/min 的血泵速度用生理盐水 3000ml 进行预充	预充液类型及量参照相关产品说明书选择；冲洗过程中观察有无树脂颗粒随液体流出，如有，需更换灌流器
闭路循环 15 分钟；灌流器转至动脉端向上	
调整参数，待患者上机	

表 14-2-2 血液吸附上机程序

步骤	原则与要点
机器及管路准备	
备齐用物，携机器至患者床旁，查对医嘱；解释治疗目的、注意事项	问候患者，取得合作；严格查对，杜绝发生差错
检查机器，确定预充完毕，无游离树脂	注意管路滤器是否连接紧密，无漏气
按医嘱设置各项治疗参数，再次查对医嘱	严格查对制度，杜绝发生差错
协助患者卧于舒适的体位	
置管处换药	观察穿刺口有无感染及其固定情况；严格执行无菌操作
取下导管末端纱布，常规铺治疗巾；消毒导管，取下末端肝素帽，再用安尔碘消毒导管口，用注射器分别抽出导管动、静脉腔内的肝素，遵医嘱将稀释好的肝素首剂量从静脉端推注	严格无菌技术操作，观察导管通畅及有无血栓形成
血管通路管动脉与导管动脉端相连，开启血泵引血；当血液引至静脉壶时，按机器提示将血管通路管静端与导管静脉端相连，固定好管路，用无菌治疗巾覆盖导管。进入治疗界面，设置治疗参数及肝素走速	开始血流量在 80ml/min，根提病情逐步增加血流转速至 150～200ml/min。不要忘记肝素走速设置
再次查对并做好记录，整理用物，观察者有无不适反应	整理床单位，冬天注意保暖

表 14-2-3 血液吸附下机程序

步骤	原则与要点
查对医嘱，提前半小时停止肝素泵入	严格查对，杜绝发生差错
备齐用物；解释回血目的、注意事项	问候患者，取得合作
选择结束治疗界面，确认医嘱	
按照机器显示屏提示进入回血界面，准备回血	注意管路滤器是否连接紧密，无漏气
夹闭导管动脉端开关，取下血管通路管动脉端接针头后插入生理盐水袋中，用 20ml 生理盐水将导管动脉腔的血液全部注回患者体内；将吸附器翻转，动脉端朝上，静脉端朝下，用 200～250ml 生理盐水将管路及滤器中的血液全部经静脉回输入患者体内；断开血管通路管静脉端，夹闭导管静脉端开关	观察病情
按导管动静脉管腔容量将相应的封管用肝素分别缓慢注入管腔内，再将肝素帽拧紧末端；用无菌纱布包裹末端	注意肝素用量，以导管标识为准
固定导管	
卸装管路，关机；再次查对，记录结束时间和超滤情况	
再次查对并做好记录，整理用物，观察者有无不适反应	医疗废弃物按类放置

（林浙兵 李之诉）

第三节　血液吸附抗凝管理

一、治疗前评估患者凝血状态

1. 是否存在血友病等遗传性出血性疾病病史。
2. 是否合并严重的创伤、外科手术、急性感染等。
3. 既往是否存在消化道溃疡、肝硬化等具有潜在出血风险或加重出血的疾病。
4. 是否有效循环血容量不足、低血压、严重酸中毒。
5. 是否存在先天性或获得性抗凝血酶III缺乏。
6. 是否长期使用华法林等抗凝药物或抗血小板药物。
7. 内源性及外源性凝血指标、血小板计数及功能的评估。

二、抗凝药物的选择

血液吸附治疗常用的抗凝药物为普通肝素，血液吸附治疗时间一般不超过3小时，可以应用低分子肝素全身抗凝。对发生HIT的患者可以选择阿加曲班抗凝。对有出血倾向的患者不建议进行全身抗凝，应考虑应用局部抗凝，可使用枸橼酸抗凝或局部肝素抗凝。由于吸附器易生成血栓，不推荐使用无抗凝技术进行血液吸附治疗。

由于吸附器可激活血小板，与滤器和透析器相比，吸附器更容易发生凝血。所以血液吸附对抗凝要求更加严格，抗凝剂量相较于其他血液净化方式更大。

三、抗凝方案

1. 普通肝素　一般首剂量为0.5～1.0mg/kg，追加剂量为10～20mg/h，方式为间歇性静脉注射或持续性静脉输注（常用）；预期治疗结束前30分钟停止追加。实施前给予4mg/dl的肝素生理盐水预充，保留灌注20分钟后，再给予生理盐水500ml冲洗，有助于增强抗凝效果。肝素剂量应依据患者的凝血状态个体化调整。

2. 低分子肝素　一般剂量为60～80U/kg，推荐在治疗前20～30分钟静脉注射，无须追加剂量。

3. 抗凝监测

普通肝素可用APTT作为监测指标，抗凝目标是APTT维持正常值的1.5～2.5倍。将低分子肝素作为抗凝剂时，可用抗凝血因子Ⅹa活性进行监测。对无出血倾向患者Ⅹa因子活性维持在500～1000U/L，伴有出血倾向患者的Ⅹa因子活性维持在200～400U/L。在血液吸附治疗过程中，血小板及凝血因子会被激活和消耗，因此必须监测血小板计数和凝血功能，必要时及时补充，避免发生出血。

具体监测方法可参照连续性血液净化抗凝监测。

四、抗凝治疗并发症及护理

抗凝导致的并发症主要为出血，主要与抗凝剂使用过量、血小板及凝血因子被激活和消耗有关。治疗前应对患者的出血倾向进行全面评估，给予合理的抗凝方案。治疗过程中监测血小板计数和凝血功能，必要时在治疗后补充血小板、凝血因子。治疗过程中要注意观察穿刺部位出血情况，同时注意口鼻腔、皮肤黏膜、胃肠道等部位有无出血。发现患者出血，应停止或减少抗凝药物及其剂量，针对不同出血的病因给予相应处理。对不同的抗凝剂给予相应的拮抗剂治疗，肝素或低分子肝素过量可给予适量的鱼精蛋白；阿加曲班过量可短暂观察，严重过量可给予凝血酶原制剂或血浆。

抗凝不足引起的并发症为吸附器及体外循环管路凝血，在血液吸附治疗实施前对患者的凝血状态充分进行评估，治疗过程中尽量保证引血端血流量及血流的连续性。设置合理的血液吸附治疗参数，血液流速不宜低于100ml/min。动态监测血液吸附治疗过程中的凝血指标，个体化合理应用抗凝剂。治疗过程中密切观察体外循环管路引血压、回血压的变化，调整肝素追加量。若出现吸附器或管路内凝血，应及时更换吸附器及管路。

（李之诉　陈王峰）

第四节　血液吸附并发症及护理

一、生物不相容性

（一）原因及临床表现

吸附剂生物不相容的主要临床表现为血液吸附治疗开始后 0.5～1.0 小时，患者出现寒战、发热、胸闷、呼吸困难、白细胞或血小板计数一过性下降。

（二）预防和护理

1. 选用吸附剂经包膜且血液相容性较好的吸附器。

2. 一般不需要中止吸附治疗，可适量给予静脉推注地塞米松、吸氧等处理；如果经过上述处理症状不缓解并严重影响生命而确系生物不相容导致者应及时中止吸附治疗。

二、吸附颗粒栓塞

（一）原因及临床表现

血液吸附技术的不断发展使治疗安全性显著提高，治疗过程中很少出现颗粒栓塞的现象。但极少偶发因素会导致灌流器破损而发生吸附剂颗粒脱落，脱落的颗粒随血液进入体循环的静脉系统及肺循环的肺动脉系统内造成颗粒栓塞，患者可出现进行性呼吸困难、胸闷、气短、口唇发绀、血压下降，甚至休克等严重现象。

（二）预防和护理

1. 治疗前严格检查灌流器的完整性，灌流器应用充足的生理盐水严密充分冲洗，将所有可能通过滤网的颗粒物彻底冲净。

2. 应用标准配套的体外循环管路，回血管路中回血壶中有微滤网，可以降低颗粒栓塞发生的风险。

3. 在进行灌流治疗过程中一旦出现吸附剂颗粒栓塞现象，必须停止治疗，给予吸氧或高压氧治疗，同时配合相应的对症处理。

三、血小板减少

（一）原因及临床表现

血液吸附器内吸附剂对血小板有显著的吸附、破坏作用，每次治疗 2 小时左右，可使血小板下降 30%～40%，即使包膜材料应用活性炭、树脂等，也有血小板被破坏，但下降不超过 30%。经多次治疗，当血小板减少到出现出血倾向的临界值时应给予高度关注。

（二）预防和护理

1. 选用经包膜且血液相容性好的吸附器。

2. 患者如需多次进行血液吸附治疗，治疗前可预先服用抗血小板聚集药物，如双嘧达莫、阿司匹林等阻止血小板与活性炭的黏附。

3. 前列环素作为肝素的辅助抗凝剂，对肝性脑病患者进行血液吸附治疗时特别适用。

4. 血小板下降到出血倾向的临界值时应停止血液吸附治疗；如血小板过低伴有明显的出血倾向应适当补充血小板。

四、出　　血

（一）原因及临床表现

血液吸附治疗中或治疗后的患者可能会发生一些出血并发症。患者自身有不同程度的凝血功能障碍或合并出血的潜在因素，其自身就可能随时有发生各种出血的危险；在治疗中应用抗凝药物进一步增加了出血的危险性，应用肝素抗凝时，肝素有时候可导致肝素诱导性血小板减少症；血液吸附治疗会对血小板和凝血系统产生一定程度的影响，吸附剂可激活血小板，导致血小板聚集和血栓形成，可出现血小板的下降和凝血因子消耗，进一步增加出血的危险性。临床表现为置管处的伤口渗血，穿刺处局部出现血肿，全身皮肤及黏膜的瘀点、瘀斑形成，消化道等部位的出血，穿刺部位疼痛，贫血及休克等。

（二）预防和护理

1. 在进行血液吸附治疗前应对患者的凝血功能、出血倾向等进行全面评估。对有活动性出血的患者应禁止采用血液吸附治疗，如必须进行吸附治疗，应尽可能将活动性出血控制后再进行治疗。

2. 治疗过程中要注意观察穿刺部位出血情况，同时注意口鼻腔、皮肤黏膜、胃肠道等部位有无出血，在血液净化治疗过程中，密切监测凝血功能的变化，监测血压，注意患者神志变化。对于发生出血的患者，应重新评估患者的凝血状态，停止或减少抗凝药物及其剂量，并针对不同的出血给予相应处理。

3. 定期检测血小板计数和血浆纤维蛋白原含量等。出现血小板计数和凝血因子明显降低时，应进行补充适量的血小板；治疗后可补充适量的凝血因子，如凝血酶原复合物、新鲜冷冻血浆等。

五、体温异常

（一）原因及临床表现

在进行血液吸附治疗过程中偶有患者发生寒战、发热，严重者将无法继续进行吸附治疗。常见的原因主要有：天气寒冷、室温低；治疗中未采用加温装置或输注大量温度较低的生理盐水等液体；应用未包膜的吸附剂进行血液吸附，血液与活性炭等吸附剂直接接触出现热原反应；治疗前体外循环管路及血液吸附器冲洗不净、不充分或体外循环管路受到污染而致热原反应。

（二）预防和护理

1. 应将患者安置在具有良好的室温调节设施的病房，建议保持室温在18～28℃，治疗过程中严密监测患者体温变化及体温下降的幅度，观察末梢循环温度，有无畏寒、寒战，注意给患者加强保暖。

2. 充分利用治疗仪器的加温装置，如应用简易装置，体外循环管路可采用恒温水浴等方式进行加温；治疗过程中如需要补充大量液体维持血容量的平衡，应适当将所补充的液体进行加温至37℃左右。

3. 选用吸附剂经包膜且血液相容性较好的吸附器。

4. 治疗前对所使用的体外循环管路、灌流器进行充分预充冲洗，并避免受热原污染。

5. 在治疗中出现寒战、高热反应时可应用肾上腺皮质激素或抗组胺药物，如地塞米松、异丙嗪等静注；对寒战高热反应严重者应立即终止治疗，并进行对症处理。

六、空气栓塞

（一）原因及临床表现

吸附治疗前预充不充分，体外循环管路及吸附器中的气体未彻底排除干净；治疗过程中管道连接不严，接头处松动，血管通路不畅造成血泵抽吸现象，产生空气入血；在血液吸附治疗中应用体外循环管路进行输液，液体输完未及时夹闭；治疗结束采用用空气回血。如少量空气进入体内，可能不发生任何症状。大量气体进入血液循环中，可发生明显的空气栓塞症状，患者可表现为突发呼吸困难、胸闷、气短、咳嗽，严重者表现为发绀、心律失常、血压下降，甚至昏迷、呼吸、心搏骤停等。

（二）预防和护理

1. 血液吸附治疗前，吸附器及体外循环管路充分预充排气。

2. 上机前检查各连接处确保连接紧密，夹闭未使用的血路侧支。治疗过程中保证血管通路通畅，防止出现血泵抽吸现象。

3. 治疗过程中避免利用外循环管路进行输液，如不可避免需要在体外循环管路进行输液要密切观察，输液完成后及时夹闭，警惕空气入血。

4. 治疗结束应用空气回血时要严密监视，当空气到达规定位置，立即关闭血泵，夹闭静脉血路管。

5. 发现空气栓塞时，立即停止治疗，夹闭回血通路，患者取头低足高，左侧卧位，使空气聚集于右心室顶端，不进入肺动脉和肺，严重者必要时行右心室穿刺抽气。

6. 高流量吸氧或面罩吸氧，根据病情决定是否进行机械通气，有条件可进高压氧舱治疗，对有脑水肿或昏迷者，静脉注射地塞米松，静脉输注肝素及低分子右旋糖，改善微循环。

七、血 压 下 降

（一）原因及临床表现

在血液吸附治疗过程中，有大约200ml血液集聚于管路及吸附器中，可引起患者血容量减少；每分钟有 100～200ml 血液由患者体内被引出进入体外循环；选用的血液吸附器内的吸附剂血液相容性较差，治疗时血液中白细胞和血小板被吸附或损伤，释放出多种血管活性物质如胺、多肽等，使外周血管扩张；肝衰竭患者伴全身各器官功能障碍，如心功能不全、血管顺应性降低等，容易导致患者血压下降，甚至出现重要器官灌注不足或低血容量性休克，临床表现为头晕、眼花、面色苍白、呕吐、呼吸困难、心律失常。

（二）预防和护理

1. 治疗开始阶段缓慢引血，必要时采用双连接方式引血上机。

2. 选用吸附剂经包膜且血液相容性较好的吸附器。

3. 治疗中严密监测患者的血压，一旦发生低血压，应减慢血流速度，调整患者为休克体位，根据血流动力学状态可适量静脉补充生理盐水或胶体等，维持血容量的平衡，必要时应用升压药物。

4. 如患者伴有其他脏器功能不全，给予对症处理。

5. 血压下降明显，对经采用各种方法无改善者立即停止治疗，改用其他方法。

八、溶 血

（一）原因及临床表现

吸附治疗时，偶有溶血现象发生，主要原因是未及时发现吸附器严重凝血，血泵仍继续运转导致灌流器内压力过高造成红细胞破坏而出现溶血；灌流中血流速度过快也会导致溶血，表现为突然出现的发冷发热、胸闷、胸部紧压感、呼吸困难、腰背部疼痛、血红蛋白尿，尿液呈酱油色，典型症状是回血管路内血液为紫红色或淡红色；实验室检查发现血细胞比容明显下降，网织红细胞计数升高，血液离心后血浆呈淡粉红色，并伴有高钾血症。

（二）预防和护理

适量应用抗凝剂，避免灌流器发生溶血、治疗过程中保持适宜的血流速，密切观察仪器运行中的各项监测指标，一旦发生溶血应立即给予对症处理。

九、吸附器及体外循环管路凝血

（一）原因及临床表现

活性炭及树脂对治疗应用的抗凝剂肝素钠、低分子肝素等有较强的吸附性，尤其是活性炭对抗凝剂的吸附更加明显，在血液吸附治疗中肝素等抗凝剂应用不当、血液流速过慢或血管通路不畅极易导致体外循环的凝血；血液吸附器中存在非生物表面，可导致血液中凝血机制被激活，造成血液吸附过程中血栓形成。吸附器凝血，表现为体外循环中引血压明显升高，回血压下降，引血泵管、引血管路、引血壶张力过高，因红细胞脆性强，压力过高且超过一定限度即可出现溶血。体外循环管路凝血发生在引血端可以出现血流不足、引血泵管抽瘪现象；发生在回血端；表现类似吸附器凝血。生理盐水冲洗后可见血管路内、血壶内有大量凝血物。

（二）预防和护理

1. 实施完善合理的抗凝治疗方案，抗凝剂一般选用肝素钠，及时监测凝血功能，随时调整抗凝剂用量；设置合理的血液吸附治疗参数，治疗中血液流速不宜低于 100ml/min。

2. 治疗中严密观察体外循环管路引血压、回血压的变化，如在治疗中出现引血压升高或回血压下降应注意可能发生吸附器凝血，必要时可追加肝素。及时进行处理解除吸附器管路扭曲、留置静脉导管贴壁问题，避免血液吸附器内血栓的形成。

3. 如发现吸附器及体外循环管路内发生凝血或血栓形成，立即停止血泵运行，终止治疗，防止血栓脱落进入体内，如需继续治疗可更换吸附器及体外循环管路。由于凝血造成一定量的血液损失引起体内血容量减少，可能导致低血压、贫血等，必要时应适量补充体内血容量后再继续进行血液吸附治疗。

（李之䜣　林浙兵）

第十五章　腹膜透析技术及护理

腹膜透析是指通过手术的方式在患者腹部置入腹膜透析导管，将腹膜透析液注入腹腔内，保留一段时间后，将腹腔中的废腹膜透析液（包含多余的水分和毒素）再引流出腹腔，并再灌入新的腹膜透析液的治疗过程。腹膜透析、血液透析和肾脏移植是目前治疗肾功能不全的主要有效方法。腹膜透析与血液透析相比各具优势。持续不卧床腹膜透析（continuous ambulatory peritoneal dialysis，CAPD）具有设备简单、操作易行，对中分子物质清除更为有效及对残余肾功能保护较好等特点。腹膜透析特别适用于儿童、老年人和具有血液透析禁忌等人群，是特别符合我国国情的一种有效肾脏替代治疗手段，具有良好发展前景。

第一节　腹膜透析概述

一、定　　义

腹膜透析（peritoneal dialysis，PD）是利用人体自身的腹膜作为透析膜，通过弥散、超滤等主要原理，使腹膜内毛细血管和微血管内的血液与腹膜内注入的腹膜透析液进行物质交换，从而达到清除体内毒素和多余水分，维持人体内环境平衡的目的。腹膜透析是终末期肾病患者替代治疗的重要方式，同时也是一种家庭化的治疗方式。

二、适应证和禁忌证

（一）适应证

1. 各种原因引起的急性肾衰竭和严重的电解质及酸碱平衡紊乱，如低钠血症、高钾血症和低钾血症、高钙血症和低钙血症、代谢性酸中毒等。

2. 各种原因引起的慢性肾衰竭，尤其适用于心功能欠佳、血管通路建立困难、高分解代谢及卫生意识强依从性好的患者。

3. 急性肺水肿及某些难治的充血性心力衰竭。

4. 中毒或药物过量　分子质量＜50 000 道尔顿的毒物或药物可通过腹膜透出。

5. 急性胰腺炎　腹膜透析能直接清除胰腺周围的脂肪酶，从而减少胰腺的坏死。对重症胰腺炎或急性胰腺炎经 24 小时内科治疗无效的患者，可行腹膜透析治疗。

6. 骨髓瘤　腹膜透析可清除一定量异常免疫球蛋白，减轻大量异常蛋白质在肾脏等组织沉积所造成的损害。

7. 轻链沉积病　腹膜透析可清除血浆中较大量的游离轻链。

8. 自身免疫病　腹膜透析能清除血中的 T4，故可治疗甲状腺危象。

9. 银屑病　腹膜透析能清除血中的自身抗体，使银屑病得以缓解。

（二）禁忌证

1. 绝对禁忌证

（1）腹腔内严重粘连、腹膜纤维化及腹膜缺失。

（2）腹腔完整性丧失。

（3）严重的呼吸功能衰竭者。

2. 相对禁忌证

（1）腹腔内感染未控制。

（2）存在腹腔内引流管、腹腔和盆腔内体积巨大的肿块。

（3）无法纠正的疝气或脏器脱垂。

（4）腹腔置管术手术部位或创口部位存在各种疾病。

（5）心肺功能不能耐受腹腔置管术。

（6）长期蛋白质及热量摄入不足致严重营养不良。

（7）严重高分解代谢。

（8）硬化性腹膜炎。

（9）不合作或精神病患者。

（10）过度肥胖。

另外因视力低下、操作困难或智力低下等不能自行完成腹膜透析操作且不能得到他人帮助者也不适宜接受腹膜透析治疗。

（叶白如　谷　禾）

第二节　腹膜透析操作流程

腹膜透析种类或操作形式有多种，有单纯手工操作、自动腹膜透析机操作及两者混合等形式，根据透析液存留情况可分为持续性和间歇性腹膜透析两种。在我国常用的是手工操作，可分为间歇性腹膜透析和连续非卧床腹膜透析两种。

一、间歇性腹膜透析

间歇性腹膜透析（intermittent peritoneal dialysis，IPD）：治疗期和腹腔排空期交替，每次灌入腹腔的透析液为1～2L，保留45～60分钟，然后将液体排放，再放入透析液，一天透析总量为8～12L，夜间停做。该方法适用于：

（1）手术后立即开始透析的患者。

（2）有残余肾功能，仅需偶尔行腹膜透析的患者。

（3）腹膜高转运的患者（可适当将保留时间延长），但容易造成透析不充分，IPD的患者死亡率高于其他透析方式的患者；不能有效清除钠和控制血压。

二、持续非卧床腹膜透析

持续非卧床腹膜透析（continuous activity peritoneal dialysis，CAPD）：为24小时不间断的透析方式。每次灌入腹腔的透析液量为2L，白天交换3次，每次在腹腔内保留4～6小时，夜间保留一夜，24小时共交换8L。由于24小时持续不断地透析，血中小分子溶质的清除效果较IPD好，而且透析液的需要量也较IPD少，换液次数少。对于中分子和大分子物质的清除效果，CAPD远优于IPD。此方法是目前临床上最常使用的腹膜透析方式。

CAPD操作可在任何洁净避风的地方进行，操作简便灵活。透析操作室经常用消毒溶液擦拭地板和家具，透析开始前，应用紫外线灯消毒透析室60分钟，进入透析室要换鞋和戴口罩等。

三、全自动腹膜透析

全自动腹膜透析（atomatic peritoneal dialysis，APD）发展迅猛，自动化腹膜透析机能自动加温、入液、引流，可节省护士及操作者的时间，这是比手工操作具有的优势。由于CAPD的某些局限，如手工操作污染、透析剂量增加有一定限度等缺点，APD在西方的使用近年呈快速增长趋势，特别是在新患者的使用上。APD在中国尚属起步阶段，在中国APD所占比例不足1%。APD可增加小分子毒素清除，增加脱水量，降低腹膜炎发生率，改善因腹压增高引起的并发症。适用于具有高转运特性腹膜透析的患者、腹压增加引起合并症如疝和渗漏的患者、经常发生腹腔感染的患者及肥胖的患者。

APD最明显的优点在于它利用机械自动完成腹膜透析过程中透析液的交换，操作简便，患者可居家进行，为患者及其家庭减轻手工操作的负担，并且可在晚上患者休息时进行，不影响白天的生活和工作，对患者的社会回归较好，可缓解其精神心理压力，在这些方面明显优于其他腹透析操作形式。APD 由于减少了透析过程中大量的手工操作，减少了接触性污染的机会，腹膜炎发生率较 CAPD 低。但在我国，因其设备昂贵，选择 APD 的人数极少，只有少数大医院才配备有数量有限的自动腹膜透析机。

APD 常见有以下几种方式：

（一）持续循环式腹膜透析

持续循环式腹膜透析（continuous cycle peritoneal dialysis，CCPD）是利用腹膜透析机器来进行治疗的，模式与 CAPD 相反：晚上用机器连续透析，而在白天进行留腹透析。自动透析机每晚做 3～5 次循环，每次 2～3 小时，在最后 1 次夜间循环时，透析机程序设计了最后 1 袋高渗透析液留腹。

（二）夜间间歇性腹膜透析

夜间间歇性腹膜透析（night intermittent peritoneal dialysis，NIPD），是晚上进行的一种间歇性透析方式，可认为与 CCPD 相似，只是白天留腹，透析通常持续 8～12 小时，每晚的透析剂量为 8～12L，对无尿患者，可适当增加透析剂量。

（三）潮式腹膜透析

潮式腹膜透析（tidal peritoneal dialysis，TPD）是一种结合间歇及持续透析的技术，通过腹腔保存一定的透析液残余量从而产生不间断的溶质清除，最初灌入腹腔的透析液在腹腔内保留一段时间后，仅有部分透析液被引流出来，并予以新鲜的透析液取代，其余在腹腔内保留，这个过程持续进行，直至透析周期结束，透析液被完全引流出来。

四、腹膜透析换液的操作步骤

（一）操作前准备

1. 环境准备

（1）室内用紫外线消毒，每次 40 分钟，每天 2 次。若吃住在一屋，每次透析之前进行紫外线消毒。

（2）用 84 清洗消毒剂擦洗地面，每天 1～2 次。

（3）用 75%乙醇或 84 清洗消毒剂擦洗桌面。

2. 物品准备

（1）口罩、帽子。

（2）加温好的透析液、2 个一次性碘伏帽、2 个蓝夹子、干净的浅色盆、量杯或电子秤和剪刀。

3. 个人准备

（1）衣服保持清洁。

（2）剪短指甲，去除污垢。

（3）六步骤洗手，至少持续 1 分钟。

（4）戴口罩、长发需戴帽子。

（二）换液操作步骤

1. 检查

（1）检查一次性碘伏帽：有效日期、包装是否严密、有无漏气。

（2）检查透析液：有效日期、浓度、是否混浊、是否渗源、温度、拉环是否紧扣、绿塞有无折断。注意：内外袋可有少量湿气，若水量大于 5ml 或大于 1 拇指的宽度，则不能使用。

（3）打开透析液外包装袋，按压内袋，再次检查透析液内袋是否有渗漏。

（4）检查完毕，将透析液空袋与管路顺其自然方向撕开。

2. 连接

（1）先用蓝夹子夹注入液管路，再将透析液袋子绿塞子折断（最细处）并将透析液袋挂在透析液液架子上，并将引流袋放入浅色盆。

（2）患者将透析短管准备好。

（3）将透析短管与透析液管路在无菌状态下快速对接，拧紧。

3. 排液

（1）打开透析短管开关，排出腹腔中的腹透液。持续观察入液管路、排液管路和废液袋有无漏液。

（2）约20分钟排空液体，关闭短管开关。

4. 排气冲管　将入液管路的蓝夹子打开，冲洗“Y”形接头后，迅速用蓝夹子夹闭排液管路。

5. 灌液

（1）打开透析短管开关，透析液进入腹腔。

（2）约10分钟灌液完毕，关闭透析短管开关，用蓝夹子夹闭排液管路。检查透析短管有无裂缝及开关有无脱扣。

6. 分离

（1）将备好的碘伏帽包装小心撕开。

（2）取下透析液管路。

（3）取出并检查一次性碘伏帽：查看表面有无裂纹，内部有无碘伏海绵，海绵是否湿润。

（4）将一次性碘伏帽戴在透析液短管接口处拧紧。

（5）注意：不得用过氧化氢、碘伏及乙醇等化学制剂擦拭短管。

（6）将透析短管放入腰包中。

（三）整理用物

1. 收拾用物，将排出液倒入量杯中或用电子秤测量并记录排出量。

2. 丢弃废液袋。

注意：若患者患有感染性疾病，须用清洗消毒剂加入排出液中混匀，再将排出液倒入污水池中。

五、腹膜透析导管外出口处换药的操作步骤

（一）治疗环境的准备

1. 光线充足。

2. 治疗室清洁干净，30 分钟内无人员走动。

3. 治疗车干净、整洁。

（二）评估患者

1. 评估患者的病情、体位及合作程度。

2. 评估外出口情况：皮肤颜色、有无肿胀或硬结。

（三）备齐用物

治疗盘、0.9%生理盐水10ml、0.5%碘伏、棉签、无菌纱布或无菌敷料、胶布、手消液。

（四）操作过程

1. 护士洗手后戴口罩。

2. 将患者旧敷料丢去，观察敷料有无分泌物并评估伤口情况。

3. 用手消液消毒手后，用食指和中指按压患者隧道皮肤处，询问患者有无疼痛，观察出口处有无分泌物及浆液。

4. 用手消液消手后，先擦拭导管。第一根棉签蘸取生理盐水擦拭导管口环行一圈；第二根棉签蘸取生理盐水擦拭从导管口上方到管子的上面；第三根棉签蘸取生理盐水擦拭从导管口上方至管口下方并延伸至管子的下面。第四根棉签蘸取生理盐水擦拭沿导管口从上至下并延伸至管子受压的皮肤上。用棉签蘸取生理盐水以导管口为中心擦拭，范围大约 5cm×5cm（消毒范围大于所用敷料面积）注意

从里往外擦拭，棉签头不可向上。皮肤待干后，用棉签蘸取温和无刺激的0.5%碘伏溶液，以出口处为圆心，距出口0.5cm，由里向外环形擦洗周围皮肤，注意勿使碘伏溶液触及导管。

5. 用干棉签以出口处为圆心，由里向外环形擦洗周围皮肤。

6. 选择适合患者的敷料并顺应导管自然走向覆盖出口处，并合理用胶布固定。

7. 将短管合理放置于外口袋中。

（五）注意事项

1. 手术后1周常规外出口护理，每天换药次，6周后根据外出口评估情况可酌情降低频率。淋浴后、出汗多、外出口损伤、敷料有渗血渗液时应立即护理。

2. 拆除敷料或纱布时，勿牵拉导管外出口处。

3. 不应强行撕扯痂皮，可用无菌棉签蘸取生理盐水，将其浸湿泡软后慢慢取下。

4. 对感染的外出口应加强换药，每天2次。

5. 必要时留取分泌物培养，遵医嘱使用抗生素和外用药物。

六、腹膜透析短管更换的操作步骤

（一）环境准备

治疗室或密闭房间，紫外线消毒≥40分钟。

（二）物品准备及检查

碘伏、无菌纱布2包、无菌治疗巾、一次性碘伏帽、无菌短管、止血钳3把、无菌手套、胶布。

（三）操作步骤

1. 洗手，戴口罩。

2. 取下外出口敷料，充分暴露管路。

3. 检查管路有无破损、渗漏及清洁度。

4. 评估管路的长度。

5. 将无菌治疗巾覆盖在患者外出口以下部分

6. 用止血钳垫纱布将管路近腹端约三分之一处夹闭，打开碘伏瓶盖，将一次性短管从钛接头连接处取下并丢弃，迅速将钛接头放入碘伏液中浸泡。

7. 查看钛接头是否完全浸泡在碘伏液中，浸泡时间为10分钟。

8. 浸泡结束后，撕开短管包装及无菌纱布包装待用。

9. 戴无菌手套，取出无菌短管，关闭短管开关。

10. 将无菌短管帽拉下，取出浸泡的钛接头迅速对接，并用无菌纱布将碘伏液擦净。

11. 更换一次性碘伏帽。

12. 取下止血钳。

13. 将管路妥善固定。

14. 整理用物，垃圾分类。洗手，记录换管时间。

七、封管的操作

（一）用物准备

口罩1个、碘伏帽1个、治疗巾1块、蓝夹子1个、注射器1支。

（二）操作流程

1. 准备

（1）对患者进行评估。

（2）操作者与患者均洗手、戴口罩。

（3）按需要备齐用物。

（4）携用物至操作间。

2. 操作

（1）核对姓名，对清醒患者做好解释并取得其配合。

（2）协助患者取舒适体位，置短管于治疗巾上。

（3）按换液操作过程完成换液。

（4）确认外接短管上旋钮已关闭，分离“Y”形管主干末端接头与外接短管接头。

（5）将注射器针筒乳头与外接短管接头对接，回抽注射器，将注射器乳头端朝下，轻弹注射器使气泡至注射器顶部

（6）打开外接短管上的旋钮，将封管液缓慢推入。

（7）关闭外接短管上的旋钮，撕开碘帽的外包装。

（8）分离注射器针筒乳头与外接短管接头。

（9）检查碘伏帽盖内海绵是否浸润碘伏，旋紧碘伏帽。

（10）妥善固定腹透外接短管。

八、腹膜平衡试验操作与应用

标准腹膜平衡试验（peritoneal equilibration test，PET）：在一定条件下，检测腹膜透析液和血液中肌酐和葡萄糖浓度的比值，确定患者腹膜溶质转运类型。

（一）标本采集具体过程

1. 前夜 2.5%腹透液常规保留 8～12h。

2. 晨起准备 2.5%腹膜透析液 2L，加温至 37℃。

3. 患者取坐位，20 分钟内引流出前夜保留 8～12h 的透析液，测定其引流量。

4. 患者取仰卧位，将 2L 2.5%的腹膜透析液以 200ml/min 的速度灌入腹腔内，记录灌入完毕的时间，并以此定为 0h。在透析液灌入每 400ml 时，嘱患者左右翻身，变换体位。

5. 在透析液腹腔保留 0h 和 2h，收集透析液标本；从腹腔内引流出 200ml 透析液，摇动 2～3 次；消毒加药口；用注射器再抽出 10ml 透析液，测定肌酐和葡萄糖浓度，将剩余的 190ml 灌回腹腔；留存标本并做标记。

6. 在腹腔保留 2h 时，同时抽取血标本，测定血糖和肌酐。

7. 腹腔保留 4h 后，患者取坐位，20 分钟内将腹腔内透析液全部引流出来。

8. 摇动腹膜透析袋 2～3 次，抽出透析液 10ml，测定葡萄糖和肌酐浓度。

9. 测定引流量。

（二）标本检测

测定透析液及血液中肌酐和葡萄糖浓度。在测定腹膜透析液肌酐浓度时，由于受透析液内葡萄糖的干扰，最好采用肌酐校正因子进行校正，每个实验室最好有自己的校正因子。

校正肌酐（mg/dl）=肌酐（mg/dl）–葡萄糖×校正因子（mg/dl）

肌酐校正因子=2.5%新鲜腹膜透析液肌酐（mg/dl）/葡萄糖（mg/dl）

（三）PET 的计算和结果评估

计算 0h、2h、4h 透析液与血液中肌酐的浓度比值；计算 2h、4h 与 0h 透析液中葡萄糖浓度的比值。

D/*Pcr*=0h、2h、4h 透析液校正肌酐值/血肌酐

D 为透析液校正肌酐值，*Pcr* 为血肌酐值。

D/*D0*=2h、4h 透析液葡萄糖含量/0h 透析液葡萄糖含量

D 为透析液葡萄糖含量，*D0* 为 0h 透析液葡萄糖含量

标准 PET 时抽取的标本较多，而且费时，快速 PET 则无此缺点。在患者基础腹膜转运特性确定后，如需再测定患者腹膜转运特性有无改变，可采用快速 PET，其操作方法与标准 PET 相似，只需在

透析液留腹 4h 留取透析液和血标本，分别测定肌酐和葡萄糖的 *D/P* 值。此外，应精确测量透析排出液量。

九、透析机的操作步骤

（一）透析前准备工作

1. 环境准备

（1）将腹透机放置在光线充足的区域。

（2）将腹透机放置于清洁、稳固、表面平滑且高度于床的高度平齐的桌面上。

2. 透析用品准备 透析液、卡匣式管组、废液收集装置、碘伏帽、蓝夹子、无菌纱布。

3. 戴口罩，洗手。

4. 检查透析液袋。

5. 在拆开透析液的外包装袋前，必须检查下列事项

（1）透析液是否透明澄清。

（2）葡萄糖浓度是否正确。

（3）容量是否正确。

（4）是否在有效期内。

（5）没有渗漏。

（6）拉环及注射孔处是否完整。

6. 将透析液放置在加温槽内 将一袋透析液放置在加温槽上，透析液需盖过温度感测钮，此袋透析液必须一直放在加温槽内，直到透析治疗结束。将其他腹透液袋放在机器旁边。

7. 治疗前设置 连接电源，机器显示“启动标准模式”字样，机器准备就绪时，开始设置面板出现“按绿色键开始执行”。假如您要检视治疗处方，请按“▽”键，直到面板显示“更改程式”或“检视程式”，根据医嘱设置治疗类型、总治疗量，总治疗时间、每次循环注入量、最末袋留腹量、葡萄糖浓度。打开一次性配套管路，检查管路卡闸软面是否有破孔、撕扯等问题，若有损坏，换一套新的管路。将管路整理板挂到机器的门上，正确推门把，打开机器卡闸门，正确安装卡闸（从底部往上安装卡闸，将管路向后拉，关上卡闸门并锁好），关闭一次性管路上的所有管夹，手消液洗手，将引流管与引流液收集装置（废液桶）连接，确保引流管口不触碰引流液收集装置底部或侧面，按绿色键屏幕显示“机器自我检测”，当自检结束后，屏幕显示“连接透析液袋”。

8. 连接液袋技术

（1）洗手。

（2）将蓝夹子夹在加热袋透析液袋的出液端口。

（3）从管路整理板上拿下加热袋管路。

（4）将加热板上的透析液袋的易碎折头打开，将加热袋管路的保护帽打开，并迅速将管路尖端插到透析液袋出液端口直到不能进一步插入为止。

（5）拿下蓝夹子。

（6）重复 2～5 步，连接其他用于治疗的透析液袋。白色管夹用于连接补充袋。确定所有的透析液袋在同一高度，不可将补充袋放置在加温袋上或是放置高于加温袋。如果有最末次留腹，且使用的是不同浓度的腹透液。需要将最末次循环使用的腹透液袋连接在有蓝色管夹的最末袋管路上。

（7）仅将连接有透析液袋的管路，及患者端管路的管夹打开。

（8）按绿色键，屏幕显示“排气”。

（二）开始治疗

1. 当排气结束后，屏幕交替显示“连接你自己”和“检查患者端管路”两条信息。确认患者端管路的管夹是打开的，且透析液平面与患者端管路的端口基本平齐。

2. 准备好外接短管。

3. 戴口罩，以六步洗手法充分洗手。

4. 将患者端管路整理板上取下。

5. 打开患者端管路拉环，打开外接短管的碘伏帽，迅速将患者端管路与外接短管连接。

6. 旋开外接短管，再次确认患者端管路的管夹是打开的。

7. 按绿色键，屏幕显示“零周期引流”，治疗即将开始。

（三）结束治疗

1. 屏幕显示“结束治疗”。

2. 按“▽”键，获取下列信息：记录零周期引流量；继续按“▽”键，记录总超滤量、平均每次循环留腹时间、丢失的留腹时间。

3. 获得以上信息后，按绿色键，屏幕显示“关闭所有管夹”，关闭所有透析液袋管路的管夹及外接短管。

4. 戴口罩，洗手。

5. 将一个新的碘伏帽的外包装打开。

6. 将患者端管路与外接短管分离，迅速盖上新的碘伏帽。

7. 按绿色键，屏幕交替显示“自行断开”和“关闭所有管夹”。

8. 丢弃管组和透析液袋，按绿色键，屏幕显示“关闭电源”，关闭机器电源。

9. 整理用物，记录。

（叶白如　谷　禾）

第三节　腹膜透析并发症及护理

一、早期并发症

（一）出血

手术置管后淡血性透析液常见，但严重出血很少见，多为术中自切开部位流入腹腔内，灌洗后逐渐减轻。由于尿毒患者有出血倾向，如手术过程中止血不仔细，出血不止，需开腹止血。其他部位出血见于切口、隧道及出口。可以采取局部压迫及止血药物。

（二）漏液

漏液多见于老年、肥胖、糖尿病和长期应用类固醇药物而致腹壁松弛的患者；也可见于既往有过置管史及正中切口的患者。另外，还可由于手术技术不佳或置管后立即透析时灌入液量过大造成。一般术后 10 天开始 CAPD，很少发生渗漏，因此最好提前置管。必须紧急透析时，患者应多卧床，少活动，并小容量透析。如发生漏液，应暂停腹透，避免血液透析过度；不能血液透析时，改为小容量间断透析，有条件最好用腹透机行 APD。无效时手术重新缝合。

（三）堵塞

堵塞的术后早期常见原因有被肠管或充盈的膀胱堵塞、隧道内导管扭结、网膜包裹、多发粘连及血凝块堵塞等。

（四）移位

腹透管移位主要表现为入液正常而引流障碍。移位常发生在术后 2 周内，腹平片显示导管尖端移出真骨盆腔。置管时注意导管出口方向，如果导管隧道段是直型而无自然的鹅颈型弯曲，应避免人为使导管出口向下。如果直管出现移位，可考虑严格消毒及 X 射线透视下，用导丝插入腹透管内复位。一般术后 4 周内不可进行复位，以免伤口裂开、渗漏和感染。如果导管尖端成卷曲型或直管复位失败，应进行手术重插管、固定导管末端或腹腔镜复位。

（五）疼痛

疼痛位于导管尖端附近，部分由于灌液过快，对肠管产生喷射效应，有些是在引流即将结束时，由于抽吸作用对肠管产生牵拉，常发生在使用直管或位置过深的卷曲管。选择导管及置管时要适当注意，刚开始透析时减慢入液速度，或放液时在允许的情况下，腹腔保留少量液体。这种疼痛是短时的，一般1～2周患者可适应这种喷射效应。还要除外另外一些可导致疼痛的原因，如透析液温度过高、高糖透析液等化学刺激。碱化透析液或透析液中加入利多卡因可能减轻疼痛。

二、晚期并发症

（一）出口处感染和隧道感染

出口处感染和隧道感染统称为腹膜透析导管相关感染，是导致腹膜透析相关腹膜炎和拔管的主要原因之一。出口处感染主要表现为导管出口处红肿、疼痛、出现脓性分泌物，周围皮肤红斑、结痂、出现肉芽组织，考虑存在感染。隧道感染是发生于腹膜透析导管皮下隧道周围软组织的感染性炎症，通常伴发于出口处感染，很少单独发生，其临床表现隐匿，可能出现红斑、水肿或皮下隧道上方触痛等。隧道超声检查有助于评估隧道感染的范围和治疗疗效，为选择治疗方案提供依据。

（二）浅涤纶套外露

腹透管的皮下浅涤纶套露出皮肤外，主要原因是建皮下隧道时未顺应导管自然形状，强行弯曲导管，从而产生迫使浅涤纶套外露的张力。另外，隧道过短、浅涤纶套距离皮肤出口过近，出口处皮肤受压，乃至受压坏死，均可导致浅涤纶套外露，这与感染密切相关，因此手术时应把握预防其发生的技巧，一旦发生，采取补救措施，如浅涤纶套削除及重新置管等。

（三）腹膜透析液灌入或引流不畅

晚期腹膜透析液灌入或引流不畅多出现在腹膜炎时纤维蛋白凝块堵塞，需用含肝素的透析液反复冲洗，或将尿激酶1万单位溶于20ml生理盐水中注入透析管，30～60分钟后抽吸。

（四）导管周围渗液

导管周围渗液可以发生在CAPD数月或数年后，治疗类似于早期渗漏。确定渗漏部位最好做核素显像或做CT检查。

（五）腹膜炎

细菌引起腹膜炎，或是由隧道感染扩展所致。导管腹内段可以形成细菌生物膜，抵抗人体的防御机制和抗生素，导致人体复发相同致病菌的腹膜炎。腹膜炎的复发有时由深层涤纶套处形成小脓肿引起。

另外还有内脏器官损伤、机械性意外事件、由于导管材料物理特性欠佳导致导管损坏及过敏反应等的不常见的并发症。

三、常见并发症的护理及注意事项

（一）腹膜透析液灌入或引流不畅

腹膜透析液灌入或引流不畅表现为腹膜透析液放出量明显少于输入量，又没有管周漏液时，应考虑引流不畅。

1. 原因 常见于透析管被大网膜包裹；透析管被纤维蛋白凝块或血凝块、脂肪组织堵塞；导管移位漂浮；夹子或开关未打开；导管扭曲或打折；患者便秘、尿潴留或肠胀气。

2. 护理和注意事项

（1）检查腹膜透析管腹腔外有无扭曲，受压；开关或夹子是否打开，引流袋位置是否高于腹部。

（2）询问患者有无便秘、尿潴留，因结肠中大便积滞、肠胀气或充盈的膀胱可能会压迫腹膜透析管导致引流不畅。给予通便、导尿处理后可缓解。

（3）改变患者体位，让患者翻身，给予左侧、右侧卧位，半卧位，如病情允许，患者可下床走动，让腹腔引流管位置改变以利腹膜透析液的引流。

（4）灌入时加压，挤压透析液袋，或用无菌注射器抽生理盐水或腹膜透析液 20～30ml 从腹膜透析管快速注入腹腔，不回抽，可反复数次。

（5）用药遵医嘱，腹膜透析管中注入肝素、尿激酶等药物，溶解堵塞腹膜透析管内的纤维蛋白、血栓等。

（6）经处理均无效，则需拔除腹膜透析管，重新置管。

（7）指导饮食，避免过多摄入产气食物，预防肠胀气。进食含纤维素多的食物，预防便秘。

（二）导管出口处及隧道感染

导管出口处及隧道感染主要表现为导管出口周围发红、出口处和导管局部肿胀、沿隧道移行处有压痛、出口处有脓性分泌物。

1. 原因 感染、反复牵拉导管外段导致轻微损伤。

2. 护理及注意事项

（1）将导管固定良好，顺应导管自然走向固定导管于皮肤上，可在距离出口 6cm 以外调整导管走行方向。导管尾端放置于专用腰带内。

（2）接触导管前应清洁双手，按照标准方法进行导管和出口处护理。保持导管出口清洁、干燥。每次换药时应观察出口有无充血、分泌物、创伤等。

（3）避免外伤，不要拉扯、扭转或压迫导管。

（4）洗澡时不能盆浴，出口处用薄膜类敷料粘贴严密，洗澡后立即换药。6 周以后出口处愈合良好，方可洗淋浴。

（5）对感染伤口应先局部清创，加强对出口局部护理，局部可使用抗生素软膏，不要强行去除结痂。

（三）腹膜炎

腹膜炎主要表现为透出液混浊、腹痛、发热。

1. 原因 更换腹膜透析液时无菌操作不严格；患者有严重腹泻或便秘，肠道内细菌可穿透肠壁，进入腹腔造成感染；腹膜透析管出口处及隧道感染，细菌通过腹膜透析管周围皮肤进入腹腔；腹膜透析管破裂。

2. 护理及注意事项

（1）患者出现腹膜透析液混浊、腹痛、发热、寒战等，应及时留取透析液送检常规化验和细菌培养。

（2）密切观察腹膜透析流出液的颜色性质、量的变化，准确记录 24 小时出入量、超滤量，并监测血电解质。

（3）更换连接管道。

（4）用 1.5%腹膜透析液 2000ml 连续冲洗腹腔 3～4 次，待透出液转清后，遵医嘱在腹膜透析液中加抗生素进行透析。

（5）若反复治疗无效，则应考虑拔管。

（6）进行腹膜透析液交换时严格执行无菌操作。加强导管出口处护理，预防感染。

（7）加强饮食指导。改善机体的营养状态，提高机体抵抗力。保持大便通畅，不吃生冷、不洁食物，预防肠道感染。

（8）对发热腹膜透析患者，均应检查导管出口处及隧道有无感染迹象。

（9）注意个人卫生，勤更衣，洗澡时防止导管口污染。

（10）若发生腹膜透析管破裂或腹膜透析短管脱落，立即停止透析，用蓝夹子夹闭透析管近端，更换腹膜透析短管或腹膜透析管。

（四）腹痛腹胀

1. 原因 腹膜炎；透析液温度过高或过低；透析液灌注或排出液体过快；透析管置入位置过深，末端刺激局部腹膜；透析液 pH 偏低或使用高渗透析液。

2. 护理及注意事项

（1）腹膜透析液温度一般应该加热至 37℃左右，但应根据患者对腹膜透析液温度高低的耐受能力调节。

（2）使用高浓度 4.5%葡萄糖透析液时，腹膜透析超滤过多，患者腹腔容积小导致腹痛腹胀，可改用低浓度腹膜透析液，或减少留腹时间，1～2 小时放出。

（3）进行腹膜透析时，灌入液体速度不宜过快度，降低入液袋高度或调节开关以减慢速度。放液时，腹腔内透析液不要放得太空，废液袋位置不可过低。

（4）若因置管位置过深，疼痛重且持续时间超过 1 周，应由置管医生适当调整管道位置。

（五）切口出血或血性引流液

1. 原因 切口出血主要由于手术时结扎血管不严，患者凝血功能差造成；血性引流液的原因主要是切口处出血渗入腹腔、腹腔内小血管出血、部分大网膜切除结扎不紧或在置管过程中损伤大网膜。

2. 护理及注意事项

（1）切口出血给予加压包扎、沙袋压迫、冷敷。

（2）密切观察腹膜透析流出液的颜色、量的变化，准确记录，并监测血常规。

（3）使用未加温的腹膜透析液反复冲洗腹腔，可使出血部位血管收缩达到止血目的。

（4）遵医嘱使用止血药。

（5）腹膜透析中停止使用抗凝剂。

（6）若以上方法无效，则需打开伤口寻找出血点止血。

（六）漏液

1. 原因 腹膜透析管周围漏液可能与术中缝合结扎不牢、术后患者有增加腹压的动作、开始透析时一次灌入液体过多有关。

2. 护理及注意事项 暂时停止腹膜透析，待伤口愈合后再进行腹膜透析。如需继续腹膜透析，改为小剂量间断透析。对漏液多者，停止腹膜透析，寻找原因，行手术修复或重新置管。

（叶白如 谷 禾）

第十六章　体外膜肺氧合与重症血液净化联合治疗技术

第一节　体外膜肺氧合与重症血液净化联合应用

体外膜氧合（extracorporeal membrane oxygenation，ECMO）是一种体外生命支持手段，ECMO将血液从体内引到体外，经膜肺氧合器氧合后再用驱动泵将充分氧合的血液回输入体内，体外设备全部或部分代替心肺功能，使心脏、肺脏得以充分休息，为脏器功能恢复或下一步治疗实施争取时间。临床上主要用于常规治疗手段无法维持生命的心脏和肺可逆性病变或创伤导致的呼吸或循环衰竭患者，可提供有效呼吸循环支持。ECMO有两种常用模式：V-V ECMO（venous-venous ECMO）和V-A ECMO（venous-arterial ECMO）。其中，V-V ECMO主要提供呼吸支持，V-A ECMO既可提供呼吸支持也可提供心脏支持。

一、ECMO患者重症血液净化联合治疗的适应证

ECMO支持过程中，AKI是除出血外最常见的并发症，多在ECMO开始后的24～48小时开始出现，以在V-A ECMO模式中多见。AKI也可能在患者接受ECMO前已经存在。基于此，血液净化经常用于维持患者的液体平衡和内环境稳定。对于合并AKI的ECMO患者，其CBP的最佳时机、技术方法目前还缺乏前瞻性或大规模研究。

ECMO患者如果合并AKI，目前认为应及早进行血液净化，防止继发性MODS。ECMO过程中需进行紧急CBP的指征为出现AKI伴严重酸碱失衡、电解质紊乱或容量负荷过重，主要指征包括：少尿（尿量＜400ml/d）、无尿（尿量＜100ml/d）、代谢性酸中毒（pH＜7.0）、氮质血症（血尿素氮水平＞300mmol/L）、高钾血症（K^+＞6.5mmol/L）、对利尿剂无反应的肺水肿、顽固性高热（体温＞39.5℃）等。

除了上述需要紧急行CBP的指征外，AKI或非AKI重症患者血液净化开始时机仍存在争议。对于接受ECMO支持的危重症患者，同时行重症血液净化的适应证包括AKI、容量超负荷、电解质紊乱和酸中毒等。预防和治疗FO及AKI的治疗在重症血液净化适应证中占有重要地位。有专家认为，所有接受ECMO支持的患者均应行CBP。有专家提倡应尽早开始CBP，避免容量过负荷，减少药物对肾脏的损害及纠正内环境和电解质紊乱，然而过早开始CBP有过度医疗的嫌疑。目前研究对“早期”和“晚期”CBP时机定义及采用何种指标尚无统一结论，其仍是研究和争论的热点。此外，ECMO过程中的CBP除了可帮助肾脏排出代谢产物以维持机体内环境的稳定，还有可去除循环中的细胞因子而达到减轻全身炎性反应的作用。

二、ECMO联合CBP的抗凝管理

滤器血栓形成，频繁更换滤器时可引起血液丢失、血小板减少和血液超滤效果降低，因此对CBP循环管路需要抗凝，防止滤器内血栓形成。ECMO治疗时持续给予普通肝素可以同时满足CBP的抗凝要求。因此，CBP设备通常不需要常规抗凝。常用监测指标为ACT和APTT。ACT应维持在140～180秒，APTT维持在60～80秒。

但是，出血是ECMO治疗常见的并发症之一，当ACT非常低或需要临时中断肝素抗凝时，如果CBP循环管路仍需要抗凝可以考虑对CBP循环管路进行局部枸橼酸盐抗凝。使用局部枸橼酸钠抗凝可以延长滤器寿命，但是，ECMO循环血流量大，需要消耗大量枸橼酸进行抗凝，更易产生并发症，因此护理人员在ECMO循环中使用枸橼酸局部抗凝时应密切注意不良反应。

三、ECMO 中 CBP 的撤机

ECMO 治疗过程中 CBP 撤机目前尚无相应指南，缺少统一的定论。如果患者 AKI 相对较轻，CBP 一段时间后肾功能好转，时间可短于 ECMO 治疗。如果患者 AKI 严重，短期内不可能恢复，当 ECMO 达到撤离指征时可先撤离，再另置入血液净化导管进行 CBP。总之，ECMO 中是否进行 CBP 要根据机体的总体情况权衡利弊，不可一概而论。

（姚惠萍　盖美华）

第二节　ECMO 与重症血液净化管路连接

关于 ECMO 患者进行连续性血液净化治疗的管路连接方式，目前尚无明确指南推荐。目前 ECMO 与连续性血液净化管路连接共有三种方式：①将滤器直接连接到 ECMO 体外循环管路中；②将连续性血液净化设备并联到 ECMO 体外循环管路中；③ECMO 与连续性血液净化各自使用独立的血管通路，即在 ECMO 体外循环管路外建立独立的血管通道实施连续性血液净化。

一、滤器与 ECMO 体外循环管路串联

将滤器串联到 ECMO 体外循环管路中。将滤器入口端置于滚轴泵与氧合器，将血液从氧合器或血泵后管路内引出，经血液滤器后血液回路到 ECMO 泵前管路。该方式可通过 ECMO 泵后和泵前的压力差驱动，较为简单且经济实惠。目前该连接方式主要用于缓慢连续超滤。

在这种串联技术中，因为存在血液滤过管路，ECMO 泵处测得的血流量和输送到患者体内的血流量存在差异。滤器的血流量也通过静脉输液泵进行调控，但此种连接方式易致血流紊乱，存在溶血和血栓形成的风险，并且 CBP 循环管路中没有跨膜压检测器，不能早期发现血凝块或滤器破裂。超滤液流率可以通过在滤器的流出端连接静脉输液泵进行调控。目前有多种方法可以确定滤器的液体清除量，最精确的方法是根据重量或体积的检测装置测量超滤液的实际流率。另外一种方法是假定滤器清除液体的速率和进入静脉输液泵的速率相同，这种推断方法欠准确，因为这些输注装置（经常称为泵）不是真正的泵而是流量调节器。输注装置提供容量输送的准确性为±2%～10%。当通过中心静脉导管输液时，患者的中心静脉压升高，容量调控的不准确性更高。通过输液泵来管理超滤液会造成出量的计算误差，每 24 小时可能超过 800ml 的容量误差，因此有待于更先进的技术来解决液体平衡的难题。

二、连续性血液净化设备与 ECMO 体外循环管路并联

将 CBP 设备连接到 ECMO 体外循环管路中的方式，是目前最普遍的连接方法，这种方式通过 CBP 设备可精确调节血流量、监测滤器跨膜压及精细液体管理，调控液体平衡，操作相对安全，流量监测相对精确，但在这种连接方式中护理人员会经常碰到 CBP 引血端和回血端的压力监测报警，目前所有 CBP 设备自带的压力报警系统默认都是负压报警。但是，当 CBP 设备连接到 ECMO 管路中时，CBP 管路入口端的压力通常≥0，此时触发了 CBP 设备的压力报警，因此当 ECMO 联合 CBP 时，需要重新设置压力报警。一部分 CBP 设备可以调节压力报警，如果 CBP 设备不能重新设置调节压力报警，则可通过使用血管夹等流量节流方式来保持压力在压力报警范围内，但这种方式会增加溶血和血栓形成的风险，因此不推荐使用，建议通过更换连接位置来解决。另一方面，ECMO 与 CBP 两个循环间较大的压力差可能会引起溶血、炎症反应等，继而对患者全身和肾脏带来不良的影响。

通常 CBP 连接到 ECMO 体外循环管路上的位置与 ECMO 泵的类型有关，连接点在滚轴泵之前或在离心泵之后。当使用 ECMO 滚轴泵时，CBP 入口端连接到滚轴泵之前的 ECMO 体外循环管路中，CBP 出口端连接到 CBP 入口端之前的 ECMO 循环管路中。当使用 ECMO 离心泵时，CBP 入口端应连接到离心泵之后的 ECMO 循环管路中，如果连接在离心泵之前，则存在空气进入的风险。

根据 CBP 引血端与回血端在 ECMO 管路上的连接位置，主要有以下六种连接方式：

（一）均在泵前

将 CBP 管路的引血端与回血端均连接于 ECMO 泵前的引血端管路上，这种并联的优点是 CBP 的回血没有阻力，缺点是由于 ECMO 泵前管路内为负压（通常为–100～–20mmHg），可因压力过低引起 CBP 引血压或回血压报警而导致机器停转，尤其是严重难治性低氧血症的患者 ECMO 血泵转速常为 3000 转/分以上，导致泵前管路内负压较大而引起血液净化设备报警。此外，如果在 CBP 连接或工作过程中有气体进入 ECMO 管路，气体会在离心泵处聚集，影响 ECMO 运转。

（二）膜泵到泵前

将 CBP 管路的引血端连接于 ECMO 膜泵的管路，而将 CBP 管路的回血端连接于 ECMO 泵前的管路，这种并联的优点是回血端无阻力。缺点是可能触发 CBP 引血端高压报警或回血端低压报警，同样也有空气进入离心泵的风险。

（三）均在膜泵

将 CBP 管路的引血端与回血端均连接于 ECMO 氧合器和泵之间的管路。这种并联的优点是无空气进入离心泵的风险，氧合器可以排气，拦阻血栓。缺点是需要额外的连接接口，额外的接口有血栓形成的风险，CBP 通路压力高，引血和回血端高压报警。

（四）膜后到泵前

将 CBP 的引血端连于 ECMO 氧合器之后的管路上，而将 CBP 的回血端连于 ECMO 泵前的管路上，这种并联的优点是 CBP 的回血无阻力；缺点是 CBP 可能会发生引血压力高报警或回血端低压报警；也有空气进入离心泵的风险。

（五）膜后到膜泵

将 CBP 的引血端连于 ECMO 氧合器之后的管路上，而将 CBP 的回血端连于 ECMO 泵与氧合器的管路上，这种并联的优点是可使用 ECMO 管路上的原有连接口，氧合器可拦阻血栓和空气，可以监测 ECMO 膜前、膜后压力。缺点是 CBP 的引血端和回血端可能会出现压力过高报警。

（六）泵前到膜泵

将 CBP 的引血端连于 ECMO 离心泵之前的管路上，而将 CBP 的回血端连于 ECMO 泵与氧合器的管路上，这种并联的优点是氧合器可拦阻血栓或空气。缺点是有空气进入离心泵的风险，CBP 可能会出现引血端压力过低报警或回血端压力过高报警。

三、CBP 设备独立于 ECMO 体外循环管路之外

对于已行 CBP 后再决定行 ECMO 的患者，这种连接方式最常见。该连接方式的优点在于 CBP 设备不依赖于 ECMO 循环管路，对全身或 ECMO 的血流动力学无影响，超滤率由 CBP 机器调控，但这种方式需要建立额外的血管通路。如果在 ECMO 支持过程中再需要进行 CBP，此时患者已接受高剂量的抗凝剂，重新置入血管导管会增加穿刺操作的风险，可导致多种并发症。此外，管道的增多会增加导管相关性血流感染的机会，独立的血液净化导管引血可能会与 ECMO 插管在中心静脉内在引血等方面发生相互影响，从而影响各自的血流量，发生其他难以预测的事件。

四、几种连接方式的比较

ECMO 管路直接连接滤器，连接方式简单，不需要单独的 CBP 机器，但无法精确测量超滤量，无法进行压力监测，不易发现血凝块或滤器破裂。ECMO 与 CBP 各自使用独立的血管通路的方法，则增加了穿刺风险，血管通路间可能会对血流量存在相互影响。ECMO 与 CBP 管路并联时，由于两个循环巨大的压力和流量差，一方面会引起血液净化设备频繁报警，另一方面频繁的报警造成的停机可能会增加滤器凝血的风险。

CBP 设备与 ECMO 体外循环管路并联、滤器与 ECMO 体外循环管路串联这两种方式，从 CBP 设备返回的血液建议进入氧合器之前的 ECMO 体外循环管路，这样任何空气或血凝块进入氧合器而不

是直接进入患者体内。与其他连接方式相比较，CBP 设备与 ECMO 体外循环管路并联需要的血容量更少，可以减轻对患者血流动力学的影响，也减少了循环管路的复杂性，降低患者医疗费用。总而言之，选择何种连接方式应充分熟悉各种连接方式的优缺点和并发症，并结合患者情况，才能最大限度发挥 ECMO 联合 CBP 的作用，减少并发症发生。在连接后护理人员还要密切注意监测中的每个细节，关注 CBP 过程进展，提供最佳护理。

（姚惠萍　盖美华）

第十七章　儿童重症血液净化技术及护理

我国儿科重症血液净化技术始于20世纪80年代，近10年我国儿童血液净化技术得到飞速发展。但总体而言，目前我国儿科血液净化专业，无论是专业技术人员培养，还是机构设置和装备，都落后于成人血液净化及临床救治需要，急需大力加强。相对于成人，儿童处于生长发育中，由于本身生理、心理的特殊性，其专业技术护理的侧重点与成人有所不同，年龄越小，与成人的差别越大。儿童血液净化的治疗和护理过程中有很多方面不同于成人血液净化，对血液净化设备要求更高，技术难点也更多。本章将对儿科重症血液净化的特殊性作重点阐述。

第一节　儿童重症血液净化技术概述

一、儿童血液净化发展历史与现状

血液净化技术已经经历一百多年的发展，但其在儿科应用起步较晚。我国儿童血液净化技术开始于20世纪80年代，1994年，首都医科大学附属北京儿童医院建立了第一家儿童血液透析室。2002年，北京市儿科血液净化中心成立后，上海、广州、沈阳、杭州等地也先后建立了儿科血液净化专业队伍，儿科血液净化技术得到了发展和普及。2011年，中国医生协会儿科医生分会儿科血液净化学组成立，这标志着我国儿科血液净化事业进入了新的历史发展阶段。

目前，尽管国际上已建立了一些儿科终末期肾病的诊治指南，但对儿童血液净化治疗剂量、效果评价等仍未形成统一认识。在我国，影响儿科血液净化治疗成功实施的主要因素是医疗单位血液净化设备、技术队伍力量及患儿临床状态。随着我国医疗综合实力的不断发展，儿科血液净化的发展必将有广阔未来和前景。

二、儿童生理及血液净化特点

（一）儿童肾脏生理特点

儿童的肾脏是由未成熟逐渐趋向成熟，1～2岁时小儿肾脏形态及功能接近成人。

1. 新生儿和婴幼儿肾功能

（1）肾小球滤过功能：婴儿出生后，由于肾血管阻力下降及肾血流量增加，肾功能明显进展，但其调节能力较弱，储备能力差。新生儿肾小球滤过率平均约为成人的1/4；6个月时，为成人的1/2；6～12个月时，为成人的3/4；1～2岁时达到成人水平。新生儿和婴幼儿肾功能发育不成熟，肾脏储备能力有限，不能有效地排出过多的水分和溶质，容易发生急性肾衰竭。

（2）肾小管重吸收及排泄功能：新生儿肾小管的重吸收及排泄功能也是逐步成熟的。新生儿的葡萄糖肾阈较成人低，静脉输入或大量口服葡萄糖时易出现糖尿；氨基酸和磷的肾阈也较成人低。新生儿血浆中醛固酮浓度较高，但新生儿近端肾小管重吸收钠较少，远端肾小管重吸收钠相应增加。出生后数周，近端肾小管功能发育成熟，大部分钠在近端肾小管重吸收，此时醛固酮分泌也相应减少。新生儿排钠能力较差，如摄入过多钠，容易发生钠潴留和水肿。

（3）对尿液的浓缩和稀释功能：新生儿及婴幼儿由于髓袢短，尿素形成量少及抗利尿激素分泌不足，肾髓质间液渗透梯度较成人低，浓缩稀释功能不成熟，因此，排出的尿液为低渗尿。在应激状态下，新生儿及婴幼儿保留水分的能力低于年长儿和成人，而稀释尿液功能接近成人水平，可使尿稀释至渗透压为30mmol/L，但浓缩功能差，尿最高渗透压仅为800mmol/L，1.5岁才达成人水平（1200mmol/L），加之GFR较低，因此，大量水负荷或输液过快时容易出现水肿。

（4）酸碱平衡：新生儿及婴幼儿由于碳酸氢盐的肾阈值低、排氢和泌氨的能力弱，易发生酸中毒。

（5）内分泌功能：新生儿的肾脏已具有内分泌功能，其血浆肾素、血管紧张素和醛固酮水平均高高于成年人，出生后数周内逐渐降低；前列腺素合成速率低于成人；出生后，随着血氧分压的升高，促红细胞生成素合成逐渐减少。

2. 小儿尿液的特点 正常小儿尿量的个体差异较大，不同时期差异也大。每天尿量从新生儿期的30ml到儿童期的1600ml。一般认为，新生儿每小时尿量<0.8ml/kg，儿童每天尿量<250ml/m^2，即为少尿；新生儿每小时尿量<0.5ml/kg，儿童每天尿量<50ml，即为无尿。

出生后数天内尿液含尿酸盐较多，放置后可析出红褐色尿酸盐结晶。尿液常呈强酸性，新生儿尿蛋白量相对较高。

（1）尿蛋白：正常小儿尿中仅含微量蛋白，水平通常≤100mg/（m^2·d），定性为阴性，尿蛋白（mg/L）/肌酐（mg/L）≤0.2。

（2）尿细胞和管型：正常新鲜尿液离心后沉渣镜检，红细胞数目<3个/HP，白细胞计数<5个/HP，偶见透明管型。12h尿细胞计数，红细胞数目<50万，白细胞计数<100万，管型<5000个。

（3）尿比重：新生儿尿比重为1.006～1.008；随着年龄增长，尿比重逐渐增高，1岁后接近成人水平，为1.003～1.030。

（二）小儿水电解质平衡的生理特点

小儿体液比例相对比成人的大。年龄越小，其总液量占体重比例越大，新生儿约占80%，婴儿约占70%（表17-1-1）。小儿代谢旺盛，需水量比成人多，水的交换量也相对比成人的多。儿童正处于生长发育过程中，对水和各种营养物质的需要量比成人大，年龄越小，生长发育越快，需水量越多；水的交换量也大，婴儿水的交换量约等于细胞外液的1/2，而在成人比例仅为1/7。小儿水的交换量大，对新陈代谢有利，但在患病时则易发生水电解质的代谢紊乱，且症状较成人的症状明显。

表17-1-1 不同年龄儿童体液占体重比例

儿童年龄	细胞内液占体重比例	细胞外液占体重比例	体液总量占体重比例
新生儿	35	45	80
28天至2岁	40	30	70
2～14岁	40	25	65
14岁以上	40～45	15～20	55～60

（三）儿科血液净化特点

由于小儿体内的电解质组成与成人相近，儿童透析液或置换液的电解质配方与成人的是相似的。儿童的血容量约为体重的8%，因此，透析器和血液管道总容量不应超过患儿总血容量的10%，最好选用低容量和低顺应性透析器。如对体重为10kg、10～20kg、25～35kg及40kg以上的患儿，可分别选用0.5～0.6m^2、0.7～0.8m^2、0.9～1.2m^{2}的透析器。血液净化血流速可按3～5ml/（kg·min）计算，体重<10kg的患儿以75ml/min为宜，学龄儿童一般为100～200ml/min，需注意：透析器和血液管道总容量若超过患儿循环血量的10%～15%，容易出现低血压并发症。对血流动力学不稳定及5岁以下的患儿，最好选择腹膜透析治疗。

（林晓敏 黄建芬）

第二节 儿童血液净化血管通路

在进行血液净化治疗时，具有足够功能的血管通路是保证血液净化程序完成的关键。因此，血管通路被医护人员称为血液净化的“生命线”。儿童血管通路的血流量至少达到3～5ml/（kg·min），以保证足够的血流量来满足治疗需要。欧美等国家多数选择中心静脉置管作为常用的临时性血管通路，其次为自体动–静脉内瘘或自体动-静脉移植血管瓣。国内血液净化治疗领域，近年来出现了直接动静脉穿刺置管建立临时性血管通路和通过中心静脉置管（主要为股静脉通路或颈内静脉通路）。对早产儿、新生儿行血液净化治疗时临时性血管通路还可选择脐静脉穿刺置管。

儿童生理和病理生理特点均不同于成人，尤其是低龄危重患儿体重小、血容量少、血管细、皮下脂肪丰厚、体表血管显示不清楚，加上重症患儿病情紧急、常伴神志不清、躁动、抽搐等，建立静脉通路过程不合作，血液净化治疗常较成人困难。临床上，通常静脉穿刺部位可选择股静脉、颈内静脉或锁骨下静脉。

1. 直接穿刺法 采用外周血管直接穿刺法，简单、快速，采用16G、18G留置针直接穿刺桡动脉、足背动脉、股动脉或股静脉作血液出路，选择大隐静脉或肘正中静脉作血液回路。该方法要求血管条件好，但血流量不易满足，不推荐使用。

2. 颈内静脉置管法 适用于婴幼儿、儿童等所有年龄段。采用单针双腔管置管，选择右颈内静脉，使患儿平卧，肩脚处垫高保持右颈平坦，以胸乳突肌三角（胸锁乳突肌外缘与胸骨头、锁骨上缘形成的三角区）的顶端作为穿刺点。以锁骨内侧端上缘切迹作为骨性标志，颈内静脉正好经此下行与骨下汇合。穿刺时左拇指按压此切迹，在其上方2～5cm处进针。针干与皮肤呈30°～45°，针尖略偏外。因婴幼儿颈部短、肥、易出汗，应特别注意保持穿刺部位及敷料的清洁、干燥。穿刺部位若出现出血和血肿，局部压迫即可。若误穿颈动脉及锁骨下动脉，应立即拔出穿刺针，指压20分钟，否则易发生血肿。

3. 股静脉置管法 适用于婴幼儿、儿童等。对不宜进行颈内静脉置管术或颈内静脉置管失败的患儿也可采用此法。股静脉置管方法：患儿取平卧位，下肢轻度外展，臀下垫一薄枕，常规铺巾消毒后，于腹股沟韧带下方1～3cm、股动脉搏动内侧0.5cm～1cm处为穿刺点，以45°向股静脉近心端方向刺入，边进针边回抽，见有暗红色血回流后，置入导丝，经皮肤扩张器扩张后置入导管，以1mg/ml肝素钠生理盐水封管，用无菌纱布覆盖，用胶布固定于皮肤。如有条件可在超声引导下操作，以增加穿刺成功率，减少并发症。穿刺成功后应观察穿刺部位有无红肿及出血。换药时严格执行无菌操作，股静脉穿刺位置接近会阴部，易被大小便污染，感染率高，保留时间短。

国内有学者报道：经颈内静脉置管的血流量优于股静脉置管，导管留置时间长于股静脉置管，相关并发症少于股静脉置管。熟练掌握穿刺技术或由血管超声引导下，为保证充足的血流量及减少并发症，可首选股静脉置管，尽量避免选用锁骨下静脉穿刺置管。对早产儿、新生儿行血液净化治疗时临时性血管通路，还可选择脐静脉穿刺置管。

建立和维持一个良好的血管通路，是保证CBP进行的基本条件。CBP过程中要防止导管出现脱出、感染、堵塞和出血。导管腔内血栓形成，是血管通路的常见并发症。留置导管使用时间长、患者高凝状态、肝素用量不足和管路受压扭曲等易引起血栓形成。血管通路的建立和维护，是血液净化治疗首先要解决的难题之一，也是临床人员必须面对的挑战。

（林晓敏　黄建芬）

第三节　儿童重症血液净化设备和材料选择

CBP被认为是血流动力学不稳定患者最合适的治疗模式，由于更好的血流动力稳定性，减少细胞内外的溶质穿流，比间断治疗模式具有更好地对液体清除的耐受性，儿童由于体重低、血容量小、血流动力学不稳定等生理特点，要求CBP设备有更高的精密度和安全性。

（一）儿科血液净化机

设备基本构成包括血泵、超滤泵、补液泵及相关的平衡装置、补液加温装置及血液与透析液安全报警装置。儿童由于体重低，血液容量少，血流动力学不稳定等生理特点，要求血液净化设备有良好的平衡装置，保证超滤液的进出平衡，有精确的温控装置，能安装专用的小儿血滤管路，能推移到床边治疗等，且要求设备具有更高的精密度和安全性。小儿血流量为3～5ml/（kg·min），因而要求小儿血液净化机的泵头能精确地控制血流速度为3～20ml/min。

（二）儿科血液净化导管

体外血液净化回路需要良好的血管通路，通常置入双腔或三腔血液净化导管以保证高速血流通过。导管型号及穿刺部位可根据患儿年龄及体重选用6.0～11.5F导管。导管型号与体重的关系。可按公式进行估计：

导管型号=（6+0.1×体重）

即体重为3～5kg可选用6F导管，体重为6～10kg可选用7F导管，体重为11～20kg选用8F导管，体重超过20kg可选用更大的导管。常用双腔导管，可根据年龄、体重选择不同型号的管路（表17-3-1）。

表17-3-1 儿童常用中心静脉留置导管类型

儿童年龄	导管型号	导管类型	导管长度（cm）
<6个月	5/6.5F	单/双腔	10～12.5
6～12个月	6～7F	双腔	10～15
1～6岁	8F	双腔	12.5～15
>6岁	8F～12F	双腔	15～20

（三）儿科血液净化滤器型号选择

CBP中滤器是主要部件，滤器通过超滤、对流和（或）弥散有效净化血液和血浆，滤器通常指整个体外净化部件（膜材和外壳）。对流、弥散或对流合并弥散等模式需要应用不同类型的滤器，如血滤器、血液透析器和血液透析滤器。血浆滤器是一种特殊滤器，用来将血浆从血液里分离出来。CBP滤器实施弥散和（或）对流转运靠中空纤维集束完成。

与成人比较，儿童体重轻，血液容量少，除了应选择高分子聚合膜、通透性高、生物相容性好、对凝血系统影响小的血滤器外，还应注意选择预充容积较小的滤器和配套管路，以减少体外循环血量，尽可能避免有效循环血量的丧失。一般体外循环血量，应控制在总血容量的10%以下（不应超过患儿体重的0.8%，即新生儿＜30ml；婴儿＜50ml；儿童＜100ml）；应注意根据患儿年龄、体重选择适合的滤器膜面积。儿童体重小于20kg时，考虑使用0.2～0.4m^2膜面积的滤器，对体重为20～30kg患儿应选用0.4～0.8m^2膜面积，对体重为30～40kg的患儿可用0.8～1.0m^2膜面积的滤器，体重大于40kg的患儿，可使用成人滤器。除上述因素外，选择滤器及配套管路的型号还应根据患儿的疾病状态、生命体征情况酌情调整。

儿童滤器必须高通低阻、预充量少，应选择专用儿童管路。不同材料滤器膜对凝血过程的影响不同。血液与膜接触时，滤器膜吸附血浆蛋白，在表面形成“次级膜”，会改变膜本身通透性。“次级膜”的形成，可能引发滤器膜的凝血过程。较大膜面积的滤器对血流造成的阻力较小，使用寿命也较长。

（林晓敏　黄建芬）

第四节　儿童重症血液净化的实施

一、管 路 预 充

按说明书要求冲洗管路，而预充液的选择应根据患儿体重、病情和体外循环回路的容量进行选择。通常采用浓度为5 000～10 000U/L的肝素生理盐水对体外循环管路进行充分预充，以降低凝血风险及气体栓塞形成。在预充时注意排净管路空气，不可卸下任何压力传感器，密切观察管路有无渗漏。若外循环血量＞患儿血容量的10%，患儿易出现低血压性休克，应予以白蛋白液或新鲜冷冻血浆预充管路。

为避免血压波动，预充后上机时均需要采取同步连接的方式，即管路的输入端和回输端同时与患儿的血管通路相连。如患儿体重<3kg 或血液净化回路容量大于患者血容量的 10%，可应用全血进行预充；患儿体重在 3～15kg，可选择白蛋白液、新鲜冷冻血浆等胶体液或全血进行预充；患儿体重在 15kg 以上，则可选用生理盐水或白蛋白液、新鲜冷冻血浆进行预充。用全血或胶体液预充的目的，在于避免血管内血红蛋白浓度下降和血浆胶体渗透压下降对患儿机体带来的不良后果。

二、置换液选择

应根据人体细胞外液的主要成分进行配置，并根据临床情况和治疗目标的不同对电解质、糖浓度进行调整。置换液有乳酸、醋酸和碳酸氢钠配方，对儿童建议使用碳酸氢钠配方。儿童血浆置换治疗时用的置换液为白蛋白和新鲜血浆，白蛋白混合 1/3 的生理盐水可降低成本，同时维持胶体渗透压，但由于白蛋白缺少凝血因子和免疫球蛋白，可在每次血浆置换之后输注新鲜冷冻血浆，2 次血浆置换后交替使用一次新鲜血浆。对于有凝血功能障碍的患儿，推荐置换液全部用新鲜冷冻血浆。

三、参数设置

对参数根据患儿的血流动力学情况，动态进行调整。常用的参数设置如下①血流速度，儿童血容量少，导管口径细，血流缓慢，易致滤器和滤壶凝血。从低速开始增加。对不同年龄、公斤体重患儿，血流速设置不同。新生儿：20～30ml/min；婴儿：20～40ml/min；患儿体重<20kg：50～75ml/min；患儿体重>20kg：75～100ml/min。②置换液，应根据治疗的目的是清除小分子还是清除中大分子进行调整。CVVH 治疗模式时置换液流量为 20～35ml/（kg·h），CVVHDF 治疗模式时透析液流量同置换液流量。HVHF 治疗模式时要求置换液流量至少达到 35ml/（kg·h）。对儿童不建议置换液流量大于 100ml/（kg·h）。③超滤量，调节范围在 2～5ml/（kg·h）。儿童超滤应持续缓慢进行，太快可致血压波动。应该根据患儿血压、尿量和水钠潴留等来设置。如果患儿血压稳定，尿量也正常，设置超滤量可在低限值，甚至是零超滤；如果患儿尿量少，超滤量设置可相对提高。临床护士应监测患儿每小时入出量变化，更加合理动态调节超滤量。

四、管路回血

在儿科，血液净化治疗结束时，评估没有禁忌证的情况下，要注意避免体外循环血液短时间返回体内，带来的容量负荷过重。根据患儿的容量状态及血红蛋白情况，若开始用全血预充，则可以不用回血，直接结束治疗。若非全血预充，回血速度一定要慢。对严重脓毒症常合并贫血的患儿，在注意心功能的情况下酌情回血。

（林晓敏　黄建芬）

第五节　儿童重症血液净化抗凝护理

儿童血液净化的抗凝治疗是指在评估患者凝血状态的基础上，个体化选择合适的抗凝剂种类和剂量，定期监测、评估和调整，以维持血液在血液循环管路和滤器中的流动状态，保证血液净化的顺利实施。应避免体外循环凝血引起血液丢失；预防因体外循环引起血液凝血机制活化所诱发的血栓栓塞性疾病，提高血液净化的生物相容性，保障血液净化的有效性和安全性。

一、风险评估

血液净化治疗前先评估患者的凝血状态，是否存在出血性疾病或血栓栓塞性疾病发生的风险。出血性疾病的病因包括：遗传出血性疾病、长期服用抗凝血药物或血小板药物等；而系统性红斑狼疮、系统性血管炎、糖尿病、静脉血栓、有效循环血容量不足等，是血栓栓塞性疾病的常见因素。

二、抗凝药物及剂量选择

不同患儿对抗凝药物的敏感性和半衰期存在差异，CRRT 抗凝治疗应强调个体化。使用最小剂量的抗凝剂，保证 CRRT 正常运行，并且不影响膜的生物相容性，避免出血并发症的发生。选用抗凝剂应尽量考虑到以下几个方面：①即抗凝剂抗血栓作用较强而出血的危险性较小。②药物监测简便易行、副反应小。③使用过量，有相应的拮抗药。

（一）普通肝素

临床上最常用的抗凝剂，对于临床上没有出血性疾病的发生和风险、没有显著的脂代谢和骨代谢的异常、血浆抗凝血酶Ⅲ活性在 50%以上、各项凝血功能监测指标均在正常范围的患者，推荐普通肝素作为抗凝药物。

血液透析、血液滤过或血液透析滤过一般首剂量为 30～70U/kg，追加剂量为 10～20U/（kg·h），血液灌流、血浆吸附或血浆置换一般首剂量为 50～100U/kg，追加剂量为 20～40U/（kg·h），CRRT 采用前稀释的患者一般首剂量为 50～100U/kg，追加剂量为 5～10U/（kg·h），均静脉注射；治疗结束前 30～60 分钟停止追加。应依据患者的凝血状态个体化调整剂量。治疗时间越长，病情越危重，给予的追加剂量应逐渐减少。治疗中需监测 APTT 或 ACT，转流前再测定一次 ACT，大于 110 秒，按 10U/kg 延长 30 秒计算，控制 ACT 在 170～220 秒（APTT 在 100～140 秒）。

（二）低分子肝素

主要表现对凝血因子Ⅹa 的抑制，对凝血酶的抑制作用较低。当 INR 较低、血浆 D-D 水平升高、抗凝血酶III活性在 50%以上、长期卧床的患者存在发生血栓栓塞性疾病的高危因素时，推荐低分子肝素为基础抗凝剂。低分子肝素具有一定的优越性，但缺点是半衰期长，鱼精蛋白不能充分中和，监测手段较复杂，同普通肝素一样也可以引起血小板减少。

首剂一般给予 50～100U/kg 静脉注射。血液透析、血液灌流、血浆吸附或血浆置换的患者给予 5～10U/（kg·h）追加，治疗结束前 30 分钟停止追加；CRRT 全程追加量 5～10U/（kg·h）。对长时间行 CRRT 治疗的患者可随治疗时间延长追加剂量。

（三）局部枸橼酸抗凝

对于临床上存在明确的活动性出血性疾病或明显的出血倾向，APTT、PT 和 INR 明显延长的患者，推荐此抗凝药物，或采用无抗凝剂的方式实施血液净化治疗。

针对血液透析、血液滤过、血液透析滤过或 CBP 患者，枸橼酸浓度为 4%～46.7%，临床应用局部枸橼酸抗凝时，需要考虑患者实际血流量，并应依据游离钙离子的检测相应调整枸橼酸钠（或枸橼酸置换液）和钙剂的输入速度。

当患者有活动性出血或严重凝血功能紊乱时，使用无抗凝剂是一较佳选择。治疗前需用生理盐水常规冲洗滤器及管路。有报道对有高危出血风险的患者行无抗凝 CRRT 时用生理盐水冲洗有利于减缓机器各压力值的上升，对于预防 5 小时以上 CRRT 体外循环管路的凝血有一定的作用，但会引起患者收缩压、平均动脉压及脉压增高。

总之，儿童调节能力有限，应监测滤器工作状况、凝血效果的评估及其并发症发生情况。抗凝目标为尽可能地维持滤器的有效性，所以早期认识滤器功能异常相当重要。体外循环部分的血液颜色变暗，或可以见到血液红细胞和血浆分离及静脉回路的血液变冷、变暗这些情况提示血滤器或管路凝血，应及时处理。评价抗凝剂的抗凝效果是否充分时，一般通过周期监测滤器后 ACT 来评价及调节抗凝剂量。

（林晓敏　黄建芬）

第六节　儿童重症血液净化常见并发症及处理

儿童重症血液净化的常见并发症包括了技术并发症和治疗并发症两类。

一、常见技术并发症

（一）置管失败

儿童、婴幼儿、新生儿脂肪厚，血管相对较深细，颈部或腹股沟较短，加上患儿不配合，常导致置管困难和失败，无法开展 CBP 治疗。可在血管超声引导下进行静脉穿刺和紧急情况下行颈内深静脉置管或静脉切开。尽量避免选用锁骨下静脉穿刺留置导管，此位置狭窄和栓塞形成发生率较高。此外，锁骨下静脉狭窄和血栓形成还会影响同侧上肢永久性动静脉血液透析通路的置入。

（二）血管通路血流不畅

血管通路血流不畅是常见的并发症，主要是出血端出血不畅，在采用单针双腔管时，由于血液通过导管侧孔吸出，在血容量不足、导管外径与静脉壁间隙相差不大，抽吸时可发生管路吸壁而出血不畅；其次是管路扭曲，插管固定不佳、导管过于垂直于皮肤进入血管，均可能引发出血不畅；小儿肢体易移动或镇静镇痛效果不佳也常导致管路扭曲；肝素封管浓度低，导管口血栓形成可堵塞管腔。

（三）滤器和管路凝血

常是患儿存在高凝状态，或抗凝药物剂量不足、静脉回血不畅、血流缓慢、患儿不合作、血泵反复停止运转、低血压等，使滤器或管路发生凝血。护士应遵医嘱定时抽血检查 APTT 或 ACT 及血小板情况，严密观察动脉端及静脉端压力，跨膜压，动脉、静脉的空气壶内有无凝血块，血路管及滤器的颜色，若出现异常及时报告医生，采取有效措施调整抗凝剂的用量或更换抗凝方法。

二、治疗并发症

（一）低血压

低血压常与引血有关，常出现在开始阶段。体外循环血量相比对较多（超过循环血量 10%）、流空效应、血液稀释和脱水速度过快等可导致低血压。使用血液预充体外循环管道并在开始前暂停血管扩张剂的输注或增加血管活性药物的剂量，或在开始的同时通过静脉输注胶体类，采取低血流速率等都是预防低血压的方法。

（二）低体温

儿科患者体表面积相对较大，体外血液净化中血量相对较多，容易发生热量丢失引起低体温。低体温会导致患儿全身血管短暂性痉挛，血流不畅，最终导致非计划性下机。严重低体温会对患儿的凝血、免疫等功能产生不利影响。

因此，进行儿童血液净化时应注意密切监测体温，尤其对于低体重的患儿。采用 CBP 机器上的加温滤器前置换液和（或）滤器后管路可保证回血的温度。提高室内温度、给予加盖被、使用加温毯等保暖措施。小婴儿可放于辐射台或暖箱内以维持有效体温。

（三）出血和血栓

儿科重症患儿由于凝血系统不稳定或抗凝药物剂量过大，加上 CBP 体外循环需要肝素化，易发生出血和血栓。患儿常见血肿、穿刺部位出血难止及全身出血，严重者可能发生颅内出血。临床护士应密切观察患儿皮肤黏膜有无出血点、穿刺点渗血情况、胃液、尿液、引流液和大便颜色等，根据患儿凝血状态，定期行凝血功能检查，选择相应抗凝剂及时调整抗凝方案。若肝素使用过量或转流结束前 ACT 仍大于 300 秒伴全身出血，可采用鱼精蛋白拮抗，对婴幼儿一般静脉推注 2～4mg。密切监测、及时发现、良好的穿刺技术及拔除导管后有效压迫是降低和防止该并发症的关键。

（四）感染

危重症患儿存在免疫功能抑制，体外循环管道连接口、取样、置换液和血滤器更换是外源性污染的主要发生部位，易发生感染，且容易发生脓毒症。此外，有些患儿在治疗期间使用免疫抑制剂，白细胞低，从而使感染概率增加。因此，严格执行无菌操作是防止感染的主要措施。导管穿刺处的血肿可并发感染，应积极预防。

三、监测与并发症的处理

（一）血流动力学监测

重症脓毒症患儿 CBP 过程中易发生血流动力学不稳定，需要全程监测，及时给予相应处理。应连续监测神志、心率（律）、有创动脉血压、中心静脉压、毛细血管再充盈时间及每小时尿量等临床指标。

（二）体液量监测

CBP 过程中监测体液量的目的在于恢复患儿体液平衡和正常分布比率。严重的体液潴留或正水平衡可导致死亡率升高，过度超滤则可引起有效血容量缺乏，随着 CBP 的进行，凝血功能逐渐恢复而导致管路内发生凝血，可通过监测凝血功能避免。

（三）血电解质和血糖监测

CBP 过程中可能出现电解质、酸碱紊乱，应定期监测。严重尿毒症患儿常存在应激性血糖升高，在应用高配方的超滤液或透析液时更易发生高血糖。因此，需进行监测并积极控制。

（四）血流感染

置换液和透析液污染及导管相关性感染是血流感染的主要因素。管道连接、取样、置换液和血滤器更换是外源性污染的主要原因，严格执行无菌操作是防止感染的主要措施。导管穿刺处的血肿可并发感染，应积极预防。护士在治疗过程中要密切观察穿刺部位情况，若遇穿刺处敷料潮湿、污染应立即更换。导管与管路连接处用无菌治疗巾覆盖，并保持置管周围皮肤清洁、干燥，禁止从 CBP 置管处输液、采血。患者出现不明原因的体温升高时应采血标本送培养。

（五）血小板计数降低

CBP 可引起血小板计数降低，严重者需中止治疗。一般血流速度越快，血小板黏附越少，因此对血小板计数降低的患者采用高血流量可以降低血小板的黏附。

总之，由于解剖及生理特点的不同，儿童血液净化治疗有其特殊之处，作为一项新技术，其为重症患者的救治提供了非常重要的手段及赖以生存的内环境平衡，为急危重患者度过危险期提供支持。但由于治疗持续时间长，加之患者病情危重、病情变化快，护理难度相对较大，只有了解并掌握这些特点，医护人员才能根据患者的原发疾病及病情严重情况，参考凝血指标合理选用抗凝剂，调整合适的剂量，及时发现病情变化并采取相关措施。

因此，护理人员要具有高度的责任心、丰富的临床经验、熟练的操作技能和严格的无菌观念。密切监测生命体征，及时发现问题并针对性进行处理，防止出血、低血压、感染等并发症的发生，密切监测病情及实验室指标，才能更好地进行儿科重症的血液净化治疗，保证治疗得以顺利进行。

（林晓敏　黄建芬）

第三篇　重症血液净化护理管理

第十八章　重症血液净化护理管理与质量控制

重症血液净化作为重症医学一项重要的治疗手段，在我国从 20 世纪 80 年代起开展，经历了几十年蓬勃发展，目前已经成为重症医学学科具有代表性的脏器支持与替代技术之一。伴随着重症血液净化技术不断拓展、治疗领域不断扩展、接受治疗患者不断增加、相关专业人员队伍不断壮大，无论是三甲医院，还是基层医院都曾经或正在经历一场从无到有，从陌生到熟练的技术更新。如何做好重症血液净化护理管理与质量控制，保障治疗安全，落实各项管理要求更是摆在每一个重症医学科护理管理人员面前的一道难题。

第一节　重症血液净化护理管理概论

管理的作用就是领导者在一定限度人力、物力、财力情况下通过科学的方法，协调各方面利益，使员工为了一个共同的目标而努力工作，发挥最大最佳的工作效果。重症护理管理工作繁重而且复杂，盘根错节，需要考虑多方面情况，重症血液净化作为重症医学的核心技术，护理管理难度大、风险高，尤其考验护士长的管理能力。护士长需要根据医疗及护理服务工作目标，结合重症血液净化护理工作性质和特点，应用护理管理学的理论和方法，以护士为本、以患者为中心，有计划、有组织、有目的地协调工作，合理安排医疗资源，切实切地实施管理。通过对护理团队的有效管理，提高工作效率和质量，为患者进行安全充分的血液净化治疗，为他们提供优质的医疗护理服务并创造舒适安全的治疗环境保证，使各项医疗护理工作能够有序进行、患者生命体征稳定，最终实现提高患者的生存率、缩短住院时间、提高患者生活质量、回归社会的治疗目标，获取最大的治疗效益、经济效益和社会效益。

一、管理者职能

当前，重症血液净化管理并无具体官方的管理规范条例，各医疗单位大多根据自己单位的具体情况并结合 2010 年卫生部颁布的《医疗机构血液透析管理规范》进行设置。目前一般医疗机构的 ICU 会设置重症血液净化护理小组，采取护士长负责日常工作落实与督查，ICU 专科护士、血液净化专科护士或高年资护士担任技术组长的管理模式。《医疗机构血液透析管理规范》中也特别强调了技术专业性：三级医院血液透析护士长或护理组长应当由具备一定透析护理工作经验的中级以上专业技术职务注册护士担任，二级医院及其他医疗机构血液透析护士长或护理组长应由具备一定透析护理工作经验的初级（师）以上专业技术职务注册护士担任。重症血液净化护理小组组长主要负责科室内重症血液净化技术指导、带教培训工作、新技术开展与推广、疑难报警处理和质量控制，护士长则除负责科室日常行政管理工作外还需要负责重症血液净化相关的日常护理工作实施和监督。此外，护士长还需要负责协调相关科室间的工作关系，协调医护间工作配合，制订血液净化相关设备、耗材请领和采购计划，耗材的使用管理制度等。总之，重症血液净化管理工作中，护士长和重症血液净化护理组长有着非常特殊的管理地位，起着非常重要的管理作用。护士长和重症血液净化护理组长需要紧密协作，一起完成 ICU 日常工作和重症血液净化工作任务，带领团队达到预定目标。

（一）护理岗位设置

1. CBP 辅助护士岗位　重症血液净化的辅助护士岗位主要指处于 CBP 培训阶段的护士，其人数设置主要根据 ICU 重症血液净化规模设置，一般应占其护理单元人数的 20%左右，在没有 CBP 工作任务时候负责完成 ICU 病房辅助护士工作。CBP 辅助护士的工作内容主要包括：①负责当班治疗设备及物资准备；②协助完成 CBP 治疗任务；③完成危重患者 CBP 时的床旁观察基本内容记录；④完成置换液更换及简单报警的临时处理；⑤掌握定期冲洗滤器和管路的方法。

2. CBP 护士 ICU 该类岗位由能独立完成 CBP 治疗的护士承担并组成重症血液净化小组，人数根据 ICU 血液净化设备规模设置，一般为血液净化机数量的 1.5～2.0 倍。CBP 护士负责 ICU 的 CBP 患者治疗实施，巡查 CBP 辅助护士操作，保证各项治疗措施的安全实施。CBP 护士作为 CBP 的核心岗位，是保证 CBP 治疗安全的主力军。其工作内容包括：①科室内血液净化设备及物资的管理；②协助医生完成重症患者血液净化治疗评估；③负责患者的具体 CBP 治疗实施，上、下机，预充与封管；④负责处理各类 CBP 报警，动态评估，进行抗凝和治疗过程监测，保证患者的治疗安全；⑤指导 CBP 辅助护士工作；⑥参与教学科研工作；⑦核查治疗项目实施中物资消耗与记账的符合程度；⑧分管血液净化物资消耗统计与补充、治疗项目的记账。

3. CBP 护理组长或技术负责人 护士长可根据治疗规模、人力资源管理需求及管理的独立程度设置技术负责人或护理组长，目前国内多为设置 CBP 护理组长这一形式。对 CBP 护理组长或技术负责人应在严格培训的基础上进行选择，多由 ICU 专科护士或血液净化专科护士承担，其主要工作内容为：①参与护士培训计划制订与实施护士培训计划；②制订 CBP 新技术的临床路径；③CBP 进修生指导；④制订 CBP 患者教育计划，参与疑难患者的护理会诊；⑤主持或参与科研；⑥负责 CBP 人力资源管理；⑦参与 CBP 质量评估与质量控制；⑧协助血液净化设备的维护及保养；⑨科室运营管理；⑩主持 CBP 例会与教学查房。

4. 护士长 护士长对科室所有事务起到领导和管理职能，对 CBP 护理工作不负责具体项目工作，主要起制订规则和监督核查作用。

（二）护士长管理特点

由于 ICU 血液净化的特殊工作性质，ICU 护士长的管理工作与肾内科下属的血液净化中心管理相比存在着明显的差异性，与普通临床科室管理相比更是有着巨大差异。在一些三甲综合类医院，ICU 除了医疗团队和护理团队外还独立着如呼吸治疗师、血液净化小组等技师团队及负责辅助护士工作的工勤人员，虽然各个团队工作的内容和分工不同，但是相互间有着紧密的联系，并相互影响、相互制约。因此，护士长除了分管护理、护理教学及护理科研外其工作涉及这些团队具体事物的管理与协调工作。总的来说，ICU 护士长重症血液净化管理体现在人员和财力、物力管理上，分别具有不同特性。

1. 人员管理的特性 护士及工勤人员由 ICU 护士长负责管理，两者有着明显差异，医疗团队和技师则需要 ICU 护士长负责协调沟通。

（1）护士：CBP 护理小组受护士长直接管理，其人事关系、考评、工作业绩直接对护士长负责，对 CBP 护士所进行的任何操作、护理行为，护士长均承担相应管理责任。CBP 护士管理不同于普通护士管理，其技术难度更高，操作风险更大，《医疗技术临床应用管理办法》中明确将 CBP 技术列入高风险技术操作项目，因此，CBP 需要有相关技术能力的 ICU 护士参与并执行。护士长需要选定相应的护士进行培养，按照培训、考核、授权的程序对 CBP 护士进行严格的管理。ICU 护士长还应根据工作需要合理设置 CBP 护士的工作岗位和工作层次，制订工作计划、制度、原则、操作规程，制订 CBP 护士技能培养计划、继续再教育培训及发展规划，制订护理工作质控考核标准及方法，并进行阶段护理工作考核。此外，护士长需要对 CBP 护士工作的质与量进行评估，评估工作计划与执行有无偏差，对考核结果进行分析，提出整改措施等，保证护理工作的安全性。此外，护士长还应通过经济杠杆建立有效激励机制，建立适当的奖惩制度，奖勤罚懒，提高 CBP 护士的工作积极性。

（2）工勤人员：由于医疗体制的改革，目前医院护理员、卫生员等多属于医院外聘，人事关系上上隶属于服务公司等关系单位，其仅在工作范围、工作方法受护士长管理，工资、考勤、业绩考核等并不直接受限于护士长。工勤人员在重症血液净化护理中的职责较为简单，主要起到辅助 CBP 护士的作用。护理员仅从事和学习简单的生活护理，如为患者完成每天身体清洁等基础护理，帮助护士维持探视秩序，协助护士翻身拍背，为患者准备就餐和饮水等。卫生员主要在护士长的指导下分清不同区域的卫生清扫方法，及进行 CBP 医用垃圾运送处理。护士长在工作中应随时注意他们的工作状况，评

价工作质量，特别是督查工勤人员各项卫生安全措施的实施，不定时对医疗垃圾的处置转运进行督查，严防医源性污染的发生

2. 财力与物力管理特点 ICU 具有人员多、物资使用出入量大的特点。护士长财力与物力管理具有物质项目繁多、台账易重叠交叉、奖金分配结构层次复杂等特点，护士长需要对科室重症血液净化相关的固定资产、成本核算、奖金分配、医疗耗材及办公用品请领进行科学管理与合理应用，做好台账工作，掌控好科室重症血液净化的经济效益与社会效益。

（1）财力管理：主要指 ICU 护士长要对科室进行重症血液净化治疗时的经济效益进行统计核算，掌握重症血液净化治疗需要的各类耗材、医疗物质、办公用品情况，并进行医用耗材预算和规划物品的请领。护士长对所产生的经济效益进行统计核算，按医院规定的奖金比例进行奖金测算和分配，为了鼓励护士的工作积极性与进取精神，根据按劳取酬、按技术要素原则进行分配，按照工作分配量及工作质量、工作效果进行系统分配，建立激励机制和制订奖惩细则。

（2）物力管理：主要是对科室血液净化设备、办公器材、管路加热设备、耗材等进行分类建账，并建立库房，定期清点统计，对耗损和请领物品进行出入的平账，此外还包括设备更新预算筹划和对医疗设备运转状况、维修状况进行监督检查，如血液净化机有无定期清洁消毒、有无定期保养维护等。为了保证医疗安全，护士长应制订督查计划，定期和不定期地对医疗设备检修情况进行监督和记录。制订和强化管理制度，将职、权、责分清。

二、管理者内容

在重症血液净化管理中，护士长起到领导作用，主要负责行政管理、人员管理两部分，业务管理主要交由技术负责人或 CBP 护理组长负责。

（一）行政管理

1. 制订科室血液净化治疗相关护理工作目标计划，制订工作评价标准，制订质控考核标准。制订各项技术操作规程，消毒隔离规章制度、护理工作规范和工作原则，行使管理职权，指挥、组织、制订、协调和监督血液净化护理小组工作。

2. 贯彻卫生行政部门、医院及护理部的政策方针，指导 CBP 护理小组工作，反馈各方面信息，保证行政工作的有序运转。

3. 建立血液净化设备、耗材账目和健全库房管理制度，并进行有效管理。对科室奖金进行合理分配，提高 CBP 护理小组成员工作积极性。

4. 进行日常安全检查和制订预防措施、应急流程，防火、防盗，防止意外灾害，防止医疗护理事故、院内感染的发生。监督管理 CBP 消毒隔离、医用垃圾处理等，制订控制院内感染措施，预防医源性污染发生。防范差错、事故等不良事件发生，检查防范措施，执行不良事件报告制度。

5. 制订 CBP 人才培养、护士培训规划。把控 CBP 护理教学与科研工作，以理论指导护理实践，带领护理人员研究 CBP 护理工作的新问题、新技术、新方法，研究重症患者健康教育新方法、新途径，组织 CBP 护理教学查房，检查 CBP 工作质量，考察 CBP 护理小组成员水平。

6. 组织和指挥抢救工作。根据工作需要与医生、技师进行良好协调与沟通。

7. 监督 CBP 文书记录是否规范，监督治疗相关资料是否保存完整。

8. 监督工勤人员的工作和质量，保持清洁舒适的治疗环境。

（二）人员管理

1. 合理排班，做好护理人员考勤工作。合理安排护士岗位，维持科室良好的人际关系，推行激励机制，调动团队工作积极性。

2. 负责科室人事档案管理，完善护理人员档案内容，做好护理人员从业资质管理。在职护士要持有国家颁发的护士执业证书并获得相应卫生行政部门的注册许可，CBP 护士应同时持有正规血液净化培训或进修经历并取得合格证书才能独立上岗。

3. 加强护理人员思想政治、廉政风险建设，加强素质管理，评价护士品德素质是否符合职业道德，

评价护士心理素质等。

4. 考察 CBP 小组护士职责执行情况，监督护理工作质量，考察护理工作是否尽职尽责。

5. 考察护理人员的工作安全意识和职业防范措施，视其能否做到安全操作和自我防护到位，减少护士针刺伤事件及感染事件的发生。

6. 组织护理人员学习医疗护理法律法规，提高护士法律意识，督促团队遵纪守法。

三、管理者要求

（一）工作目标明确

护士长在重症血液净化管理工作中应有明确目标，使 CBP 护理小组每个成员清楚知道自己的工作任务和工作目标，在工作中有的放矢。护士长要根据工作任务和工作要求，制定工作目标，实施目标管理。在确立工作目标前应发挥民主精神，广泛听取 CBP 护理小组的意见，工作目标应有建设性、可执行性。在制订工作计划、实施方法时要先进行项目的可行性分析，分析应充分考虑各方面条件，全面综合地分析问题，一定要注意将内部条件与外部条件相结合，综合分析内外因素实现方案最优化。护士长 CBP 护理工作的总目标应该是为患者提供高水平的优质医疗护理服务，为患者提供安全舒适的治疗环境，为患者提供重症血液净化护理支持，减轻患者痛苦，促进患者康复，提高患者长期存活率和生活质量，减少合并症的发生。

（二）职责分明、管理到位

ICU 日常行政工作繁多，护士长应该学会放权、授权，在血液净化管理中抓住主要工作，具体的实施应该交由 CBP 护理小组组长来做，做到职权分明、管理到位。重症血液净化护理规划的制订、监督和检查，护理质量、水平，医疗安全措施的落实监督，科研工作掌控应是护士长的主要管理工作，一定要亲自把控。此外的其他工作，护士长应当知人善任，充分发挥护理骨干作用，发挥 CBP 护理小组的作用，科学分解工作和完善工作制度，恰当地将部分管理工作分配给组长及其他小组成员，既可以培养护理骨干的管理能力，又可以增加护理小组成员的信任感。例如，库房管理、物品清点、临床教学、消毒隔离、规范操作管理等，根据组长及组员的工作能力，委以相应的责任，护士长从全局把握，做到放手不放眼。

（三）完善监督机制和工作制度

护士长要在重症血液净化技术操作、护理质控、业务管理方面建立起完善的监督机制和工作制度。目前 ICU 血液净化工作制度并无全国统一的规范，主要还是参考《血液净化操作规程》并同时遵循省市卫生行政部门的要求结合医院自己的情况制订工作与监督制度。护士长要建立健全工作责任制、监督机制、信息反馈机制，领导团队有计划、有实施、有督察、有改进，做到执行到位、管理到位、督查到位、奖惩到位，建立一个工作作风严谨、工作能力突出、有仁心有技术的 CBP 护理团队。

（四）廉洁奉公，严于律己

护士长应当成为科室全体护士的典范，在制度面前人人平等，在经济利益、荣誉面前廉洁自律、大公无私、克己奉公。在管理中公平对待每一位护士，以制度职责规范行为，在创造积极进取的护理团队的同时还要建立团结友善、坚持原则的工作氛围，以人为本合理安排工作和关心护士，在工作允许的范围内和职责之内，体谅和关心下属，解决她们的实际问题，满足他们的合理要求，营造轻松愉快的工作环境。扶植正气，遏制不正之风，是建立优良团队的重要手段，领导者对错误的行为漠不关心和姑息迁就，就是对正确行为的否定和打击，并会使工作产生负面影响。正确处理工作中的矛盾，积极疏导护士不满情绪，纠正团队中的不良行为和不正之风，正直公正地对待护士，杜绝集体中不良事件的发生是保证集体凝聚力的关键，也是使护理工作顺利进行的关键。

四、主要管理制度

（一）查对制度

查对制度是保证 ICU 进行 CBP 护理质量的核心制度，是患者治疗安全的保障。在进行 CBP 操作时必须制订查对内容，在每次操作时严格实施。

1. 操作前查对 在预充管路前查对患者姓名、性别、年龄、住院号；查对医嘱及治疗处方；检查血液净化滤器和管路的型号及外包装是否完好，是否在有效期内，如有异常，严禁使用。

2. 操作中查对 连接患者血管通路前查：管路与患者血管通路连接前再次查对患者姓名、住院号、血液净化滤器和管路的型号、治疗处方，检查所有管路是否夹闭，检查动脉夹、静脉夹、肝素夹是否打开。核实无误后再连接。

3. 操作后查对 治疗开始后查：在治疗开始后再次核对患者姓名、住院号、血液净化滤器和管路的型号、各项治疗参数及管路的连接情况。

4. 治疗结束查对 下机前查对检查治疗时间与超滤量的完成情况，以及治疗期间医嘱的执行情况。有条件应由CBP护理组长进行核查。

（二）设备物资管理制度

1. 血液净化设备管理 ICU主要的血液净化设备包括血液净化机、血液管路加温器、应急电源装置等，应在医院临床工程科或设备管理科的要求与指导下定期进行数量及完好率的评估，定期对设备的性能、工作状态进行检测维护，设备保养、维修及消毒情况记录等。

2. 血液净化耗材管理 建立血液净化耗材管理制度，按照规定进行存储。贵重耗材应由专人负责，可定基数管理，由专人负责检查使用情况并补充消耗量。定期对领用和使用物品数量总结，有异常情况应进行分析总结。

3. 抢救物资管理 遵循ICU抢救要求并结合重症血液净化特点进行抢救物品配置与管理。

（1）ICU常规匹配除颤仪、监护仪、气管插管等心肺复苏的专用抢救设施。

（2）ICU抢救车配置应注意兼顾血液净化并发症如低血压、心律失常、过敏反应的处理需要。

（3）专用抢救设施应定数量、定放置地点、定专人管理、定期检查维修。

（4）ICU的应急电力、氧气及负压装置应随时保证适用。

（三）重症血液净化护理差错事故、意外登记报告制度

1. 发生护理差错事故、意外应立即通知医生采取积极的补救措施，以减轻、消除差错事故、意外造成的不良后果。

2. 发生护理差错事故、意外时，当事人应向护士长作口头和书面报告，报告差错事故、意外的原因、经过、后果及相应的处理过程。

3. 一般差错事故、意外由当事人或护士长根据医院规定填报不良事件报告表上交护理部，严重差错事故、意外应由护士长立即报告科主任、护理部及相关行政部门，并在医院规定时间内上交书面材料。

4. 护士长对所发生的差错事故、意外应及时组织讨论与总结，吸取教训，改进工作。

（四）重症血液净化患者抢救制度

1. 在ICU危重患者上机CBP治疗过程中，护士密切监测病情变化，及时进行抢救。

2. 抢救工作应由主治医生、护士长和（或）CBP组长上负责组织和指挥，对重大抢救或特殊情况（如三无患者）须立即报告医务科、护理部及分管院长。

3. 在抢救过程中，应按规定做好各项抢救记录，抢救记录补记应在抢救结束后6小时内完成。

4. 抢救车及抢救器械由专人保管，做好急救、抢救药品、器械的准备工作，随时检查，随时补充。确保药品齐全、仪器性能完好，保证抢救工作的顺利进行。

5. 抢救时，护理人员要及时到位，按照各种疾病的抢救程序进行工作。护士在医生未到以前，应根据病情，及时做好各种抢救措施的准备，如吸痰、心肺复苏、建立静脉通道等。在抢救过程中，护士在执行医生的口头医嘱时，应复述一遍并获得医生确认，使用后应认真、仔细核对抢救药品的药名、剂量，抢救时所用药品的空瓶，经两人核对后方可弃去。抢救完毕立即督促医生据实补写医嘱。

6. 抢救时，非抢救人员及患者家属一律不得进入抢救现场，保证抢救秩序正常。抢救完毕，整理抢救现场，清点抢救药品，及时补充，急救物品完好率要达到100%，清洗抢救器械，按规范分别消

毒以便备用。

7. 认真书写抢救护理记录单，字迹清晰、项目齐全、内容真实全面，能体现抢救过程，确保护理记录的连续性、真实性和完整性。

（五）交接班制度

严格的交接班是保证 CBP 治疗安全的基本保障。

1. 设备、设施的交接 设备、设施的准确交接是保证治疗及时进行的基础条件。应定期对净化设备的放置位置及使用状态、物资耗用情况进行准确登记、交接，使各班次护士较好地掌握相关信息，及时对机器、设备故障材料消耗、人员分布情况做出反应，保证 CBP 治疗任务的顺利完成。

2. 治疗情况交接 应建立起由患者基本资料、抗凝方式、特殊生命体征变化、特殊管路事件及重要治疗调整备注等内容组成的治疗交接记录，作为主要的交接班内容，以晨交接和床旁交接的形式实现，治疗开始前与治疗结束后的床旁与书面病情交接非常有必要。晨交接以全天的总治疗的情况为主，床旁交接以患者的病情变化和治疗的动态变化为主。主要的床旁交接班内容包括：①患者生命体征的变化；②患者液体出入量的平衡情况；③患者血电解质及酸碱平衡状态；④体外循环凝血及患者的全身出血倾向；⑤患者血管通路的使用状态；⑥治疗的进行状态。

（六）例会制度

由于 CBP 治疗的需要，CBP 护士的集中讨论和沟通十分有必要，由护士长或专业组长根据质量控制中存在的问题、专业培训与发展等需要召开由全体 CBP 护士参加的例会，一般每月 1～2 次。例会的内容提前安排，可以邀请医生进行专题讲座，涉及的内容可以包括解决疑难操作、新技术实施方法与质量控制手段、质量考核情况与整改要求、新的指南学习等。

（孙　超　骆晓琳）

第二节　重症血液净化护理质量控制

护理质量控制也被称为护理质量的标准化管理过程，主要是通过制订业务管理标准、护理技术管理标准、护理方法管理标准等多个标准，设定护士在工作中应担负的责任、工作范围、工作流程、操作规程、技术管理标准、工作质量评估、工作量统计分析方法等，并对相关内容进行追踪考核。护理质量控制主要通过持续质量改进（continuous quality improvement，CQI）实现。应用 CQI 可以实现持续、高水平、有效护理质量改进，改进科室管理流程，达到提高科室管理水平、改善患者预后、降低医疗费用的目的。

重症血液净化治疗实施得当可以改善患者预后，但是治疗的任何失误都可能带来更严重的损伤。因此，护理人员作为重症血液净化治疗最直接的操作者和监测者，重症血液净化护理质量控制就显得尤为重要。

一、重症血液净化护理质控与改进的必要性

（一）患者治疗安全需要

伴随着重症医学的发展与进步，重症血液净化治疗在重症医学科的应用已经日趋广泛并走向成熟，这种广泛应用和成熟不仅只是体现在适应证与适用范围扩大、技术手段多样化、疾病预后改善等方面，更是体现在治疗技术操作规范、整体治疗策略完善、患者血液净化护理质量控制与改进等多个方面的全面提升。因为不同的血液净化原理、方式和治疗目的，重症患者在接受血液净化治疗过程中清除体内毒素、水和多余的代谢产物等的同时，也会清除各种不同的营养物质或需要保留某些成分，此过程常伴随着一系列的治疗安全隐患，如抗凝的过程中监测发现因抗凝不足或抗凝过量造成的滤器凝血或患者凝血功能紊乱，治疗计划的不当或护理人员实施失误导致的水电解质、酸碱平衡失调，护士液体管理和平衡监测不当导致的循环不稳定等，这些不安全因素，有的能够很快显现出临床症状，如高血钾或低血钾导致的严重心律失常，但有些有可能是不易察觉的损害，如每次

治疗液体负平衡导致的隐匿性肾脏血流动力学障碍。重症患者在血液净化治疗过程中的安全要求已经成为重症患者治疗中不可或缺的核心内容之一，患者治疗安全需要促使重症血液净化护理不断进行质量控制与持续质量改进。

（二）院内感染控制的需要

感染是导致重症患者最终走向多脏器功能衰竭的主要原因之一。进行血液净化时，血液净化导管的置入与连接、置换液或透析液的配制与更换、血液标本的采集等多个环节都有可能导致新的感染源，其中血管通路相关性感染最为严重。临时性中心静脉导管作为通路被运用于血液净化治疗，其导管相关性感染（catheter related infections，CRI）的发生率很高，引起的病死率为 12.0%～25.9%。中心静脉导管引起的感染率也远高于自体动静脉内及人造血管内瘘（表 18-2-1），美国相关统计资料显示，导管引起的感染平均住院天数为 6.5d，所需的住院费用为 3700～29000 美元。因此，院内感染的护理质量控制与持续质量改进对于重症患者尤为重要。

表 18-2-1　不同类型血管通路的感染率

血管通路类型	感染率
无隧道的中心静脉导管	5.0 例/1000 导管日（3.8～6.5 例/1000 导管日）
股静脉插管	7.6 例/1000 导管日（1 周后感染率上升 10%）
颈内静脉插管	5.6 例/1000 导管日（2～3 周后感染率上升 10%）
锁骨下静脉插管	2.7 例/1000 导管日（4 周后感染率上升 10%）
有隧道、带袖套的中心静脉导管	3.5 例/1000 导管日
聚四氟乙烯血管动静脉内瘘	0.2 例/（患者·年）
自体动静脉内瘘	0.05 例/（患者·年）

（三）标准化护理需要

重症患者治疗常需要多学科合作，血液净化过程中的许多问题更需要多学科协作，这就导致了不同治疗团队间，甚至同一个团队内部治疗方案多样而且易变，导致护理人员对重症患者进行护理时观察要点不到位、治疗方案实施不当、交接表信息量繁多导致遗漏等，及一些护理人员将个人习惯或个人理解带入工作，这是目前护理人员不可回避的问题和困惑，这不仅不利于护理人员换班时的工作交接，加重护理人员心理负担与工作量，还可能导致患者及家属对医护人员不信任，甚至与之发生冲突。质量控制有标准化的基本要求，进行护理质量控制与持续质量改进有利于建立标准化护理，降低个人习惯对护理质量的影响。

（四）成本控制需要

有效的成本核算与控制是现有医疗资源发挥最大作用的保障。重症患者医疗成本远高于普通患者，血液净化的实施又常导致其成本进一步大幅增加，院方需要投入了更多的人力物力，患方则需投入更多的财力。因此，进行有效的护理质量控制有利于降低医疗资源浪费，降低医疗成本包括医疗费用、医疗人力和物力等，也有利于减轻患者经济负担。确保把血液净化实施于恰当的患者，在合适的时间给患者实施恰当方式的血液净化，减少血液净化并发症是质量控制的一个重要目标。

（五）护理科研需要

护理研究是护理实践质量不断改进的基础，尤其是基于临床的护理科研项目能够为护理工作提供翔实的数据资料及观察分析，解决护理实际问题，促进护理理论和技术发展。护理科研为护理质量控制与改进提供思路，反之通过护理质量控制与改进验证护理科研成果，两者相辅相成，互相促进。

二、重症血液净化护理质量控制内容

护理质量管理标准基本是在国家制订的标准、行业专业标准基础上根据各医院自己情况制定的符合工作实际状况的规章制度。血液净化治疗机构的护理质量管理，目前主要按照《血液净化标准操作规程》及血液净化相关指南或专家共识进行质控。《医疗机构血液透析室管理规范》和《血液净化标准操作规程》及各省市另行规定的血液净化质量管理规范是目前我们国家的标准、专业标准，是进行血液净化护理质控的行动指南，是进行标准化质量管理的行动准则。同时，结合本医院工作的具体情况还需要制定相应的具体质控标准进行管理，检查、考核和规范护理人员的行为。护士长在制定护理质控标准时应当注意具有科学依据和先进性，通过质量控制能使工作效率大幅度提高，应当注意具有实用性、合理性及可行性，符合血液净化护理工作的具体情况，便于执行和管理，能使工作有序顺畅地进行，应当具有科学性和前瞻性，能够预防和避免不良护理事件的发生，有助于提高护理质量，有利于血液净化护理事业的发展。

狭义的重症血液净化护理质量控制内容主要指在技术层面的质量控制，使血液净化治疗与护理标准化，主要包括血液净化上下机、运转中的滤器质量监测、设备报警和故障的处理等。因为血液净化治疗的目的是改善患者的预后，其作用的发挥除了这项治疗措施的本身，也与其同步的其他治疗相互影响，因此除了护理技术及质量管理之外，重症血液净化护理质量控制还应包含如血流动力学管理，水电解质平衡、感染控制，并发症预防与处理等多个方面。

（一）重症血液净化护理技术管理

1. 一般基础护理技术管理 患者护理路径；患者及家属接受血液净化治疗健康宣教与患者管理；生命体征测量；各种注射技术；静脉穿刺及输液技术；治疗物品及无菌物品准备及管理；血液净化治疗器械消毒方法、无菌操作技术；消毒隔离技术等培训和考核管理。

2. 常用抢救技术管理 心肺复苏技术、心电监护、心电除颤技术、给氧（含机械通气）、吸痰等抢救技术及程序等考核与考评管理。

3. 专科护理技术管理 ①血液净化治疗前准备、治疗操作、治疗相关技术操作（输液、输血、注射药物、取血等无菌操作技术）、治疗中观察护理技术、治疗结束后下机相关技术操作等的培训、考核、评价管理。②常用血液净化设备操作规程及技术方法的评价、考核和评定管理。

（二）重症血液净化护理质量管理

1. 患者及家属重症血液净化相关健康教育内容、方法、效果的考评和管理。

2. 对患者生活饮食指导的内容、频率、方法、效果评价和考核。

3. 对护理组与个体护士工作质与量的评价与考核（完成患者治疗次、治疗质量、健康指导人次、指导效果，患者及家属相关知识知晓率、行为改变率等）。

4. 评价治疗安全率，差错事故发生率。考察促发原因和条件，制订整改措施，防患于未然。

5. 做患者满意度调查，了解护理服务质量优劣；考评护理素质和护理职责及职业操守。

6. 评价临床带教、护理查房内容、质量；理论考试、操作评比；考察护士专业知识和新技术掌握情况和水平。

7. 重症血液净化专业知识考核包括治疗原理、适应证、禁忌证、并发症、报警处理、置换液配制、治疗用药与检验等，对应知应会内容的掌握状况进行评价。

8. 考核护理文件书写规范与达标率。

（三）重症血液净化血流动力学护理管理

血流动力学是否稳定，是重症血液净化护理的重要质量控制目标，容量平衡管理与监测是其重点。容量平衡的监测与管理主要包括医生对患者初始容量水平的评估，护理人员血液净化过程中的液体管理，及密切监测和再次评估等内容，此外护理人员还应对脱水的时机、速度、总量及引血速度等问题进行整体把控。

ICU 护理人员通常需要面对复杂的血流动力学问题，尤其是需要接受血液净化治疗的重症患者，因此多数医疗单位会要求护理人员能够熟练掌握血液净化液体管理三级容量管理内容。重症血液净化管理不善导致的血流动力学不稳定既不利于血液净化的进行，也不利于重症患者的恢复，因此血流动力学质量管理直接影响了重症血液净化护理的质量控制。

（四）重症血液净化抗凝管理

重症血液净化的抗凝管理是整个质量控制的难点，一方面抗凝剂的选择与剂量需要医疗团队根据不同疾病种类、不同病理生理需求及患者凝血功能进行反复详细评估判断；另一方面在血液净化治疗过程中护理人员需要熟练掌握各种重症血液净化抗凝方法原理及注意事项、不同抗凝剂观察要点，需要密切监测滤器水平和患者情况，反复评估抗凝剂走速是否需要通知医生进行优化调整，以保障血液净化治疗的顺利实施。血液净化治疗期间的凝血功能质量控制主要包括以下几个方面。

1. 血液净化治疗前凝血状态监测　主要是为了评估患者的基础凝血状态，指导血液净化治疗中抗凝剂种类和剂量应用这一方面主要由医生完成评估。血液净化治疗结束后凝血状态评估主要是了解患者进行治疗后凝血功能是否恢复正常及是否具有出血倾向。

2. 血液净化过程中凝血状态监测　护理人员监测内容主要包括体外循环管路、滤器中凝血状态的监测和患者全身凝血状态的监测。抗凝过度易造成患者出血，抗凝不足则会导致管路或滤器过早凝血下机。因此护理人员需要将两者联系起来一起进行分析判断才能全面地判断血液净化过程中凝血状态。

3. 不同抗凝剂监测指标　护理人员应熟知各类抗凝剂常用的监测指标，根据指标及时发现异常汇报医生进行处理。例如，肝素抗凝时应采用 ACT 或 APTT 进行监测，一般以 APTT 延长 1～1.5 倍最为合适；枸橼酸钠抗凝则应监测滤器后和患者体内游离钙离子的浓度，一般体内游离钙浓度维持在 1.0～1.2mmol/L，滤器后维持在 0.2～0.42mmol/L。

4. 血液净化治疗结束后凝血状态监测　主要是为了了解患者进行治疗后凝血功能是否恢复正常及是否具有出血倾向。

5. 出血、血栓与栓塞等并发症监测　各种出凝血相关的并发症可能直接或间接影响血液净化的顺利进行，甚至影响患者的预后。

（五）重症血液净化水电解质、酸碱平衡管理

血液净化是治疗严重、顽固电解质紊乱的重要手段之一，但不恰当的护理操作与监测可能会导致严重的水电解质、酸碱平衡紊乱，所以护理人员需要在血液净化过程中对患者内环境进行密切的关注与仔细的监测。临床上由护理人员导致水电解质、酸碱平衡紊乱的主要原因包括：

1. 护理人员置换液或透析液配制失当　血液净化治疗超滤会导致大量电解质丢失，若透析液/置换液相应电解质缺失或补充不当，常会导致电解质异常的发生。

2. 碳酸氢钠未及时调整或未泵入　在多数 ICU，碳酸氢钠作为 B 液是独立存在于血液净化管路之外的，因此碳酸氢钠的异常并不会引起血液净化设备的报警。护理人员如若未根据医嘱及时调整或未打开碳酸氢钠，会造成酸碱平衡失调。

3. 枸橼酸钠抗凝相关的电解质紊乱　枸橼酸钠抗凝时，由于枸橼酸钠可以螯合钙离子，分解出钠离子，所以可能导致钠、钙离子的波动。采用枸橼酸钠进行抗凝时抗凝过度或钙离子补充不足可造成低钙血症，补充过量可能造成高钙血症，另外还存在高钠血症、代谢性碱中毒等问题。

（六）重症血液净化血糖管理

血糖的剧烈波动及低血糖对于重症患者而言是十分危险的，在血液净化治疗中，由于置换液或透析液中葡萄糖、缓冲碱、胰岛素的应用均可影响重症患者的血糖，所以，血液净化治疗中血糖的管理也具有十分重要的意义。

（七）滤器和导管管理

滤器使用时间过短可导致治疗的频繁中断，不能完成治疗目标，同时也提高了治疗成本。滤器使用时间过长则血液净化器接近饱和，清除效果明显下降。另外导管血栓和位置不良除了会影响血液净化质量外，还可能增加栓塞、感染等并发症的概率。

（八）重症血液净化感染控制

感染是重症患者包括急性肾损伤在内的多器官功能障碍的主要原因，因此也常是实施血液净化的始动起因。血液净化时，导管置入与管理、管路连接、置换液和（或）透析液的配制、留取血标本等

各个环节都可能造成严重的感染，从而导致不仅原有疾病不能得到控制，反而造成新的或是二次打击，迁延病情甚至加重病情。严格的感染控制措施对于重症患者尤为重要，医务人员进行医疗操作前应佩戴帽子、口罩，在接触患者前后或治疗设备前后，应严格遵守手卫生制度，并在治疗过程中严格遵循感染监控的各项制度。

（九）常见血液净化治疗报警处理能力

及早发现和处理血液净化治疗中的报警是维持其治疗安全性和连续性的必要保证，是重症患者血液净化治疗安全要求的必要条件。常见的报警可分为：警告性报警、故障报警、警示性报警、建议性报警四种。在出现可能造成患者危险，需要操作人员立即干预的情况下，如回输管路出现气泡或回输管路极端正压等情况，机器会发出警告性警报，表现为急促频繁的警报声，同时红色指示灯亮起暂时中止治疗，保证患者安全。系统因故障不能监控患者安全时，如自检失败，软件错误或硬件故障等情况，机器会发出故障警报，设备会发出急促警报，红灯亮起，中止治疗。输入液体不足，如透析液，置换液溶液已空或废液袋已经满时发出警示性报警，血液和注射器泵可以继续运行，这时机器暂时中止治疗，应对目前情况，设备报警为缓和警报，黄灯亮起进行提示。需要行预防性维护时发出建议性报警，患者无即时危险，治疗继续进行，设备报警缓和，黄色指示灯亮起。我们的操作人员应熟练掌握这些常见报警，以保证患者的安全和血液净化治疗的顺利进行。

三、重症血液净化质量控制的实施

（一）建立相对完善的质量控制制度

重症血液净化质量控制需要重视制度建设，建立标准化的操作及流程。完善的重症血液净化护理管理制度能够使质量控制有法可依，重症医学科的护理管理者只有建立统一完善的重症血液净化实施流程和质量控制的方案，才能对实际护理工作进行有效监测、评估和改进。虽然重症护理还是一个年轻的尚在不断进步的学科，重症血液净化护理更是这几年许多单位刚刚树立的亚专科方向，如何建设与发展还有许多难以明确的疑问与困惑，在建立质量控制标准细则上还有很多不明确或相互矛盾的地方，但这未能成为影响我们实施质量控制的绊脚石。在血液净化临床护理工作中进行护理质量管理，需明确职责理及运作系统，统一操作，发现问题分析问题，从而进行有效的质量改进。由于我国重症血液净化护理起步较晚，血液净化的发展参差不齐，可借鉴的管理制度不多，目前各单位实施的重症血液净化标准化操作及流程主要通过卫生部法规及相关指南及专家共识结合科室特点而成。

重症血液净化护理质量控制主要制度如下。

（1）血液净化各类人员职责（医生、护士长、护士、辅助人员）。

（2）重症血液净化院内感染控制制度（环境、机器、床单位、空气、手卫生、医疗废弃物等）。

（3）重症血液净化护理操作规范（患者及家属宣教、物品准备和核对、上下机操作、血液净化治疗过程监护、报警处理，自循环建立、临时血管通路护理、各种并发症防范、信息记录和反馈等）。

（4）重症血液净化护理带教制度、护理科研制度。

（5）血液净化设备和财产管理制度等。

血液净化护理建立持续质量管理体系专业技术要求高，涉及许多复杂的操作技能，进行持续质量控制与改进需要建立一个完整的质量管理体系。在科室主任和护士长的领导下根据科室特点及人员技术素质建立一个完整的组织架构，完整的组织架构有利于明确工作职责、提高工作效率、提高重症血液净化治疗质量。一般情况下这个组织架构应包含质量监控、院内感染、教学科研、设备材料管理等多个方面（表 18-2-2）。

表 18-2-2 重症血液净化质量控制组织架构

组别	负责人	职责
质量监控	科主任、护士长	制订、修改各项制度和规范；检查、督促各项制度和规范的落实情况；监控重症血液净化护理质量不良事件，及时分析总结讨论；负责患者及家属满意度调查

续表

组别	负责人	职责
院内感染	院内感染监控护士	消毒、隔离工作的推行及检查评估；监测环境及空气培养；监测医务人员手卫生、感染控制措施落实；对辅助人员院内感染工作进行指导、检查
教学科研	血液净化专科护士、ICU 专科护士	组织血液净化人员业务学习；检查考核带教质量；负责护士血液净化继续教育；参与护理科研工作；血液净化护理疑难问题讨论；医疗文件书写及归档；重症血液净化护理健康教育
设备材料管理	血液净化专科护士	设备仪器的消毒、维护和保养；耗材及其他用品的出入库

（二）积极的护理质量跟踪

重症血液净化技术的特殊性决定了护士的工作性质。血液净化过程中任何一个技术环节都可影响治疗质量，护士又是与患者接触最多、最直接的专业人员，因此血液净化护士的质量控制能力直接反映了血液净化护理质量管理的效果和血液净化服务的质量。积极的护理质量跟踪有利于提高重症血液净化质量控制效率和成果。在实施质量控制的过程中要不断地发现问题，制订减少问题出现概率的目标，积极寻求相关的途径，从而改善质量。为提高重症血液净化护士的素质，减少护理缺陷的发生，根据 CQI 原理，建立质量体系管理，由质量监控组与护士长共同进行护理质量跟踪。

需要跟踪的血液净化护士的控制质量包括：①对患者病情、心理、依从性的评估和沟通能力。②专业技术能力，机器设备的规范操作使用、穿刺技术和维护能力、病情监测、并发症评估和干预、特殊液净化技术的操作和方法。③服务理念和方法。④紧急事件处理能力及沟通能力。⑤护理教育能力。⑥消毒隔离措施执行能力。⑦护理理论、操作技能考核。⑧观察、研究、总结和开展科研的能力。

（三）团队建设

独木不成舟，有效的护理质量控制管理需要整个团队为之付出努力，成功的团队建设可以起到事半功倍的作用。团队合作有利于制订科学的管理制度，有利于进一步加深和明确重症血液净化护理在重症护理团队中的位置，有利于发现和解决重症血液净化治疗中存在的问题，以此才能做到周期性的持续质量改进。为改善重症血液净化护理的质量控制，团队建设应该包括两个部分：重症血液净化护理团队和重症血液净化质控小组。前者是护理质量控制的执行者与基础，后者是护理质量控制的监督与保障。目前，国内外已经有部分中心建立了专业的重症血液净化团队，以确保和提高重症血液净化的治疗效果。

专业的重症血液净化护理团队应具备重症血液净化相关专业知识，并由明确分工的护理人员组成。专业的重症血液净化护理团队是一个完善且分工明确的护理团队，与传统模式相比，其主要优势在于科学、明确分工，具有人员角色、职能明确，严格的质量控制与管理制度，及不断自我提高的特征。角色、职能明确将大大提高医护人员在重症血液净化治疗中各自职位上的工作效率，减轻护理工作压力。组建专业的重症血液净化团队有利于重症血液净化治疗安全、规范进行。高效、规范的重症血液净化治疗必须借助专业的重症血液净化护理团队合作才能完成，其是执行各项质量控制标准的主体。重症血液净化专业护理团队概念的提出和尝试也证明了团队合作为重症血液净化带来了系统化的管理和质量控制，在提高重症血液净化的治疗效果的基础上，极大地保证了血液净化治疗期间患者的安全。

血液净化质量控制小组一般可在科主任的带领下，由护士长及熟悉重症血液净化工作的护理组长组成。重症血液净化质控小组工作重点不同于重症血液净化护理团队，后者主要负责治疗与护理的临床开展，前者主要对后者工作质量进行督查。血液净化质量控制小组应建立自己的工作制度和工作流程，对重症血液净化护理团队进行的血液净化治疗与护理进行有效的监督、评价、考核，确保血液净化治疗的正确实施和重症患者的安全。

（四）综合管理

由于重症血液净化治疗技术复杂，新技术新方法不断涌现，影响治疗效果的环节多，设备依赖性高，常容易发生一些医疗问题，这就需要每一个医务人员必须严格遵守规章制度，分清职责，加强岗位责任制，如在配置置换液的过程中应有严格的查对制度；对开展的新业务、新技术要反复学习和探讨，先模拟操作再正式操作；对血液净化设备保养、维护到位，特别是机器的秤平衡、压力监测等应经常检查校正等。医务人员通过对血液净化治疗过程、设备、抗凝的管理，提高血液净化效果，减少并发症，提高患者的安全性、舒适度，这是重症血液净化质量控制的具体表现。在具体实施过程中，护士要尊重患者主诉，发现问题及时通报当班医生，合理解决医疗问题。提倡人性化管理，使患者和家属对康复建立信心。

总之，质量控制是重症血液净化护理工作的重要组成部分，持续的护理质量改进是患者安全实施血液净化治疗的保障，也是重症血液净化护理发展的保证。

（骆晓琳　孙　超）

第三节　重症血液净化常见护理不良事件及防范

护理不良事件是指护士在临床护理工作中，由于各种原因引起的，不在计划中、未预计到或通常不希望发生的事件，常称为护理差错和护理事故。不良事件的影响因素范围较广，包括医护人员因素和非医务人员因素及不可抗力的因素。医护人员因素，如医护人员在从事医疗护理活动的过程由于行为过失和疏忽造成患者的人身伤害事故。非医务人员因素及不可抗力的因素，如患者跌倒、坠床后损伤，自杀。护理不良事件的促发原因很多，责任也不全都是医疗护理的提供者，有些由不可抗力所致。临床护理不良事件常因评估不足、干预不足、责任心不强、违反操作规程或专业技术水平缺乏而发生，可直接或间接地对患者产生不利影响。

护理管理者应重视寻找导致护理不良事件真正的原因，寻找和挖掘诱导护士人为犯错的不易被发现或察觉的客观环境、条件、程序、系统操作的缺陷等，及时发现、及时纠正和及时弥补工作环节、工作环境、医患关系等重要因素中的不足之处，对薄弱环节和缺陷及时和不断地进行整顿和改进，行之有效地实施以预防为主的危机管理，对预防医疗护理事故起着关键的作用。另外，还应加强医护人员的思想品德教育、技术素质的教育，提高医疗护理质量，提高和加强与患者及其家属的沟通技巧，增强医护人员对不良事件的警惕性，加强集体观念和血液净化护理责任感，发现不良事件及时上报，形成掌握信息、分析信息、制订决策、推行实施、效果评价、组织预防的整个组织体系，以能够有效防止医疗不良事件的发生，保证医疗安全。

一、重症血液净化护理工作中的薄弱环节

（一）设备操作方面

（1）未遵守机器操作规程进行操作。

（2）未遵守工作程序进行操作与核对。例如，①上机治疗前未检查置换液配方、治疗参数。②不注意或未了解患者血流动力学情况，引血速度过快、脱水过度。③引血后未设定脱水速度或治疗参数设置不当。④接血后忘记使用抗凝血药或未调整抗凝血药注入速度。⑤机器操作不熟练，应对特殊情况的发生时处理不熟练。⑥血液加温设备忘记开启或温度设置不当。

（3）设备、耗材保存不当。

（二）护理操作方面

（1）物品准备不齐全，如无菌物品、置换液配制准备等。

（2）动脉端或静脉端引血失败或下机封管未严格执行封管程序造成血栓形成，甚至堵管。

（3）管路固定不牢、管理连接处未紧密连接，造成漏血或引入空气。

（4）无菌操作不严格，无菌物品消毒日期未核对。

（5）治疗中医嘱参数改变未及时执行。

（6）治疗中化验取血错用回输端。

（7）特殊治疗时惯性操作，治疗方案未核对。
（8）专业护理操作不熟练，报警处置欠妥当。

（三）健康宣教方面

（1）专业知识理论学习不够。
（2）未制订教育计划的盲目指导。
（3）未掌握患者全面情况，无针对性。
（4）灌输了错误认识或方法。

二、血液净化常见护理不良事件的分类

重症血液净化护理不良事件可分为人为事件和机械事件两种，其中人为事件更有可能发展成严重的医疗事故（表 18-3-1），机械事件常与机器运转不良及维护不当有关。

表 18-3-1　重症血液净化常见护理不良事件及后果

治疗阶段	常见不良事件	后果
准备工作	置换液配制错误	电解质紊乱
	抗凝药配制、种类或核对错误	出血、凝血、肝功能损害
	拿错血液净化器型号	过敏、延误治疗、增加患者费用
	违反无菌操作	感染
	遗忘注射、采集标本等	延误治疗
	对患者缺乏评估	病情变化
	预充液、预充方法错误	凝血、电解质紊乱、过敏
	管道固定不当	脱管、折叠
上机	忘记或错误设定治疗参数	延误患者治疗，影响治疗效果，造成水电解质、酸碱紊乱等不必要的伤害
	忘记或错误设定抗凝剂参数	出血、凝血、肝功能损害
	忘记或错误设置血液加温器温度	低体温、溶血
	静脉壶液面设置不当	空气栓塞、压力探头打湿、报警不良
	引血速度达到目标值过快	血流动力学不稳
	引血速度达到目标值过慢	凝血
治疗中	医嘱治疗参数改变忘记确认	延误治疗、治疗达不到要求
	未及时更换液袋，误入空气	增加空气栓塞风险
	报警处理欠妥当	凝血
	忘记治疗中特殊用药、血标本采集	影响综合治疗
	治疗记录不规范或错误	影响医生治疗判断
治疗结束	忘记下机前评估	出现下机不良反应
	回血时空气混入体内	空气栓塞
	针刺伤	自身血源性传染病发生可能
	消毒隔离工作未落实和执行	感染、增加血源性传染病感染可能
	设备随意放置	设备损坏
	未严格执行封管程序	导管血栓形成、堵管
	忘记下机治疗数据记录	影响医生治疗判断
健康宣教	沟通不到位、宣传内容错误或有偏差	护患矛盾

三、重症血液净化护理不良事件常见原因

1. 与客观因素相关的常见原因

（1）工作空间条件有限，物质存放散乱或不合理。

（2）新同事或低年资护士技术尚不熟练。

（3）工作流程、制度不完善。

（4）重症患者护理工作任务多，过于疲劳。

（5）抢救工作紧张，人手不够。

（6）护理管理不善，护理人员工作态度作风松散。

2. 护士个体主观因素产生的护理缺陷

（1）工作散漫，未严格遵守操作规程，违反护理规范、常规。

（2）思想问题未解决，工作中带着情绪。

（3）工作不认真，疏忽大意，缺乏责任感。

（4）人际关系紧张，工作间配合不良。

四、护理缺陷的防范措施

针对重症血液净化常见护理不良事件，在治疗前做出相应的防范措施，可以减少此类事件发生，避免因此产生的医疗事故或医疗纠纷，参见表 18-3-2。

表 18-3-2 重症血液净化护理不良事件防范措施

时间	防范措施
治疗准备	确认治疗参数、治疗目标
	确认机器开机自检正常、血液加温设备正常、秤偏移在正常范围
	确认电源、置换/透析液配制正确
	核对患者，检查血液净化器及配套管路型号、包装、消毒有效期
	确认抗凝剂种类、配制方法、使用途径、速率
	注意管路连接方式，确保正确
	确认预充方法，完成预充后确认静脉壶液面高度
	确认物品准备齐全
	预充自检确认通过
治疗开始前	评估患者生命体征、血流动力学情况
	再次确认患者的治疗方案等
	再次检查整个体外循环是否连接正确、妥善固定、管路无夹闭
	无菌操作规范、做好手卫生
	评估血管通路
	使用正确的消毒剂对穿刺部位、连接口进行消毒
	根据治疗方案正确设置各项治疗参数
	检查是否进入治疗状态
治疗中	注意体外循环管路与血液管路的连接是否正确、紧密
	引血时从低流量开始，血流动力学平稳后逐渐调节至目标血液流量
	确认抗凝剂的准确注入量、各项治疗参数设置
	密切巡视患者，观察生命体征，注意血流动力学改变
	及时发现和干预并发症的发生
	观察机器运转，及时处理机器报警，及时与医生联系
	注意电解质、凝血等监测结果，注意置换液\透析液配方变化

续表

时间	防范措施
治疗结束	评估患者血压、心率、治疗时间、脱水量等
	核对并执行结束前的治疗，如标本采集
	回血时注意控制血液流量，避免回血过快
	确认患者生命体征平稳
	观察患者穿刺部位有无出血、血肿
	总结记录各项参数、做好护理文书记录
	做好床边交班
	进行结束的消毒程序，如医疗废弃物处理
	护士手卫生等

为了减少护理不良事件发生，护理管理者应该从下面几个方面着手管理。

1. 发挥护理系统管理的职能作用，护理质量检控实施自检、质控小组检等逐级质控管理程序。

2. 对护理人员加强责任心教育、职业道德教育，注意护理人员个人素质的培养，提高自律性。

3. 严格贯彻操作规程，实行操作统一化、规范化。执行各项查对制度。

4. 提高护理人员业务能力和技术水平，加强正规培训、考核，不断提高专业能力和护理患者能力。

5. 寻找工作中的问题和事故苗头，抓好易发生缺陷的薄弱环节和关键环节控制，制订和实施整改措施，堵塞医疗护理漏洞。

6. 保证临床护理教学质量，做好临床带教工作，防止新护士出现护理缺陷。

7. 完善护理记录书写，加强病案保管，保证患者信息的连贯性，便于护士掌操全面完整情况和主动工作。

8. 建立护理缺陷登记报告制度，发生护理缺陷后，要积极采取补救措施，以减少或消除由护理缺陷所造成的影响及不良后果。

9. 发生护理缺陷的各种有关记录、检验报告及造成事故的药品、液体、器械等相关证物均应要善保管，不得擅自涂改和销毁，准备鉴定。

10. 护理缺陷出现后及时纠正和实事求是地正确处理，严肃认真总结教训，重在教育。

（吴碎秋　闵小彦）

第四节　重症血液净化护理资料管理

重症血液净化护理资料主要包括血液净化设备监测数据、护理文书记录、科研资料、日常办公文书、血液净化指南规范及其他相关资料。重症血液净化护理资料管理重点是重症血液净化护理记录管理。重症血液净化护理记录是护理人员在血液净化治疗护理过程中，对患者的病情观察、实施治疗及护理措施的原始文字记载，主要包括重症血液净化治疗医嘱单、重症血液净化护理记录单、重症血液净化参数记录单、重症血液净化数据记录单等，既是患者病情动态变化的真实反映，也是重要的法律文件，一旦发生医疗纠纷，这些资料将会是重要的法律依据。因此，重症血液净化护理资料管理尤为重要。此外，护理人员还要面对如护理管理、行政管理、医疗保险、法律法规等多个方面纷至沓来的资料信息。所以，有效收集、分类、处理各类重症血液净化护理资料能够提高护理工作效率，提高护士长的护理管理能力。

一、资料的分类

重症血液净化资料主要包括行政管理资料和医疗护理资料两个方面。

（一）行政管理资料

1. 行政公文

（1）医院及上级卫生行政机构的各类关于重症血液净化的行政指令和政策法规，还包括各种通知、公告、工作规定、工作情况通报、批示等。

（2）行业内部关于血液净化的指南、规范、专家共识等，如《2014 中国血液净化血管通路专家共识》《ICU 血液净化应用指南》。

2. 科室制订的重症血液净化规章、制度、工作方案、整改措施、培训计划、会议决议等。

3. 科室日常工作的文件报表、护理计划、护理总结、护理不良事件分析、护理质量检查结果、工作量统计、科室考勤排班报表、医院感染防控数据等。

4. 科室经济管理资料。重症血液净化耗材进账、使用登记，科室财务报表，奖金分配细则、奖金审批和发放表等。

（二）医疗护理资料分类

1. 重症血液净化护理记录单、医嘱单。

2. 患者病史资料、各类危重评分表、各类知情告知书及同意书、重症血液净化运行监测记录及总结、血管通路维护记录、治疗用药、检验化验结果等。

3. 与护理相关的临床数据统计与分析，如重症血液净化患者人数、病种、治疗时间、转归、病死率、死亡原因分析，重症血液净化治疗次数，治疗方法统计分析，血管通路置管维护，血液净化机维修保养记录，治疗报警归类。

4. 院内感染监控数据，如血液净化血管通路导管相关性感染监测数据。

5. 申报的科研课题报告及批复行文，研究过程护理数据记录和收集。与血液净化相关的其他重症护理记录。

6. 与重症血液净化护理相关的护理改进项目原始资料、报告、总结。

二、资料的收集与整理

（一）行政管理保存及整理

1. 行政公文包括上级部门发出的通知、公告、工作规定、工作情况通报等文件，应以保存和备查。特别是针对本科室的各种请示文件和批示等，在申请事件办理完成后应当连同事件结论一并归档。归档时应当按文件内容、事件的类别，分门别类进行整理后保存；可以根据文件的重要性和保留意义规定保留时间是长期或短期。科室上报的工作请示、申请、工作计划、工作方案及反映执行情况的汇报、总结等反映本科的重要事件，在上报前应当存底防止遗失。

2. 科室制订的文件如规章、制度、工作方案、整改措施、事件备忘录，应当保留归档，以备查阅方便。重要会议纪要、决定重要事件的记录应当保存。

3. 科室经济管理资料如医用耗材进账登记、物品使用登记，可以间接反映实际工作状况，以统计成本、计算工作量，应当保存；奖金分配原则、每月科室财务报表、奖金审批和发放表、重大经济往来票据及事由说明等因工作需要均应保存完整。

（二）临床资料的种类保存整理

1. 科研课题中的课题申请、可行性报告、课题批文、科研原始资料（如知情同意书、临床数据等）、科研报告、科研经费单据等一并整理齐全完好连同电子版归档，重要的科研课题应当加密保存。

2. 科室持续质量改进的相关资料，如改进申请、原始数据、结题报告等一并整理齐全完好连同电子版归档。

3. 临床工作计划、方案、总结、报告，临床治疗数据统计，如患者转归、死亡原因分析，治疗次数、方法分类，上报卫生行政部门的临床各项数据等反映整体工作状况和患者状况的资料应保存。

4. 患者护理记录资料整理

（1）血液净化记录单：每次血液净化治疗记录，主要记录的是患者进行重症血液净化治疗的治疗疗处方、血液净化机监测参数、脱水量、治疗量完成情况，是患者治疗最基本也是最重要的资料。血液净化记录单有利于医护人员对患者重症血液净化治疗质量评估与追踪，有利于治疗方案评估与改进。在发生特殊情况时血液净化记录单也能够起到参考作用，因此，需要应当妥善保存。一般情况下对血液净化记录单不做病历归档，患者出院后科室存放多是为了科研需求或发生医疗纠纷、医保核实时查阅，正确、完整的血液净化记录是科研的重要资料，尤其是对回顾性研究具有重要的参考价值。这些资料一般只需要保留 5～10 年即可按照医院相关规定进行销毁。

（2）护理文书记录：是护士遵医嘱，对接受重症血液净化患者在治疗中的病情变化、护理观察及各种护理措施等的客观动态的记录。它是医护人员进行正确诊疗、护理的依据，也是加强各级医护人员交流与合作的纽带。护理记录内容包括：重症血液净化治疗过程中的体温、脉搏、呼吸、血压、液体出入量、治疗前评估、超滤量、抗凝剂及其应用剂量、治疗参数选择及变化、血管通路护理、并发症及处理和其他相关医嘱执行记录等。正确、完整的护理记录还可以作为进行个案教学分析与讨论的资料来源，是最好的教学材料。规范的护理记录也便于对患者病情进行评估，便于患者治疗的延续及对病情变化的治疗和处理。它在一定程度上反映一个医院的医疗护理质量、医院管理水平等。《医疗事故处理条例》第 10 条规定患者有权复印的病历资料中，体温单、医嘱单、手术麻醉记录单、一般护理记录单等均属护理记录书写的病历资料，这些记录记载了患者接受治疗和护理的全过程，在医疗事故和纷的处理中具有重要的法律意义。在患者出院后应及时整理归档保存。

（三）临床资料的管理

原始资料的收集、分类、整理、归档应由专人负责。随着科学技术的发展，电子记录将逐渐取代纸质记录，但护理记录及管理的要求始终不变。

1. 重症血液净化护理文件按医院规定定点放置专人保管，每次记录和使用后必须放回原处。将资料收集纳入血液净化小组工作职责，根据工作量合理安排，纳入常规工作。

2. 保持重症血液净化护理文件的清洁、整齐、完整，防止污染、破损、拆散、丢失。

3. 患者及家属不得翻阅重症血液净化护理文件，不得擅自将文件带出科室，因医疗活动或复印等需要带离科室时，应当由科室指定专门人员负责携带和保管。

三、重症血液净化护理文件记录的基本原则

重症血液净化护理文件记录应遵循准确真实、动态及时、完整、规范的原则。

（一）真实

真实地记录患者病情变化情况、真实地记录护理行为、真实地记录护士确实做过的事情。尤其对患者的主诉和行为应进行详细、真实、客观地描述，不应是护理人员的主观解释，而应是重症血液净化患者病情变化的客观记录。

（二）及时

医疗与护理记录必须及时，不得拖延或提早，更不能漏记、错记，以保证记录的时效性，维持最新资料。如因抢救急重症患者未能及时记录的，有关医护人员应当在抢救结束后 6 小时内据实补记。

（三）完整

各项记录尤其是护理表格应按要求逐项填写，避免疏漏。记录应连续不留空白。每项治疗操作核对后签全名以示负责。

（四）规范

记录内容应重点突出、简洁流畅。应使用医学术语和公认的缩写，避免笼统、含不清或过多修辞。如遇时间、日期及数值，应使用阿拉伯数字表示，并使用 24 小时制记录。使用蓝黑或碳素墨水书写，字迹清楚、字体端正，保持表格整洁，不得涂改，如有填写错误需修改，需划双线并签全名，不可通过刮、涂、擦等掩盖原有字迹。

四、重症血液净化护理记录书写内容

（一）重症血液净化治疗前护理记录

1. 治疗单填写患者姓名、年龄、性别、诊断、治疗日期。

2. 生命体征评估包括，体温、呼吸、脉搏、血压。

3. 治疗前病情评估如神志、意识及有无活动性出血、水肿、心律失常、电解质紊乱、过敏史等。

4. 血管通路评估临时置管或长期置管评估与维护，注意局部有无出血、血肿、感染及通畅等。

5. 液体出入量评估，计算24小时液体进入量，并根据医嘱计算每小时脱水量及总超滤量。

（二）重症血液净化治疗中护理记录

1. 重症血液净化治疗时间、血液净化机型及滤器型号。

2. 治疗模式 CVVH、CVVHD、CVVHDF、HP等。

3. 置换方式 前稀释、后稀释、前+后稀释。

4. 置换液、透析液 品种、配方、置换或透析速度等。

5. 抗凝剂 药名、首剂剂量、维持剂量、临时追加剂量。

6. 临时医嘱 双人核对、执行时间、签全名。

7. 长期医嘱 办公室或治疗班护士准备、当班护士核对转抄、搭班护士核对，记录使用时间并签全名。

8. 从上机开始，每60分钟记录血液净化机器监测参数，如静脉压、跨膜压、输入压、脱水量。

9. 治疗中，如患者出现任何不适，均及时记录不适时间、症状、血压、心率及处理方案，并及时评估病情是否缓解。

（三）重症血液净化治疗后护理记录

1. 记录治疗总时间、抗凝剂总量，治疗后体温、呼吸、脉搏、血压、总超滤量、置换总量、血管通路情况等。

2. 根据医嘱下机、签名。

（闵小彦　史铁英）

第五节　重症血液净化感染管理

一、概　　述

感染是重症血液净化治疗患者必定面临的并发症，其中以血流感染最为常见。导管相关血流感染（catheter related blood stream infection，CRBSI）是ICU院内血流感染最主要的原因，也是重症血液净化治疗的严重并发症，甚至危及患者的生命。研究表明，血液净化治疗开始后患者发生院内血流感染的风险大幅增加，约16%的院内血流感染是由于血管通路所致的。而在ICU，创建临时性血管通路又是治疗必需的，因此为了保证重症血液净化治疗的顺利进行，提高患者预后，做好患者感染管理是十分关键的。

二、血液净化患者血管通路相关性感染现状

（一）CRBSI的诊断标准与发生率

CRBSI是指留置血管内导管的患者出现菌血症，经外周静脉抽取血培养，至少有1次结果阳性，同时伴有感染的临床表现，且除导管外无其他明确的血流感染源。ICU进行血液净化治疗通常运用临时中心静脉导管作为血管通路，但中心静脉导管相关性并发症，如栓塞、感染、出血等发生率明显高于动静脉内瘘，其中以CRBSI最为常见，根据美国疾病控制与预防中心统计，中心静脉导管引起的感染，远多于自体动静脉内瘘及人造血管内瘘，具体见表18-5-1。

表 18-5-1　不同类型血管通路的感染发生率

血管通路类型	感染发生率
股静脉插管	7.6 例/1000 导管日
无隧道中心静脉导管	5.6 例/1000 导管日
颈内静脉插管	5.0 例/1000 导管日
有隧道、带袖套的中心静脉导管	3.5 例/1000 导管日
锁骨下静脉插管	2.7 例/1000 导管日
聚四氟乙烯血管动静脉内瘘	0.2 例/患者/年
自体动静脉内瘘	0.05 例/患者/年

（二）危险因素

1. 患者因素　高龄、肥胖、糖尿病肾病、慢性肾炎、心功能不全、全身水肿患者，分别伴有营养不良、贫血（血红蛋白水平＜70g/L）、低蛋白血症（白蛋白水平＜30g/L），患者机体免疫力下降，白细胞减少症、自身免疫病、使用免疫抑制剂、皮肤弥漫性病变、长期使用抗生素、内环境与免疫功能紊乱及远感染病灶均与 CRBSI 的发生相关，特别是糖尿病患者长期的糖代谢异常加重了微血管病变，而含糖的局部组织成为病菌的培养基，更易引发感染，并且 ICU 患者常病情危重，增加了预防 CRBSI 的难度。

2. 导管因素　CRBSI 发生率与导管材质、管腔数量、置管部位及留置时间有关。临时性导管中股静脉插管较颈内静脉插管、锁骨下静脉插管更易发生感染。中心静脉穿刺时首选锁骨下静脉，一般认为导管相关性局部感染及 CRBSI 的发生率由大到小排列顺序为股静脉＞颈内静脉＞锁骨下静脉，这与两者的解削位置有关，股静脉置管部位邻近会阴部，易受尿液、粪便等排泄物的污染；颈内静脉置管部位被毛发覆盖，且中心静脉置管的 ICU 患者多有人工气道及机械通气，口腔和气道分泌物可能污染穿刺部位。但 Parenti 等的研究发现，在行 CRRT 的患者中，颈内静脉和股静脉细菌定植率没有差异，同时，由于 ICU 患者常受到机械通气、体位不配合等因素的影响，颈内静脉置管常受到限制。因此，目前股静脉仍然是危重患者临时血液净化置管的常用穿刺部位。另有研究报道称 CRBSI 随着留置时间的延长呈线性上升趋势，导管留置时间是影响 CRBSI 发生的主要危险因素之一，随着静脉导管留置时间延长，皮肤细菌沿静脉导管侵入血流的概率大大增加。Parenti 等的文献报道临时性导管在留置 4 周时只有 25%的患者发生导管相关性菌血症，但留置 8 周时 CRBSI 超过 50%。置管导管的管腔越多，CRBSI 的发生率就越高，如果使用附加连接装置，如三通、压力套装等则会进一步增加感染的危险，因此在所需通路足够的前提下、应尽量选择管腔少的导管。

此外，导管材料可以影响血栓形成和微生物的附着，目前导管的材料主要有聚乙烯、聚氯乙烯、聚酯和硅胶类。硅胶、聚四氟乙烯和聚氨基甲酸乙酯材料的导管比聚氯乙烯、聚乙烯导管的抗细菌附着能力强，能减少感染和血管内膜损伤。

3. 敷料选择　采用透明敷料作为深静脉的贴膜并定期更换，如果患者存在出汗、穿刺点出血、渗液可使用中间带有纱布的透明敷料或棉质敷料覆盖穿刺口，对于隧道式中心静脉导管穿刺点，愈合良好时可不覆盖敷料。对于敷料更换频率，美国疾病预防与控制中心建议，敷料潮湿、污染松动时应立即更换，成人和青少年患者敷料至少每周更换一次，更换频率根据患者具体情况和单位情况确定。

4. 医源性因素　目前认为 CRBSI 的主要致病菌是凝固酶阴性葡萄球菌（主要为表皮葡萄球菌），表皮葡萄球菌是寄居于人体皮肤的正常菌群，其经穿刺点沿导管表面入侵、繁殖是引起 CRBS 的最主要原因。医护人员严格执行无菌操作的依从性差、技术不熟练、对导管的频繁操作、导管留置期间的护理不当等，包括置管过程和导管使用时未严格执行无菌操作规范、数料的更换不及时、规范导管维护不得当等都是 CRBSI 发生的危险因素，都可增加 CRBSI 的发生风险。因此，对医护人员进行正规的培训和监督管理是有效预防 CRBSI 的关键。

三、ICU 床旁血液净化治疗感染控制的管理要求

1. 从事血液净化治疗的工作人员应严格贯彻执行《医院感染管理规范》、《消毒管理办法》和《消毒技术规范》等有关规范。

2. ICU 病区应保持空气清新，空气培养细菌水平应≤200cfu/m^3。

3. 为防止交叉感染，每天对治疗单元内所有的物品表面（如血液净化机外部等）及地面进行擦洗消毒。

4. 物品表面细菌数≤5cfu/cm^2，对明显被污染的表面应使用浓度不低于 500mg/L 的含氯消毒剂消毒。

5. 对乙型病毒性肝炎和丙型病毒性肝炎患者必须按照要求做好隔离，并配备专门的操作用品车。护理人员相对固定。

6. 对新入血液净化治疗患者要进行乙型肝炎病毒（hepatitis B virus，HBV）、丙型肝炎病毒（hepatitis C virus，HCV）、梅毒及人免疫缺陷病毒的相关检查。对于 HBsAg、HBsAb 及 HBcAb 均阴性的患者，建议给予乙肝疫苗接种，对于 HBV 抗原阳性的患者，应进一步行 HBV-DNA 及肝功能指标的检测；对于 HCV 抗体阳性的患者，应进一步行 HCV-RNA 及肝功能指标的检测。

7. 血液净化治疗管路预充后，在未破坏管路密闭的情况下，必须 24 小时内使用，否则要重新预充。

8. 严格执行一次性使用物品（包括穿刺针、超滤管路、滤器等）的规章制度。

9. 超滤废水应排入医疗污水系统。

10. 废弃的一次性物品的具体处理方法参见《消毒技术规范》。

四、临时性导管的感染管理

（一）置管时的预防控制措施

1. 置管前根据置管核查表检查各种材料是否准备完全。使用的医疗器械及各种敷料必须达到灭菌水平，接触患者的非一次性用品一律一人一用一消毒。

2. 置管前严格执行手卫生规范，按照七步洗手法洗手。置管者应戴口罩、帽子、无菌手套，穿无菌手术衣（或一次性隔离衣）。患有疖肿、湿疹等皮肤病，患感冒等呼吸道疾病，感染或携带有耐甲氧西林金黄色葡萄球菌的医护人员，在未治愈前不应进行置管操作。

3. 置管时遵循最大限度的无菌屏障原则铺设无菌区，置管部位应铺无菌大单并覆盖全身。

4. 置管过程中严格遵循无菌操作规范，皮肤消毒首选氯已定消毒穿刺点，待干后再穿刺，尽量避免反复穿刺。

（二）置管后的预防控制措施

1. 导管置入后进行外部缝线固定，防止牵拉，如发现缝线断开或脱落，应再次缝线固定。每班准确测量导管置入刻度并做记录，如发现导管部分脱出，严禁消毒后回送，应根据脱出距离判断导管的位置，回抽血液确认导管还在血管内，通知医生下一步处理并做好记录。置管穿刺点应选择透气性良好的无菌透明贴膜或无菌纱布敷料覆盖。敷料出现打湿、松动、污染、破损时立即更换。更换贴膜前做好准备工作，接触导管接口或更换敷料时，须进行严格的手卫生，并戴无菌手套，不能以手套代替洗手。操作者先用酒精纱球清洁穿刺点周围皮肤，清除所有血渍，消毒后再用氯已定或聚维酮碘消毒剂进行皮肤消毒，以穿刺点为中心，由内向外螺旋式涂擦，皮肤消毒面积应大于敷贴面积，一般为 10cm×15cm 范围，待干时间为 30～60 秒，保证消毒剂自然风干。透明贴膜由一侧向另一侧平铺，使贴膜与皮肤紧贴，贴膜内无气泡。

2. 导管使用应规范化，有血液净化治疗资质的专职护士才能进行血液净化血管通路管道维护、上下机操作等。

3. 保持导管密闭性，置管和留置导管期间应严格遵守无菌操作原则，尽量减少使用三通接头，降低接头处脱开或开启的频率，导管尾端宜连接肝素帽保持密闭性，每天需更换 1 次。三通、肝素帽、

无针密闭接头及输液管路中不能有血流存在，如果有应及时更换。每次使用导管应注意消毒导管的动静脉接头（用酒精棉片或聚维酮碘纱布包裹接头用力摩擦至少 15 秒），并在封管时更换肝素帽，避免管腔直接暴露在空气中，治疗前先抽出导管内保留的肝素及部分残余血液（约 3ml）并弃去，如发现有血栓，则再次抽吸血液，确保导管内无残留血栓。行血液净化治疗时，管路连接应严格遵循无菌原则，治疗过程中尽量保持管路的密闭性。治疗结束后应用生理盐水冲洗导管管腔中的残血，再使用 1000U/ml 的肝素稀释液对导管进行规范正压封管。

4. 每天观察导管穿刺点情况，注意导管出口有无感染迹象。怀疑导管相关感染时，应考虑拔除导管但不要为预防感染而定期更换导管。一般中心静脉导管没有明确留置期限，但每天应检查患者是否需要保留导管。因为导管留置愈久，产生 CRBSI 的风险愈大。所以，当导管不再需要时应立即拔除。如果置管时没有保证无菌操作，则应尽快于 48 小时内更换导管。短期中心静脉导管的穿刺部位如果化脓，或患者被怀疑为 CRBSI，并出现血动力学不稳定，应立即更换导管。更换导管时，不应用导丝在原部位更换导管，应在其他部位重新置管。

5. 患者洗澡或擦身时要注意对导管的保护，不能将导管浸入液体中。

6. 患者长时间不进行血液净化治疗时，应考虑尽早拔除静脉导管。

五、重症血液净化治疗过程中的感染控制

（一）环境感染控制

环境控制是感染控制的第一步。医院感染规范要求 ICU 空气细菌菌落总数在培养基中不得超过 4cfu/15min。在准备进行血管通路置管或上机操作前护士应先做好环境的准备工作，应避免进行可能污染病室环境的操作，如更换床单、清扫等，降低环境中的细菌粉尘数量。操作过程中应减少病室内人员的数量（不超过 3 人）和人员走动。尽量选择密闭吸痰装置以减少断开呼吸机时患者气道分泌物对环境的污染。

（二）置换液的配制

成品置换液应按照说明书进行存放，自配置换液应现用现配，配制好的置换液保存时间不能超过 24 小时。配制置换液前应保证治疗室环境达到配制要求，配制好的置换液摆放在铺有清洁治疗巾的治疗车上层，用治疗巾覆盖保存。

（三）管路的连接

在使用导管前，严格按照七步洗手法洗手，深静脉置管外露部分下方铺无菌治疗巾，然后打开导管接头，使用消毒剂消毒待干，然后用 5ml 注射器分别抽出动、静脉管腔内上次封管的肝素与血凝块，确认管腔通畅、无血凝块后，连接 CRRT 管路，根据临床需要在连接口连接三通管。上机过程中，中心静脉导管需用无菌治疗巾包裹。CRRT 结束后，动、静脉导管口先用 20ml 生理盐水分别脉冲式冲洗，将动、静脉管腔内的残留血液冲洗干净，然后注入肝素盐水封管，拧紧无菌肝素帽，再用无菌纱布包裹、胶布固定。

（四）治疗操作

CRRT 过程中如需更换置换液、抗凝剂或留取血液标本，应先洗手，操作过程中涉及接头部位时需使用氯已定或聚维酮碘消毒。治疗中无特殊情况不要中断运行，减少导管冲洗、接卸等操作，冲管用生理盐水和输液器应每 24 小时更换一次。

（五）其他导管的维护

ICU 患者病情危重，除行 CRRT 所需的导管外，还常会有动脉置管、其他中心静脉导管、尿管、胃管、引流管等。在各种管路护理过程中应严格执行无菌操作，避免交叉感染，减少 CRBSI 的发生。

六、感 染 监 控

当患者出现体温大于 38.5℃、寒战同时伴有心率增加、血压下降等血流动力学改变时，应首先考

虑存在 CRBSI 的可能。一旦怀疑 CRBSI，应首先考虑是否有拔除留置导管的必要性。是否需要拔管应根据每个患者的具体情况而定，其决定因素包括患者的病情、今后是否仍需中心静脉置管、机体免疫状况及病原体的毒性等，并不能一概而论。

短期留置导管的拔管适应证包括：①导管所在部位局部皮肤或软组织感染，如导管通过皮下隧道感染、穿刺点化脓等；②导管保留时间已超过 7 天；③较易感染部位的导管，如股静脉插管；④出现严重的并发症，如感染性休克、心内膜炎、骨髓炎等；⑤持续 2 天以上的菌血症；⑥抗生素治疗后再次感染。

目前，美国感染疾病学会、美国危重病医学会和美国医学流行病学学会都推荐用“抗生素锁”技术来治疗无并发症的 CRBSI。对于某些需要长期或永久留置导管的患者出现 CRBSI 时，应考虑采用“抗生素锁”，这种抗生素治疗的疗程与疗效均还不清楚，建议在联合全身使用抗生素的基础上，疗程一般持续 2 周左右。

留置中心静脉导管为危重患者进行血液净化治疗提供了重要的血管通路，但随着血管内装置的不断增多，CRBSI 的发生也在逐年增加。减少 CRBSI 的危险因素、采取有效的预防措施，加强医护人员的教育培训，重视导管的应用与管理，严格执行无菌操作可以有效减少感染的发生，减少患者的 ICU 停留时间、经济负担，节约医疗资源。

（张春梅　史铁英）

第十九章　重症血液净化物资与设备管理

重症血液净化的物资设备管理，应考虑适应工作流程与工作特点的需要，建立健全的管理机制，从而保证各类血液净化治疗技术的广泛开展，提高危重患者的救治成功率。

第一节　空间、设备及物资配置

一、空 间 配 置

（一）治疗室

治疗室的设置应满足储存备用的消毒物品（换药包、静脉穿刺包、留置导管及血液净化相关物品等），面积大于 10m^2；须装配空气消毒机、操作台、药品柜、器械柜。满足液体配置需要，有进行置换液配置的单位还应准备超净工作台，以满足配置大容量输液洁净环境要求。治疗室应达到《医院消毒卫生标准》（GB15982-1995）中规定的III类环境，按规定进行空气消毒或空气净化。

（二）库房

库房应设立在清洁区，且干、湿分离。血液净化中心的物品按照要求，分别存放于干、湿库房内。库房的空间面积应在 20m^2 以上，要求通风良好，用于存放整箱的医用耗材、药品及清洁 CBP 机、注射泵等。

1. 干库房　用于存放血液净化用医用耗材。如果条件限制空间不能满足，需要与其他医用耗材共用库房时，应规范存放位置与放置顺序，以保证安全使用。

2. 湿库房　主要用于存放血液滤过基础置换液、生理盐水冲洗液、枸橼酸盐溶液等，须满足存放无菌溶液的空间要求。与血液透析中心不同，ICU 可不设置湿库房。为了保证 CBP 治疗的及时性及设备的保养需要，可在 ICU 等治疗集中的医疗单元设置二级物资储存空间。二级物资的储存空间依据存放液体、治疗耗材及 CBP 设备的量而决定，一般与相关科室共用储物柜及设备存放空间。与其他科室共用储物空间时，应规范放置点与放置顺序，以便定期对物资的清理与补充，保证安全使用。

（三）设备的储存空间

根据血液净化治疗设备的管理要求配套管理的空间，包括血液净化机、输液泵、注射泵等。存放区域的界定满足使用的便利性、设备管理的安全性。

（四）治疗单元

患者床单位即为治疗单元。接受血液净化治疗的患者床单位治疗单元面积不小于 5m^2，设有稳定的电源、氧气、空气、负压吸引装置。抢救设备如简易呼吸球囊、除颤仪应就近放置，以方便抢救患者时取用。

（五）污物间

ICU 污物间应设置专门的污物区用来暂放血液净化医疗废弃物，并将医疗废物分类存放，以保证对污物能够及时进行终末处理。

二、设备物资配置

（一）血液净化专用设备及物资

血液净化专用设备包括各型血液净化机；血液净化专用物资包括与血液净化机配套的各型体外循环管路、血滤器、双腔血液净化留置导管、血液滤过置换基础液等。

（二）血液净化配套医疗设备与物资

血液净化配套医疗设备与物资包括注射泵、输液泵、静脉营养袋、输液器、注射器、三通阀及配制置换液的各种药品如生理盐水、注射用水、5%葡萄糖液、5%碳酸氢钠、10%氯化钠、10%氯化钾、10%葡萄糖酸钙、25%硫酸镁、50%葡萄糖等。

（闵小彦　吴碎秋）

第二节　设备、物资管理及规范

一、建立设备及物资的管理制度

1. 将设备说明书挂在仪器旁或贴于仪器上，以便查阅；根据使用说明规范进行操作；使用后对设备进行正确调整和检查，使其处于良好备用状态。应专人管理，实施班次负责人负责的物资管理模式，根据CBP连续治疗的特点及不能准确预计的工作量，每天的三个班次均由班次负责人负责物资及设备的专项管理。定点存放、定期检查、测试设备如血液净化机、注射泵、输液泵、专用蓄电电插座等，确保其性能良好处于适用状态。

2. 设备负责人需掌握所管仪器设备性能及操作流程，独立排除各种仪器常见故障，并进行有效监测、维护和保养；对使用中出现问题的设备及时报修，并详细反馈维修情况，与工程维修部门积极协调，预见性地检修设备和设施，以保证治疗的安全。

3. 对各种仪器定期进行清洁、检查、消毒、维护并做好登记。对使用中或使用后设备的清洁、消毒情况进行检查，保证CBP治疗时及长期处于使用状态设备的清洁、消毒措施的落实。保证设备不受损害，注意保持设备的清洁，避免治疗用药液对机器表面及内部的损坏，使用清水纱布擦拭传感器及屏幕表面。血液净化机搬运应根据机器说明要求进行，尽量避免震动，以保护平衡系统的稳定性。

4. 设备分类及配对管理。CBP治疗过程中不仅需要CBP治疗仪及专用管路、滤器，还必须配置注射泵或输液泵。为方便设备管理，可将CBP机、注射泵、容量泵、电插座等进行编码后逐一配对，在维修期间用机动设备补充，既方便了快速物资及设备的交接班，又保证了管理责任的落实，还保证了治疗的及时性与安全性。

5. 减少设备的移动、保证设备的功能稳定。根据科室患者病情及对CBP需求的不同，对CBP机实行定地点、定数量放置，避免CBP机搬运途中震动对平衡系统的影响。

二、建立物资储存管理制度

1. 由专人负责日常清点、申领、整理和管理。使用和保管者应保证材料的规范放置、清洁及基数符合临床需要。如果发现材料有过期、破损等不正常情况，应及时与负责人取得联系。血液净化耗材必须统一由具有临床床边血液净化技术资质的护士进行取用、拆封、安装。

2. 库房内外不能有污染源和积水，仓储温度符合耗材储存要求。耗材入库必须核对送货发票的名称、数量、规格、类别、生产批号、生产日期、有效期、包装的整洁度。没有送货发票、包装不整洁或破损、与送货发票不符的物品应向上级反映，等待上级处理结果；核对清楚、检验合格方能入库。血液净化耗材根据类别、存放要求分别放在相应货架上，码放物品轻拿轻放。码放物品做到从上到下，从左到右为有效期由短到长的堆码。耗材出库需具有临床血液净化技术资质的护士领取与治疗配套的耗材，并在《血液净化耗材出入库登记本》登记签字。

三、建立器械不良事件监测管理制度

1. 成立血液净化器械不良事件监测工作组，制订和实施器械不良事件监测制度及流程。开展器械不良事件监测的宣教和培训。鼓励和督促使用血液净化器械的医护人员主动报告血液净化器械使用不良事件。搜集、汇总、分析、评价和上报可疑血液净化器械使用不良事件信息。采取手段或措施防止和减少血液净化器械不良事件的再次发生。

2. 血液净化器械使用不良事件监测和报告流程。使用血液净化器械的医护人员在发现可疑的器械使用不良事件时，及时向工作组成员口头或书面报告（使用可疑血液净化器械不良事件报告表）。严重伤害事件应在24小时之内报告。接到使用人员的报告后，临床工程科应立即组织工作组成员及相关工程技术人员分析和评价事件，由临床工程科依据管理办法向上级部门书面报告。除上述使用人员的主动报告外，工作组成员还应主动监测血液净化器械使用情况，每月底汇总分析，发现可疑血液净化器械不良事件时及时上报。涉及血液净化器械的不良事件由临床工程科向供货商或生产商反馈产品信息。督促供货商或生产商制订缺陷医疗器械的纠正和召回措施。血液净化器械不良事件报告的资料由使用科室负责存档保管。

四、建立污染物品的管理制度

在血液净化的治疗过程中，滤器和管路的更换、液体的更换、通路的护理都可能产生大量的医疗垃圾。对血液净化医用垃圾应及时就地处置，使用专门的下水道倾倒废液。

（闵小彦　骆晓琳）

第二十章　重症血液净化护理学科建设

重症血液净化技术、呼吸支持技术和营养支持技术并称ICU三大支持技术。随着重症医学对重症血液净化研究的不断深入，重症血液净化理念不断更新，应用范围不断扩大，重症血液净化护理得到迅猛发展。重症血液净化护理不同于常规的血液净化护理，其特殊性在于重症，其学科发展也在于重症。重症血液净化护理要以重症护理的理念武装血液净化，并以此建立重症血液净化平台，加强护理团队建设，优化人才培养制度，最终实现学科持续发展。

第一节　重症血液净化护理平台建设

在各专科病种集中收治的大重症背景下，ICU缺乏各亚专业领域的护理人才，从而影响重症护理品质的提升。根据学科发展需求设立重症血液净化护理平台，实施分专科-分职能管理患者，行使相应权、责专业定位的亚专科管理模式，能够快速培养血液净化亚专科人才，满足护士职业发展需求，提升护士职业认同感，降低护士工作压力，达到医护协同发展，实现医疗质量和服务水平双提升，成为重症护理专业化人才培养的有效模式。

一、重症血液净化护理理念

重症血液净化护理理念伴随着重症血液净化理念更新而变化。重症血液净化技术虽然源于肾脏替代治疗，但又有别于传统的肾脏替代治疗，它不仅被应用于肾脏病领域，也有很多非肾脏适应证，如肝衰竭、各种药物和毒物中毒、重症胰腺炎、脓毒血症等，从治疗方式上除了CRRT外还包括血液吸附、血浆置换、免疫吸附、呼吸透析等多种技术和如双重血浆置换、连续血浆滤过吸附等多种技术集成的治疗方式。治疗目的目前由替代治疗转变到支持治疗，治疗的时间也从衰竭提前为损伤阶段。重症血液净化护理理念也由以疾病为中心改变为以患者为中心。秉承以患者为中心的原则，重视人文关怀，落实血液净化护理职责，整体提升护理服务水平，促使患者能够更好地配合医疗和护理操作，提高治疗效果。

二、重症血液净化护理人员结构

重症血液净化团队应该是包括医生、护士、药师和工程师等在内的专业化的团队。而护理团队则是则是整个治疗团队的核心，负责着整个重症血液净化过程的安全运行。护理团队不但负责24小时床旁观察重症患者病情，还要执行重症血液净化治疗的上下机、运行监测和评估工作，实时关注血液净化设备的运行状态，及时发现、处理和汇报血液净化治疗中发生的问题。因此，一个合理、高效的重症血液净化护理团队建设是非常重要的。

首先，护士的配备应根据血液净化设备、每人收治的需接受重症血液净化治疗患者数和ICU总床位数进行统筹、合理安排，保证血液净化治疗的正常进行和患者治疗的安全。

其次，护士长（或护理组长）应该负责重症血液净化护理各项制度的制订、实施和监督，负责临床护士的重症血液净化技能操作培训，对感染监控进行监督，并对相关药品的安置与存放进行有效管理。

最后，负责重症血液净化的护理人员应经过相关的血液净化治疗培训，并熟练掌握血液净化机的操作，掌握各种血液净化通路的操作及护理，观察患者基本生命体征，观察机器工作情况，并及时做好记录，将治疗过程中发生的不良事件或并发症及时上报医生，认真核查核对，防止差错发生。

血液净化护理向专科发展是目前的学科发展方向，对血液净化护士应进行专业教育培养，且对他们的专业培养要有长远规划。对进入血液净化护理工作的新生力军需要进行岗前教育，对已经从事血液净化护理工作的护士进行继续教育及提高教育（图 20-1-1），并根据护士的特点和才干，有目的地培养重症血液净化护理的管理人才与技术骨干，作为工作的中坚力量。护士长在护理人力资源的培养与使用上，应有长远规划，保证护理技术骨干的承接和保持护理服务质量的先进性。

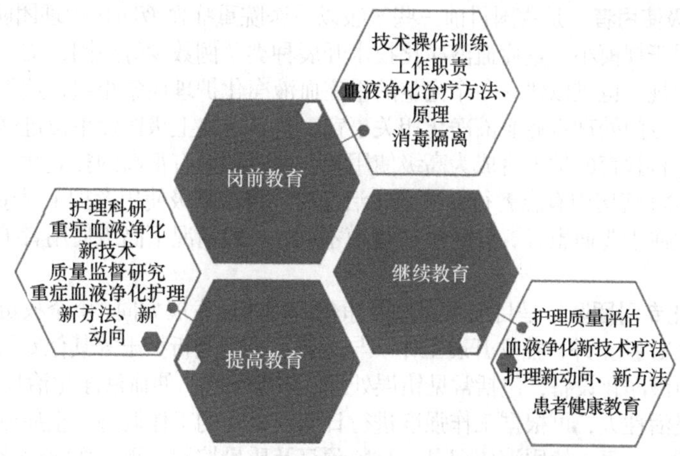

图 20-1-1　重症血液净化护理人才培养规划

（一）岗前教育

准备从事重症血液净化护理工作的护士，应当有 2 年以上的重症临床护理工作经历，在从事专业前进行岗前教育。首先明确工作任务范围，明确工作目标与计划和工作方法、规章制度。要进行 3～6 个月的专业训练，由经验丰富的血液净化专科护士进行指导带教。在学习期满经过考试考核合格，达到工作能力的要求，并经过领导者的评估，确认能够胜任工作后方可纳入工作安排。

（二）继续教育

对于已经从事重症血液净化护理工作的护士，应当根据重症血液净化技术的发展及时对他们进行继续教育和在职教育。提供参加会议和学习班等多种学习机会，提高他们的业务水平。护士长应当根据护理人员的业务层面、工作资质的不同，分级别、分阶段对其进行继续教育，督促下属不断地接受新事物，不断地学习新知识、掌握新技能，不断地以科学的思想和工作方法武装自己，与时俱进，跟上时代发展的步伐。并根据护士资质特点提供再学习和充电的机会，以保证人才多方面的发展，保证团队工作的先进性。

（三）提高教育

提高教育常是护士的自觉行为，是无领导者监督的自我完善知识结构的自主学习。例如，为了晋升而补充学历的教育，兴趣、爱好使然或自我实现动机所产生的学习意识和行动。自主学习的目的性强，自律性强，学习效果极佳，促进了护士个人的进步和事业的发展，是优秀护理骨干脱颖而出走在护理前列的必然条件。

目前我国重症医学科常见的血液净化护理团队建设有三种建设模式：应急护理团队，血液净化高级使用者和重症血液净化专科团队。

1. 应急护理团队　应急护理团队是目前国内护理团队建设的主要模式，是在护理部牵头下由各个护理学科专业人士组成的团队，其可分成多个应急小组，小组成员在各自领域内必须经验丰富，确实能够解决实际问题，这类单位日常的重症血液净化护理如上下机、更换液袋、数据记录、运行监测等一般护理工作由 ICU 护士完成，一旦出现多个问题，或单个问题迟迟不能解决时，则需启动应急护理小组，这些问题主要包括：自检失败、血泵停转时间过长（＞2 分钟）、空气报警、漏血报警、管路内压力急剧变化（如跨膜压短时间内上升超过 50mmHg）、反复液体平衡报警、患者心搏骤停及血液净化设备故障问题。在血液净化治疗过程中应急护理小组必须与床头护士保持良好的协作性。研究数据显示护理应急团队在降低重症血液净化护理不良事件中具有积极作用，在床旁护士对血液滤过设备不熟悉或在机器报警处理遇到困难时，应急护理小组的介入将对接受血液净化治疗患者的预后产生有益影响。在特定患者中（如烧伤想者）由专门的血液净化应急护理小组监督，严格目标指导性治疗及精准的实施，会降低患者死亡率。

2. 血液净化高级使用者 是我国目前一些三级以下医院重症血液净化护理团队建设的管理模式，这一类医疗单位受限于规模小、重症血液净化技术开展种类及例数少等原因，ICU 护士难以完整掌握重症血液净化护理常规，也难以建立一个完整的重症血液净化护理应急小组，这类单位一般通过选拔方式培养特定的护士专门处理重症血液净化相关事宜，将其送往上级医疗单位进修学习，这类接受过特别的技术训练及专科教育的护士将成为高级使用者，这些护士有很高的独立性，与医生紧密协作，每周定时轮班。当 ICU 病房内有患者行血液净化治疗时，将由高级使用者护士对患者进行护理，其他护士则将精力更多关注于普通患者。根据 ICU 规模不同，一般情况下高级使用者护士应至少达到 ICU 床位数的三分之一。

3. 重症血液净化专科团队 是目前重症血液净化护理职业发展方向，由全权负责重症血液净化的护士组成，在普通 ICU 护士外，独立开展工作。与透析中心的透析护士等其他专科护士相比，这些护士可熟练使用重症血液净化设备，包括常见错误处理、报警处理，使血液净化治疗在 ICU 病房内顺利进行，其工作时间灵活性大，可根据工作强度进行日间及夜间的工作调整。重症血液净化专科团队同时参与血液净化管理，如每天使用液体记录、材料预订及质量控制，重症血液净化专科团队可在不同的专科 ICU 内进行转换，如从成人 ICU 转到儿科 ICU 等，重症血液净化专科小组护士是对原有 ICU 护士的补充。虽然人力费用明显增加，但带来的经济效益仍十分可观，材料、液体的消耗明显减少，血液净化设备运行更加顺利，滤器使用更少，血液丢失明显减少，实际工作中建立重症血液净化专科小组仍面临许多挑战。一些国家如比利时规定，ICU 每 500 CRRT 日/年配备一名专科护士，但实际上此类专科护士数量远达不到此水平。

三、重症血液净化护理培训

严格的人员培训机制对于重症患者血液净化治疗的安全具有重要意义。所有从事重症血液净化的护理人员均应通过相应的重症护理专科资质培训，并有一定年限的 ICU 工作经验。同时拟从事血液净化护理的护士一般需要经过 6 个月以上的系统培训并考核合格。培训人员要求对血液净化基本理论知识、血液净化技术适应证、规范的技术操作、临床实际应用、相关报警及并发症处理等方面充分掌握，对 CBP 治疗、血液透析、血液滤过、血液灌流、血浆置换等多种技术熟练应用。重症血液净化的护理操作培训应随着护士对重症血液净化技术的逐渐认识，实施阶段性操作培训（表 20-1-1）。

表 20-1-1 重症血液净化护士护理操作培训计划

第一阶段	第二阶段	第三阶段
学习重症血液净化各项规章制度并考核	继续熟悉第一阶段内容	完善前阶段内容
学习重症血液净化基本原理、方法、护理常规	熟悉重症血液净化基本原理、方法、护理常规	掌握特殊血液净化方法、原理、操作、监护
学习 CRRT 预充方法和安装管路	熟悉 CRRT 预充方法及常用机器操作	掌握各种血液净化技术预充方法及各种型号机器操作
熟悉各种血液净化器的性能和应用	掌握各种血液净化器的性能和应用	
学习留置导管原理、封管方法、换药方法	学习留置导管评估、护理常规及并发症	准确、熟练执行留置导管评估、封管操作，学会血管通路并发症的处理
学习重症血液净化治疗物品准备和要求	学习上下机操作	准确、熟练执行各项血液净化技术上下机流程
了解重症血液净化治疗程序、基本观察和护理要求	学习患者的血流动力学评估要点	完整掌握重症血液净化护理程序
	学习引血技术及护理、回血技术及护理、运行中观察及护理	掌握重症血液净化治疗过程患者观察、干预要点
		掌握自循环技术

续表

第一阶段	第二阶段	第三阶段
了解重症血液净化治疗并发症	学习并发症的监测、评估及干预	掌握并发症评估和干预方法 认识远期并发症的发生和干预
了解各种抗凝剂配置和临床应用	熟悉各种抗凝剂配置和临床应用及注意事项	掌握各种抗凝剂监测要点、注意事项及干预
学习各种置换液配制方法及要点	熟悉完成置换液配制及掌握使用观察要点	掌握各种置换液配方优缺点
学习常见报警及处理方法	掌握常见报警处理方法	独立解决常见报警 认识特殊报警处置方法
学习重症血液净化护理文书书写方法及记录内容	熟悉重症血液净化护理记录及交班内容	完成重症血液净化护理文书质控与管理
学习患者健康教育内容	宣教患者及家属用药、饮食、血管通路护理、自我护理、心理教育	完善患者管理、患者系统宣教的内容和方法

四、重症血液净化护理平台质量控制与改进

质量控制与持续改进是任何重症护理工作所必需的组成部分。重症血液净化可对机体内环境产生很大的影响，我们希望通过恰当合适的质量控制减少护理并发症，提高重症血液净化治疗质量。

五、重症血液净化护理科研

护士长应当是护理事业的领军者，带领团队走在专业领域的前沿，应用现代护理理论方法研究和探讨护理实践中发现的新问题、新情况。重症血液净化护理正在起步，还需要不断摸索、学习、完善，一切发展离不开科研。重症血液净化护理科研尚处于起步阶段，护理领域的许多问题仍然没有取得明确的共识，甚至在上下机流程、留置导管封管液选择及剂量、换药频次等日常工作问题，都还没有统一的标准。除了完成临床护理工作外，重症血液净化护理平台还应该积极向科研方向发展，在研究与交流中不断发现问题、提出问题、解决问题，从而不断改善、提高重症血液净化护理质量。科研工作的进步将引起护理事业的飞跃和发展。

（一）重症血液净化护理科研主要研究领域

1. 重症血液净化护理基础理论的研究。

2. 重症血液净化护理基础技术的研究。

3. 重症血液净化护理特殊技术的研究。

4. 重症血液净化护理管理研究。

5. 重症血液净化护理教育研究。

6. 重症血液净化护理心理研究。

7. 重症血液净化护理社会研究。

8. 重症血液净化护理监测技术研究。

9. 重症血液净化护理患者管理研究。

10. 重症血液净化护理并发症预防研究。

11. 重症血液净化护理健康教育研究。

（二）重症血液净化护理科研主要问题

重症血液净化护理科研受限于经费、人力、科研水平及领导重视等众多问题，在整个护理科研投入中占比极少。如何在有限的人力、财力、物力情况下抓住核心研究项目非常关键，应注意如下的问题。

1. 实用性与科学性　重症血液净化护理科研要有实用性，要抓住当前工作中的关键问题，研究内容是为了能够解决工作中的实际问题，研究后的科研成果要能够促进重症血液净化护理理论与技术的

发展。此外，科研设计要有科学性，要有缜密的科研设计，纳入标准、排除标准应经得起推敲，入组人数能够经得起统计学检验，效果评定标准要严格和有准确性，对科研结论不可主观臆断推测，要有科学依据和统计学意义。

2. 实事求是 科研工作要坚持实事求是原则，准确无误地采集数据，不编造数据。对观察结果分析不可主观推断、不主观猜想。

3. 研究方法适宜 研究方法应遵循科研程序（图 20-1-2），符合科研要求。在进行回顾性调查或前瞻性调查时要实地进行资料信息收集、整理、分析比较。在进行临床护理对比设计研究时要严格遵守科研设计分组要求、执行方案及其他要求，对研究对象进行观察、记录和科学分析，寻找规律得出正确结论。最后根据收集到的资料进行汇总分析整理，选择适宜的统计学方法进行统计学处理。此外护理科研也可以与其他学科科研联合开展，拓展研究领域，提高研究成果产出。

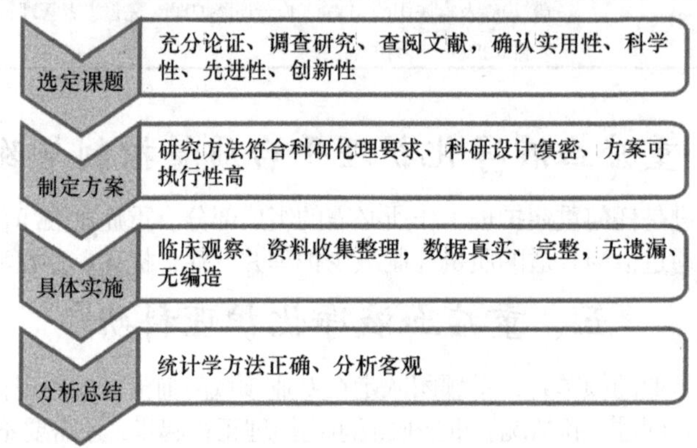

图 20-1-2 科研程序

（三）重症血液净化护理科研管理

1. 重症血液净化护理科研管理应执行护理部领导下护士长负责制。护士长应当参与科研选题，就当前重症血液净化护理工作中急需解决的理论或技术提出问题，组织科内护士进行科研选题。

2. 护士长参与方案设计，对课题的任务、范围、方法进行评估，与项目负责人充分进行讨论，并提出建议。

3. 完成课题标书后请护理部组织同行评议或专家评议，分析评估项目的必要性与可行性，完善科研设计。

4. 项目负责人对科研计划的实施进行管理，检查组织实施进度、有效性，发现问题及时纠正。

5. 护士长监督和检查科研资料的完整性、真实性。监督科研人力、物力、时间的落实情况。检查和把握科研方向。

6. 按照标书及项目要求及时结题。

六、重症血液净化护理平台工作评价方法及内容

重症血液净化护理工作的评价方法，应该根据具体的工作目标、内容、工作方法及要求等具体制订，并通过观察、考核等途径检查是否达到要求。领导者对事物的评价应当以客观标准来衡量，在管理工作中不掺杂主观因素，客观、公正、公平地进行评价。护理领导者要尽量选择定量标准，减少定性标准，充分利用信息技术手段对基础资料进行收集、统计、分析比较，有利于提高护理工作评价效率，也有利于评价工作管理。

重症血液净化护理有许多特殊的护理工作内涵，不能仅依靠几个公式简单完整地进行评价与体现，现，需要更加科学的分析和评价方法。重症血液净化护理工作的评价要根据具体的工作任务、工作内容、工作目的对计划的实施及实施效果进行评价。在护理计划实施前评估计划的必要性和可行性，在制订护理计划同时，制订护理工作评价方法及评价工具。在计划实施的同时，同步进行评价。护理计

划实施过程中评价护理质量及干扰因素，护理计划实施后评价护理效果及其影响。只有应用客观科学的评价方法对血液净化护理工作进行客观评价，才能得到真实的评价结果，发挥评价效能，达到提高工作质量的目的。

（张春梅　孙　超）

第二节　重症血液净化护理亚专科建设与管理

亚专科是指附属于专科领域的一个分支专科，与专科相比，亚专科为较低的一个级别，但根据技术难度及培训目标可将专科领域更加精细化。它是一项全新的学科和人才管理理念及方法。护理亚专科化正在逐步开展，这一领域还有欠缺。在各专科病种集中收治的大重症背景下，ICU护士对各病种更深层次专科技能的掌握存在不足，况且我国目前ICU专科护士的工作定位主要限定在专科，导致ICU更缺乏各亚专科领域的护理人才，从而影响重症护理品质的提升，ICU护理亚专科化发展刚好能够弥补这一缺陷。

国家卫生与计划生育委员会关于印发《全国护理事业发展规划（2016-2020年）》的通知中，将建立护士培训机制、建立护士分层级管理制度和发展专科护士队伍等列为今后护理工作的主要任务。重症血液净化亚专科的设立也是响应国家卫生政策，是分层级使用护士的护理管理理念的具体体现。

一、重症血液净化护理亚专科的建立

（一）重症血液净化护理亚专科标准

亚专科管理的核心，是对亚专科技术带头人的管理，是由亚专科技术带头人对小组成员实施量化考核及动态管理，明确权利与义务。重症血液净化护理亚专科一般设组长一名，组员人数根据科室血液净化规模而定，组长在ICU护士长领导下主持工作。重症血液净化组长应符合以下条件：主管护师及以上职称，在重症血液净化护理领域工作5年以上，具有丰富的血液净化临床经验和专业理论知识，具备相应专科进修或专科护士资质人员，能够解决重症血液净化护理疑难问题，有一定的护理科研能力，有良好的沟通、组织、引领能力。组员选拔参考ICU血液净化专业护士的临床培养相关内容。

（二）重症血液净化护理亚专科职责

（1）护理组长牵头并协同组员制订重症血液净化护理的培训计划、制度、流程，培训、指导重症血液净化护理领域技术的临床应用与护理常规。

（2）负责重症患者血液净化治疗及质量控制工作，每月进行总结、分析，协助护士长进行质量持续改进。

（3）参与重症护理学科建设，负责重症血液净化护理学科建设工作，解决重症血液净化护理疑难问题，引领专科新理念，开展新项目新技术。

（4）加强自我培训，组长负责组织开展科内血液净化技术理论学习和操作培训及考核，提高护士的整体水平。

（5）具备科研意识，参与护理科研工作，促进学科发展。

（三）重症血液净化护理亚专科工作内容

（1）承担重症患者血液净化治疗与监护工作。

（2）熟练使用重症血液净化设备，能够处理重症血液净化常见问题、报警。

（3）护理组长对全体组员进行培训，组织本亚专科疑难病例的护理查房、技术培训、专题授课及带教工作，传播本亚专科前沿技能。

（4）完成重症血液净化设备日常维护保养、耗材管理等。

（5）执行重症血液净化院内感染防控，完成本亚专科相关护理质量控制工作，并做出质量改进。

（6）修订重症血液净化相关制度、流程，并组织实施。

（7）承担院内重症血液净化的护理会诊及技术指导。

（8）及时了解重症血液净化发展动态及趋势，更新、改进现有的护理技术与措施，提高亚专科水平。

（9）加强与相应亚专科的医生沟通，开展临床、科研活动。

（四）重症血液净化护理亚专科培训方式

（1）组长及组员按学科建设计划，通过到国内外其他医院进修、学习、参观或自主学习等方式提高自身亚专科水平。

（2）组内制订重症血液净化护理亚专科培训计划及培训手册，并指定相应培训教材。新组员应按照计划完成亚专科培训计划内容。

（3）新组员在带教下完成相应病例数重症血液净化治疗及监护。

（4）邀请知名学者、专家来科室讲学。

（5）推荐、鼓励组员积极参加相关专科护士资质培训。

（6）鼓励提高学历教育。

二、重症血液净化护理亚专科的管理

在重症血液净化护理亚专科管理中，护士长起领导作用，主要负责行政、人员管理，护理组长则负责日常业务管理。

（1）护士长对护理组长制订的亚专科学科工作计划及结果进行审查评定，指导、监督血液净化护理小组工作，贯彻卫生行政部门、医院及护理部的政策方针。

（2）审议亚专科人才培养、培训规划。把控亚专科学科教学与科研工作。

（3）护士长检查学科建设工作质量，考察亚专科护理小组成员水平。

（4）做好人事档案管理，做好护理人员从业资质管理。

（5）加强护理人员思想政治、廉政风险建设，加强素质管理。

三、护理亚专科化的优势与作用

（一）亚专科实施有利于提高护理质量

重症血液净化护理亚专科的组织架构横向由护理组长及组员构成，护理组长是亚专科的学术带头人。亚专科小组通过层级搭班制排班，采取专人-专业的管理方式，从而形成护士-护理组长-护士长的科内三级质量管理体系，并能满足人员相对固定，流程规范统一，对应病种对应亚专科护士管理格局，达到整合资源，弥补专业的局限性，形成合力，优化患者管理，提高护理质量。此外亚专科团队可引领专科向纵深发展，带领团队开展改善护理品质的活动，最终改善患者的结局。护理亚专科化充分发挥了临床人才优势，可提升专科护理的品质，形成“人有专长，科有特色”的优势学科。

（二）有助于完善及更新各亚专科技术管理规范

近年来，国外针对特定的亚专科领域都会设有相应的亚专科课程。ICU 亚专科化可针对本亚专科建立系统的理论培训课程、技术操作规程及管理规范，可反复对科内人员进行培训，施加影响，达到同质化、规范化，从而提升本专科技术水平，并可规范全院亚专科领域技术的相关制度、流程，培训指导全院亚专科领域技术的临床应用，提升重症护理水平。

（三）医护团队合作更具优势

根据医学亚专科资源，匹配一支亚专科护理队伍，护理专业与医疗技术相融合，从而让临床护理能够及时跟进临床医学新的发展，收获一批术有专攻的亚专科护理人才，借此提高护理质量和促进护理学科发展。医疗团队更希望有专业的护士来管理患者，进行精准监护，规避风险。例如 ECMO 技术，就需要既掌握血液净化技术又掌握心脏术后监护技能的护士，运用专业知识进行处理，从而避免相应的并发症发生。在这些技术开展中亚专科团队均发挥重要作用，较好配合医疗业务开展，有力支撑学科发展，亚专科护士跟随对应的医疗团队开展工作，医护配合更默契、氛围更融洽，医生也更愿意传授专业知识给护理团队，同时还能与亚专科医疗团队合作开展相关科研，展现出更强的学术影响力。

（四）有利于优化组织氛围，满足护士职业发展需求

现阶段专科护士工作定位限定在各专科，ICU 缺乏各专科人才，有研究报道，各类指南的掌握程度与工作年限、ICU 工作年限、年龄、职称呈正相关。随着重症医学的迅猛发展，ICU 护士已逐渐意识到仅在临床实践中学习远不能胜任 ICU 工作，需要不断提升自身技能及专业水平，进行正规系统地专业化培训来提升自己在某一领域的知识，建立和完善 ICU 亚专科护士培训制度已成为我国重症护理工作发展的必然趋势。亚专科化护理模式能够满足护士的职业发展需求，为其提供平台，将学科发展与个人职业生涯规划有机地结合起来，为护士提供更广阔的职业发展空间，对提升专科护理水平、拓宽护理人员的职业生涯空间、提升科室的学术影响力有着重要作用，亚专科团队间以专业为荣，赶学超的氛围浓厚，极大地增强了护士的自信心。

（五）提升护士的职业认同感

职业认同感可影响护士工作的努力程度、向心力、成就感和事业心，通过亚专科管理模式把护士职业生涯设计由个人行为变为组织行为，关怀每一个护士的职业成长和职业发展，促进其形成职业认同及个体的自我成长，最终达到个人与组织共赢，提升护士的职业认同感。

四、总　结

以“掌握全科、精通专科”为理念，根据学科发展需求设立重症血液净化亚专业小组，采用相应权、责专业定位的亚专科管理模式，能够快速培养重症血液净化亚专科人才，满足护士职业发展需求，提升护士职业认同感，降低护士工作压力，达到医护协同发展，实现医疗质量和服务水平双提升，已成为重症护理专业化人才培养的有效模式。但是重症亚专科管理模式尚处于雏形，未形成适合 ICU 的亚专科护理培训体系；各专业人才会有交叉，但应有侧重；护士工作繁忙，精力有限，积极性会受到影响，需建立完善的绩效管理模式；相关部门资质认可及待遇问题等值得进一步探讨。

（闵小彦　吴碎秋）

第三节　专科人才培养与管理

临床护理专科化是衡量护理专业化水平的重要标志，也是目前国际护理发展的主要趋势。近年来，全国各地结合自身特色，陆续开展了一系列关于各层次专科护理人才培养、使用的探索，取得了一定的成绩。

专科护士是在拥有执业资格的基础上，遵循相应职业标准，在某临床护理领域提供专门化服务的护士。专科护士的角色定位（role definition）指护士在一定的系统环境下，在各种团队合作中拥有相对不可代替的专业定位，其核心能力及角色定位是护理专科化可持续发展的基础，也是区别于通科护士的标志，是推动护理事业发展的原动力。

一、ICU 专科护士现状

重症医学科是危重患者和围手术期高危患者集中监护、救治的专业科室。随着近年来重症医学的飞速发展，重症医学科护理工作面临巨大的挑战，培养及使用具有专业特长、技术先进的专科护士是 ICU 专科发展的必然趋势。随着重症医学在我国的不断发展，各个医院相继设置 ICU。由于 ICU 工作的复杂性，刚毕业的护士很难胜任该项工作，于是国内各大医疗机构先后开始组织 ICU 专科护士的培训工作。《全国护理事业发展规划（2016-2020 年）》的通知中，将建立护士培训机制、护士分层级管理制度和发展专科护士队伍等列为今后护理工作的主要任务。目前，ICU 专科护士的培训机制和管理制度不健全，ICU 专科护士人才缺乏的问题日益突出。实践经验及研究表明，层级培训模式主要是根据护士的能力、岗位职责和权限等不同进行分层管理和培训，其是建立 ICU 专科护理队伍的重要途径

和方法。国内各医院及护理学者虽然对ICU护士层级培训进行了一系列探索研究，但目前尚未形成统一的层级培训体系。ICU专科护士的培养已逐渐成为我国护理专家共同关注的问题。如何让专科护士尽快成长、在ICU护理中真正发挥作用已成为护理管理者面临的问题。

由于对临床一线的专科护士在使用和管理模式上尚未有统一的政策引导和相应规定，专科护士的使用与一般护士无本质区别，一定程度上影响了专科护士的工作主动性和积极性。与美国各类护士的工作内容和工作职责相比，我国护士的工作内容和工作职责缺乏明确的界定，在现行制度下，不同职称/层级护士的工作职责不清晰，工作内容界定不明确。大部分医院对护士实行简单的平台式管理，不论学历、职称，承担同样的任务和责任，护理人员的工作能力与患者病情严重程度不匹配，缺乏有效调控，护理人力资源的浪费和短缺现象并存。有调查报道称，相当数量医院的一个班组内的护士都承担大体上相同的工作内容，主管护师与护师只是在职称、工资方面有所不同，其余的没有区别，很多护士和护师也是。

近年来，定目标、定岗位、定职责、标准化考评的专科护士管理模式在重症血液净化护理管理上得到运用。在ICU设置血液净化专科护士，采用定目标培养、定岗位使用、定职责管理、定标准考核评价的管理策略，是目前较为常见的培养方式。

二、专科人才培养意义

（一）定岗位对护理学科发展具有重要意义

随着医学的发展进步，社会对护理服务质量的要求日益提高，护理专科化、精细化已成为临床护理实践的重要发展方向，专科护士是承担这项任务的重要力量。梁新蕊等认为有计划地设立专科护士的专职化岗位，合理地使用其在专业技能上的专长，使专科护士能够充分发挥其工作价值，推动护理专科化水平的发展。成守珍等认为将ICU专科护士组成不同的专科护理小组，是用好ICU专科护士的重要措施。

在重症医学科内部设立专职化岗位、成立护理专业小组，可以为专科护士提供适合开展专业活动的岗位，使专科护士学以致用，有位有为。专科护士依托专职化岗位和专业小组活动，可以有力推进本专业领域的业务技术、教育培训和科研工作，同时专科护士积极开展具有先进性、专业性的精细化护理项目，更能有效推动重症医学科护理学科的专业化进程。

（二）定岗位促进专科护士成长

重症医学科规范化管理模式通过定目标为专科护士明确专业方向，并以此为基础提供各种学习和培训机会，可使专科护士不断得到知识更新和提高，保持专业领先的地位。定岗位为专科护士搭建工作平台，可以有效发挥他们在专科护理领域的优势和作用。

定期的工作考核是促使专科护士持续自我提升、不断进步的基础。张勤娥等认为建立明确详细的岗位要求、管理目标是专科护士使用的第一要素。通过定职责充分细化专科护士的工作内容和岗位要求，按照标准化考评严格量化专科护士的工作，并与绩效挂钩，促使专科护士主动或被动地开展专业活动，努力提高工作效率和自身能力，促进了专科护士的职业成长。

（三）定岗位提升护理质量和教学质量

专科护士参与护理质量控制，能及时发现和反馈临床执行过程中存在的问题，并跟踪整改效果，使护理质量得到大幅提高。专科护士通过在专职化岗位和质量控制、夜班组长等常规岗位的工作，一方面现场监管护士的临床护理行为，另一方面控制和改进各环节质量，使科室护理水平和护理质量得到整体提高。让拥有较强专业知识背景的专科护士担任教学组长和教学老师，开展和实施高水平的教学活动，对提升科室教学质量也有显著成效。

（四）定岗位提高专科护士的工作满意度

对专科护士定岗位使用对其从事的工作任务（工作内容、专业价值、技术特长）、拥有的工作权力力（发言权、自主权、决策权）、医院及科室提供的成长与发展机会等满意度会有进一步提高，专科护士的作用得到了科室的重视和领导的支持，绩效分配也体现了专科护士岗位价值的不同，规范化管理模式让专科护士的归属感明显提高。

三、ICU 专科人才培养

（一）ICU 血液净化护士成长阶梯的制订与执行

1. 划分 ICU 护士专业核心能力的层级　将 ICU 护士划分为 N1～N4 四个等级。N1～N4 级护士职业阶梯的特征为：N1 级护士着重于基本护理，N2 级护士着重于护理重症患者，N3 级护士着重于整体护理实施和教学，N4 级护士着重于承担科学研究和专科护理。按照 N1～N4 级护士相应的专业核心能力要求对 ICU 护士进行培训，使其专业能力逐年上升。

2. 准确评估 ICU 护士的专业能力　由医院专业护士核心能力评估及培训管理委员会对 ICU 护士进行核心能力的评估并定级。核心能力的评估不拘泥于护士现有的职称、学历，甚至工作年限，而是以阶梯成长培养计划的各层级目标为依据。在确定其核心能力的级别后，让护士按级别接受相应培训。对部分未能达到核心能力层级的项目，按照缺什么，补什么的原则，予以单项培训，3 个月后进行复评，合格者确定其岗位和能级。护士确定了岗位和能级后，在相对应的岗位工作，履行相应的岗位职责，巩固该级别培训的内容，并接受上一级核心能力培训。在一个级别工作至少 1 年，并在完成相应的培训后，如通过了上一级核心能力的评估和考核，则可进入上一层级。

3. 核心能力规范化培训后的再评估　护士完成 ICU 每一阶段的各层级培训课程，及时记录培训手册，由委员会进行测评。Nl～N3 级护士通过考试后，报委员会审核，颁发相应级别的培训合格证。护士完成 N3 级的核心能力训练后，根据个人专长由医院推荐参加相应的学习进修或专科资质学习。

（二）ICU 血液净化专业护士的临床培养

1. 重视 ICU 专科护士临床思维的建立　为避免按照核心能力层级划分进行针对性培训造成护士护理思维的碎片化，在培训过程中强调注意培养 ICU 专科护士的临床护理思维，首先引导其建立整体性思维，ICU 专科护士临床思维的核心在于以患者为中心。在培训中要求专科护士具备整体性思维，将患者的基础病情、手术并发症、应激状态等进行系统考虑，从而制订有针对性的 ICU 专科护理方案；其次是引导其建立纵向性思维，根据患者的临床症状，透过现象挖掘本质，深度考虑出现临床症状的根源及其发展趋势，从而制订护理预防措施，实现 ICU 的预防护理；再次是引导其建立 ICU 护理的辩证思维。当护理措施对于患者的临床症状而言处于两难（矛盾的两面性）时，要求护士根据医嘱并结合临床判断制订护理措施，观察病情进展，当矛盾的主要方面与次要方面发生变化时，应当适时调整护理措施。

2. 开展 ICU 专科护士培训工作坊　ICU 专科护士的教学培训可以采用工作坊的形式。根据已经评定的 ICU 护士的能力层级，制订明确的培训目标，培训老师与受训护士实现互动，由受训护士提出实现这一目标所存在的难点，老师根据互动的结果制订培训计划，实现教与学的资讯共享。然后，由培训老师根据互动结果，将存在同一难点问题的护士归为同一个小组，利用设计的各种护理病例，让各小组成员查找资料，提出解决措施，实现小组成员的意见交流，培养其团队精神。最后由各小组向同层级培训护士汇报学习心得，并由其他组成员发表评论及意见，从而使各问题得到多角度的审视，发掘在这一过程中运用的临床思维，达到举一反三的学习效果。护士在参与过程中，依据老师提供的场景，相互交流，共同思考、分析、判断，提出解决问题的方案并在模拟人身上加以实施，既可促进对以往所学知识的消化、吸收，同时又能增强实际操作能力，实现互动式教学。

（三）ICU 专科护士在重症血液净化护理的使用

在重视培养 ICU 专科护士临床思维的前提下，了解其能力水平并加以层级划分，制订 ICU 专科护士成长阶梯并进行有针对性的培训，是 ICU 专科护士持续性教育培训的重要内容。应当为 ICU 专科护士创造制度环境，让其能力得以充分发挥。以 ICU 专科护士为核心成立 ICU 血液净化护理小组是既能让 ICU 专科护士发挥能力又能切实提高 ICU 血液净化护理水平的可行途径。

1. 以 ICU 专科护士为核心成立 ICU 血液净化护理小组　通过 ICU 护士核心能力培训并取得 ICU 专科护士证书的护士，已经完成 N3 级的培训，能力层次已经较高。根据患者特点将 ICU 专科护士组成不同的专科护理小组，是用好ICU专科护士的重要措施。建立以ICU专科护士为核心的ICU血液净化护理小组可以发挥ICU专科护士在业务查房、会诊、讲课，解决临床疑难、复杂问题上的优势，既促进了业务水平、专业能力、操作技术、人文素养的提升，又可通过帮带作用促进病区其他护士的成长。重症血液净化护理小组还能够在ICU专科护士帮助下建立与专科相关的ICU护理质量数据库，全面落实危重患者护理质量管理目标监测，持续推进护理质量改进。

2. ICU 专科护士作为组长的职能 重症血液净化护理组长的主要职能是参与重症血液净化的护理质量控制，不涉及病区的护理行政管理工作，但赋予组长管理的职能，其职能主要为：对小组工作进行全面统筹、规划和管理，定期向护士长汇报工作情况；组织执行疑难或特殊病例的专科护理工作，每天重点查房并做好相应记录；及时发现、分析与本专科相关的问题，并制订相应措施，做到防患于未然；负责组织本专科小组各级人员主要是骨干成员，制订并实施培训及考核计划；建立、修订各专科护理制度，在护理部批准后执行；及时了解各个专科的发展状况，适时应用护理新技术；组织开展护理科研工作等。

3. 重症血液净化护理小组组员的职能 在组长指导下，负责对本专科相关患者实施专科护理工作；及时、定期与组长沟通，改进病区的专科护理服务水平；负责定期评估并记录专科护理情况，对相关的护理措施、实施效果等进行调查、统计和分析，发现存在的问题并加以解决，提高整体护理水平；负责低层级护士的临床培训；开展本专科的科研工作。

（四）小结

我国从1996年引入护理专家概念开始，经过二十余年的发展，全国各地在护理专科人才的培养、使用、管理方面积累了丰富的经验。由于护士学历水平相对较低，学科发展相对落后，我国的护理专科人才体系仍存在一系列的问题，但也应该看到，近年来一些专科护理人才项目已越来越规范化。有理由相信，随着高等护理教育的蓬勃发展及各级护理人员在专科实践领域的积极探索，我国将走出一条有自身特色的护理专业化道路。

（张春梅　黄建芬）

第二十一章　重症血液净化应急预案

重症血液净化作为一种特殊的治疗模式，在治疗的过程中由于各种因素可能发生一系列的紧急情况，这就要求血液净化护士能正确及时处理，以保障患者的治疗安全。

第一节　重症血液净化过程应急预案

一、滤器膜破膜的应急预案

（一）发生原因

1. 滤器质量不合格。

2. 预充过程不规范，血路管扭曲、夹闭等。

3. 短时间内超滤量过大，或血滤器内凝血使跨膜压急剧升高超过限度。

4. 操作失误。

（二）破膜评估

1. 滤器漏血报警。

2. 肉眼观察可见透析液颜色变为红色。

（三）预防原则

1. 滤器前充分检查，做好准备。

2. 定时检测血液净化机，严禁血液净化设备带“病”工作。

3. 设定合理的脱水量，避免在治疗过程中短时间跨膜压力过大。

4. 严格执行操作规范。

（四）应急预案

1. 确认破膜后应予以更换滤器。

2. 跨膜压<0 说明破膜较大，有反超的危险，禁止将血液回输给患者。

3. 如果失血量较大，应遵医嘱给予相应处理。

二、管道滑脱的应急预案

（一）发生原因

1. 中心静脉留置导管与血路管衔接由于操作不规范，衔接不正确。

2. 产品质量问题

3. 临时导管缝线脱落，一次性外力牵拉。

4. 透析过程中没有遵守巡视制度。

（二）预防原则

1. 每次治疗时检查固定的缝线是否有脱开，敷料包扎固定是否严密。

2. 血液净化过程中血管通路检查应为检测的一部分。

3. 注意正确连接体外循环血路管，上机后需开大血流量观察 3 分钟确认无渗血后方可用治疗巾包裹；防止接口螺纹歪斜渗血。

4. 临时导管口、导管与透析管路连接包裹处，在透析全过程须在可视范围内，以便及时观察。

5. 体外循环血路管，应环形疏松固定于患者的上衣，既能允许患者适当活动，又能预防管路牵拉导管。

（三）应急预案

1. 立即关闭血泵，按压伤口，缓解患者紧张情绪。

2. 用血管钳夹闭脱落处管道。

3. 检测生命体征，评估输血量，备血。

4. 正确实施血污染物的处理。

5. 根据需求选择时机重新置入新的导管。

6. 汇报并填写不良事件，总结经验，避免再次发生。

三、空气栓塞的应急预案

（一）发生原因

1. 体外循环血路管泵前管道接口松开或脱落，破裂，动脉穿刺针脱落。

2. 泵前补液，输血完成后未及时夹闭。

3. 血液净化机检测失灵。

4. 血液净化结束后空气回血，操作失误

（二）预防原则

1. 空气栓塞为血液净化治疗严重并发症，一旦发生，死亡率极高，故应严格遵守操作规范，预防发生空气栓塞。

2. 上机前严格规范预充，排尽管路滤器内的空气，及时发现体外循环管路有无破损。

3. 将静脉壶调整至正常液面。

4. 血液净化过程中加强巡视，防止空气进入体内循环血流。

5. 定期维护保养，注意血液净化设备空气报警装置的维护。

6. 禁止空气回血。

（三）应急预案

1. 一旦发现空气栓塞，应立即停泵夹闭静脉管道。

2. 协助患者左侧卧位，头低脚高位，安抚患者，指导深呼吸，通知医生。

3. 高流量给氧，必要时使用高压氧疗法。

4. 若进入体内的空气较多，应进行锁骨下静脉抽气或右心房穿刺抽气。

四、体外循环凝血的应急预案

（一）发生原因

1. 因患者自身存在出血倾向不能使用抗凝剂采取无肝素抗凝。

2. 血流速度过慢，超滤量过高。

3. 血液净化治疗中输血或脂肪乳剂。

4. 患者饮食中胶原蛋白含量高，如食鱼胶、阿胶、猪蹄等。

（二）预防原则

1. 血液净化前对患者的凝血状态进行充分评估，合理使用抗凝剂。

2. 避免血液净化治疗过程中血流速度过低，如需调低血流速度，且时间较长，应加大抗凝剂用量。

3. 加强血液净化治疗中凝血状态的检测，监测内容包括：管路或透析器血液颜色；动静脉壶是否出现小凝块；静脉压、跨膜压等。

4. 血液净化治疗过程中避免输注血液、脂肪乳剂等。

5. 对患者进行宣教，尽量避免摄入富含胶原蛋白的食物。

（三）应急预案

1. 轻度凝血 滤器凝血为 1～2 级情况下可适当增加抗凝剂用量，并调高血流量。在血液净化治

疗过程中严密监测体外循环各种压力参数的变化，发现凝血现象加重，应立即回血，予以更换。

2. 重度凝血　如果血液凝固，不可强行回血，建议直接丢弃体外循环管路和滤器。当发现滤器管路凝血达到 3 级以上时，此时应在不停泵的情况下调低血流量至 50ml/min 左右，缓慢予以回血。

五、低血压的应急预案

（一）发生原因

ICU 有较完善的液体管理系统做保障，低血压情况相对较少。但是由于下列诸因素，仍不能忽视该症状的发生。

1. 使用低钙、低盐或醋酸盐置换液或透析液；

2. 心功能不全或心包积液；

3. 严重的自主神经病变；

4. CBP 前或同时使用降压药，或血管活性药使用的相关因素。

（二）临床表现

1. 症状如头晕、心慌、出汗、恶心、呕吐。

2. 低血压，收缩压较前下降 30mmHg 和（或）收缩压低于 90mmHg。

3. 严重者可出现反应迟钝、意识模糊或昏迷等表现。

（三）预防原则

1. 根据病情调整治疗模式。

2. 根据电解质情况调整置换液或透析液配方。

3. 及时观察血压变化，超滤量循序渐进。

4. 治疗前暂停降压药。

六、滤膜过敏反应的应急预案

（一）发生原因

膜反应与膜的生物相容性有关，但也可能与消毒剂、药物、补体等有关。

（二）临床表现与处理

膜过敏反应分 A 型与 B 型。

1. A 型反应　表现：多发生在血液净化治疗开始后几分钟，表现为呼吸困难、烧灼感、发热、荨麻疹、流涕、流泪、腹部痉挛、血压降低、虚脱、心搏骤停等，主要由过敏所致。

处理原则：立即停止治疗，给予氧气吸入，同时给予肾上腺素、抗组胺药或糖皮质激素等药物。

2. B 型反应　表现：较轻微，常出现在治疗开始后 20 分钟左右，通常表现为胸痛、背痛。原因尚不清。

处理原则：一般不需终止治疗，可给予氧气吸入和抗组胺药等。

（三）预防原则

1. 选择生物相容性好的膜进行治疗，若出现过敏反应，一定在病历处做显著标识。

2. 按血液净化操作规程充分预充滤器。

七、失衡综合征应急预案

失衡综合征是血液净化过程中或结束后不久出现的以神经系统症状为主要表现的综合征。

（一）危险因素

1. 新透析患者，特别是 BUN 水平明显升高者。

2. 严重代谢性酸中毒。

3. 有精神疾病患者。

4. 合并中枢神经系统疾病患者。

（二）临床表现

1. **轻症** 头痛、头晕、恶心、定向力异常、烦躁、视物模糊、共济失调。

2. **重症** 意识模糊、癫痫样大发作、昏迷，甚至突然死亡。

（三）应对措施

1. **轻症病例** 可对症治疗，一般于数小时可缓解。

2. **重症病例** 停止治疗并保持气道通畅；吸氧；密切监测生命体征；对严重患者可用20%的甘露醇静脉注射。

（四）预防原则

1. 对于初次治疗的患者，应采取低血流量、逐渐延长治疗时间的方法，使毒素水平缓慢下降，保持内环境稳态。

2. 首次治疗过程中BUN值下降不超过30%。

3. 必要时可酌情提高钠离子浓度，增加血液渗透压。

（林浙兵　李之䜣）

第二节　公共事件突发应急预案

一、停电应急预案

1. 立即启用应急照明（手电筒、应急灯等），自查总开关是否跳闸；同时通知当班其他医务人员共同应对。

2. 加强对患者病情巡视、评估及记录并做好解释工作，安抚患者情绪。

3. 启动蓄电池设备，保证血泵正常运转（蓄电池一般可运行20～30分钟）。

4. 立即启用人工动力设备。

（1）无蓄电池的机器使用手摇血泵，需将静脉壶下端的管路从保险夹中取出。

（2）使用监护仪的患者可改用充电监护仪。

（3）使用静脉维持用药的改用充电微泵。

（4）短时不能恢复供电的马上回血下机。

（5）通知电工立即到现场进行检修。

（6）启动院内小型汽油发电机供电。

二、火灾应急预案

1. 立即报告医院消防科，报警人员应向消防部门评估报告火灾的现场情况。

2. 立即报告科主任、护士长、医生，并同时打开楼道疏散门，集中现有灭火器和人员积极扑救。

3. 关闭病区氧气开关总阀，关闭电源开关。必要时停止血液净化治疗，回血或分离血管通路和血路管的连接。

4. 危重者疏散到安全房间等待救援。撤离时使用安全通道，低位疏散（由外侧楼梯）；疏散过程中使用湿毛巾，纱布或口罩捂住口鼻。

5. 灭火后安抚患者，对于能发生的情况及时采取治疗措施，最大限度地保证患者生命安全。

三、地震应急预案

1. 发生地震后第一时间安抚患者，关闭电源。

2. 所有工作人员保持镇定，护士长、科主任快速协调分工。安抚患者，关闭氧气、切断电源。

3. 责任护士停止仍在运行的血液净化设备，夹闭动静脉血路管及中心静脉导管上的夹子。
4. 打开备用的地震应急包中的剪刀，迅速逐一从大小夹子剪断管路，分离患者与血液净化设备。
5. 专人负责撤离。清点人数，就地处理通路、伤情。
6. 等待地震检查通知，安抚患者，有条件为患者提供力所能及的诊疗。

（叶白如 谷 禾）

第二十二章　重症血液净化人文关怀与健康教育

重症监护病房是收治急危重患者，集维持生命、治疗、护理一体的诊疗场所。ICU 对环境的要求较为苛刻，其管理多采用限制性探视、封闭式管理制度。一些昏迷患者在 ICU 清醒后，面对突然的环境变化，会产生疾病不确定感等多种负性情绪，自我感觉缺乏确定与疾病有关事物的能力。疾病与治疗的各种打击会给患者带来生理、心理和社会适应能力等方面的影响。此外，患者因疾病危重、病情复杂、发病突然及对自己的疾病知识了解不充分，对自身病情、治疗方法及与相关检查的健康需求程度较高。因此，血液净化治疗过程中，ICU 医护人员不能只注重于对患者进行治疗监护等护理工作，还需要对患者实施人文关怀与健康教育，注重情感上的共鸣，以便更好地实施优质护理。

第一节　重症血液净化人文关怀概述

重症血液净化作为重症患者的一种治疗手段需要不间断地进行，再加上 ICU 环境特殊，周围各类抢救设备的报警音此起彼伏、长时间的卧床、频繁的护理治疗操作等，均可严重影响患者的心理情绪，导致其治疗依从性低，甚至出现抗拒、谵妄等不良应激症状，不仅不利于患者康复，而且还会增加治疗费用，延长住院时间等，这就凸显了人文关怀的重要性。

一、人文关怀理念

20 世纪 70 年代，美国护理学家 Watson 在《护理：关怀的哲学和科学》一文中首次提出了人文关怀这一概念，并提出护理的本质是人文关怀。1998 年，美国高等护理教育学会（American Association of Colleges of Nursing，AACN）首次在《高等护理教育专业标准》中明确将人文关怀列为护理专业人才培养的核心概念和价值观。2005 年我国国家卫生部提出把护理人文关怀思想落实到护理实践中，《中国护理事业发展规划纲要（2016-2020）》更是明确提出：推进优质护理，注重体现人文关怀。在目前我国医疗体制、社会医疗保障体系等“顶层设计”尚未完善的情况下，如何发挥微观护理人文关怀教育的作用，促进护患关系的良性发展成为护理界关注的热点。

（一）走出传统护理理念的误区

众所周知，在目前的医疗环境下，人文关怀常以技术作为工具和载体予以实施，很多护士认为只有掌握了先进的技术才能解决患者的痛苦。于是，人被分解为组织器官，疾病被技术处理，尤其在护理操作中重步骤、重流程、抢时间，而患者的感受却被漠视，护理的科学技术性与人文社会性被割裂、肢解，加剧了护患矛盾。在血液净化治疗过程中，为了治疗的顺畅性，护理人员常会要求患者保持一定的体位，但是却忽视了患者的感受。同时，目前我国大部分高校护理专业开设的人文课程缺乏整体优化，人文核心课程不确定，随意性较大，缺乏逻辑联系，更重要的是人文课程与专业课程及实践环节缺乏横向联系，显性课程与隐性课程缺乏交叉渗透。在临床实践中，我们更多强调护士对患者要有耐心、关心、细心和同理心，而前三者都是建立在对患者同情的基础。同情是对他人的关心、担忧和怜悯，是个人对他人困境的自我情感表现，这样就会促生一个问题：同情会让护士在不自觉中把患者当作弱势群体，而把自己当作专业人士给出患者所谓的建议，而这些建议不一定是患者真正所需要的，从而阻碍良好的护患关系建立。例如，重症患者接受连续血液净化治疗时常会因为治疗原因严重影响患者的睡眠时间，患者会向护士抱怨睡不着，护士会说“你熬一下，只管自己睡。如果是腿脚有什么不舒服，等你下机了再解决”。显然这种答复不仅不会帮助到患者，反而会让患者很反感，更加抗拒进行血液净化治疗。之所以会出现上述问题，症结在于我们缺乏对患者的更深层次的同理心。

（二）同情与同理的区别

有同情心的人考虑的是；如果我是他，遇到他经历的事情（我）会有什么感受；而有同理心的人考虑的是：如果我是他，遇到他经历的事情（他）会有什么感受。关键就在是我还是他会有什么感受，这一微小的差别，直接导致了护患是产生了心理上的连接，还是失去了心理上连接。而失去心理上的连接是产生护（医）患矛盾的关键点。加大护士同理心的培训力度会在很大程度上缓解目前紧张的护（医）患关系。那么首先得学会区别同情与同理。

同理是有别于同情的更高层次的沟通技巧。同理最重要的是感受别人的感受，而不是感受自己的感受。医护人员仅有同情心是不够的，因为同情暗含怜悯，会让医护人员不自觉地把自己放在一个高高在上的位置去指挥患者听从自己的意见。而同理则隐含着理解和信赖，它表达出医护人员对患者所具有的能力（潜能）的信任与鼓励，相信患者完全能够通过自己的力量来应对当前所面临的问题，医护人员最多只是一个帮助者。当医护人员能以此种心态看待自己的医疗角色时，才能以一种平等的姿态与患者相处。帮助患者树立一起应对疾病所带来的问题而不是治愈疾病的观点，这对慢性疾病及疑难杂症患者尤为重要，在这个过程中医护人员帮助患者不断挖掘自身的潜能，并调动可利用的支持系统，使患者找到控制感或重获控制感，也可以帮助患者意识到并非任何事情都可以控制，从而放弃控制感，重建自我，进而探寻生命新的意义并升华。接受重症血液净化的急危重症患者，尤其是肾衰竭患者将在很长时间内无法接受这个事实，想着有一天像正常人一样，这时护士应该多同理患者的感受，但也要向患者传达有些疾病是无法治愈的，我们能做的就是不让情况变得更糟，多和自己比，只要自己今天比昨天有一点点进步就值得鼓励，在护理和康复过程中要尽量避免让患者感受到绝望，多与患者交流，参与决定治疗和护理方案，让其感受到自己的价值，这不仅可以提高患者应对疾病的积极性，也会在很大程度上缓解紧张的护患关系。

二、重症血液净化患者人文需求

（一）生理需求

生理需求广义理解是人们最原始、最基本的需求，如吃饭、穿衣、梳洗、躯体移动、医疗等。重症血液净化患者由于生理疾病的关系，患者的饮食、健康等生理活动都有可能出现自理能力障碍，生理需求自然无法得到满足，这一需求也是患者最迫切最突出的需求，只有满足了生理需求，才能去考虑其他更高层次的需求。研究显示，在130例ICU清醒患者的需求中，121例患者的需求就是生理需求，占93.07%。

（二）睡眠需求

良好睡眠是保持生命活力的前提，良好的睡眠质量可以促进患者康复恢复精力和体力，可以促进机体蛋白质的合成和组织修复。睡眠障碍是重症血液净化患者常需要面对的问题，影响因素主要有疾病引发的不良生理反应、长时间或连续血液净化治疗、制动、环境的噪音光线、长时间卧床和受限、护理诊疗操作等。有一项对263例重症血液净化清醒患者的研究报告显示有91.10%患者出现睡眠障碍，其中43.90%的患者最终出现了谵妄，有13.1%的患者在出院后生活质量仍受到影响。

（三）镇痛需求

疼痛是重症血液净化患者突出常见的特征之一，除了疾病引起疼痛外，还有导管的植入、采血化验、频繁的护理操作等其他因素引起，患者常希望医护人员可以为其缓解或解除疼痛，同时希望可以了解相关的疼痛预防知识。临床上有多种缓解疼痛的方法，但由于缺乏符合我国国情的疼痛评估工具，不能有效准确评估患者的疼痛程度，降低了重症血液净化患者镇痛治疗的效果。另外，由于已经形成的关于疼痛治疗的传统观念，患者担心用药后产生呼吸抑制、成瘾等并发症，药物镇痛的执行效果并不理想。

（四）心理需求

接受重症血液净化治疗的患者因病情危急收治于ICU重症病房内，但ICU环境特殊，周围各种监护设备发出的报警音可引起患者心理的恐惧。此外，ICU是限制亲人陪护的，患者易感到孤独和寂寞，情绪波动较大，严重影响了患者治疗的依从性。冯翠华研究分析了ICU围手术期患者心理需求，患者在手术前后会产生不同程度的焦虑、紧张、恐惧等不良心理反应，影响其治疗的依从性。

（五）社会支持需求

患者的社会支持来源于家庭、医务人员和社会方面给予的客观实际的支持和主观体验到的情感上的支持，医护人员亦是患者社会支持的重要组成部分之一，患者从医护人员获得的支持与生活质量存在更多的相关性。马世红等调查发现，ICU清醒患者普遍希望家属能来探视或陪伴，以减轻心理压力。在整个诊疗过程中，患者也希望可以和医护人员、家属进行交流，了解疾病的发展、愈后护理及生活饮食指导等，以增强治疗信心，加速康复。

（六）健康教育需求

重症血液净化患者在ICU，面对突然的环境变化，会产生疾病不确定感等多种负性情绪，Mihel将疾病不确定感定义为缺乏确定与疾病有关的事物的能力。患者因疾病危重、病情复杂、发病突然及对自己的疾病知识了解不充分，对自身病情、治疗方法与相关检查的健康需求程度较高，而在出院时则是以疾病的治疗情况、药物指导、功能康复训练指导等有关愈后恢复的健康教育需求程度较高。

（张春梅　闵小彦）

第二节　重症血液净化人文关怀与健康教育实施

重症血液净化人文关怀与健康教育实施要强调“以人为本”“以患者为中心”，通过营造环境、情感注入、了解患者需求，为患者提供优质护理服务，在护理服务中倾注人文情怀，促进患者早日康复。

一、人文关怀护理的实施

（一）环境护理

在护理及治疗过程中，医护人员应为患者营造一个清洁、安静的诊疗环境。护理人员根据患者病情及时间段，可以适当降低报警音量与监护室仪器设备的噪音。患者入睡时可以为患者拉上病床旁的窗帘及窗帘，在夜间可以关闭不必要的大灯，条件允许的情况下可以仅开护士吧台的小台灯。护士在平时进行操作时要做到“三轻”：说话轻、脚步轻、动作轻。当患者清醒时可以向其讲解各种仪器及管路意义、噪音来源，消除患者对环境的陌生感，在患者进餐时播放轻音乐，舒缓其紧张的情绪，分散其对刺激的感觉和注意力。血液净化治疗的环境布局应让患者产生舒适感，墙壁和窗帘尽量选用以浅绿色、浅黄色、淡蓝色为主的色调，让人充满希望，又感到安宁、和平、恬静。病房应整洁、空气清新、光线柔和，保持合适的温度、湿度。医护人员着装整洁，仪表端庄，举止大方，温文尔雅。

（二）情感护理

患者入院进入ICU时，要热心接待患者；在住院期间要耐心解答患者的疑问、困惑；要富有同情心，对患者的处境产生情感共鸣；从小细节做起，护理服务要细心；在诊疗过程中要有慎独精神，对待患者要有责任心。让患者有归属感，降低患者的抵触心理，调动患者配合性，提高患者的满意度和舒适度。

（三）疼痛护理

根据患者的病情、神志、症状，正确评估患者的疼痛程度、部位、性质，采取有效措施。目前临床上主要根据患者疼痛等级采取三阶梯止痛的治疗原则，给予的治疗措施有药物疗法、物理疗法、按摩疗法、手术疗法、心理疗法等。

（四）沟通护理

将共情理念引进ICU护理工作中，从患者的角度评估其心理状态变化和相关的影响因素，灵活运用良好的沟通技巧，切实地解决患者的心理负担，促进患者身心健康。护士可以根据患者的文化程度、语言种类、疾病，选择适合的语言沟通和非语言沟通方式，护士沟通过程中要态度亲切、语气温柔，建立和谐的护患关系。了解患者需求，重视和关心患者。当患者第一次进行血液净化治疗时常会产生担心、焦虑，甚至恐惧等情绪，护理人员态度应和蔼可亲，尊重患者，主动与患者沟通，了解患者的顾虑和需求，主动向患者介绍环境、主管医生和护士、仪器设备、血液净化治疗原理及操作过程，亲切和蔼地询问其病情，以消除患者的恐惧心理，使其主动配合，减轻血液净化治疗中的并发症。在与患者交谈时注意运用沟通技巧，使患者消除顾虑，并提供优质护理服务，协助患者保持整洁的床单位和舒适的体位，尽量让患者倍感温暖，鼓励其增强信心，消除紧张情绪及消极的心理。

（五）操作护理

护理人员在血液净化治疗过程中要严格遵守操作规程，技术娴熟，严格执行无菌操作，要表现出良好的专业素养，使患者安心，增加患者对护理人员的信任感，治疗过程中应严密观察病情，全程监护以便及时发现并发症的发生，及时与患者沟通交流，了解其在治疗过程中的感受和需求，讲一些轻松的话题，以转移患者注意力，治疗结束后询问患者有无不适，嘱其注意事项，协助其取舒适体位。

（六）延续性护理

延续性护理是指通过一系列的行动设计确保患者在不同的健康照护场所（如从医院到家庭）及同一健康照护场所（如医院的不同科室）受到相同水平的协调性与延续性的照护。ICU 患者在监护室期间，护士会进行床边健康指导，但转出 ICU 后患者仍存在健康服务需求，延续性护理则可以满足这一需求，在其后期的恢复中持续性提供合理性指导，以促进康复。针对患者的健康服务需求开展的延续性护理方案多种多样，如家庭访视、电话随访、成立微信公众号、发放健康宣教手册等。近年来随着移动互联网的迅速发展，再加上国务院推广在线医疗卫生新模式的政策，可以通过设计延续性护理APP，创新延续性护理模式，以促进患者掌握疾病防治知识，有利于我国医疗资源的合理有效利用。

（七）临终关怀护理

死亡和出生一样是客观世界的自然规律，不可违背，是每个人都要经历的事实，ICU 收治的多为重症、急症、危症患者，是出现死亡病例最多的科室，实施临终关怀，尊重临终患者的生命，很大程度上能够满足患者及家属心理需求。临终关怀室的设立虽然存在争议，但其对减轻患者家庭的经济负担，减少医疗浪费，提高临终患者的生活质量具有重要作用。此外，通过临终关怀室的设立，患者家属可以陪同患者走过生命的最后阶段，在医护人员的全程专业帮助下，可有效降低悲伤反应。

二、血液净化治疗过程中的健康宣教

（一）向患者做好健康宣教

接受血液净化治疗时患者常存在焦虑、恐惧、绝望、抑郁心理，医护人员应及时向患者讲解疾病及血液净化治疗的相关知识，增强其信心，使其正确对待疾病，应向患者说明治疗过程中可能出现的并发症，若患者出现皮疹等不适症状，应及时告知护理人员。护理人员应多介绍成功病例给患者增强其抵抗疾病的信心。治疗期间指导患者的饮食、水分控制、药物服用，使患者学会自我管理。对于维持性透析患者在病情允许的情况下，提倡他们进行适当的下床活动，增强机体抵抗力。症状较轻的患者，建议参与一些力所能及的自理活动，提高自己的社会价值感，增强自信心。

（二）向患者家属做好健康宣教

血液净化治疗费用高，需要家属、朋友及工作单位的支持与理解。患者会因得不到家人的照顾、理解、关心产生不同程度的抑郁、焦虑。因此，我们要争取家属的配合，避免不良因素的刺激，使患者得到良好社会支持。

（张春梅　蔡薇薇）

参考文献

陈彬，罗世香，2015.三级综合医院血液净化专科实施护士能级管理的效果分析[J].国际护理学杂志，34（19）：2708-2711.

陈香美，2010.血液净化标准操作规程[M].北京：人民军医出版社.

陈小枫，叶纪录，朱志云，2014.脉搏指示连续心排血量监测指导高容量血液滤过治疗急性呼吸窘迫综合征的评价[J].中华危重病急救医学，26（09）：650-654.

陈晓辉，2012.血液净化在ICU中的应用[M].北京：科学技术文献出版社.

陈秀凯，杨荣利，刘大为，2014.救治急性肾损伤：允许性低滤过与血液净化[J].中华内科杂志，53（06）：428-430.

陈永强，2009.导管相关性血流感染与中心静脉导管集束干预策略[J].中华护理杂志，04（10）：889-891.

褚梁梁，许翠萍，杨雪莹，2012.无陪护模式病房护士人文关怀能力及影响因素研究[J].护理管理杂志，12（09）：612-613.

丁小强，马志芳，王力宁，2010.血液净化标准操作规程[M].北京：人民军医出版社.

樊启晨，丁峰，2018.血液净化治疗中局部枸橼酸抗凝时的钙管理[J].上海医药，39（09）：6-11.

樊照鑫，周嫱，2012.医学工程技术在血液透析机中的应用[J].中国医疗设备，04：76，11-13.

傅芳婷，2011.血浆置换理论与实践[M].北京：人民军医出版社.

顾妙娟，章祖成，2011.JCI评审对护理工作的启示[J].中华医院管理杂志，27（10）：785-786.

管向东，张晔，2017.连续血液净化技术在重症医学科中的地位[J].中华重症医学电子杂志，03（01）：2-4.

胡马洪，张庚，许秀娟，等，2012.早期连续血液滤过对脓毒性休克肺循环通透性的影响[J].中华急诊医学杂志，21（11）：1251-1256.

蒋胡亚美，江载芳，申昆玲，2015.诸福棠实用儿科学[M]. 第8版. 北京：人民卫生出版社.

黎磊石，季大玺，2004.连续性血液净化[M].南京：东南大学出版社.

李冬英，胡晓莹，2010.ICU连续性血液净化患者预防医院感染的护理管理[J].广东医学，31（14）：1899-1900.

李萍，肖江琴，2010.ICU专科护士培训评价的研究进展[J].中华现代护理杂志，16（02）：229-231.

李文雄，2013.急性肾损伤患者的营养支持[J].中国急救医学，33（07）：614-617.

李文雄，2016.脓毒症患者抗菌药物的个体化治疗[J].中国感染与化疗杂志，16（14）：515-519.

梁华般，梁馨苓，王文健，2012.1028例危重血液净化患者血管通路相关感染回顾分析[J].中国血液净化，11（10）：523-526.

廖永珍，黄海燕，郭慧玲，2013.ICU患者人文关怀需求与关怀实施[J].护理学杂志，28（01）：94-96.

林惠凤，2016.实用血液净化护理[M]. 第2版. 上海：上海科学技术出版社.

刘大为，2011，实用重症医学[M].北京：人民卫生出版社.

刘大为，王小亭，张宏民，2015.重症血流动力学治疗一北京共识[J].中华内科杂志，54（03）：248-271.

刘大为，杨荣利，陈秀凯，2012.重症血液净化：从理念到实践[J]。中华医学杂志，92（45）：3169-3171.

刘大为，杨荣利，陈秀凯，2017.重症血液净化[M].北京：人民卫生出版社.

刘芳，姚洁，李安琪，2017.护士人文关怀知识储备与人文关怀能力的相关性研究[J].中国医学伦理学，30（10）：1272-1275.

刘辉，刘剑萍，红原，2012.连续性肾脏替代治疗技术在ICU的发展和临床应用[J].四川医学，05（01）：901-903.

刘俊雅，刘伟权，熊杰，刘连，2018.4%枸橼酸抗凝CBP不同采血点游离钙浓度的对比[J].湖北科技学院学报（医学版），32（06）：517-519.

刘翔，龚德华，季大玺，2013.连续性肾脏替代治疗患者体外循环凝血的危险因素及护理研究进展[J].中华护理杂志，48（04）：377-379.

刘义兰，张亮，王桂兰，2007.对我国护理差错事故管理的思考[J].中华护理杂志，42（09）：827-829.

陆国平，蔡小狄，2012.连续血液净化在危重症患儿中的应用[J].实用儿科临床杂志，27（18）：1387-1389.

马世红，祝丽珍，李冬芬，2015.成人监护室清醒患者护理需求的调查分析[J].中国实用护理杂志，31（01）：46-50.

宁琪琪，孟庆华，朱跃科，2018.局部枸橼酸抗凝在肝衰竭患者进行持续肾脏替代治疗中的应用进展[J].中华肝脏病杂志，26（07）：549-552.

彭刚艺，刘雪琴，2008.当前护理人力资源管理的突出问题及应对策略[J].中国护理管理，08（09）：11-14.

任仲杰，2006.美国的医疗差错和不良事件报告系统[J].中华医院管理杂志，22（06）：425-427.

沈颖，2013.儿童血液净化技术标准操作规程[M].北京：人民卫生出版社.

沈颖，易著文，2012.儿科血液化技术[M].北京：清华大学出版社.

时秋英，张伟，方岐莹，2010.血液透析的风险及护患纠纷的防范对策[J].中国实用神经疾病杂志，13（08）：14-16.

孙仁华，黄东胜，2015，重症血液净化学[M].杭州：浙江大学出版社.

孙孝芹，崔霞，程军，2007.发挥护理管理在医院感染控制中的作用[J]，中华医院感染学杂志，17（07）：852-853.

覃英锴，刘焕皓，2018.枸橼酸抗凝剂用于血液净化的临床研究进展[J].药物评价研究，41（05）：929-933.

王红，焦芹顺，刘媛，2018.血液净化专科护士培养现状及发展前景[J].中西医结合护理，04（03）：154-156.

王柠，刘晓辉，2013.JCI标准在血液净化护理管理中的实践[J].中国护理管理，13（03）：82-84.

王小亭，刘大为，柴文昭，等，2008.中心静脉压评估感染性休克患者容量反应性的应用[J].中华内科杂志，47（11）：926-929.

王质刚，2016.血液净化学[M]. 第4版. 北京：北京科学技术出版社

魏晓琼，陈学兰，2016.儿童血液净化治疗中血管通路的建立方式及效果评价研究现状[J].护士进修杂志，31（07）：603-605.

文艳秋，2010.实用血液净化护理培训教程[M].北京：人民卫生出版社.

吴玉斌，沈颖，夏正坤，等，2018.儿童血浆置换临床应用专家共识[J].中华实用儿科临床杂志，33（15）：1128-1135.

肖顺贞，2008.护理药理学[M].北京：北京大学医学出版社.

徐丽珍，潘利飞，朱良梅 2018.局部枸橼酸抗凝连续性肾脏替代治疗中导管采血监测离子钙的可行性研究[J].护理与康复，17（11）：62-65.

许宁本，宁军，2018.局部枸橼酸抗凝在血液净化中的应用[J].华夏医学，31（04）：185-189.

许煊，封志纯，2012.连续性血液净化治疗儿童严重脓毒症的专家共识[J].中华儿科杂志，50（09）：684-688.

许钟烨，丁峰，2011.局部枸橼酸抗凝在连续性肾脏替代治疗中的应用进展[J].中国血液净化，10（02）：208-210.

血液净化急诊临床应用专家共识组，2017.血液净化急诊临床应用专家共识[J].中华急诊医学杂志，26（01）：24-36.

杨宝峰，2013.药理学[M]. 第8版. 北京：人民卫生出版社.

杨立威，李文涛，郑楠，2014.重症监护室探视制度的研究进展[J].中华护理杂志，49（07）：871-874.

杨荣利，陈秀凯，2018.连续血液净化与精准容量管理[J].中华医学杂志，98（35）：2792-2795.

杨荣利，陈秀凯，王小亭，2013.重症血液净化：从连续肾脏替代治疗到集成技术[J].中华医学杂志，93（35）：2769-2771.

杨晓梅，2010.血液透析中心培训手册[M].北京：人民卫生出版社.

杨雪，钱素云，祝益民，2017.连续血液净化技术在中国儿童重症医学科应用状况的横断面调查[J].中国循证儿科杂志，12（05）：347-351.

姚娟，黄建军，黄瑾，2018.ICU患者人文关怀护理研究进展[J].中西医结合护理，04（03）：197-200.

叶朝阳，2010.血液透析血管通路技术与临床应用[M].上海：复旦大学出版社.

伊玲丽，2012.连续性肾脏替代治疗应用于ICU危重症患者的护理研究进展[J].解放军医药杂志，24（02）：65-67.

于凯江，2018.急性肾损伤与血液净化[M].北京：人民卫生出版社.

于重燕，王兰，2013.CRRT护士人力资源现状与管理[J].中国护理管理，13（08）：1-3.

云琳，李焕，王银燕，2013.国内外ICU专科护士发展概况[J].护士进修杂志，28（15）：1352-1354.

翟丽，2018.实用血液净化技术及护理[M].北京：科学出版社.

张雪静，文淑华，王霞，2013.持续肾脏替代治疗时规范监测APTT降低治疗成本的探讨[J].齐鲁护理杂志，19（15）：44-45.

张扬，李国宏，刘敏，2016.我国外科出院患者延续护理实施现状及建议[J].中华护理杂志，51（04）：409-412.

赵丽萍，张飞鸿，2013.连续性血滤机在临床使用中的故障分析研究[J].中国医学装备，10（10）：19-22.

赵燕，2010.临时性血管通路在小儿血液净化中的应用现状[J].中国血液净化，09（06）：328-329.

中国医院协会血液净化中心管理分会血液净化通路学组，2014.中国血液透析用血管通路专家共识[J].中国血液净化，13（08）：549-558.

中华医学会重症医学分会，2018.中国成人ICU镇痛和镇静治疗指南[J].中华重症医学电子版，04（02）：90-113.

周光霞，辛霞，高菊林，2018.我国血液净化专科护士培训现状、存在问题和对策研究进展[J].广西医学，40（08）：960-962.

朱明，2008.危重症患者的营养支持[M].北京：人民卫生出版社.

Barr J，Fraser G L，Puntillo K，et al，2013.Clinical practice guidelines for the management of pain，agitation，and delirium in adult patients in the intensive care unit[J].Critical care medicine，41（01）：263–306.

Bottari G，Taccone F S，Moscatelli，2016.Hybrid blood purification strategy in pediatric septic shock[J].Critical Care，20（01）：366-369.

Bove T，Zangnlo A，Guamacino F，et al，2014.Effect of fenoldopam on use of renal replacement therapy among patients with acute kidney injury after cardiac surgery：a randomized clinical trial[J].JAMA，312（21）：2244-2253.

Calatzis A，Toepfer M，Schramm W，et al，2001.Citrate anticoagulation for extracorporeal circuits：effects on whole blood coagulation activation and clot formation[J].Nephron，89（2）：233-236.

Casaer M P，Wilmer A，Hermans G，et al，2013.Role of disease and macronutrient dose in the randomized controlled EPaNIC trial：a post hoc analysis[J].American journal of respiratory and critical care medicine，187（03）：247-255.

Deepa H, Chand, Rudolph P, Valentini, Elaine S, Kamil, 2009.Hemodialysis vascular access options in pediatrics: considerations for patients and practitioners[J].Pediatric Nephrology, 24 (06): 1121-1128.

Doig G S, Simpson F, Bellomo R, et al, 2015.Intravenous amino acid therapy for kidney function in critically ill patients: a randomized controlled trial[J].Intensive Care Medicine, 41 (07): L197-1208.

Eastwood G M, Peck L, Young H, et al, 2012.Haemodynamic Impact of a Slower Pump Speed at Start of Continuous Renal Replacement Therapy in Critically Ill Adults with Acute Kidney Injury: A Prospective Before-and-After Study[J].Blood purification, 33 (1-3): 52-58.

Faubel S, Franch H, Vijayan A, et al, 2014.Preparing for renal replacement therapy in patients with the Ebola virus disease[J].Blood Purification, 38 (3-4): 276-285.

Fleming G M, Askenazi D J, Bridges B C, et al, 2012. A multicenter international survey of renal supportive therapy during ECMO: the Kidney Intervention During Extracorporeal Membrane Oxygenation (KIDMO) group[J]. ASAIO Journal, 58 (04): 407.

Fukuda T, Nakashima Y, Harada M, et al, 2006.Effect of whole blood clotting time in rats with ionized hypocalcemia induced by rapid intravenous citrate infusion[J].The Journal of toxicological sciences, 31 (03): 229-234.

Goede M R, Coopersmith C M, 2009.Catheter-Related Bloodstream Infection[J], .Surgical Clinics of North America, 89 (02): 463-474.

Hafer C, Golla P, Gericke M, et al, 2016.Membrane versus centrifuge-based therapeutic plasma exchange: arandomized prospective crossover study[J].Int Urol Nephr, 48 (01): 133-138.

Harm S, Falkenhagen D, Hartmann J, 2014.Pore size-a key property for selective toxin removal in blood purification[J].Int J Artif Organs, 37(09): 668-678.

Honore P M, Jacobs R, Joannesboyau O, et al, 2013.Con: Dialy- and continuous renal replacement (CRRT) trauma during renal replacement therapy: still under-recognized but on the way to better diagnostic understanding and prevention[J].Nephrol Dial Transplant, 28(11): 2723-2727.

Honore PM, Joannes-Boyau O, Giressens B, 2007.CRRT technology and logistics: is there a role for a medical emergency team in CRRT?[J].Contrib Nephrol, 156: 354-364.

James M F, Roche A M, 2004.Dose-response relationship between plasma ionized calcium concentration and thrombelastography[J].J Cardiothoracic Vascular Anesthesia, 18 (05): 581-586.

Jarraya F, Mawar K, Kammoun K, et al, 2010.Regional citrate anticoagulation for hemodialysis: a safe and efficient method[J].Saudi J Kidney Dis Transpl, 21(03): 533-534.Annich G M, Lynch W R Maclaren G, et al, 2012.ECMO: Extracorporeal Cardiopulmonary Support in Critical Care 4th ed[M]. ELSO Ann Arbor, 189-204.

Khwaja A, 2012. KDIGO clinical practice guidelines for acute kidney injury[J]. Nephron Clin Pract, 120 (04): 179-184.

Kim I B, Fealy N, Baldwin I, et al, 2011.Circuit start during continuous renal replacement therapy in vasopresse dependent patients: the impact of a slow blood flow protocol[J].Blood Purif, 32 (01): 1-6.

Lasocki S, Lemarie P, Vidal-husser S, et al, 2015.High fidelity simulation for nurse training reduces unplanned interruption of continuous veno-venous hemofiltration sessions in critically ill patients, a randomised controlled study[J].Intensive Care Med Exp, 3 (S1): 1-2.

Lehmann C, 2013.Nursing in renal replacement therapy exemplified by continuous veno-venous hemofiltration (CVVHF) [J]. Kinderkrankenschwester, 32 (04): 148-151.

Liu J P, Wang X W, Qie L P, 2015.Disease indicators for sepsis and analysis of sepsis treatment in children using the continuous blood purification technique[J].Genet Mol Res, 14 (02): 5685-5693.

Lorente L, Villegas J, Martin M M, et al, 2004. Catheter related infection in critically ill patients[J].Intensive Care Med, 30 (08): 1681-1688.

Morgera S, Scholle C, Voss G, et al, 2004.Metabolic complications during regional citrate anticoagulation in continuous venovenous hemodialysis: single-center experience[J].Nephron Clinical Practice, 97 (04): c131-c136.

Oh H, Lee M, Kim CH, et al, 2014.The benefit of specialized team approaches in patients with acute kidney injury undergoing continuous renal replacement therapy propensity score matched analysis[J]. Crit Care, 18 (04): 454-463.

Ostermann M, Joannidis M, Pani A, et al, 2016.Patient Selection and Timing of Continuous Renal Replacement Therapy[J].Blood Purif, 42(03): 224-237.

Peng Z Y, Wang H Z, Carter M J, et al, 2012.Acute removal of common sepsis mediators does not explain the effects of extracorporeal blood purification in experimental sepsis[J].Kidney Int, 81 (04): 363-369.

Rimmele T, Kellum J A, 2012.High volume hemofiltration in the intensive care unit: a blood purification therapy[J].Anesthesiology, 116 (06): 1377-1387.

Ronco C，Bellomo R，1998.Critical care nephrology：the time has come[J].Nephrol Dial Tansplant，13（02）：264-267.

Schneider A G，Bellomo R，Bagshaw S M，et al，2013.Choice of renal replacement therapy modality and dialysis dependence after acute kidney injury：a systematic review and meta-analysis[J].Intensive Care Med，39（06）：987-997.

Short B L，Williams L，2012. ECMO Specialist Training Manual[M]. 3rd ed. Ann Arbor，MI：ELSO，189-196.

Sucosky P，Paden M L，Yoganathan A P，et al，2008.Assessment of current continuous hemofiltration systems and development of a novel accurate fluid management system for use in extracorporeal membrane oxygenation[J].J Med Devices，2（03）：1-8.

Tolwani A，Wille K M，2012.Advances in continuous renal replacement therapy：citrate anticoagulation update [J].Blood Purif，34（02）：88-93.

Uchino S，2006.The epidemiology of acute renal failure in the world[J].Curr Opin Crit Care，12（06）：538-543.

Uehino S，Fealy N，Baldwin I，et al，2003.Continuous is not continuous：the incidence and impact of circuit downtime on uraemic control during continuous veno-venous haemofiltration[J].Intensive Care Med，29（04）：575-578.

Vesconi S，Cruz D N，Fumagalli R，et al，2009.Delivered dose of renal replacement therapy and mortality in critically ill patients with acute kidney injury[J].Critical Care，13（02）：R57.

Wu M Y，Hsu Y H，Bai C H，et al，2012.Regional citrate versus heparin anticoagulation for continuous renal replacement therapy：a meta-analysis of randomized controlled trials[J].Am J Kidney Dis，59（06）：810-818.

Yealy DM，Kellum JA，Huang DT，et al，2014.A randomized trial of protocol based care for early septic shock[J].N Engl J Med，370（18）：1683-1693.

附　录

附 录 一

理论问题疑难解惑

1. 采用普通深静脉置管时可以进行重症血液净化治疗吗?

答：不可以。进行重症血液净化的中心静脉导管管腔内径和血流流量要求较高，为满足重症血液净化治疗需求，一般要求导管能够承受至少200～300ml/min的血液流速。目前重症医学科采用的普通深静脉导管管腔大多为14～16F，导管内径和耐受的血流流量相对都较小，难以达到危重病患者重症血液净化治疗血液流速要求。此外，管腔小、流速慢发生血管通路内血栓形成的风险也更高，不利于重症血液净化血管通路护理。

2. 血液净化用的中心静脉导管需要定时更换吗?

答：不推荐常规更换血液净化用的中心静脉导管，除非是出现导管失功能。《中国血液透析用血管通路专家共识》指出，颈部静脉无涤纶套导管原则上使用不得超过4周，如果预计需要留置 4 周以上，则应当采用带隧道带涤纶套导管；股静脉无涤纶套导管原则上不超过1周，长期卧床患者可以视情况酌情延长至2～4周。血液净化血管通路的建立和维护必须按照操作规程并严格执行无菌操作。当怀疑出现导管功能不良时应先测定导管流量，专家共识认为：我国成年人导管流量＜200ml/min，或血泵流量＜200ml/min时，动脉压＜250mmHg，或静脉压＞250mmHg时可以确定为导管功能不良，如多次溶栓无效或导管异位，可以更换新导管。当怀疑导管相关感染而必须拔除导管时，应对导管尖端及皮下段进行定量或半定量法培养，多腔导管需对每个导管腔进行培养。当患者较长时间不需要进行CBP时，应考虑拔除，恢复人体正常的生理屏障。

3. 血管通路动静脉端可以反接吗? 会有什么影响?

答：我们不建议进行动静脉端反接。进行动静脉反接后，血管通路的输出端会抽吸到刚净化后经回输段流回血管的部分血液，再次进入体外循环管路接受血液净化，形成再循环，导致有效的血液净化剂量减少，降低血液净化效率。

4. 不同血液净化模式对血流速度有什么要求?

不同血液净化模式对血流速度的要求

模式	SUCF	CVVH	CVVHD	CVVHDF	SLED	IHD
血流速（ml/min）	100～200	150～250	150～250	150～250	100～300	200～300

5. 重症血液净化血管通路如何选择? 可以用患者自己的动静脉内瘘吗?

答：ICU大多数医护人员并不熟悉和精通动静脉内瘘的上机操作和日常护理，此外重症患者CBP的疗程一般较短，不需要长期维持，因此，血管通路多为选择中心静脉临时置管，而不是动静脉内瘘。为满足CBP血流量的要求，置管部位可选择股静脉、锁骨下静脉或颈内静脉。《ICU中血液净化的应用指南》提出：锁骨下静脉因生理因素管腔相对狭窄，血栓形成风险较其他部位的导管高；颈内静脉导管感染发生率相对较高；股静脉置管压迫止血效果好，感染的发生率并不比颈内静脉高，穿刺方便、技术要求低，也可为ICU患者血流动力学监测和治疗需要让出锁骨下静脉、颈内静脉等常规血管通路。因此ICU患者CBP置管应首选股静脉置管。

6. 血管通路要求的导管置入深度一般是多少?

答：不同位置的血管通路要求的导管置入深度均不一样。①导管体内长度：右侧颈内静脉最佳的导管置入深度为12～15cm，左侧颈内静脉最佳的导管置入深度为15～19cm，股静脉最佳的导管置入深度为 20～25cm，锁骨下静脉最佳的导管置入深度为 15～19cm；②导管全长：右颈内静脉通常选择 36～40cm 的导管，左颈内静脉选择 40～45cm 的导管，股静脉应当选择 45cm 以上的导管。

7. 如果血管通路管路凝血了，可以溶栓吗？

答：不建议进行。导管内血栓形成与多种因素相关，溶栓风险高、可操作性低。如患者无出血风险，可遵医嘱酌情考虑溶栓，进行溶栓治疗前应注意排除溶栓禁忌证，溶栓过程中需严密监测。使用尿激酶进行溶栓时，建议采用至少 5 000～10 000U/ml 的尿激酶，亦有文献推荐采用 50 000U/ml 的尿激酶溶栓。尿激酶溶栓时可在导管内保持 25～30 分钟，或保留 10 分钟后每隔 3～5 分钟推注尿激酶溶液 0.3ml，或根据药品或器械厂家的说明书处理。

8. 血液滤过和血液透析的区别是什么？

答：血液滤过利用滤器半透膜两侧压力差，即对流作用使溶质随水的跨膜移动而移动，从而清除溶液及部分溶质，主要清除中分子物质，如炎性介质等分子量大小为 500～30 000 道尔顿的物质；血液透析则是利用半透膜两侧的溶液浓度差，即弥散作用清除溶质，溶质从浓度高的一侧跨膜移动到浓度低的一侧，膜两侧溶质的浓度逐渐达到相等，血液透析主要清除小分子物质，如尿素、尿酸、肌酐等，分子质量大小一般小于 500 道尔顿的物质。

9. 如何选择 CVVH、CVVHD、CVVHDF 这些模式？

答：CVVH 就是血液滤过，其是通过对流的方式达到净化血液的目的，净化效率高，可清除中分子物质，比较适用于重症急性肾衰竭、急性肺水肿、肝性脑病、毒物中毒、药物过量和脓毒血症。CVVHD 则是利用血液透析通过弥散作用来清除水和溶质，对于小分子物质清除效果比较好。ICU 中较常使用的则是 CVVHDF 模式，也就是连续性血液滤过加血液透析模式，该模式使弥散和对流作用结合，因此不仅使对小分子物质的清除作用增加，也能改善中分子物质的清除，缺点是增加了置换液/透析液的使用量，增加了护士工作量。

10. 什么是超滤率？

答：超滤率（UFR）是指单位时间内通过超滤作用清除流经滤器的血浆中的溶剂量，包含单位时间内的脱水量和置换量，单位是 ml/（kg · h）。目前对于 CRRT 最佳超滤率，不同研究结论也不尽相同，仍存在较大争议。

后稀释计算方法：

UFR=（后置换液量–每小时液体平衡）/体重

前稀释计算方法：

UFR=[BFR 稀释比例×（前置换液量–每小时液体平衡）]/体重

前+后稀释计算方法：

UFR=[BFR 稀释比例×（总置换液量–每小时液体平衡）]/体重

（BFR：每分钟流经滤器的血流量）

11. 什么是滤过分数？如何合理设置？

答：滤过分数简单来说是指单位时间内，流经滤器血浆的液体清除量占单位时间流经滤器的血浆量的百分数，它反映血液流经滤器后的浓缩情况，多数研究证明滤过分数不宜超过 30%，否则滤器发生凝血的风险将大幅度增加。

12. 置换液配方有哪些？如何选择？

答：常用的置换液配方有醋酸盐置换液、乳酸盐置换液、碳酸盐置换液。①醋酸盐置换液由于增加低血压、降低心排指数等风险目前已不推荐使用。②乳酸盐置换液由于增加发生高乳酸血症的风险，增加病死率，仅适用于肝功能正常患者，也限制了其在重症患者中的应用。③碳酸盐置换液：碳酸氢根是人体内最主要的缓冲剂，碳酸盐置换液最符合人体的生理状态，是 ICU 推荐也是最常用的置换液配方。由于碳酸氢根易分解，且易与钙离子和镁离子结合形成结晶，需临时配制，即配即用。重症患者 CBP 的置换液建议首选碳酸氢盐配方。

13. 置换液配制的要求有哪些？

答：置换液的配制应遵循以下原则：①无菌、不含致热原；②电解质浓度应保持在人体生理水平，为纠正患者原有的电解质紊乱，可根据治疗目标作个体化调节；③缓冲系统可采用碳酸氢盐、乳酸盐或枸橼酸盐；④置换液与正常人血浆 pH、渗透压相近。

14. CRRT 的时机和指征是什么？

答：关于 CRRT 的适应证和最佳时机目前还缺乏循证医学证据和统一的标准。一般认为早期肾脏替代治疗较好，特别是在出现并发症之前治疗效果更好。但是目前对于开始 CRRT 的各种早期指标仍不统一。Ostermann 等提出，根据临床的流程来指导 CRRT 治疗时机，认为需要定期评估患者，动态观察患者的各项指标，而不是单纯依靠血清肌酐、尿素氮的变化值。

15. CBP 的禁忌证有哪些？

答：无绝对禁忌证，但有相对禁忌证，出现下列情况应慎用：①颅内出血或颅内压升高；②药物难以纠正的严重休克；③严重心肌病变并伴有顽固性心力衰竭；④活动性出血及严重凝血功能障碍；⑤无法建立合适的血管通路。

16. 如何进行 ICU 患者 CBP 时液体管理？

答：对 ICU 患者应该执行液体管理三级管理，也就是调节每小时液体的净平衡（入量包括肠内外营养、输血、口服水剂药物、置换量等；出量包括大小便、引流、出血、渗血及滤出液量等），达到要求的血流动力学值，如依据中心静脉压、肺动脉楔压、平均动脉压来调整液体出入量，以使患者达到更符合生理要求的容量状态。此级水平液体管理更有科学依据，也更安全。

17. CBP 全程凝血状态监测的目的是什么？

答：CBP 治疗前进行凝血状态的监测主要是为了评估患者基础凝血状态，指导 CBP 处方中抗凝方案、抗凝药的种类和剂量选择；CBP 过程中凝血状态的监测主要是为了评估患者体外循环是否达到充分抗凝、患者体内凝血状态受到抗凝药影响的程度及出血风险；CBP 结束后凝血状态的监测主要是评估患者治疗结束后体内凝血状态是否恢复正常及是否具有出血倾向。

18. CBP 常用的抗凝方法有哪些？

答：目前常见的 CBP 抗凝方法有以下几种：①无抗凝；②肝素抗凝；③低分子肝素抗凝；④枸橼酸盐抗凝；⑤其他，如阿加曲班抗凝，但是目前并未进入临床推广。

19. 抗凝药使用过程中应注意观察什么？

答：首先，根据抗凝方案定时检测凝血功能，检验是否达到预期抗凝效果；其次，抗凝过程中注意观察滤器及管路内有无凝血；再次，观察患者对抗凝药是否存在不良反应，尤其是过敏反应；最后，尤其要注意评估出血风险及其他并发症的发生，观察患者的各个管路、各穿刺点、气道、胃管内及口鼻腔等黏膜薄弱处是否有出血。

20. 抗凝方案如何选择？

答：如无出血风险的重症患者行 CBP 时，可采用全身抗凝；对高出血风险的患者，如活动性出血、血小板＜60×10^9/L、INR＞2.0、APTT＞60 秒或 24 小时内曾发生出血者，在接受 CBP 治疗时，应首先考虑局部抗凝。如无局部抗凝相关技术或条件时可采取无抗凝药方法。

21. 血液净化治疗过程中体外循环发生凝血的原因有哪些？

答：血液净化治疗过程中体外循环凝血的原因有：①不用抗凝药或抗凝药用量不足；②血流速度过慢；③外周血黏稠度过高；④滤过分数过高；⑤血液净化中输血、血制品或脂肪乳剂；⑥静脉壶血液暴露于空气、壶内产生血液泡沫或血液发生湍流；⑦反复报警或报警处理不及时导致停泵，造成长时间血流停止流动。

22. ICU 如何选择血液滤过或血液透析模式？

答：血液滤过可清除中分子物质，比较适用于重症急性肾衰竭、心肌病变导致的急性肺水肿、肝性脑病、中毒及药物过量和 ARDS。血液透析主要对小分子物质清除效果比较好。ICU 较常使用 CVVHDF 模式，该模式使弥散和对流结合，因此不仅使小分子物质清除率增加，也能增加对分子物质的清除作用。

23. 前稀释和后稀释有什么分别？

答：置换液输注方式中的前稀释是指置换液进入滤器前，先和动脉端血液混合，进入血滤器的血液已被置换液稀释，具有肝素使用量小、不易凝血、滤器使用时间长等优点，不足之处是清除效率降低，适用于高凝状态或血细胞比容＞35%的患者。后稀释是指置换液输入端在滤器之后，与经滤器净化过的血液混合后回流回体内。后稀释法节省置换液用量、清除效率高，但容易凝血，因此超滤速度不能超过血流速度的30%。有文献研究证实后稀释下的超滤速度应尽量不要超过血流速度的30%，否则滤器发生凝血的风险会大幅上升。

24. CBP治疗时每天应给予多少蛋白质？

答：对流较弥散方法丢失蛋白质更高。有研究显示接受CBP的重症患者每升超滤液中氨基酸丢失量为0.2g。建议给予1.5～2g/（kg·d）蛋白质，有实验甚至建议应补充2.5g/（kg·d）蛋白质。

25. CBP治疗时每天丢失多少葡萄糖？

答：葡萄糖能够较容易透过滤器膜，有研究显示CRRT时葡萄糖24小时丢失量为40～80g/d。

26. CBP过程中如何保证电解质和酸碱平衡稳定？

答：维持电解质、酸碱平衡的关键在于定时监测血气分析和治疗处方的及时调整。依据血气指标来调节B液碳酸氢钠输注速度。不建议碳酸氢钠与置换液直接混合，因为碳酸氢钠注射液会与置换液中的钙离子结合形成结晶。钠、钾、钙、镁和磷等电解质均可经CBP滤出，应严密监测电解质水平，及时调整置换液中的电解质浓度。

27. 置换液温度对患者有无影响？

答：有。较低的置换液温度可以纠正顽固性高热，但也可能导致低体温。

28. 如何减少ICU患者出现CBP的并发症？

答：由于CBP治疗对象为危重患者，血流动力学常不稳定，且治疗时间长，故一些并发症的发病率较高，且程度较重，处理更为困难，所以在CBP运行过程中，要定期检查各项指标，包括出凝血功能、血常规、生化指标、血气分析、电解质等；在运行中，严密观察生命体征变化、严密监测仪器提示的各数据及报警，发现异常及时处理。另外，护士按照CBP常规执行操作也是减少并发症的关键点。

29. 什么时候终止CBP治疗？

答：目前尚无定论，但当患者炎症反应改善，血流动力学趋于稳定，对机械通气的需求及对肠外营养支持的需求降低，肾脏功能已恢复或部分恢复，机体能自我调节容量平衡时应终止CBP治疗。

附 录 二

护理操作疑难解惑

1. 血液净化管路预充后应在多长时间内使用?

答：具体应根据医院感染管理部门规定或血液净化管路说明书判定时间。一般情况下，一次性耗材在打开包装并注入液体后，液体的有效时间是 4h，所以血液净化管路预充后建议 4h 内使用，否则要重新预充或更换管路。

2. 血滤机移动时推行与放置有什么要求?

答：推行血滤机时，双手要握在机器侧面或背后用于推行的手柄上，不要推拉、按压秤部位，推行的时候避免过于震荡，尽量选择在平的路面上推行。放置部位应平稳、干燥、阴凉，避免阳光直射或直面空调出风口。

3. 为什么管道预充时会出现静脉压报警?

答：这是因为没有建立通畅的循环通路，静脉端的夹子或三通未处于开放状态。

4. 为什么治疗开始后即出现静脉压力高报警?

答：这种情况一般是由于静脉管路不通畅，常见原因如静脉端夹子未打开、管路打折等。

5. 滤器或管路连接处为什么有漏血?

答：管路与滤器连接时，没有正常对位或连接端口未密闭。可以先停止血泵，夹闭滤器两端管路，重新连接至紧密状态。

6. 动脉压持续极端负值报警可否动静脉端反接?

答：动脉压持续极端负值报警与导管因素、血流量等因素有关，应该积极查找并纠正导致报警的因素，不建议将动静脉端反接，此举可增加导管处血液再循环，使血液净化效率清除水平大大降低，无法达到治疗效果。

7. 为什么上机后跨膜压显示为负值?

答：这种情况见于滤器前压传感器或滤出液传感器没有正确连接或有液体进入，造成传感器阻塞及滤出液管路的夹子没有打开。

8. 机器正常运转后为何频出现平衡报警?

答：可能存在外在因素干扰天平/秤的平衡系统。应注意在非换袋程序下不要触碰四个天平/秤；不要随意增减天平上的液体及管路；防止窗帘、隔离帘、导联线碰触天平/秤；保证废液袋/置换液放置稳妥，排放废液后必须关闭排液开关。

9. 没有外在因素干扰天平/秤，为何还频繁出现平衡报警?

答：通常是由于天平/秤重量的异常变化导致平衡报警，此问题一旦出现，必须及时核查管路的连接，检查是否有夹闭、渗漏等。在换袋程序下，重新置换液液袋，调整好后再开始治疗。

10. 治疗模式中为什么会出现无法纠正的平衡报警?

答：主要原因是天平/秤重量增加或是减少未被及时处理，实际平衡数据与应有平衡数据误差＞400ml/3h，在换袋程序下也无法纠正平衡的错误，频繁出现平衡报警，血泵无法正常运行，此时只能结束治疗回输血液。造成此问题的常见原因是：安装管路前，天平/秤异常未被发现，未及时进行调秤；或倾倒废液后未关闭开关，重量持续丢失。

11. 为什么静脉壶液面会越来越低?

答：当循环管路有空气时，血泵会将管路中的空气输送至静脉壶，导致静脉壶液面越来越低。此时应排查空气来源，排除后调整静脉壶液面高度即可。

12. 运行过程中是否可以从循环管路中采血?

答：原则上不建议从循环管路中采血，以避免结果的不准确。确实需从循环管路上采血，应将置换液速度调至 0，停止超滤，运行 1～2 分钟后，严格执行无菌操作由血泵前动脉采样口采血。采血后及时调回原参数。

13. 进行中的治疗模式可以更改吗?

答：原则上尽量不在治疗中更改模式，目前大部分机型只支持两种情况可更改。其一是 CVVHDF 可变更为CVVH或 CVVHD,方法是如需变更为CVVH则将透析液速度变更为0,如需变更为CVVHD则将置换液速度变更为 0。其二是 CVVH 前+后稀释模式可变更为单纯前稀释或后稀释，如需单纯前稀释则将后稀释速度变更为0，如需单纯后稀释则将前稀释速度变更为 0。

14. 进行中的治疗可以单独更换管路吗?

答：一体化管路只能全部更换，分体化管道可以单独进行更换管路。个别医院采取开放式单独更换流程，原则上不建议采取此方法，因为开放式更换可增加感染概率和空气栓塞及其他难以预见的风险。另外，滤器凝血时，静脉壶的滤网最易发生血栓存留，建议同时更换。

15. 患者静脉端脱开机器会报警么?

答：患者静脉端意外脱开后，机器能显示的是静脉压的数值偏低，所以在设置报警低限时不能将静脉压的低限报警设置过低，导致危险不能及时被发现。另外，个别患者在静脉端管路脱开后，管路被压在身下或衣被下，导致静脉压数值变化不大，也极其危险。所以在治疗过程中，严密监测生命体征及巡查患者的整体状况尤为重要。

16. 机器提示换液时，发现液体未完全走空是否需要换液?

答：机器会在仍有少量剩余置换液透析液时即提示更换液体，出于安全原则请按机器提示及时更换。同时，为避免空气进入体外环管路内，请务必将配置好的置换液透析液袋内气体排空再行连接。

17. CVVH 前+后稀释模式换袋时两个天平/秤上液体输入不同步是否需要同时更换?

答：当CVVH前、后置换液速率不同或CVVHDF透析液与置换液速率不同时，天平/秤的液体袋不会同步。因此，不需要同时更换，当另一个天平/秤上液体使用完毕时，机器还会再次报警提示。

18. 为什么新上机的患者，回输压、输入压、跨膜压就在一个高限，不经任何处理这些压力会逐渐下降?

答：可能是导管位置异常引起的，位置解除后压力下降。如回输通路部分夹闭导致狭窄，血液回流不畅，随着患者体位变化，导管位置有所改变，回流通路通畅，静脉压降低。采用股静脉通路时患者腹压过高，随着患者病情的改善，静脉压会逐渐下降等。

19. 管路中的血流经传感器会不会进入到机器内?

答：一般情况下血液不会反流到机器内，如果不慎进入，应立即停机报修。

20. 置换液走空了怎么办?

答：更换新的置换液，如果置换液管路中有少量气体，可通过持续提升静脉壶的方式，防止空气报警的发生。如果置换液管路中有大量气体，通过持续提升静脉壶的方式仍无法解决问题，应考虑下机，重新预充。

21. 静脉壶内的滤网上附着大量的微小气泡怎么办?

答：在预充过程提升静脉壶后，应注意观察静脉壶滤网上有无附着小气泡，如有则应及时取出静脉壶，轻弹壶壁，将滤网的残留气泡排除，避免引起空气报警。

22. 静脉壶内有大量泡沫怎么办?

答：大量的泡沫可能影响静脉壶液面的提升，造成空气报警，可以轻敲静脉壶表面使泡沫消融。

23. 静脉壶液面已提升，确定没有气泡和泡沫，仍出现空气报警，为什么?

答：可能的原因是静脉回输和空气检测器的接触紧密度不足或降低，有缝隙出现，引发空气报警。此时将空气探测器中的静脉回输管道取出，用较为湿润的乙醇擦拭静脉回输和空气检测器表面，则可以消除此类报警。

24. 静脉压持续升高怎么办?

答：检查静脉回路是否畅通，如管路内或静脉壶滤网内有凝血块，应考虑回输后更换管路；未发现管路凝血，应检查并处理管路有无扭结、导管移位等因素。无凝血，无梗阻因素，仍高压报警，可考虑传感器因素，进行传感器压力调整。

25. 静脉压力传感器进水或血，如何处理？

答：确认无梗阻因素，先降低静脉壶液面，如仍无效，则使用止血钳在静脉壶上方夹闭静脉传感器导管，旋下传感器，降低血泵速率，打开止血钳，用注射器轻推静脉传感器内液体，液面下降后，夹闭止血钳，重新连接传感器，再打开止血钳。

26. 跨膜压高于多少时更换滤器？

答：当跨膜压高于300mmHg，并呈逐渐上升趋势，应考虑滤器内凝血，建议更换滤器。

27. 通常情况下，静脉压高于多少比较危险？

答：静脉压高于 150mmHg，并呈快速上升趋势，则考虑静脉壶内有凝血块，为防止凝血块脱落阻塞静脉壶滤网而导致无法回输，建议及时更换管路。

28. 无法检测输入压力原因？

答：机器在连接患者后，会根据刚开始的输入压力自动选择检测范围，如果刚开始小于 10mmHg，机器自动默认为监测负值范围，如果刚开始是+10mmHg，机器自动默认为监测正值范围，所以在负值的监测范围内出现大于 10mmHg 的情况机器就会报警。

29. 患者液体丢失或增加报警原因？

答：一般是以下原因造成：在治疗过程中液体泵没有停止的情况下，干预液体秤导致偏差；液体管路有夹闭或扭曲的情况存在或管路没有按照正确的位置连接；各种液体互相依靠没有完全独立。

30. 检测到滤器中有血液报警原因及处理？

答：这个报警在安装管路前出现，为传感器偏离，一般下机后调校患者传感器和空气传感器即可。

31. 过滤器凝血报警原因？

答：如果出现这个报警，一般管路无折叠，治疗时间够长，治疗剂量无异常，抗凝剂足量，预充管路没有问题，那就可以确定为凝血，只有换配套继续治疗。

32. 检测到漏血怎么办？

答：先确定是否真的漏血了。一般先检查废液管路内液体颜色、废液袋液体颜色，后观察滤器膜外液体渗出物颜色。如果是由废液管中气泡过多，或废液管路未正确安装、废液颜色较深、室内灯光等造成的，解除相关因素即可。

33. 回输过程中是否需要轻拍滤器，让血回得更彻底？

答：不建议。随着 CRRT 治疗时间的延长，会有很多微小的血栓逐渐形成并附着在滤器上，轻拍滤器会使微小的血栓脱落，回输至患者体内，可能加重患者的微循环障碍。

34. 为什么回输过程刚开始就显示回输结束？

答：这是由于静脉端的夹子未打开，使回输通路阻塞，因此，回输前一定要确认管路通畅。

35. 治疗结束为什么会出现回输困难？

答：因为静脉壶内凝血块脱落，阻塞静脉壶滤网导致回输困难或无法回输，因此，当静脉压＞200mmHg 或Δp＞100mmHg，并呈上升趋势时，应及时回输血液，并且不要使用降低、提升静脉壶的方法观察静脉壶内有无血栓形成，此法可能加剧血栓脱落。回输困难时，可采取降低血流速度，缓慢回输；如果确实无法回输，切忌强行回输，以免血栓被挤压至患者体内，导致严重后果。

36. 回输过程中为什么会出现动脉压报警？

答：回输时动脉已经断开连接，不应该出现动脉压报警，请检查回输盐水连接通路的夹子是否打开。

37. 回输过程中为什么会出现空气报警？

答：请检查回输用生理盐水是否走空。设置系统参数时，回输液量的设置既要保障回输充分，又要保障全程生理盐水回输；回输过程要加强监护，当回输液体走空时，应及时结束回输；不要采用生理盐水与空气各半的回输方式。

38. 回输过程中，静脉导管液面已经低于报警线，为什么没有启动空气报警？

答：空气检测器应用的超声探测器。不同的介质可能会影响超声探测器的性能。随着治疗时间的延长，静脉壶内侧会出现附壁血栓，血栓的附着可能导致超声探测器无法检测到空气，致使空气报警失灵，所以必须使用全程生理盐水回输，回输过程中必须密切监测，护理人员切勿离开。

附 录 三

重症血液净化常用名词中英文对照表

中文名称	英文缩写	英文全称
活化凝血时间	ACT	activated clotting time
急性肾损伤	AKI	acute kidney injury
人工肝支持系统	ALSS	artificial liver support system
活化部分凝血活酶时间	APTT	activated partial thromboplastin time
急性肾衰竭	ARF	acute renal failure
胆红素吸附	BA	bilirubin adsorption
生物型人工肝	BAL	bioartificial liver
连续血液净化	CBP	continuous blood purification
重症血液净化	CCBP	critical care blood purification
联合配对血浆滤过吸附	CPFA	coupled plasma filtration adsorption
连续性肾脏替代治疗	CRRT	continuous renal replacement therapy
连续性静脉-静脉血液滤过	CVVH	continuous veno-venous hemofiltration
连续性静脉-静脉血液透析	CVVHD	continuous veno-venous hemodialysis
连续性静脉-静脉血液透析滤过	CVVHDF	continuous veno-venous hemodiafiltration
双重滤过血浆置换	DFPP	double filtration plasmapheresis
双重血浆分子吸附系统	DPMAS	dual plasma molecule adsorption systems
体外膜氧合	ECMO	extracorporeal membrane oxygenation
滤过分数	FF	filtration fraction
血液吸附	HA	hemadsorption
血液透析	HD	hemodlalysls
血液透析滤过	HDF	hemodiafiltration
血液滤过	HF	hemofiltration
肝素相关血小板减少症	HIT	heparin-induced thrombocytopenia
血液灌流	HP	hemoperfusion
高剂量血液滤过	HVHF	high volume hemofiltration
免疫吸附	IM	immunoadsorption
集成血液净化	IBP	integrated blood punfication
分子吸附再循环系统	MARS	molecular absorbent recirculation system
血浆吸附	PA	plasma adsorption
血浆透析滤过	PDF	plasma diafiltration
血浆置换	PE	plasma exchange
延长间歇肾脏替代治疗	PIRRT	prolonged intermittent renal replacement therapy
局部枸橼酸盐抗凝	RCA	regional citrate anticoagulation
肾脏替代治疗	RRT	renal replacement therapy
缓慢连续超滤	SCUF	slow continuous ultrafiltration
延长低效透析	SLED	sieving coefficient
跨膜压	TMP	transmembrane pressure
治疗性血浆置换	TPE	therapeutic plasma exchange

附 录 四

CBP专项质量控制规范

CBP是ICU最常见也是最重要的重症血液净化治疗技术，已经被广泛应用，其管理具有普遍代表性。

（一）技术操作质量控制规范

成立以血液净化技术负责人为首的流程控制小组，在各种机型基本操作程序的基础上，结合物资及患者准备、通路评估及机器自检特点、不同抗凝方式运用等情况分别制订常用CBP操作流程规范。

（二）置换液、透析液使用与管理规范

由于连续性床旁血液净化治疗需要持续输入置换液或透析液，置换液、透析液的配置已成为CBP治疗护理管理的关键环节。

1. 置换液的使用与管理 目前国内ICU获取置换液途径有成品置换液、自配置换液两种方式。由于置换液是直接与患者血液混合，其生产过程及液体配置过程要求严格无菌。

（1）成品置换液：目前我国已有上市的置换液基础液，该基础液不含钾离子和碳酸根离子，使用时须根据患者血钾浓度加入适量10%氯化钾，同时将5%碳酸氢钠溶液作为B液输入体内以维持患者pH、渗透压和电解质浓度。该置换液的使用管理相对简单，需注意根据患者的病情变化调整10%氯化钾和5%碳酸氢钠的输入量。

（2）自配置换液：因为治疗的需要，患者置换液每小时需求量一般可以达到1000～4000ml，甚至更多，因此，自配置换液必然是一项繁重的护理活动。此外，护士还要保证配制全过程中无菌，对配制环境、设施及技术力量要求极高，需严格管理。

1）配制环境要求：配制环境的洁净程度会影响配制液体的质量。自行配制液体时，应在洁净、独立的环境中进行，最好在净化操作台中进行。

2）配液的技术要求：应安排专人负责按医嘱配方现配现用。配制好的置换液应在4小时内使用。

3）在线血滤机生产的置换液：目前国内部分医疗单位使用由血滤机在线产生的置换液（又称超纯透析液）进行连续性血液净化治疗，存在取液、转运及存放的护理管理难点，需严格管理以保证治疗的安全：①采用静脉高营养袋灌装置换液；②用非取液管路口连接CBP体外循环管路；③治疗过程中应严密观察电解质的变化。

2. 透析液的使用与管理 虽然单纯的连续性血液透析治疗模式在ICU应用很少，但一些患者仍可能因严重的酸中毒、电解质紊乱需要紧急透析，保证生命的安全。透析液可在医院血透室普通透析机上取用在线生产的透析液，取用时应采用静脉高营养袋从透析液输入透析器的快速接头处采集由透析机稀释好的透析液。每袋灌装量最好不超过5L，灌装好的透析液最多可保留24小时。

（三）液体平衡的管理

CBP治疗须保证在单位时间内清除输入患者体内的置换液等量的水分，并根据患者血容量与血流动力学状态，适当清除其体内水分。因此，液体平衡的管理是CBP质量控制的关键点。

1. CBP液体管理水平 一般分为一、二、三级。

2. 液体平衡管理方法

（1）确定客观的液体平衡目标：即单位时间内要求实现的液体平衡要求，包括出超、平超和入超三种动态情况的把握。

（2）准确评估单位时间内患者液体的平衡状态：患者在CBP治疗中的液体平衡包括治疗相关的置换液输入量、碳酸氢钠输入量、抗凝剂输入量、钙剂的输入量、冲洗管路及滤器的生理盐水量与患者本身的出入量如液体输入量、肠内营养输入量、尿量、引流量及非显性失水量，应根据治疗及患者体内的容量的最终变化结果评估液体平衡。

（3）准确计算单位治疗时间内的液体平衡：在为危重患者实施CBP治疗时，需要实施二级甚至

三级液体管理水平，在每小时内甚至需要多次地进行评估。因此应设计满足观察、记录、评估 CBP 治疗效果的记录单，结合 ICU 等特护记录单计算未来单位时间的液体平衡实施。

（4）准确设置、及时调整置换液、透析液的输入及超滤速度：由于治疗的持续时间、患者病情的可能变化、治疗实施护士的交接及系统平衡的误差影响液体平衡的结果，因此应建立定时检查记录的准确性、观察的及时性、调整的科学性的检查制度。

（四）CBP 体外循环的护理质量管理规范

CBP 体外循环正常运行是 CBP 治疗的核心。CBP 体外循环包括血液循环及液体循环两部分。其血液循环部分类似于普通血液透析，包括血管通路、滤器或透析器，功能设置高的 CBP 机如 Prisma flex 为闭路的体外循环装置。液体的循环部分主要由置换液或透析液输入管路、加热装置、冲洗液输入装置及废液排除装置组成。体外循环功能的顺利实施是 CBP 护理质量管理的关键环节。

1. 运行情况监测 对 CBP 机的运行情况通过各项压力监测指标的变化来判断，因此在护理质量管理中应仔细观察各压力指标的变化情况，评估体外循环的运行情况保证治疗安全、有效进行。

2. 安全性监测与报警处理 CBP 治疗的安全监测包括空气监测、漏血监测及温度监测。因此在 CBP 护理及质量控制中应及时鉴别并进行报警处理。

3. 体外循环通畅管理 保证体外循环通畅性的质量控制手段包括①在治疗开始前正确预充体外循环管路及滤器；②检查并维持血管通路的通畅情况，血流速应尽量维持在 150～200ml/min；③在治疗中减少因操作不当的血泵停泵现象；④静脉壶血液平面保持在约 2/3 处；⑤及时更换液袋、避免在血液净化血液通路中输入治疗性液体增加凝血的可能；⑥应严密监测凝血征兆并及时处理初始的凝血现象。

（五）治疗中患者的监护规范

CBP 治疗围绕危重、急症患者进行，在治疗时 CBP 护士必须面对接受治疗的患者不断变化的病情观察的需要。为了保证治疗质量，必须建立监护规范，保证病情观察对治疗效果的正确评价，进行及时的方案调整，减少治疗并发症的发生。

1. 建立规范的 CBP 治疗观察记录单。

2. 遵循 ICU 监护规范监测患者血压、心率、呼吸、血氧饱和度、出入量，定期监测并记录关键的指标变化。

1）液体出入平衡监测：液体平衡监测不力可能导致严重并发症。

2）血电解质及血气监测与分析。

3）抗凝剂使用效果及出血的观察。

（六）院内感染规范

1. 保证 CBP 治疗空间的空气洁净度。治疗期间注意保证空气流通。

2. 可重复使用的设备、设施如血滤机、容量泵及微泵应做到一物一用一消毒。

3. 工作人员每次操作前应洗手或用速干手消毒液擦手，及时更换污染的被褥、衣裤。

4. 保证治疗期间患者的基础护理质量。

5. 如为感染耐药菌株的患者或传染病患者行 CBP 治疗应做好呼吸道隔离及接触隔离，并在患者病床旁安装明显的隔离标识。应先穿隔离衣再进行操作，接触患者血液或体液时，应戴手套，接触过患者的手套、隔离衣或患者血液、体液污染物应单独封口包装后再进行相应的医用垃圾处置。